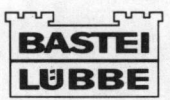

Julius
Hackethal
Der Meineid des Hippokrates

Von der Verschwörung der Ärzte
zur Selbstbestimmung des Patienten

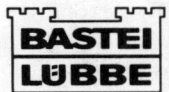

BASTEI-LÜBBE-TASCHENBUCH
Band 60 357

Für meine Frau

© 1992 by Gustav Lübbe Verlag GmbH, Bergisch Gladbach
Printed in Germany, November 1993
Einbandgestaltung: Atelier für Werbung Wenzel Schmidt, Essen
Zeichnungen von A. Paul Weber: © VG-Bild-Kunst, Bonn, 1992
Satz: Kremerdruck GmbH, Lindlar-Hartegasse
Druck und Bindung: Clausen & Bosse, Leck
ISBN 3-404-60357-5

INHALT

Ich gelobe ...
zu widersprechen aller falschen Arzeney und Lehre;
keine Hoffnung auf die Meynungen der Hohen Schule
zu setzen, noch auf die Doctor-Baretleins,
auch denselben keinen Glauben zu geben.

Ich gelobe ...
jeden Kranken zu lieben mehr
als wenn es meinen eigenen Leib betreffe.
Paracelsus (1493–1541)

Ich beachte auch wohl, daß ich hoch gesungen habe.
Diese Stücke sind zu scharf angegriffen. Was soll ich
auch tun? Ich bin es schuldig, es zu sagen. Es ist
mir lieber, die Welt zürnet mit mir, denn mit ...
Martin Luther (1483–1546)

VORWORT ZUR TASCHENBUCHAUSGABE

535 Tage und Nächte sind es her, seit ich den Text für dieses Buch bei meinem Lektor abgeliefert habe, 400 Tage und Nächte seit der Buch-Präsentation in Köln. Da war viel Zeit zur kritischen Nachlese, zum Nachstudium und Weitergrübeln.

Das Wichtigste: Inzwischen entdeckte ich einen starken Zeugen dafür, daß der fälschlich nach Hippokrates benannte Eid nicht als Schutzengel, sondern zur Kundenwerbung in die Patientenwelt gesetzt wurde. Ich fand ihn in dem Buch von Paul Werner »Das Leben in Rom in alter Zeit«. Einer der größten Staatsmänner und Schriftsteller des alten Rom, Cato der Ältere, hat etwa im Jahre 180 vor Christus – also ein paar Jahrzehnte nach der Einführung des von einer cleveren Arztgilde im alten Griechenland gezeugten Hippokrates-Eides – folgendes an seinen Sohn geschrieben:

»Wann immer uns die Griechen mit ihren Künsten beglücken, schicken sie uns ihre Unsitten als Draufgabe; nicht anders ist es mit ihren Ärzten. Sie scheinen sich verschworen zu haben, mit ihrer Medizin alle Barbaren, d.h. alle Fremden auszurotten. Schon die Honorare, die sie verlangen, sind ein Mittel ihrer Kunst, Vertrauen zu erwecken, um nach Herzenslust töten zu können.«

Cato beschließt seinen väterlichen Brief mit der Order: »Ich verbiete Dir, zu Ärzten zu gehen!« Das war kurz nachdem die ärztlichen Eidgenossen weltweit ausgeschwärmt waren.

Bevor ein Mißverständnis aufkommt: Es geht mir unter gar keinen Umständen um eine Verteufelung des Arztberufes, den ich immer noch heiß und innig liebe, vielleicht sogar mehr denn eh und je. NEIN! Auch will ich meine Arztkolleginnen und -kollegen auf keinen Fall diffamieren. Im Gegenteil: Ich wünsche mir sehr, daß dieses Buch mein Anliegen noch deutlicher macht als meine früheren Bücher, die *Ärzteschaft insgesamt* für eine Berufsausübung als »Patientenarzt aus Liebe« im paracelsischen Sinne zu gewinnen, damit unseren Beruf nicht nur *vertrauenswürdig* zu machen, sondern darüber hinaus jenes *Höchstmaß* an Vertrauen im Interesse von Pa-

tienten und Ärzten zu erreichen, das dem Höchstmaß an Verantwortlichkeit gerecht wird. Ärzte sind und bleiben Herren über Leben und Tod ihrer Patienten. Ich drücke es einmal drastisch aus: Ein
cleverer Arzt könnte zum hochdekorierten Massenmörder werden –
so unkontrollierbar ist und bleibt unser Beruf. Deshalb reicht mir
nur das Höchstmaß an Vertrauenswürdigkeit.

Zur Verdeutlichung der grotesken Situation um den Hippokrates-Eid habe ich inzwischen ein »Satirisches Parabel-Märchen für
Patienten und Ärzte zum besseren Verständnis der Medizin-Politik
von Ärzteführern und SOSO-Fetischisten« verfaßt. *SOSO-Fetischisten*
nenne ich die, welche die Vokabeln Sozialität und Solidarität zur
Selbstbefriedigung mißbrauchen. Der Mißbrauch liegt darin, beim
Volk utopische Vorstellungen über die Machbarkeit des SOSO als
Geschenkartikel fürs Volk zu erwecken, um damit auf *Stimmenfang
zu Machterwerb* zu gehen. Der Titel meines Parabel-Märchens heißt
»Brot und Spiele«, der Untertitel »Wohl dem, der ein Esel ist«
(Agrippa von Nettesheim um 1500). Die *Vorbemerkung* zu dem Pa-
rabel-Märchen lautet: »Ähnlichkeiten zwischen Brotbäckern und
Ärzten, Brotessern und Patienten sowie gesetzlicher Kassenbrot-
hilfe und Diktatur-Sozialismus Kassenmedizin sind nicht zufällig,
sondern märchenhaft logisch.« Nun der Anfang:

»Es war einmal ein Brotbäcker im Alten Griechenland. Die Brot-
geschäfte gingen schlecht, auch weil es zu viele Brotbäcker gab. Da
kam ihm eine bahnbrechende Idee: Erfindung eines Brotbäcker-Ei-
des und Gründung einer Brotbäcker-Eidgenossenschaft. Das einzige Problem: Man brauchte einen zugkräftigen Namen, aber auch
dazu fiel ihm dann rasch etwas ein: Artoteles-Eid solle man ihn nennen. Diese Wortkombination aus (griech.) artos = Brot und telein =
herstellen hörte sich an wie Aristoteles-Eid. Und mit diesem großen
Namen als Anfänger mußte das Vertrauen des Volkes in Blindvertrauen eskalieren. Einen besseren Werbegag konnte es nicht geben.

Gewagt, getan: Man gründete eine Brotbäcker-Gilde und schwor
die Brotbäcker auf den Artoteles-Eid ein. In der Präambel des Arto-
teles-Eides wurden alle Götter zu Zeugen für die Eidestreue aufge-
rufen. Im Schlußsatz versprach man den eidestreuen Brotbäckern
›Erfolg im Leben und in der Kunst‹ und daß sie ›gerühmt bei allen
Menschen bis in ewige Zeiten‹ würden. Denen aber, die ›meineidig‹
würden, verhieß man ewige Verdammnis.

Schwur der Schwüre war das Gelöbnis im Schwursatz 1: ›Meinen künftigen Lehrer in dieser Kunst gleichzuachten ...‹ (s.S. 57). Damit waren die Brotback-Lehrer, genannt Brotfessoren, und ihre Lehren heilig gesprochen und die Geheimhaltung des Brotback-Handwerks gesichert. In der Folgezeit galt es, griffige Vokabeln zu erfinden. Das gelang. Die Brotesser wurden Panienten genannt – von (lat.) panis = Brot – und die Brotback-Wissenschaft panicina, später verdeutscht Panizin.

Die Titelfindung für den vereidigten Brotbäckermeister machte zunächst Schwierigkeiten. Das griechische Wort artokopos = Brotbäcker war zu schlicht. Da bot sich in Anlehnung an die Aufwärtsentwicklung von (griech.) iatros = Retter zu archi-artros = König der Retter – verdeutscht in *Arzt* – die griechisch-lateinische Wortehe *archi-pistor* an, abgekürzt *Arpi*.« Es folgt dann die Entwicklungsgeschichte von der Erfindung der »Kassen-Panizin« zur Brothilfe für die Ärmsten der Armen bis hin zum »Moloch-Konzern Sozial-Brothilfe« unter der Regie eines Diktatur-Sozialismus.

Die Parabel endet mit dem Sozial-Brothilfe-Gesetz (= SGB) VI, dem Brot-*Enteignungs*-Gesetz für Panienten und Arpis, mit Brotzuteilung für mehr als 90 % des Sozialbrot-Volkes nur auf Kassenbrot-Schein. Der märchenhafte Schluß lautet:

»Und wenn sie nicht gestorben sind, die Esel Kassen-Panienten und Kassen-Arpis, und wenn sie weiter so eselbrav bleiben, dann wird spätestens zur Jahrtausendwende der Diktatur-Sozialmus der SOSO-Fetischisten im Teilbereich Brothilfe den Höhepunkt seiner Macht erreichen. Das ganze Volk muß Sozial-Einheits-Kunstbrot fressen – pardon –, nur noch gebacken von staatlich angestellten Brotback-Leistungserbringern und mit Brotgetreide nur aus Chemiefabriken.«

Bei der kritischen Nachlese habe ich entdeckt, daß das Wort LIEBE weder im *Hippokrates-Eid*, noch im »*Genfer Gelöbnis*«, noch in der bundesdeutschen »*Berufsordnung für Ärzte*« auch nur mit einem einzigen Wort vorkommt. Dies steht beispielsweise in einem bemerkenswerten Gegensatz zu der Verpflichtung in der »Eintrittsurkunde«, die mir als »Fahnenjunker im Sanitätskorps« beim Eintritt in die Deutsche Militärärztliche Akademie von ihrem Kommandeur am 13.7.41 übergeben wurde und in der das Wort *Liebe zum Menschen* und *Menschenliebe* wiederholt steht. Wörtlich heißt es auch: »Menschentum

und Arzttum sind nicht voneinander zu trennen. Arbeite unermüd-
lich an Dir, ein von Menschenliebe erfüllter, innerlich und äußerlich
freier, charakterfester Arzt zu werden. Sieh im Kranken nie etwas anderes als den leidenden Mitmenschen, dem Du helfen sollst. Suche
den einfachen Soldaten so zu verstehen, als ob Du mit ihm aufge-
wachsen wärest und seine Kinderstube geteilt hättest ...«

Ich erwähne all das nur, um deutlich zu machen, daß es auch andere Möglichkeiten für ein Arztgelöbnis gegeben hätte. Vor dem
Hintergrund solcher Militärarzt-Maxime werden Hippokrates-Eid,
Genfer Gelöbnis und Berufsordnung für Ärzte zu peinlichen Sprü-
chen der Selbstbedienung mit Förderung von Arroganz und Rück-
sichtslosigkeit. Das sollten endlich alle Ärzte begreifen und sich ein
neues Gelöbnis geben, an dessen Anfang steht: »*Ich verspreche, jeden meiner Patienten wie meinen besten Freund zu behandeln –
oder gar nicht!*«

Möge nun dieses Taschenbuch dazu beitragen, der *Ärzteschaft
insgesamt* deutlich zu machen, daß ich auch für sie kämpfe, daß
meine Aggressionen gegen die *Machthaber unter den Ärzteführern
der Schulmedizin* auf den Lehrkanzeln und in den Kassenärztlichen
Vereinigungen, zum Teil auch von bestimmten ärztlichen Berufsverbänden, gerichtet sind. Die *Mitläuferschaft* mit diesen »Meineid-
Strategen« sollte aufhören. Wir brauchen eine Medizin-Wissen-
schaft, die sich auf von unten nach oben gewachsenes Erfahrungs-
Beweiswissen, aber nicht auf von oben nach unten befohlenes theo-
retisches Beweiswissen stützt.

Bisher zu kurz gekommen in diesem Buch ist eine Auseinandersetzung mit der »Berufsordnung für Ärzte«, dem offiziellen Nachfolger
des Hippokrates-Meineides, die die heute rechtlich relevante Ver-
sion ist.

Die »Berufsordnung für Ärzte« (BOÄ) von heute als Nachfolger des Hippokrates-Meineides

Einführung
Der Meineid-Nachfolger »Berufsordnung für Ärzte« ist das standes-
rechtliche *Gesetz der Gesetze* für Ärzte. Diese BOÄ wurde von den Ärz-

teführern erarbeitet, von den Delegierten der Landesverbände beschlossen und durch Regierungserlaß *mit Gesetzeskraft* ausgestattet.

Das Recht zum Erlaß dieser BOÄ verleiht das »Kammergesetz«
der Bundesländer, mit dem die Ärztekammer-Herren zum *Herrscher
aller Reußen über das Arztvolk*, zum Arzt-Gesetzes-Hüter und
-Wächter gemacht werden. Ihre Auslegung der BOÄ, deren Paragraphen einen fast unbegrenzten Ermessensspielraum bieten, entscheidet über das *rechtliche* Wohl und Wehe der Ärzte *und der Patienten*. Und was gehört schon nicht dazu?!

Falls von einem Arzt – Patienten haben kein Recht dazu – Widerspruch erfolgt, spricht das »Berufsgericht für die Heilberufe« bei
den Oberlandesgerichten das letzte Machtwort. Dies ist recht selten, weil die bösen Meineidfolgen mit Verpflichtung zur Geheimbündelei, auf Ehre, Würde und edle Überlieferung, auf Medizinlehrerkult und so weiter nicht gerade dazu ermuntern.

Wie das *Machtwort* lautet, ist weithin vorhersehbar, denn allein
die Ärztekammer-Herren haben das Vorschlagsrecht für die ehrenamtlichen Berufsrichter in der ersten und zweiten (= letzten) Be-
rufsgerichts-Instanz; die können den oder die hauptamtlichen Richter immer überstimmen, weil sie *jeweils in der Mehrzahl sind*.

Wohlbemerkt gibt es *keine Patientenvertretung*, weder bei den
Ärztekammern, noch bei den Arzt-Berufsgerichten.

Man muß hier fragen: Wie verträgt sich der Erlaß von Kammer-
gesetzen für auserwählte *Stände* – wie den der Ärzte – mit dem
Menschenrecht auf Gleichheit? Artikel 3 Satz 1 des Grundgesetzes
lautet: »Alle Menschen sind vor dem Gesetz gleich.« Darf es dann
ein eigenes Standesrecht geben? Selbstverständlich *nicht*! Trotzdem
gibt es das. Vielleicht deshalb, weil dann auch die Richter und Juristen-Majestäten keine Sonderrechte mehr hätten?

Ich habe einschlägige Erfahrungen mit Berufsgerichten, weiß
also sehr genau, über was ich schreibe. Man kann es nur als *Rechts-
skandal* hohen Ranges einordnen, was da die »Intellektuellen« zu
Lasten des Volkes sonst ausgeknobelt haben.

Der Philosoph Sir Karl Popper hat am 23. Februar 1990 öffentlich
bekannt: »Wir Intellektuellen haben schauerliche Dinge gemacht,
wir sind eine große Gefahr. Wir bilden uns viel ein, wissen nicht,
wie wenig wir wissen. Und wir Intellektuellen sind nicht nur anma-
ßend, sondern auch bestechlich ... Ich meine nicht mit Geld, son-

dern auch bestechlich durch Ansehen, Macht, Einfluß und so weiter.« (DIE WELT 23.2.90)

Aus dieser *intellektuellen Anmaßung* heraus wurden die Standesgesetze gemacht und werden beibehalten, obwohl das Grundgesetz es eigentlich verbietet. Gewiß verbinden die Kammergesetze Sonder*rechte* auch mit Sonder*pflichten*. Aber genau die engen oft die Bürgerrechte allgemein – hier die Patientenrechte – ein, sind mit schuld an der *Ungleichheit*.

Textauswahl mit Insider-Kommentar
Es würde zu weit gehen, hier den vollen Text der BOÄ abzudrucken. Immerhin enthält er außer dem »Befehlsgelöbnis« 31 Paragraphen und 4 Zusatz-Paragraphen mit insgesamt 121 Absätzen. Allein die besonders streng kontrollierten Vorschriften von § 27 »Praxisschilder«, § 28 »Anbringung der Praxisschilder«, § 29 »Ankündigung auf Briefbögen, Rezeptvordrucken und Stempeln« sowie § 26 »Anzeigen und Verzeichnisse« bestehen aus 15 Absätzen mit meist mehreren Einzelsatz-Vorschriften.

Die Ärztekammer eines jeden Bundeslandes erläßt ihre eigene BOÄ, abgesegnet von der Landesregierung. Doch gibt es eine weitgehende Übereinstimmung aller Landes-BOÄs.

Auszug aus der Berufsordnung für die Ärzte Bayerns
vom 1. Januar 1978, zuletzt geändert am 14. Oktober 1990
Gelöbnis

Für jeden Arzt gilt folgendes Gelöbnis:
»Bei meiner Aufnahme in den ärztlichen Berufsstand gelobe ich feierlich, mein Leben in den Dienst der Menschlichkeit zu stellen.

Ich werde meinen Beruf mit Gewissenhaftigkeit und Würde ausüben. Die Erhaltung und Wiederherstellung der Gesundheit meiner Patienten soll oberstes Gebot meines Handelns sein.

Ich werde alle mir anvertrauten Geheimnisse auch über den Tod des Patienten hinaus wahren.

Ich werde mit allen meinen Kräften die Ehre und die edle Überlieferung des ärztlichen Berufes aufrechterhalten und bei der Ausübung meiner ärztlichen Pflichten keinen Unterschied machen, weder nach Religion, Nationalität, Rasse noch nach Parteizugehörigkeit oder sozialer Stellung.

Ich werde jedem Menschenleben von der Empfängnis an Ehrfurcht entgegenbringen und selbst unter Bedrohung meine ärztliche Kunst nicht in Widerspruch zu den Geboten der Menschlichkeit anwenden.

Ich werde meinen Lehrern und Kollegen die schuldige Achtung erweisen. Dies alles verspreche ich feierlich auf meine Ehre.«

§ 1: *Berufsausübung*

(1) Der Arzt dient der Gesundheit des einzelnen Menschen und des gesamten Volkes. Der ärztliche Beruf ist kein Gewerbe. Er ist seiner Natur nach ein freier Beruf. Der ärztliche Beruf verlangt, daß der Ärzt seine Aufgabe nach seinem Gewissen und nach den Geboten der ärztlichen Sitte erfüllt.

(2) Aufgabe des Arztes ist es, das Leben zu erhalten, die Gesundheit zu schützen und wiederherzustellen sowie Leiden zu lindern. Der Arzt übt seinen Beruf nach den Geboten der Menschlichkeit aus. Er darf keine Grundsätze anerkennen und keine Vorschriften oder Anweisungen beachten, die mit seiner Aufgabe nicht vereinbar sind oder deren Befolgung er nicht verantworten kann.

(3) Der Arzt ist verpflichtet, seinen Beruf gewissenhaft auszuüben und dem ihm im Zusammenhang mit dem Beruf entgegengebrachten Vertrauen zu entsprechen.

(4) Der Arzt muß sich vor der Durchführung klinischer Versuche am Menschen oder der epidemiologischen Forschung mit personenbezogenen Daten durch eine bei der Kammer oder bei einer medizinischen Fakultät gebildeten Ethik-Kommission über die mit seinem Vorhaben verbundenen berufsethischen und berufsrechtlichen Fragen beraten lassen.

(5) Die Erzeugung von menschlichen Embryonen zu Forschungszwecken sowie der Gentransfer an Embryonen sind verboten. Grundsätzlich verboten ist auch die Forschung an menschlichen Embryonen. Der Arzt muß sich vor der Durchführung der Forschung mit vitalen menschlichen Gameten und Embryonen durch eine bei der Kammer oder bei einer medizinischen Fakultät gebildeten Ethik-Kommission über die mit seinem Vorhaben verbundenen berufsethischen und berufsrechtlichen Fragen beraten lassen.

(6) Bei durchzuführenden Beratungen nach den Absätzen (4)

und (5) ist die Deklaration des Weltärztebundes von 1964 (Helsinki) in der revidierten Fassung von 1975 (Tokio), von 1983 (Venedig) und von 1989 (Hong Kong) zugrunde zu legen.

(7) Der Arzt ist verpflichtet, sich über die für die Berufsausübung geltenden Vorschriften zu unterrichten und sie zu beachten.

(8) Der Arzt darf seinen Beruf nicht im Umherziehen ausüben. Er darf individuelle ärztliche Beratung oder Behandlung weder brieflich noch in Zeitungen oder Zeitschriften noch im Fernsehen oder Tonrundfunk durchführen.

(9) Der Arzt ist in der Ausübung seines Berufes frei. Er kann die ärztliche Behandlung ablehnen, insbesondere dann, wenn er der Überzeugung ist, daß das notwendige Vertrauensverhältnis zwischen ihm und dem Patienten nicht besteht. Seine Verpflichtung, in Notfällen zu helfen, bleibt hiervon unberührt.

(10) Ärzte sollen sich in der Regel nur durch Ärzte des gleichen Gebietes vertreten lassen.

§ 1 a: *Aufklärungspflicht*

Der Arzt hat das Selbstbestimmungsrecht des Patienten zu achten. Zur Behandlung bedarf er der Einwilligung des Patienten. Der Einwilligung hat grundsätzlich eine Aufklärung im persönlichen Gespräch vorauszugehen.

Kommentar zum Befehlsgelöbnis

Der Inhalt des »Gelöbnis« der BOÄ entspricht dem der »Genfer Deklaration«. Meinem Kommentar dazu (siehe Seite 48 ff.) ist hier nur wenig hinzuzufügen.

Das Besondere des Meineid-Nachfolgers »Berufsordnung für Ärzte« ist die Erhebung wesentlicher Teile des Urtextes in den Rang eines Strafgesetzbuches für Ärzte und Patienten.

Für jeden Arzt *gilt* dieses »Gelöbnis«. Es steht am Anfang des HDV für Ärzte (HDV – für Soldaten = Heeres-Dienst-Vorschrift, für Ärzte = Heilsarmee-Dienst-Vorschrift).

Aus dem »Gelöbnis« wurde ein *Befehl*, gleichzusetzen dem Soldateneid, einem Befehlseid, den alle Soldaten schwören müssen, ob sie wollen oder nicht.

Von Freiwilligkeit keine Spur mehr, falls der Medizinstudent nach bestandenem Staatsexamen die staatliche Erlaubnis zur Ausübung des Arztberufes haben will, genannt Approbation – von (lat.) approbatio = Zustimmung, Genehmigung, Anerkennung. Was die Regel sein dürfte.

Kommentar zur HDV Satz 1–23

Das Kürzel HDV eignet sich besonders, um die Paragraphen der BOÄ als Befehlskatalog einzuordnen.

Früher war es Ärzten zumindest freigestellt, den Meineid zu leisten oder nicht. Sie durften auch bei Verweigerung praktizieren. Das ist bei uns in Deutschland seit gut 50 Jahren anders.

Vorher gab es eine »Kurierfreiheit« mit der Möglichkeit, die Gesundheitshilfe als staatlich approbierter Arzt oder »auf eigene Faust« auszuüben. Alle Heilberufler waren der Gewerbeordnung unterstellt, welche allen Staatsbürgern »Freizügigkeit« in der Berufsausübung gewährte.

Die Kurierfreiheit wurde in den Industrieländern nach dem 1. Weltkrieg immer mehr eingeengt und in Deutschland 1939 mit dem Erlaß des »Heilpraktikergesetzes« aufgehoben. Seither dürfen nur noch approbierte Ärzte und Heilpraktiker berufliche Gesundheitshilfe leisten.

Dabei gelten für Heilpraktiker gewisse Einschränkungen, insbesondere was Liebesorgane, Zahnheilkunde, Strahlenbehandlung, meldepflichtige Krankheiten und die Verordnung von hochgiftigen (= rezeptpflichtigen) Arzneien anbetrifft.

Das Heilpraktikergesetz wurde 1974 für die Bundesrepublik novelliert. In Österreich setzte man es 1947 außer Kraft. In der Schweiz sind Heilpraktiker in einzelnen Kantonen als »Naturärzte« staatlich zugelassen. Wer es als Arzt ablehnt, sich der BOÄ zu unterwerfen, verliert das Recht zur Arztberufsausübung.

Es folgt ein Satz-für-Satz-Zitat des § 1 der HDV mit seinem Anhängsel 1a und mein Insider-Kommentar dazu.

HDV § 1 Satz 1: *»Der Arzt dient der Gesundheit des einzelnen Menschen und des gesamten Volkes.«*

Diese Dienstvorschrift ist grundsätzlich nicht zu beanstanden. Problematisch wird es aber, wenn – wie es geschieht – die »Gesundheit« nach den zur Zeit geltenden Regeln der Neuzeit-Schulmedizin-Mode eingeordnet wird.

Dies geschieht nach dem Grundsatz: Gesunde sind schlecht untersuchte Kranke. Es gilt neuzeitschulmedizinisch als »wissenschaftlich allgemein anerkannt«, daß jede Abweichung vom hypothetischen Ideal-Gesundheitsgrad – erkennbar an festgelegten Meßwerten als Norm – ein *Kranksignal* ist, genauer gesagt ein Unheil-Signal, genannt Symptom von (griech.) symptoma = Zufall, Unfall, Unglück, Widerwärtigkeit.

Und ein solches Symptom ist selbstverständlich zu »verarzten«, diagnostisch und/oder therapeutisch. Der Größenordnung einer solchen Verarztung sind nach Grad und Zahl keine von Patienten kontrollierbaren Grenzen gesetzt. Generell gilt das ungeschriebene Gesetz der Maßlosigkeit. Überdiagnostik und Übertherapie sind die Regel, aber auch »Unterdiagnostik« in Form von Unterlassung wegen mangelhafter Abrechenbarkeit, wie es weithin für Arzt-Patient-Gespräche gilt etc., und »Untertherapie« als verspätete Notoperation zur Unzeit etc. sind hier einzuordnen, werden aber gutachtlich fast immer als »kunstgerecht« sanktioniert.

Abnormsignale, bezogen auf einen hypothetischen Ideal-Gesundheitsgrad, sind viel öfter völlig unmaßgebliche Varianten des Gesundheitsgrades oder Heilsignale, aber keine nach Arzthilfe rufenden Unheil-Signale oder Symptome.

Das Unnormale ist das Normale bei Lebewesen aller Art. Abnormsignale sind oft Heilsignale, Äußerungen ablaufender Selbstheilungsvorgänge, die man nicht stören darf, höchstens fördern sollte.

Die Neuzeit-Schulmedizin verhält sich wie eine staatlich lizensierte Kartenlegerin für die Vorhersage von Krankheitsübeln. Als Wahrsagekarten dienen die Abnormsignale.

Hier steckt das riesige Problem für alle Gesundheits-Checkups allgemeiner und spezieller Art. Solange die Ärzte nicht in andere Anstandsregeln eingebunden werden als den Meineid des Hippokrates und seine Nachfolge-Unmoral-Gesetze, gilt die Warnung: Vorsicht Arzt und größte Vorsicht Krankenhaus!

HDV Satz 2 und 3: »*Der ärztliche Beruf ist kein Gewerbe. Er ist seiner Natur nach ein freier Beruf.*«

Was ist der Unterschied zwischen »Gewerbe« und »freiem Beruf«?

In der neuesten Brockhaus-Enzyklopädie wird »Gewerbe« wie

folgt definiert: »*Gewerbe* (mittelhochdeutsch« ›Geschäft‹) = Wirtschaftstätigkeit, die folgende Merkmale aufweist: Sie erfolgt dauerhaft (nachhaltige Ausübung), auf eigene Rechnung, eigene Verantwortung und eigenes Risiko (selbständig), zur Erzielung von Gewinn, unter Beteiligung am allgemeinen wirtschaftlichen Verkehr, und darf nicht im Rahmen der Land- und Forstwirtschaft oder eines Freien Berufes erfolgen.« In Deutschland gibt es seit 1869 eine *Gewerbefreiheit*, das dem einzelnen zustehende Recht, ein Gewerbe im Rahmen der gesetzlichen Bestimmungen zu betreiben. Diese ist in der Bundesrepublik Deutschland durch Artikel 12 GG verfassungsrechtlich geschützt. Mit ihr wurde der früher bestehende Zunftzwang endgültig beseitigt.

In der Bundesrepublik wurden cirka 50 Berufe als »Freie Berufe« von den gewerblichen Berufen abgetrennt. Aus dem Gesundheitshilfe-Bereich gehören dazu: Ärzte, Zahnärzte, Tierärzte, Heilpraktiker, Hebammen, medizinische Therapeuten und Apotheker.

Im übrigen rechnen zu den Freien Berufen unter anderem: Rechtsanwälte, Notare, Steuerberater, Wirtschaftsprüfer, Unternehmensberater sowie auch Kunstmaler, Dramaturgen, freie Schriftsteller, Designer, Übersetzer, Journalisten, Architekten, beratende Ingenieure, Chemiker, Lotsen, Sachverständige verschiedener Art.

Die Ausbildung zu den Freien Berufen geschieht an Universitäten, Fachhochschulen und speziellen Fachschulen.

Die meisten Freien Berufe sind in gesetzlich vorgeschriebenen Standesorganisationen – wie Ärzte-, Rechtsanwalts-Kammern usw. – eingebunden und unterliegen einer – laut Brockhaus – »strengen Ehren- und Berufsgerichtsbarkeit«, die bei Verstößen die Ausübung der beruflichen Tätigkeit untersagen kann. Zu den Besonderheiten gehört ein »weitgehendes Werbeverbot«.

Bezogen auf den Arztberuf – andere Berufe stehen hier nicht zur Diskussion – hat es für die »Kunden« der Ärzte, die Patienten, weit mehr Nachteile als Vorteile, daß der Arztberuf nicht der Gewerbeordnung unterliegt und damit auch nicht der Gewerbeaufsicht.

Wie aus der Begriffsbestimmung hervorgeht, weist der Arztberuf alle Merkmale gewerblicher Geschäftstätigkeit auf. Niedergelassene Ärzte sind Handwerksbetrieben, Krankenhäuser und Fabrikbetrieben weithin ähnlich. Besonders nachteilig wirkt sich das Fehlen einer staatlichen Gewerbeaufsicht als Kontrollinstanz aus. Denn die

Selbstkontrolle funktioniert im Rahmen der Selbstverwaltung des
»Freien Berufes« Arzt überhaupt nicht.

Im übrigen ist der Arztberuf schon seit langem kein freier Beruf
mehr. Er unterliegt sogar mehr Zwängen, als es vielfach für Gewerbetreibende gilt. Die Ärzteführer der im Gesundheitshilfebereich als
allein regieführend anerkannten Schulmedizin engen eine freie
Arztberufsausübung weitgehend ein. Sie maßen sich die Medizin-
Wissenschafts-*Hoheit* an. Von ihnen wurde das Prädikat »wisschen-
schaftlich allgemein anerkannt« erfunden, um ihrem *Medizin-Dog-
matismus* einen freiheitlich-demokratischen Anstrich zu geben. Tatsächlich gilt im Endeffekt nur das als wissenschaftlich allgemein
anerkannt, was schulmedizinische Ärzteführer in Gutachten so bewerten, aber nichts anderes. Ihrem Ermessensspielraum sind fast
keine Grenzen gesetzt.

Es gibt in diesem Buch ein spezielles Kapitel, welches sich mit
der Frage des »Wissenschaftlichkeitsgrades« von Gesundheitshilfen
auseinandersetzt. Selbstverständlich darf ärztliche Gesundheitshilfe nur als Wissenschaft betrieben werden, das heißt auf der
Grundlage ganz bestimmter Mindestanforderungen an das Gesund-
heitshilfe-Wissen, bezogen auf die Grundlagen und vieles andere.

Es ist aber niemals möglich, Wissenschaft in ein dogmatisches
Korsett einzuschließen, wie es von den Schulmedizin-Ärzteführern
geschieht. Ich komme hier nochmals zurück auf die Aussagen des
Philosophen Sir Karl Popper: »Ich bin ein begeisterter Anhänger der
Wissenschaft … Das heißt, in unserer Wissenschaft stecken viele
Irrtümer. Das war immer so. Der wissenschaftliche Fortschritt be-
steht darin, diese Irrtümer zu finden und durch etwas Besseres zu
ersetzen: durch eine bessere Hypothese. Er besteht also vor allem
darin, Irrtümer loszuwerden. So betrachtet ist der wissenschaftliche
Fortschritt etwas Menschliches: Alle Menschen sind fehlbar. Und so
verlieren die Wissenschaftler etwas von ihrer Autorität, vor allem ei-
ner Art von Autorität, die sie nicht beanspruchen sollten. Aber diese
Einstellung macht auch den wissenschaftlichen Fortschritt leichter.
Und verhindert den Dogmatismus in der Wissenschaft, der dem
Fortschritt im Wege steht.

Wir dürfen nicht vergessen: Was man in der Wissenschaft oft mit
Recht als einen Durchbruch ansieht, ist immer etwas Unerwartetes.
Also etwas, das auch für den Spezialisten, für den Experten, für die

angebliche Autorität unerwartet war. Eine große Entdeckung steht gewöhnlich mit dem in Widerspruch, was die besten Wissenschaftler zu wissen glaubten. So war das mit Kopernikus, mit Galileo und vor allem mit Kepler, mit Darwin, mit Mendel und mit Kekulé.«

Popper wirft den Intellektuellen vor: »Sie machen aus Theorien Ideologien. Selbst in der Physik und in der Biologie gibt es leider viele Ideologien ... Überall, auch in diesen Fachbereichen, gibt es einen Dogmatismus, gegen den es schwierig ist, sich durchzusetzen ... Die Intellektuellen sind unkritisch und gehen mit den Moden. Es gibt intellektuelle Moden und es gibt einen starken Druck. Das heißt: Wer nicht mit der Mode geht, der steht bald außerhalb des Kreises derer, die ernst genommen werden.«

Die kritisierten Schulmedizin-Ärzteführer unterstellen ihren Kritikern meistens, diese seien grundsätzlich *gegen die Technik*. Dies soll und muß die Kritiker abwerten. Denn ohne Technik und ohne Hochtechnik wäre unsere Welt um sehr vieles ärmer.

Als Chirurg kann ich gar nicht in die Versuchung kommen, grundsätzlich gegen Technik zu sein. Denn Chirurgie heißt wörtlich übersetzt Handwerk. Handwerkliches Tun in Form von Operationen gehört zum Chirurgen unbedingt dazu.

Auch hier stimme ich weithin mit dem Philosophen Karl Popper überein, der sinngemäß sagt: »Die Technik hat uns von der Sklaverei befreit.« Wörtlich: »Nein, wir haben überhaupt keinen Grund, uns vor der Technik zu fürchten. Die Technik hat uns befreit.«

Meine Kritik an der Medizin des Hochtechnik-Zeitalters richtet sich nicht gegen die Technik an sich, sondern nur gegen ihren Mißbrauch.

Der ärztliche Beruf ist weit davon entfernt, noch ein freier Beruf zu sein. Das war er eigentlich nie, weil der Meineid des Hippokrates immer weitgehend mitbestimmt hat, was Ärzte nicht tun durften. Aber sicher war der Freiheitsspielraum des einzelnen Arztes früher sehr viel größer, bezogen auf den Einsatz von Gesundheitshilfen.

Die stärkste Einengung des Gesundheits-Freiheitsgrades im allgemeinen und der Gesundheits*hilfe*-Freiheit im besonderen begann mit dem Zeitalter der Neuzeit-Medizin. Deren Anfang ist etwa auf das Jahr 1940 anzusetzen. In Deutschland war es das Jahr nach dem Ende der Kurierfreiheit 1939, dasselbe Jahr, in dem der Zweite Weltkrieg ausbrach. Zwischen Gesundheits-Freiheit bzw. -Unfreiheit und Kriegen gab es immer Parallelen. Richtig hoch schlug die Welle der Gesundheits-Unfreiheit in Deutschland, genauer gesagt in der Bundesrepublik Deutschland, erst mit dem Beginn des Wirtschaftswunders. Jetzt wurden die Medizin-Ordinarien als Ärzteführer der Medizinwissenschaft, die Ärztekammer-Präsidenten und die Führer der ärztlichen Berufsverbände zu *Diktatoren der ärztlichen Gesundheitshilfe.*

Erheblichen Anteil an der Entwicklung zur Gesundheits-Unfreiheit haben die Sozialgesetzbücher IV (1977) und V (1989) als Nachfolger der Reichs-Versicherungs-Ordnung mit ihrem Krankenversicherungs-Gesetz von 1883. Unter dem Deckmantel der Schlagwörter *Sozialstaat* und *Solidarität* wurden die Sozialgesetzbücher IV und V zu *Gesundheitsfreiheits-Räubern* allerersten Ranges. Schrittweise unterwarf man immer mehr Staatsbürger der gesetzlichen Zwangsversicherung gegen Krankheiten und Verletzungen. Inzwischen sind es 90 % der Bevölkerung.

Innerhalb der sogenannten freiheitlich-demokratischen Grundordnung blüht ein *Medizinsozialismus* reinster Bauart. Die Gesundheit von 90 % des Volkes wird inzwischen von den Führern der Kassenärztlichen Bundesvereinigung und der Gesetzlichen Krankenkassen hoheitlich verwaltet.

Zusätzlich zu den Vorschriften der BOAs für die Arztberufsausübung gibt es *Sondervorschriften für Kassenärzte.* Kaum ein Arzt Deutschlands kann es sich inzwischen leisten, nicht auch Kassenarzt im weitesten Sinne zu sein, das heißt, als *Leistungserbringer* nach den Vorschriften des Sozialgesetzbuches V zu arbeiten.

Das mag an dieser Stelle genug sein zu der Behauptung, der ärztliche Beruf sei ein freier Beruf. Er ist es nicht. Vielmehr wurde er zu einem Dienstleistungsberuf degradiert, in dem weithin »Dienst nach Vorschrift« zu leisten ist, weit entfernt von der Möglichkeit einer Berufsausübung unter dem Schutz des Grundgesetz-Artikels 5, der garantiert, daß außer Kunst, Forschung und Lehre auch die *Wissenschaft* »frei« sein soll. Ärztliche Gesundheitshilfe ist praktizierte Medizin-*Wissenschaft*. Nichts anderes darf sie sein.

HDV § 1 Satz 4: »*Der ärztliche Beruf verlangt, daß der Arzt seine Aufgabe nach seinem Gewissen und nach den Geboten der ärztlichen Sitte erfüllt.*«

»Nach seinem Gewissen«?

»Gewissen ist die Fähigkeit des menschlichen Geistes, die ethischen Werte in ihrer Realität und mit den von ihnen erhobenen Ansprüchen zu erkennen: die Art und Weise, in der das Wertgefühl im Menschen sich Geltung verschafft, im engeren Sinne das sittliche Bewußtsein, das Gefühl um das, was gut und böse, recht und unrecht ist, das subjektive Bewußtsein vom sittlichen Wert oder Unwert des eigenen Verhaltens.« So steht es im Philosophischen Wörterbuch.

Gut und recht ist nur die bestmögliche Gesundheitshilfe, die jeweils machbar ist und zu der der Patient sein rechtswirksames Einverständnis gegeben hat. Die Einordnung als bestmögliche praktikable Gesundheitshilfe orientiert sich am Wissen und Können des Arztes und an seiner höchstpersönlichen Bewertung der Gesundheitshilfe als gut und recht oder als böse und unrecht.

Der »Totale Krebskrieg« mit Radikaloperation, Atomsprühfeuerkanonade und Zellkiller-Chemotherapie ist aus meiner 5ojährigen Arzterfahrung für die Patienten *böse und unrecht*. Diese Bewertung nach meinem Gewissen verstößt gegen die Vorschriften der Schulmedizin. Wer die Gesundheitshilfe-Freiheit des einzelnen Arztes einengt, hindert ihn, »nach seinem Gewissen« zu handeln. Solche Dienstvorschriften wie die HDV § 1 Satz 4 sind *Hohn und Spott* auf die selbstverständliche Arzt-Aufgabe, nach seinem Gewissen zu handeln.

»Nach den Geboten ärztlicher Sitte«?

Korrekt müßte es heißen: Nach den Geboten der Geheimbund-Gesetze zum Wohl der Ärzte. Dann wüßten alle Patienten Bescheid.

HDV § 1 Satz 5: »*Aufgabe des Arztes ist es, das Leben zu erhalten, die Gesundheit zu schützen und wiederherzustellen sowie Leiden zu lindern.*«

Das liest sich ganz vertrauenserweckend. Nur der Insider kann erkennen, welche bösen Auswirkungen diese Vorschrift für die Patienten hat. Aufgabe des Arztes ist es demnach nämlich *nicht*, im Auftrag des Patienten, nach seinem Willen für sein Wunschglück bzw. Wunschwohl Gesundheitshilfe anzubieten und dann im rechtswirksamen Einverständnis des Patienten zu leisten. Nein, der Arzt handelt in höherem Auftrag, nämlich im Auftrag der Medizinwissenschaft, genauer gesagt im Auftrage jener Ärzteführer, welche die zur Zeit gültige Medizinwissenschafts-Mode bestimmen. Das sind – wie gesagt – die Ärzteführer von Schulmedizin, Ärztekammern und Berufsverbänden in Gemeinschaftsaktion.

Diese HDV § 1 Satz 5 verleiht den Ärzten die *Folterhoheit* über die Patienten als gesetzlich geschütztes Recht. Das Leben ist ohne Rücksicht auf die Lebensqualität des Patienten zu erhalten, die Gesundheit um jeden Preis wiederherzustellen.

Diese Folterhoheit wird von der Rechtsprechung weitgehend geduldet. Einschränkungen erfährt sie weithin nur *theoretisch* durch bestimmte Gerichtsurteile, in denen das Selbstbestimmungsrecht des Patienten in Grenzen rechtlich anerkannt wird. *Praktisch* spielt es deshalb keine Rolle, weil der Normalpatient überhaupt nicht gefragt wird. Soweit man ihn pro forma fragt, steht der Patient unter einem hohen Erpressungsdruck durch falsche Informationen, oder er ist in Panik oder durch verabreichte Drogen – genannt »sedierende Medikamente« oder ähnlich – unzurechnungsfähig.

Die im § 1 Satz 5 festgelegte Arztaufgabe, auch »Leiden zu lindern« wird ebenfalls kraft *Arzt-Therapiehoheit* erfüllt. Der Arzt allein bestimmt, welche Maßnahmen er zur Leidenslinderung trifft.

Ethik-Kommissionen haben festgelegt, wo für den Arzt die Aufgabe zur Leidenslinderung aufhört. Für niemanden kann es einen Zweifel geben, daß es hoffnungslos quälerische Krankheiten gibt, bei denen nur durch Lebensverkürzung eine wahre Leidenslinderung erreicht werden kann.

Diese Tatsache wird ignoriert. Man redet sich damit heraus, daß es dank der Fortschritte der pharmakologischen Hochchemie möglich sei, durch geeignete Medikamente jedes Leiden zu lindern. Dabei wird verschwiegen, daß diese Leidenslinderung mit einer *Entpersönlichung* verbunden ist, daß man mit Hilfe starkwirkender Schmerzmittel aus den Patienten *Unpersonen* macht, Menschen ohne volles Bewußtsein und freie Entscheidungsmöglichkeit. Dies alles geschieht, von wenigen Ausnahmen abgesehen, ohne das rechtswirksame Einverständnis der Patienten.

HDV § 1 Satz 6: *»Der Arzt übt seinen Beruf nach den Geboten der Menschlichkeit aus.«*

Man könnte als Insider einen Schreikrampf bekommen, wenn

man das liest. Die Unmenschlichkeit, die Inhumanität, mit der täglich Millionen Patienten weltweit durch Ärzte mißhandelt werden, schreit zum Himmel. Ich kenne kein einziges Berufsverbot für Ärzte mit der Begründung, der Arzt habe gegen die Gebote der Menschlichkeit verstoßen. Ich kenne auch kein Gerichtsurteil mit dieser Begründung. Tatsächlich ist genau das Gegenteil an der ärztlichen Tagesordnung.

HDV § 1 Satz 7: »*Er darf keine Grundsätze anerkennen und keine Vorschriften oder Anweisungen beachten, die mit seiner Aufgabe nicht vereinbar sind oder deren Befolgung er nicht verantworten kann.*«

Man könnte das auch anders ausdrücken, nämlich so: »Wehe Arztkollege, Du gehorchst nicht, Du verstößt gegen die geschriebenen und ungeschriebenen Gesetze der medizinischen Geheimwissenschaft. Dann zur Hölle mit Dir. Dann bist Du Deine Arztlizenz los!«

HDV § 1 Satz 8: »*Der Arzt ist verpflichtet, seinen Beruf gewissenhaft auszuüben und dem ihm in Zusammenhang mit dem Beruf entgegengebrachten Vertrauen zu entsprechen.*«

Gewissenhaft heißt hier: Wie die Berufsordnung es vorschreibt.

Die Verpflichtung »den ihm im Zusammenhang mit dem Beruf entgegengebrachten Vertrauen zu entsprechen«, bedeutet: Sich so verhalten, daß die Ärzteführer das Vertrauen zu dem Arztkollegen nicht verlieren. Andernfalls droht Schlimmes. Patienten-Vertrauen kann nach dem Befehlsgelöbnis und der HDV nicht gemeint sein!

HDV § 1 Satz 9: »*Der Arzt muß sich vor der Durchführung klinischer Versuche am Menschen oder der epidemiologischen Forschung mit personenbezogenen Daten durch eine bei der Kammer oder bei einer medizinischen Fakultät gebildeten Ethik-Kommission über die mit seinem Vorhaben verbundenen berufsethischen und berufsrechtlichen Fragen beraten lassen.*«

Im Rahmen der Medinzinwissenschafts-*Hoheit* und der Therapie-*Hoheit* über die Patienten dürfen selbstverständlich klinische Versuche am Menschen durchgeführt werden. Offiziell werden diese »Klinische Studien« genannt. Ohne derartige »Klinische Stu-

dien« gibt es keine Zulassung für ein Medikament. Als »wissenschaftlich allgemein anerkannt« gilt fast nur noch das, was inzwischen durch »Klinische Studien« als »*wirksam*« bestätigt wurde.

Um diesen »Klinischen Studien« einen legalen Anstrich zu geben, wurden inzwischen »Ethik-Kommissionen« gebildet, über deren Tätigkeit ich bereits weiter vorn berichtet habe.

HDV § 1 Satz 9 ist eine der übelsten Passagen der Berufsordnung
für Ärzte, weil er die Durchführung von Menschenversuchen gegen
Wohl und Willen der Patienten legalisiert. Man redet sich damit heraus, daß solche Menschenversuche nur im Einverständnis mit dem
Patienten durchgeführt werden dürften. Es ist nach meiner Erfahrung ausgeschlossen, daß Patienten – von Ausnahmen abgesehen –
ihr Einverständnis zur Einbeziehung in eine »Klinische Studie« geben würden, wenn sie rechtswirksam, das heißt im erforderlichen
Umfange über das Nutzen-Schaden/Risiko/Geldpreis-Verhältnis
aufgeklärt würden.

Derartige »Klinische Studien« werden in der Regel als sogenannte *prospektive randomisierte Doppelblind-Studien* durchgeführt. Die Ärzteführer preisen sie als größten Fortschritt für die
Medizinwissenschaft der Neuzeit. Für die Patienten ist es die
schrecklichste Erfindung der Medizingeschichte von erbarmungs-
und gnadenlosen »Intellektuellen« – nicht alle Richtlinien stammen
von Ärzten. Millionen und Abermillionen Patienten wurden mit derartigen »Klinischen Studien« körperlich und seelisch gefoltert, verstümmelt und getötet.

Prospektiv heißt: Die Versuchsbedingungen werden für das gesamte »Kollektiv« pauschal im voraus festgelegt, und es darf davon
nicht aufgrund individueller Besonderheiten abgewichen werden.
Wenn das tatsächlich geschieht, müßte die Versuchsperson aus der
»Klinischen Studie« ausgeschieden werden. Allein das hindert an
dem Abweichen selbst dann, wenn es im unbedingten Interesse des
Patienten wäre. Es ist niemals möglich, im voraus ein pauschales
Gesundheitshilfe-Programm auszuarbeiten, das für jeden Patienten
»gleich gut« sein kann. Die Krankheiten der einzelnen Menschen
sind so verschieden, wie die Menschen es untereinander sind. Allein schon mit der im-voraus-Festlegung eines Behandlungspro-
gramms ist meistens bereits ein *negatives* Nutzen-Schaden/Risiko/
Kosten-Verhältnis vorprogrammiert.

Randomisiert bedeutet: Das Los oder irgendein anderes Zufallsspiel entscheidet darüber, ob der Patient in die »Verum-Gruppe« oder in die »Kontroll-Gruppe« kommt. Zur Verum-Gruppe – von (lat.) verum = wahr – rechnen die Patienten, welche das auszuprobierende Medikament oder Behandlungsprogramm dann auch bekommen. Die »Kontroll-Gruppe« bleibt unbehandelt, jedenfalls bezogen auf die Versuchs-Heilhilfe. Der Sinn der *Doppelblind-Studie* ist es, daß die Patienten selbst nicht wissen, zu welcher der beiden Gruppen sie gehören. Weder der Patient darf es wissen noch der Arzt, der die menschlichen Versuchskaninchen be- oder mißhandelt.

Damit deutlicher wird, wie solche »Klinischen Studien« durchgeführt werden, berichte ich über eine derartige Studie, die vor wenigen Jahren von dem international bekannten italienischen Chirurgen (Prof. Dr.) Veronesi durchgeführt wurde. Es sollte geklärt werden, ob bei Brustkrebs die schwerverstümmelnde Radikal-Operation oder die nur wenig verstümmelnde Teilausschneidung für Patientinnen mit kleinem Brustknoten die bessere Methode sei.

Dazu bildete man zwei Versuchsreihen. Das Los entschied, ob die Patientinnen mit kleinem Brustkrebsherd in die Verum-Gruppe oder in die Kontroll-Gruppe kamen. In die Verum-Gruppe ordnete man die Patientinnen ein, denen nur eine *Teilausschneidung* gemacht wurde. In die Kontroll-Gruppe kamen die Patientinnen, welche einer *Radikal-Operation* unterzogen wurden, das heißt der Amputation der Brustdrüse mitsamt aller Achsellymphknoten!

Insgesamt nahmen zirka 700 Patientinnen an der Versuchsserie teil. Rund 350 Patientinnen mit kleinem Brustkrebsherd zogen das Glückslos, die anderen 350 wurden gnadenlos verstümmelt.

Veronesi und seine Verstümmelungsgehilfen behaupten im Ernst, es sei alles in Ordnung gewesen, die Patientinnen hätten ja schriftlich ihr Einverständnis gegeben. Das war niemals ein rechtswirksames Einverständnis!

Warum nicht? Eine rechtswirksame Aufklärung hätte etwa in folgender Weise geschehen müssen: »In den USA gibt es eine Klinik, nämlich die Cleveland-Clinic in Ohio, in der seit etwa 25 Jahren bei kleinem Krebsherd in der Brust nur der Knoten ausgeschnitten wird. Die Ergebnisse sind nach den Berichten aus dieser Klinik – bezogen auf die 5-Jahres-Überlebenszeit – besser als bei der Radikal-Operation. Wir möchten gern selbst nachkontrollieren, ob das stimmt. Deshalb wollen wir eine Klinische Studie durchführen. Sind Sie einverstanden, daß das Los darüber entscheidet, ob wir ihnen eine verstümmelnde Radikal-Operation machen oder nur die Ausschneidungs-Operation des Knotens?«

Man darf sicher sein: Keine einzige rechtswirksam informierte, mitdenkende Patientin würde ihr Einverständnis geben, in eine solche Versuchsreihe eingeordnet zu werden.

HDV § 1 Satz 10–13: *»Die Erzeugung von menschlichen Embryonen zu Forschungszwecken ...«*

Diese Absätze möchte ich hier im einzelnen nicht nochmals wiederholen. Mein Kommentar dazu: Was für menschliche Embryonen gilt, müßte aus Humanitätsgründen auch für die von Tieren gelten. In meinem 8. Buch habe ich versucht, die Parallelen zwischen menschlichem und tierischem Leben aufzuzeigen. Ich vermag mindestens bis zur 8. Keimlingswoche keinen wesentlichen Unterschied zwischen einem Keimling von Menschen und von höheren bzw. gar höchstentwickelten Tieren zu erkennen. Aus meiner Sicht ist der menschliche Keimling frühestens ab der 8. Woche »mehr als ein Tier« und »allerfrühestens nach der 10. Woche mehr als ein Menschenaffe«. Nur arrogant-eitle Unmenschen können eine solche Einordnung als abwertend empfinden. Tiere sind kein minderwertiges Gut der Schöpfung. Bitte kontrollieren Sie sofort, wie ich das begründe.

HDV § 1 Satz 14: *»Der Arzt ist verpflichtet, sich über die für die Berufsausübung geltenden Vorschriften zu unterrichten und sie zu beachten.«*

Na klar! Wer es nicht tut, dem gnade Gott.

HDV § 1 Satz 15 und 16: *»Der Arzt darf seinen Beruf nicht im Umherziehen ausüben. Er darf individuelle ärztliche Beratung oder Behandlung weder brieflich noch in Zeitungen oder Zeitschriften noch im Fernsehen oder im Tonrundfunk durchführen.«*

Außer Konkurrenzneid gibt es wohl keinen vernünftigen Grund für eine solche Vorschrift. Gemeint ist ja wohl nicht, daß Ärzte, wie im Mittelalter die Vorfahren der Urologen, die Steinschneider, auf Jahrmärkten keine Operationen oder ähnliches machen dürfen. Es wird vielmehr den Ärzten verboten, daß sie bei Bedarf auch einmal an einem anderen Ort mit Rat und Tat zur Verfügung stehen können, wenn es einen entsprechenden Bedarf gibt.

Ich würde zum Beispiel ganz gern einmal ein paar Tage lang wieder in der Nähe von Hamburg für Beratungen zur Verfügung stehen, wo es viele Patienten von früher gibt, die gern auch meinen Rat hätten, sich aber die weite Reise nach Bayern nicht leisten können oder wollen. Eine solche Beratungstätigkeit könnte vielen Patienten weite Reisen und Kosten ersparen.

Aber es ist verboten: Erstens weil dann anderen Ärzten Konkurrenz gemacht würde und zweitens weil in der Medizin nicht der Eindruck entstehen darf, daß nicht alle Ärzte gleich gut sind. Deshalb ist es ja den Kassenärzten zum Beispiel ausdrücklich verboten, auf den Überweisungsschein den Namen eines bestimmten Arztes oder Krankenhauses zu schreiben. Sie dürfen nur anonym an einen »Facharzt« überweisen oder anonym »zur stationären Behandlung« einweisen.

Scheinheilig begründet wird diese Vorschrift mit dem Recht des Patienten auf freie Arzt- und Krankenhauswahl. Tatsächlich würden sich alle Patienten wünschen, daß ihnen ihr Arzt einen Facharzt oder ein Krankenhaus namentlich vorschlägt, weil der oder das aus seiner Sicht im gegebenen Fall die bestmögliche Behandlung verspricht. Der Patient wäre ja nicht gezwungen, diesem Vorschlag zu folgen.

Auch das Verbot »individueller ärztlicher Beratung oder Behandlung« aus der Ferne beruht auf ähnlichen Konkurrenzschutz-Überlegungen. Jeder Patient weiß, daß eine solche Fernberatung ihre Grenzen hat und nimmt das in Kauf. Darüber hinaus hat der Arzt die Möglichkeit, bei seiner Beratung und auch Behandlung – letztere ist ja aus der Ferne nur per Rezept möglich – auf die Grenzen solcher Gesundheitshilfe hinzuweisen.

HDV § 1 Satz 17–19: »*Der Arzt ist in der Ausübung seines Berufes frei. Er kann die ärztliche Behandlung ablehnen, insbesondere dann, wenn er der Überzeugung ist, daß das notwendige Vertrauensverhältnis zwischen ihm und dem Patienten nicht besteht. Seiner Verpflichtung, in Notfällen zu helfen, bleibt hiervon unberührt.*«
Satz 17 ist eine böse Lüge, wie schon oben begründet. Satz 18 legt fest, was selbstverständlich ist, Satz 19 ebenfalls.

HDV § 1 Satz 20: *»Ärzte sollen sich in der Regel nur durch Ärzte des gleichen Gebietes vertreten lassen.«*

Korrekt wäre folgender Text: »Ärzte sind verpflichtet, ihre Patienten bei Vertretung durch einen anderen Arzt über das Wissen und Können des Vertreters zu informieren, insbesondere über eventuelle Lücken.« Es kann doch hier nur um die korrekte Information der Patienten gehen, um nichts anderes.

HDV § 1 Satz 21–23 (= 1a): *»Der Arzt hat das Selbstbestimmungsrecht des Patienten zu achten. Zur Behandlung bedarf er der Einwilligung des Patienten. Der Einwilligung hat grundsätzlich eine Aufklärung im persönlichen Gespräch vorauszugehen.«*

Dieser Zusatzparagraph wurde erst vor wenigen Jahren angehängt. Früher gab es ihn nicht. Er hat mehr symbolische und theoretische Bedeutung.

Nach meinen Erfahrungen hat sich am Aufklärungsumfang in den letzten Jahren nichts Wesentliches geändert. Nach wie vor gilt das ungeschriebene Nachfolgegesetz des Hippokrates-Meineides: »Sonst aber niemandem« als dem Arztkollegen sollte Medizinwissen preisgegeben werden. Die Patienten sind möglichst medizindumm zu halten. Dabei ist auch das kleine Risiko einer eventuellen Verurteilung durch ein Gericht wegen unzureichender Aufklärung in Kauf zu nehmen. Viel kann doch nicht passieren!

Selbstverständlich wissen die Verfasser der Berufsordnung, daß Einwilligung und rechtswirksame Einwilligung des Patienten zwei total verschiedene Dinge sind. Wohlbemerkt wird nur die »Einwilligung« gefordert. Wie umfassend die »Aufklärung im persönlichen Gespräch« zu sein hat, wird nicht festgelegt.

Meine Patienten berichten regelmäßig, daß das persönliche Gespräch in der Regel mit folgenden Worten abläuft: »Hier ist die Einwilligungserklärung. Die müssen sie noch unterschreiben, andernfalls können wir sie nicht operieren.«

Auf der Einwilligungserklärung stehen in der Regel ein paar Wörter Medizinbabylonisch. Sein Zweck ist, Generalvollmacht für alles zu bekommen. Unterschreiben tun fast alle.

*
**

Erfreulicherweise konnte die Originalausgabe des Buches relativ rasch einen Platz auf der *Bestsellerliste für Sachbücher* erreichen und diesen ein halbes Jahr lang halten. Das aber hat den Ärztlichen Kreisverein Rosenheim, dessen *Zwangsmitglied* ich bin, nicht gehindert, in Kooperation mit der Landesärztekammer München gegen mich einen neuen Berufsgerichts-Prozeß zu beantragen. Schwerpunkt der Anklage war zwar nicht der Titel, aber sinngemäß der Inhalt dieses Buches. Diesen Inhalt hatte ich zum Teil in Vorträgen (in München und Coburg) vorveröffentlicht. Aus diesen Vorträgen wurden die Vorwürfe im wörtlichen Zitat 28 Seiten lang präzisiert. Der Rest der Anklage waren Bagatellen: ein angeblich falscher Briefkopf aus dem Jahre 1989 und angeblich falsche Patienten-Information (1989) über das Versorgungsangebot unserer Tagesklinik. Beide Bagatell-Vorwürfe sind haltlos.

Wohlbemerkt wirft man mir keinen schuldhaften Arztfehler (= Kunstfehler), keinen Abrechnungsbetrug, keine unsittliche Patientenbelästigung oder irgend etwas Unanständiges sonst vor, sondern nur meine Kritik an der Schulmedizin und Lappalien.

Der Prozeß fand im Stile des »Königlich-bayerischen Amtsgerichtes« nach Georg Lohmeier statt. Zu Beginn kritisierte der Vorsitzende, daß nicht alle Zuschauer sofort aufgesprungen waren, als er und seine Mitrichter erschienen. Das sei wider die guten Gerichtssitten. Nach der Pause ermahnte er dann eine kurzsichtige, spätmittelalterliche Frau in der hintersten Ecke, sich endlich gefälligst zu erheben, damit er beginnen könne. Im übrigen disziplinierte er die Anwesenden immer und immer wieder. Vor soviel Gerichtshoheit kann einem Angeklagten wohl nur noch Beten helfen. Während des Prozesses schien sich ein Lichtblick aufzutun: Der Ankläger, ein Justitiar der Landesärztekammer, war nicht gut drauf, lieferte meinem Verteidiger die besten Gegenargumente. Sein Vorwurf: Ich redete und schrieb ja so, daß mich die Patienten verstünden. Das verstoße gegen die Kollegialitätspflicht und untergrabe das Vertrauen der Patienten zu den Ärzten. Weiter: Ob meine Kritik an der Schulmedizin aus wissenschaftlicher Sicht richtig sei oder nicht, könne das Berufsgericht *nicht* entscheiden. *Aber sie sei eben falsch!* Der Hinweis auf meine früheren Bitten um Diskussion meiner Schulmedizin-Kritik in Ärztekreisen wurde von ihm nicht beachtet.

Zwei der drei Berufsrichter waren Ärzte, von jener Ärztekammer als ehrenamtliche Richter vorgeschlagen, die ich häufig wegen mangelhafter Fürsorge für die Patienten, ungenügender Kontrolle der Ärzte und vielem anderen öffentlich kritisiert hatte. Konnte man da auf richterliche Neutralität hoffen?

Man verurteilte mich »nur« zu 10000 Mark Geldstrafe. Dieses Urteil stützte sich allein auf die unwahren, halbwahren und/oder irreführenden Behauptungen des Ärztlichen Kreisvereins, die trotz der Gegenbeweise als allein wahr unterstellt wurden.

Wahrheitswidrig wurde mir in der Strafzumessung zugute gehalten, ich sei »*geständig*« gewesen. Tatsächlich habe ich lediglich bestätigt, daß die zum Gegenstand der Anklage gemachten Veröffentlichungen von mir stammten, aber ausnahmslos bestritten, daß die aus dem Zusammenhang gerissenen Beschuldigungen so der Wahrheit entsprachen.

Selbstverständlich habe ich *Berufung* gegen dieses Urteil eingelegt. Als Termine für die Berufungsverhandlung vor dem Landesberufsgericht wurden der 28. und 29. Oktober 1993 anberaumt. Ich rechne fest damit, daß ich auch in der 2. Instanz – wahrscheinlich zu einer Geldstrafe in gleicher Höhe – verurteilt werde. Denn wiederum ist das Gericht mehrheitlich mit ehrenamtlichen Richtern besetzt, die von der Landesärztekammer vorgeschlagen wurden.

Gegen dieses Urteil werde ich mit Hilfe meines Rechtsanwaltes Prof. Dr. Karl Egbert Wenzel Beschwerde beim *Bundesverfassungsgericht* einlegen, weil aus unserer Sicht die »Berufsordnung für Ärzte« nicht nur patientenfeindlich, sondern *grundgesetzwidrig* ist. Wie das Urteil ausfallen wird, weiß man noch nicht, und ich kann nur darauf hoffen, daß man in der Hand der Justizgötter besser aufgehoben ist als in Heilgotteshand. Denn unter Richtern gilt der Spruch: »Auf hoher See und bei Gericht ist man in Gottes Hand.«

Gut Spreng am 23. Juni 1993   Julius Hackethal

1 EINLEITUNG

Dieses Buch ist an alle gerichtet: an Gesunde und Kranke und auch an meine Arztkollegen.

Schon der Titel soll es deutlich machen: Das Buch soll wachrütteln – die Nichtmediziner aus dem Wunschtraum von einer Medizin, die blindes Vertrauen verdient, und die Mediziner aus dem Irrglauben, die seit zweitausend Jahren aufgrund eines fragwürdigen Gelöbnisses praktizierte oder kollegial geduldete Berufsausübung nach geheimbündlerischen Standesgesetzen diene dem beruflichen Wohlergehen am besten.

Beides – das blinde Vertrauen in die Ärzte auf der einen Seite, verschwörerische Solidarität zu Lasten der Patienten auf der anderen – ist die tiefreichende Wurzel für eklatante Fehlentwicklungen der modernen Schulmedizin und viel vermeidbares Unglück im Verhältnis von Arzt und Patient. Dies zu begründen und ändern zu helfen, möchte ich in meinem achten medizinkritischen wissenschaftlichen Buch in Volkssprache erneut versuchen.

Gleichzeitig möchte ich Ansätze für ein neues Denken in der Gesundheitshilfe einschließlich der Schulmedizin entwickeln und Leitsätze sowie Ratschläge für Patienten formulieren. Denn mein Wunschtraum ist der gutinformierte mitdenkende Patient, der einzige Souverän über das Privateigentum Gesundheit.

Dieses Buch ist das Ergebnis einer Lebenserfahrung von sieben Jahrzehnten und einer Berufserfahrung von fünfzig Jahren, gerechnet vom Beginn meines Studiums im Jahre 1941.

Ein halbes Jahrhundert Studium der »Wissenschaft Gesundheitshilfe«, Erfahrung im Umgang mit Patienten in Praxis und Klinik sowie Medizinforschung und -lehre liegen diesem Buch zugrunde.

Ich habe die Entwicklung der modernen Schulmedizin von ihrem Beginn Anfang der vierziger Jahre bis heute hautnah Tag für Tag miterlebt. Es war die Zeit, in der die berufliche und gewerbliche Gesundheitshilfe zu einer gewaltigen Medizinindustrie heranwuchs. Sie führte zu einem bis dahin in der Medizingeschichte un-

erreichten Niveau medizinischen Wissens und Könnens mit ihrem
Gipfel in der Hochtechnik- und Hochchemiemedizin unserer Tage.
Diese moderne Schulmedizin nenne ich wegen der radikalen Neue-
rungen in diesem Buch öfters »Neuzeit-Schulmedizin«, auch wenn
die »Neuzeit« im Sprachgebrauch der Historiker schon einige Jahrhunderte alt ist.

Die Möglichkeiten der Gesundheitshilfe haben sich ins Riesige
vergrößert. Aber es ist nicht alles Gold für die Gesundheit der Patienten, was so strahlend und verführerisch im Angebot der Medizinindustrie unter der wissenschaftlichen Regie der Ärzteführer
glänzt.

Vor 28 Jahren – 1963/64 – habe ich erstmals am praktizierten
Arzt-Patient-Verhältnis eines Universitätsklinikdirektors und Hoch-
schullehrers öffentlich Kritik geübt. Ich war damals ein junger
Professor für Chirurgie und aussichtsreicher Kandidat für die Chef-
arztposition an einer Großklinik und einen Universitätslehrstuhl für
Chirurgie. Meine Vorwürfe wurden nie angemessen untersucht,
trotzdem als unbegründet verurteilt. Damit war meine Laufbahn als
Hochschullehrer beendet.

Statt in einer Universitätsklinik oder einem Akademischen Lehr-
krankenhaus mußte ich 1963 ganz unten als Chefarzt eines Städ-
tischen Kleinkrankenhauses für kleinstädtische und ländliche
Bedarfschirurgie anfangen. Das war gut so. Der Schwerpunkt ver-
lagerte sich für mich von der Wissenschaft auf die Praxis. Es ging
relativ rasch aufwärts. Aus meinem »Lambarene« wurde innerhalb
von fünf Jahren eine Chirurgische 70-Betten-Klinik mit der modernsten Operationsabteilung von Schleswig-Holstein.

Aber es gab zunehmend Probleme anderer Art als früher in der
Universitätsklinik. Chirurgie unter der Mit-Therapiehoheit eines
Kleinstadtbürgermeisters zwingt zu allzu vielen Kompromissen zu
Lasten bestmöglicher Patientenversorgung. Deshalb kündigte ich
am 21. März 1974 und arbeitete in eigener Praxisklinik weiter.
Gleichzeitig begann ich mit der Niederschrift meines ersten medizinkritischen Buches (AUF MESSERS SCHNEIDE. Kunst und Fehler
der Chirurgen), das 1976 erschien. Ihm folgten Bücher und darüber
hinaus eine sehr große Zahl von Vorträgen und Publikationen ähnlichen Inhalts und gleicher Zielsetzung in Zeitschriften.

Das Ziel hieß immer: bessere Gesundheitshilfe durch ein besseres Arzt-Patient-Verhältnis unter bestmöglicher Nutzung aller medizinischen Fortschritte des Weltraumflugzeitalters.

Es gab starke Widerstände, nicht nur von Ärzteführern und Ärzten, sondern auch aus vielen Bereichen der Medizinindustrie sonst, deren Gründe mir anfangs zum Teil rätselhaft waren. Inzwischen kenne ich sie. Die Gesundheitshilfe ist kein Extra an beruflicher und gewerblicher Tätigkeit, für das andere Regeln gelten als im geschäftlichen Umgang der Menschen miteinander allgemein. Da gibt es keinerlei Sonderbedingungen durch moralische Bindungen, wie ich früher vermutet habe. Jedenfalls lassen meine Beobachtungen keinen anderen Schluß zu.

Für die Gesundheitshilfe gelten die Regeln der Marktwirtschaft mit ihren widerstrebenden Interessen zwischen Anbietern und Konsumenten. So gesehen sind Patienten Käufer und Ärzte Verkäufer von Gesundheitshilfe. Das gilt nicht nur für Ärzte, sondern ebenfalls für alle sonstigen Beteiligten der Medizinindustrie wie für die nichtärztlichen Heilberufler aller Art, die Arzneiindustrie, die Apparate- und Instrumentenindustrie und auch die Gesetzlichen und Privaten Krankenversicherungen. Ja, auch die Krankenkassen gehören dazu.

An dieser vergleichenden Einordnung werden sich viele Ärzte stoßen, weil es nach Herabwürdigung klingt. Ich möchte sie daran erinnern, daß der ehrbare Kaufmann zu allen Zeiten in hohem Ansehen stand. Was für meine beruflichen Vorfahren, die Chirurgen beispielsweise bis vor etwa 150 Jahren, nicht galt. Sie wurden den »unehrlichen Leuten« zugerechnet.

Es gibt ein Buch von Mario Ohoven mit dem Titel DIE MAGIE DES POWER-SELLING. Darin steht unter anderem: »Verkaufen ist Handwerk, Power-Selling ist Kunst« und »Verkaufen – der herrlichste Beruf der Welt«. Wer das Buch liest, findet das gut begründet.

Mit solchen Worten lobt man auch die Gesundheitshilfe, allem voran die ärztliche: Arzthilfe sei ärztliche Kunst und Arzt der schönste Beruf der Welt.

Das allgemein akzeptierte Hauptanliegen auch der ehrbaren Kauffrauen und -männer der Medizinindustrie ist, möglichst viel Umsatz zu machen wie jeder andere Gewerbetreibende.

Ein Autohändler zum Beispiel will möglichst viele Autos verkaufen. Er muß den Interessenten, den potentiellen Käufern, den Kauf durch gründliche Information schmackhaft machen, genau erklären und beweisen, daß der Preis »stimmt«. Er übergibt Prospekte zur ergänzenden Information. Diese kann der Interessent in Ruhe studieren und sie notfalls auch als Beweismittel für falsche Informationen benutzen. Der potentielle Käufer hat die Möglichkeit, Preis- und Qualitätsvergleiche mit den Angeboten anderer Autohändler anzustellen. Er bekommt beim Kauf einen Garantieschein auf bestimmte Zeit. Betrug ist gefährlich, weil meist auch ohne Gutachter entdeckbar und beweisbar. Schutzgutachten von Branchenkollegen sind nicht üblich, jedenfalls kann man sich darauf nicht verlassen. Wer als Autohändler betrügt, riskiert schlimme Folgen.

Zusammengefaßt: Im beruflichen und gewerblichen Leben allgemein ist das Verkäufer-Käufer-Verhältnis ausgewogen. Der Verkäufer ist gezwungen, wahrheitsgetreu und nachkontrollierbar über Qualität, Preis usw. der angebotenen Ware zu informieren und sie wie vereinbart zu liefern. Vertragswidrige Mängel sind relativ leicht erkennbar. Bei Betrug riskiert der Verkäufer sogar eine Freiheitsstrafe. Der potentielle Käufer kann abwägen, vergleichen und dann ja oder nein sagen.

Wie aber steht es mit dem Verkäufer-Käufer-Verhältnis im Bereich der ärztlichen Gesundheitshilfe?

Nur eines haben Autohändler und Arzt gemeinsam: Das allgemein akzeptierte Hauptanliegen ist, möglichst viel Umsatz zu machen. Der große Unterschied jedoch: Das Arzt-Patient-Verhältnis ist extrem unausgewogen. Die Information des Patienten über Qualität, Preis usw. der angebotenen Ware Gesundheitshilfe reicht bei weitem nicht für einen verläßlich guten Kauf aus.

Wie kam es zu dieser Ausnahmesituation für die Gesundheitshilfe?

Der Grund dafür ist gut zweitausend Jahre alt und heißt »Eid des Hippokrates«. Diesen mußten bis in die fünfziger Jahre hinein die werdenden Ärzte noch wörtlich schwören. Später wurden einzelne Passagen aus der »Berufsordnung für Ärzte« herausgenommen. Sie gelten aber als ungeschriebenes Gesetz weiter.

Das Wichtigste des Hippokrates-Eides findet sich gleich zu Beginn: Alle Ärzte wurden und werden auf Geheimhaltung jeglichen medizinischen Wissens vor Patienten und auf strikte Kollegialität mit Medizinlehrerkult eingeschworen. Daraus wuchs die Geheimsprache Medizinbabylonisch und die kollegiale Geheimbündelei im Umgang mit dem »Patientenmaterial«, als das Patienten vielfach in ärztlichen Publikationen bezeichnet werden.

Das hat dazu geführt, daß der Arztberuf zum unkontrollierbarsten und unkontrolliertesten aller Berufe wurde und daß der Arzt bei verschuldeten Fehlern durch Kollegenschutzgutachten gegen gerichtliche Verurteilung weitgehend abgesichert ist.

Ein gewisses Maß an Unkontrollierbarkeit wird es immer geben, weil Medizin keine exakte Wissenschaft ist, sondern eine Kombination aus Natur- und Geisteswissenschaft, und weil Menschen keine Roboter sind. Wissenschaft lebt und stirbt mit der Freiheit, nach seinem eigenen Wissen und Gewissen zu handeln. Ein kleiner Rest wird sich immer der Kontrolle entziehen müssen. Aber der herrschende Mangel an Kontrolle in der Medizin geht weit über das unabänderliche Maß hinaus.

Unkontrollierbarkeit und kollegialgutachtlich attestierte Unfehlbarkeit aber verführen zu Mißbrauch und Betrug. Mißbraucht werden kann – und wird zu oft – die aus dem Nichtwissen der Patienten gewachsene Macht über sie. Dieses Nichtwissen öffnet vor dem Hintergrund der von den Ärzteführern routinemäßig feierlich erklärten Vertrauenswürdigkeit dem Betrug Tür und Tor, die bei uns allgemein ohnehin nicht so fest verrammelt sind, wie sie es sein sollten. Denn wir leben in einer »Betrugsgesellschaft«. Raffiniert betrügen, ohne daß man dafür eingesperrt werden kann, gilt als intelligent und clever. Ohne das kein Zutritt zur feinen Gesellschaft. Wer am gekonntesten betrügt, schwimmt ganz oben – »Old Schwurhand« sei mein Zeuge.

Gemeint ist nicht unbedingt Betrug im strafrechtlichen Sinne, sondern das, was der gesunde Menschenverstand darunter versteht. Jemanden freundlich anlächeln, den man am liebsten umbringen möchte, ist ein kleiner Betrug. »Hochachtungsvoll« am Schluß eines Briefes, wenn man den Adressaten für einen Schuft hält, ist schon eine Nummer größer. Ärztliche Leistungen im Übermaß, Überdiagnostik und Übertherapie sind nicht nur wegen der damit verbundenen finanziellen Gegenleistung, sondern vor allem wegen der dadurch verursachten Schädigung schwerer Betrug am Patienten. Das mag zur Verdeutlichung an dieser Stelle genug sein.

Unser ärztlicher Berufsstand verdient weltweit das Vertrauen

nicht, das ihm in aller Regel von den Patienten entgegengebracht
wird. Um das ändern zu helfen, bin ich massiv an die Öffentlichkeit
getreten. Spätestens seit Erscheinen meines Buches AUF MESSERS
SCHNEIDE wurde ich zur Zuflucht für schulmedizin-flüchtige Patienten.

Seither saßen mir jede Woche mindestens sechzig Patienten
Auge in Auge gegenüber, in den letzten siebzehn Jahren mehr als
50000. Knapp die Hälfte davon waren und sind »Neupatienten«.

Fast von jedem Neupatienten, der vorher woanders war, könnte
ich eine böse Krankengeschichte erzählen – mit mindestens einem
groben Arztfehler, öfters mit mehreren. Einige solcher Schicksale
stelle ich in diesem Buch dar, um auf die schwersten Fehlentwicklungen aufmerksam zu machen.

Alle Ärzte machen Fehler, auch ich, auch die besten und allerbe-
sten, immer und immer wieder. Viele Fehler entpuppen sich erst im
nachhinein als solche, nämlich dann, wenn der Mißerfolg der Behandlung offenbar wird. Um diese oft unvermeidbaren, nicht
schuldhaften Fehler geht es hier nicht.

Mein Zorn richtet sich gegen die unnötigen, vermeidbaren und
schuldhaften Arztfehler (Kunstfehler) aufgrund von Falschinformationen und unzureichender Aufklärung, Überdiagnostik und Übertherapie, Pfusch und Schlamperei, vor allem aber aufgrund eines
grundlegend falschen Verständnisses vom Wesen der Gesundheit
und Krankheit und damit auch möglicher Heilung als Ganzheits-
phänomenen.

Die hohe Zahl von Fehlern ist bei uns vor allem die Folge von
drei Übeln:

1. der patientenfeindlichen Standesethik seit gut zweitausend
Jahren,

2. der Kassenmedizin seit einhundert Jahren und

3. der weithin in die Irre geratenen Neuzeit-Schulmedizin seit
vierzig Jahren.

Die schrecklichsten Geschichten mußte ich mir schon ab 1974
anhören, seit ich aus der »Eidgenossenschaft« ausgebrochen bin
und sich das bei den Patienten herumgesprochen hat. Da sitzen sie
mir gegenüber, voller Enttäuschung, Angst und Verzweiflung,
schütten ihr Herz und ihren Schmerz aus. Sie berichten von
schlimmstem Betrug durch falsche Versprechungen und Täuschun-

gen, von entsetzlicher Stümperei und legen mir dazu Arztberichte,
Röntgenbilder und andere Arztdokumente vor. Offensichtlich gibt
es viele Ärzte, die das ruhig schlafen läßt. Ich kann es nicht ertragen
und kann dazu nicht schweigen. Das ist nicht die Medizin, deretwe-
gen ich Arzt geworden bin, sagte ich mir damals, das ist auch nicht
die Art Gesundheitshilfe, die mir meine medizinischen Hauptlehrer
vorgelebt und zu der sie mich erzogen haben! Nein, das ist eine im
Kern kaputte Medizin, in welcher der Patient weithin nur als Objekt
zum Geldverdienen, zur Machtausübung und für Ruhmestaten mißbraucht wird.

Sicher wissen fast alle Ärzte, was in der Schulmedizin an der Tagesordnung ist, nicht nur in der Chirurgie, sondern in den nicht-
operativen Fächern mindestens im gleichen Umfang. Die vermeidbaren Fehler der Internisten zum Beispiel mit ihrer Überdiagnostik
und ihren Rezeptarzneivergiftungen, der Röntgenologen mit ihrer
Maßlosigkeit in der Strahlendiagnostik und der seelenlosen Seelen-
ärzte (Psychiater) wiegen eher noch schwerer.

Vor diesem Hintergrund darf ich nicht still bleiben; denn inzwischen riskiere *ich* am wenigsten. Die weitaus meisten meiner Kollegen würden sich um Kopf und Kragen schreiben oder reden.

Kürzlich ist für die Patienten ein Lichtblick am Rechtshorizont auf-
getaucht. Im Juni 1991 wurde in der Presse berichtet, daß die Kon-
strukteure der Europäischen Gemeinschaft bei Haftung für fehlerhafte Dienstleistungen – einschließlich schuldhafter Arztfehler –
eine »Umkehr der Beweislast« planten. Zur Zeit trägt bei uns der geschädigte Patient die volle Last des Beweises, daß der Arzt etwas
falsch gemacht hat. Dies scheitert meistens daran, daß einerseits
kein schriftlicher Behandlungsvertrag abgeschlossen wurde und andererseits der Patient nicht im Besitz der Dokumente über seine
Arztversorgung ist, also der Patientenakte, der Röntgenbilder, der
EKGs usw.

Um die Beschlußfassung der Europäischen Gemeinschaft zu unterstützen, schickte ich am 24. Juni 1991 einen Brief an den Vizepräsidenten der EG-Kommission, Dr. Martin Bangemann. Darin schrieb
ich u. a.: »Mein Wunsch wäre, daß es auf jeden Fall zu einer Umkehr
der Beweislast kommt. Denn andernfalls bleiben die Patienten in einer fast hoffnungslosen Beweisnot. Wohlbemerkt wäre auch ich

von dieser Umkehr der Beweislast betroffen. Anmerkung: Nicht nur
ich mit siebzig Jahren, kurz vor Toresschluß, sondern mein Nachfolger als Regiearzt und die anderen Ärzte unserer Klinik ›auf ewig‹.«

Im Antwortbrief des Vizepräsidenten, den ich am 17. Juli erhielt,
heißt es: »Sie sind der erste Arzt, der mir mitteilt, daß er die vorge-
sehene Umkehr der Beweislast begrüßt. Diese offene Haltung ehrt
Sie, auch wenn sie von den meisten ihrer Kollegen hart bekämpft
wird.«

Noch ist die Umkehr der Beweislast nur vorgesehen. Trotzdem:
Patienten, wir heißen euch hoffen!

Dieses Buch ist an Patienten, Ärzte und Gesundheitshelfer aller Art
gerichtet, und zwar: von Freund zu Freund. Denn für meine Erz-
feinde und auch für die aus Prinzip Neutralen in allen Lebenslagen
wäre mir jedes Wort zu schade. Aber eine wachsende Zahl derjenigen, die begreifen, daß meine Interessen auch ihren Interessen dienen, und die mir deshalb freundschaftlich zugetan sind, wünsche
ich mir sehr. Denn Liebe braucht auch der Arzt, nicht nur der Patient.

»Patientenarzt aus Liebe« sollten wir Ärzte sein, wie Paracelsus,
der größte deutsche Arzt der beginnenden Neuzeit, es (ebenfalls
lauthals) gefordert hat. »Die Wurzel aller Arzney ist die Liebe«, soll
er seinen Kollegen immer wieder ins Gewissen geredet haben. »Arzney« war damals der Oberbegriff für alles, was Ärzte Gutes und weniger Gutes taten.

Die Ärzteführer von heute verleihen zwar Paracelsus-Medaillen
an Ärzte, die sich um die Geheimwissenschaft Medizin verdient gemacht haben. Aber für besonders liebevollen Umgang mit seinen
Patienten hat noch kein Arzt diesen Orden bekommen. Das zählte
in der Schulmedizin noch nie.

Leider habe ich mit meinen früheren Büchern den Großteil meiner Berufskollegen nicht erreichen können. Im Gegenteil: Die weitaus meisten werten mich als Unkollegen, als Feind. Es ist schlimm,
wie sie mich beschimpfen, wenn ich nach dem urteile, was mir Patienten mit wörtlichen Zitaten glaubhaft berichten. Wer als Arzt
meine Bücher gelesen hat, für den gäbe es eigentlich nur zwei Möglichkeiten: Entweder müßte er mich wegen Verleumdung anzeigen.
Denn immerhin gab es ja massive Vorwürfe an die Adresse vieler,

unter anderem den: Wer als Kassenarzt nicht betrügt, macht pleite!
Oder er müßte sich mit mir verbünden, um gemeinsam mit mir für
ein besseres Arzt-Patient-Verhältnis zu kämpfen.

Aber weder das eine noch das andere ist geschehen. Dabei läge
gerade die zweite Reaktion im Eigeninteresse aller Ärzte.

Es sind nicht nur paracelsische Gefühle, die mich bewegen.
Wenn ich eine Änderung fordere, so geschieht das durchaus auch
aus eigennützigen Motiven: Ich will mithelfen, daß mein Beruf im
ersten Schritt zum vertrauens*würdigen* Beruf und bald danach zum
vertrauens*würdigsten* aller Berufe wird – würdig jenes Höchstmaßes an Vertrauen, das dem Beruf mit dem Höchstmaß an Verantwortlichkeit zukommen müßte. Denn wir Ärzte sind Herren über
Glück und Unglück und nur allzu oft über Leben und Tod unserer
Patienten, auch wenn sich Ärzteführer noch so sehr zieren, das zu-
zugeben.

Wie alle wissen, habe ich bisher nicht viel erreichen können. Die
Patienten, auf die ich vor allem gehofft habe, *können* nichts verän-
dern, die Politiker und die anderen Mächtigen im Staate *wollen* es
nicht. Ich muß also noch mehr als bisher versuchen, meine Arztkollegen zu überzeugen. Deshalb im Folgenden ein direktes »Herzens-
wort« an meine Kollegen, aus dem Herzen an ihren Verstand und ihr
Herz gerichtet:

Sie müssen sich von meiner Kritik nicht persönlich angegriffen
fühlen. Ich weiß, daß es weltweit viele Ärzte gibt, die ihren Beruf so
ausüben, wie es Paracelsus vorgelebt und gefordert hat, nämlich als
Patientenarzt aus Liebe.

Vielleicht gehören Sie dazu. Wenn ja, sollten Sie wissen, daß ich
dieses Buch auch für Sie schreibe. Wenn nicht, sollten Sie selbstkritisch nachdenken!

Geht es nicht vielen von Ihnen vielleicht so ähnlich wie jenem
Arzt im Ruhestand, der mir nach einem aufopferungsvollen Leben
als Hausarzt vor fünfzehn Jahren am Schluß eines rückblickenden
Briefes schrieb: »Ein im Alter so wünschenswertes Gefühl gut erfüllter Lebensaufgaben in einem schönen Beruf will sich daher nicht
einstellen.«

Weil dieser Brief die Problematik der Arztberufsausübung recht
eindrucksvoll darstellt, zitiere ich noch ein paar Sätze daraus:

»In einem nun langen Leben als Arzt, als Arztsohn eines praktischen Arztes in einer mecklenburgischen Kleinstadt, und nach einer mehrere Jahre währenden Tätigkeit an sehr verschiedenen Krankenhäusern nach dem Staatsexamen habe ich viele Fälle gerade aus chirurgischer Tätigkeit heraus gesehen, die vielleicht das von Ihnen verarbeitete Material in vielfacher und überzeugender Weise ergänzen würden.

Nun seit mehreren Jahren im Ruhestand lebend, wird doch durch Berichte und Lektüre der mir immer noch zugehenden zahlreichen Zeitschriften das Bild unseres Berufsstandes weiterhin getrübt.

Daher kommen mir oft recht traurige Empfindungen, in einem Beruf gearbeitet zu haben, dem von der leidenden Menschheit ein unendlich großes Vertrauen entgegengebracht wird, welches in oft leichtfertigster Weise mißachtet wird und durch Leichtsinn und Überheblichkeit in nicht wiedergutzumachendes Unglück führt.

Dazu kommt bedrückend die Erinnerung an die durch eigenes Versagen, infolge eigener Unvollkommenheit und mangelnder Erfahrung unglücklich ausgelaufenen Krankheitsfälle.«

Ein ähnlich beklemmendes Gefühl beschleicht mich, wenn ich an meine 47 Arztjahre zurückdenke. War sie wirklich positiv, die Schaden-Nutzen-Bilanz des Chirurgen Julius Hackethal aus der Sicht seiner Patienten? Ich will es nicht nachrechnen!

Sicher gab es unzählige Erfolgserlebnisse. Immerhin waren es ja mehr als 100000 Patienten und zwischen 30000 und 40000 Operationen, selbst durchgeführt und/oder letztverantwortlich geleitet. Darunter einige tausend besonders schwierige Eingriffe: große Bauchoperationen, sehr komplizierte Knochen- und Gelenkbrüche, künstliche Gelenke, diffizile Handoperationen, plastische Korrektureingriffe und Wirbelsäulenreparaturen.

Internisten können von den Erfolgserlebnissen eines Chirurgen nur träumen. Aber auch ihre Alpträume müssen weit hinter denen jener Ärzte zurückbleiben, die mit Messer, Schere, Säge, Bohrer, Meißel und Hammer im buchstäblichen Sinne des Wortes behandeln, zumindest im Rückblick nicht selten mehr geschadet als genutzt haben.

Jeder Arzt, unter Einschluß der wenigen besonders Begnadeten – zu denen ich mich bei weitem nicht rechne –, hat am Ende seines Arztlebens mindestens vielen tausend Patienten ihr Krankheitsleid verstärkt und mindestens vielen hundert Patienten das Leben verkürzt. Er war also für eine große Zahl von Menschen nicht Retter und Helfer, sondern Töter und Verderber.

Wer das bezweifelt, möge in den vielen dicken Lehr- und Handbüchern über operative und sonstige Fehler, über Arzneivergiftungen und viele andere böse Auswirkungen unserer Arzthilfe nachlesen. Raritäten gehen in solche warnenden Kapitel nicht ein, nur sich oft wiederholende Fehler.

Den Ärzten sollte nun endlich bewußt werden, daß sie sich in eine sehr schwache Position hineinmanövriert haben. Da nützt es auch nichts, wenn der Arztberuf bei Meinungsumfragen noch immer ganz oben rangiert. Das wirft mehr ein schlechtes Licht auf die anderen akademischen Berufe als ein gutes auf uns Ärzte.

Haben Sie, liebe Kollegin und lieber Kollege, einmal darüber nachgedacht, wie es möglich sein kann, daß ein Nichtarzt in das neu geschaffene Amt des Bundesgesundheitsministers berufen wurde?

Ist es denkbar, einen Nichtjuristen zum Justizminister oder einen Nichtlandwirt zum Landwirtschaftsminister zu machen? Niemals! Warum wurde dann ein Nichtarzt Gesundheitsminister? Und warum war das in der jetzigen Situation wahrscheinlich sogar besser?

Wie konnte es kommen, daß im sogenannten Gesundheits-Reform-Gesetz – ein unmöglicher Name, als ob man Gesundheit reformieren könnte – die Gesundheitsvorsorge – ich nenne sie *Gesundhilfe* –, d.h. alles, was der Gesunderhaltung dient, nicht den Vertretern der Kassenärzte, sondern den Vertretern der Krankenkassen übertragen wurde?

Wie kann es sein, daß man die Bevölkerung mit der folgenden Pressemitteilung einer Staatssekretärin im Bundesgesundheitsministerium, bemerkenswerterweise eine Ärztin, gegen die Ärzteschaft mobil machen kann: Die niedergelassenen Ärzte verdienten im Durchschnitt vier- bis fünfmal soviel wie ein Angestellter? Eine Selbstverständlichkeit bei einem Ausbildungsgrad, einem Tag- und Nacht-Schwereinsatz und einem unternehmerischen Risiko, mit denen man in vielen anderen Berufen das Zehn- bis Zwanzigfache verdient.

Ist es nicht deprimierend, in welchem Umfange Krankenversicherer uns Ärzte reglementieren und kommandieren können, ohne daß dies im echten Interesse der versicherten Patients ist?

Die kritische Hinterfragung könnte fortgesetzt werden, aber es mag für die Antwort genügen: Man traut uns nicht!

Wir Ärzte sind als Mitglieder eines der helfenden Nächstenliebe wie kein anderer Beruf verschriebenen Standes unglaubwürdig, waren es leider weithin immer.

Gesundheit ist das wertvollste Privateigentum eines jeden Menschen. Uns Ärzten ist der Schutz und die Verteidigung dieses Privateigentums, die Gesundheitshilfe, regieführend anvertraut.

Das verpflichtet zu einem Höchstmaß an Vertrauenswürdigkeit, unabdingbar gebunden an Wahrhaftigkeit, Zuverlässigkeit, Opferbereitschaft, Barmherzigkeit und Fleiß, alles in überdurchschnittlichem Maße. Denn der Arztberuf ist kein Beruf wie jeder andere. Er bürdet ungleich mehr Pflichten auf, Anstandspflichten im Umgang mit den Schutzbefohlenen, den Gesundheitshilfesuchenden, den Patienten.

Sonderpflichten belasten nicht nur, sie bringen zwangsläufig auch *Sonderrechte*. Das scheinen zu viele der Arztkollegen nicht zu wissen oder vergessen zu haben.

Zu den Sonderrechten des berufstüchtigen »Patientenarztes aus Liebe« gehört nicht, die Nase höher zu tragen und daherzustolzieren, wie es seit Urzeiten als arzttypisch karikiert wird. Das mag zur Selbstbefriedigung eitler Roboter-Mediziningenieure in Fließbandbetrieben und Organreparaturfabriken dienen. Als Patientenarzt disqualifiziert es.

Aber zu den legitimen Sonderrechten ärztlicher Gesundheitshelfer, die sich diesen Sonderpflichten unterwerfen, gehört ein vorrangiger Machtanspruch in allen Bereichen der Gesundheitshilfe. Nicht über die Patienten selbstverständlich, sondern in der Regieführung über das Gesundheitswesen allgemein.

Das aber schließt völlig aus, einen Nichtarzt zum Gesundheitsminister zu machen, ein Gesundheits*hilfe*-Reform-Gesetz – wie es korrekterweise heißen müßte – vom Arbeitsministerium erarbeiten zu lassen und Krankenversicherer als Therapiekommandeure zwischen Patient und Arzt zu schicken. Das jagt den als Kassenmedizin praktizierten Medizinsozialismus in die Hölle, wo er schon vor dem Bankrott des politischen Sozialismus hingehört hätte.

Die Ärzteschaft muß aus ihrer Ohnmacht in der Regieführung des Gesundheitswesens heraus. Das ist im Interesse aller, also der Volksgesundheit allgemein. Dann ist auch Schluß mit den Klagen über die Kostenexplosion. Dann wird es zu einem vernünftigen Nutzen-Kosten-Verhältnis im Gesundheitshilfebereich kommen, und niemand wird »Patientenärzten aus Liebe« ihren verdienten Wohlstand mehr streitig machen können.

Alles das setzt ein radikales Umdenken voraus, vor allem aber eine Abkehr von einer äußerst zweifelhaften Standesmoral, die uns auf unzulässige Weise zum Souverän über den Patienten erhebt und für die der Eid des Hippokrates, der als falsches Versprechen gegenüber den Patienten in Wahrheit ein Meineid ist, Wurzel und Symbol ist. Schwören wir ihm ab! Alle werden es uns danken.

Eine letzte Bitte an alle Leser, insbesondere an meine Arztkollegen: Bitte haben Sie Verständnis für meine oft provokative, hart klingende Sprache. Ich möchte mich so klar und verständlich wie möglich ausdrücken, nicht um den heißen Brei herumschreiben. Nur das ist der Grund dafür. Persönlich beleidigen will ich niemanden. Das ginge schon deshalb nicht, weil im Einzelfall meist offenbleiben muß, wie weit individuelles Fehlverhalten ganz oder teilweise traditionsgewachsenen Systemfehlern anzulasten ist. Allerdings gibt es auch vereinzelt persönliche Anklagen, für die ich mit allen Konsequenzen geradestehe.

Fünf Schwerpunkte hat dieses Buch:

Erstens: Kapitel 2 beschäftigt sich mit dem Text des Hippokrates-Eides und der Übernahme seiner Maximen durch die heute geltenden Arztgesetze. Es zeigt, daß der Eid in Wahrheit ein patientenfeindlicher Schwur ist, und schlägt ein dringend nötiges neues Arztgelöbnis vor.

Zweitens: Die Kapitel 3 und 4 beleuchten die bösen Folgen der vom Meineid des Hippokrates geprägten ärztlichen Berufsausübung am Beispiel von schwerwiegenden Fehlentwicklungen bei Diagnose und Therapie der Krebskrankheit und anhand sonstiger Irrwege der Schulmedizin.

Drittens: Kapitel 5 und 6 stellen die Grundlagen einer Gesundheitshilfe-Strategie dar, die aus meinen Erfahrungen und Forschungen
entwickelt wurde. Als Grundkonzept einer besseren Schulmedizin
biete ich die EUBIOS-Gesundheitshilfe an mit den drei Elementen:
EUBIOS-Humanitas-Gelöbnis, Vielfach-Ganzheits- und Besttechnik-
Medizin. Diese möchte ich als Schulmedizin des Jahrtausendwech-
sels glaubhaft machen, zumindest als Basis dafür. Die EUBIOS-Gesundheitshilfe ist wohlgemerkt keine »Alternativ-Medizin«, keine
Nur-Natur-Medizin, keine Nur-Biologische Medizin und keine Nur-
Psychosomatische Gesundheitshilfe, sondern eine Medizin auf der
Grundlage all dessen, was die Schulmedizin erforscht hat und was
tatsächlich »wissenschaftlich allgemein anerkannt« oder nach den
Regeln der Ganzheitsmedizin-Wissenschaft mindestens »wissenschaftlich begründet« ist.

Viertens: Das Kapitel 7 wendet dann das Grundkonzept der EUBIOS-
Gesundheitshilfe auf die wichtigsten Volkskrankheiten an. Dabei
wird das Vorgehen an Einzelbeispielen erläutert und bewertet.
Schließlich werden für jede ausgewählte Krankheit »Leitsätze von
Freund zu Freund« aufgestellt.

Fünftens: Das Kapitel 8 soll deutlich machen, daß Gesundheit das
wichtigste Privateigentum ist und wie alles Privateigentum behütet
und gepflegt werden muß. Fleißige Gesundheitsselbsthilfe ist die
Grundvoraussetzung für hohe gesundheitliche Lebensqualität und
langes Leben bei Wohlbefinden. Zum Schutz des Privateigentums
Gesundheit gehört auch ein zeitgemäßes Gesundheitshilfe-Versi-
cherungssystem. Dazu schlage ich eine Gesundheitshilfe-Spar-Versicherung anstelle des Staatlichen Unternehmens Kassenmedizin
vor.

2 DER MEINEID DES HIPPOKRATES UND NEUERE ARZTGESETZE

2.1 SOGENANNTER EID DES HIPPOKRATES: EIN MEINEID IM ARZT-PATIENT-VERHÄLTNIS

EINFÜHRUNG

Der Eid des Hippokrates ist ein Meineid gegen den Patienten. Er hat unendliches Unglück über die Menschheit gebracht, unter allem von Menschen verursachten Leid nur zu vergleichen mit dem, was alle Kriege der Welt zusammen an Angst, Qual, Verstümmelung und Tod bewirkt haben.

Zum Falscheid gegen die Patienten machten ihn die Ärzteführer zielstrebig seit etwa 2000 Jahren. Ohne angemessenen Hinweis auf seinen wichtigsten patientenfeindlichen Inhalt wurde er unter falschem Namen systematisch zum heiligen Arztgelöbnis geadelt und betrügerisch zum ethischen Schutzengel der Patienten hochgelobt.

Sein Hauptzweck ist seit jeher Geheimbündelei zur Sicherstellung der wissenschaftlichen und therapeutischen Hoheit der Mediziner sowie der Unkontrollierbarkeit ihres Handelns. Das erzielte Ergebnis ist in der Weltgeschichte der Berufe einmalig: Der Arztberuf wurde in einsamer Spitzenposition zum mächtigsten und unkontrollierbarsten aller Berufe – bezogen auf Dienstleistungsverhältnisse allgemein, zu denen auch das Arzt-Patient-Verhältnis zählt.

In keinem anderen Beruf kann Blindvertrauen (Vertrauen ohne bewiesene Vertrauenswürdigkeit) so erpresserisch gefordert werden wie in der Medizin. Nirgendwo sonst gibt es eine so weitgehende Unkontrollierbarkeit durch den Käufer einer Dienstleistung oder einer Ware.

Schon in meinem zweiten Buch, NACHOPERATION (1977), schrieb ich: »Fast weltweit leisten die Ärzte zu Beginn ihrer ärztlichen Tätigkeit einen Schwur, den sogenannten Eid des Hippokrates. Auch die deutschen Berufsordnungen stellen diese Eidesformel an den Anfang. Sie hat inzwischen vielfache Abwandlungen erfahren. Wörtlich zitiert, paßt der Urtext nicht mehr in die heutige Zeit. Deshalb wird nur noch der wesentliche Sinn, meist mündlich, vom Lehrer zum Schüler weitergegeben. Und dieser Inhalt hat sich seit zirka

2000 Jahren kaum verändert. Zwei entscheidende Dinge stehen im Mittelpunkt: die Alterssicherung und die Kollegial-Verschwörung gegen die Patienten.«

In keinem vergleichbaren Berufsgelöbnis werden materielle Zielsetzungen so unverhohlen beschworen, wobei es in keinem anderen Fall gelungen ist, ein gutgläubiges Publikum auf so pharisäische Weise über die wahren Zwecke hinwegzutäuschen. Die Täuschung beginnt damit, daß Hippokrates, der bekannteste und wohl auch verdienstvollste Arzt des alten Griechenland, einer der größten Ärzte der Weltgeschichte überhaupt, wahrheitswidrig zum Vater des Eides erklärt wird. Es gibt keinen einzigen Beweis dafür, daß Hippokrates den Eid verfaßt hat. Die meisten Medizingeschichtsforscher stimmen in dem Urteil überein, daß der Eid nicht von dem griechischen Arzt stammen kann.

Dies allein wäre Grund genug gewesen, dem Inhalt und der Zielsetzung der Schwurformeln mit größerem Mißtrauen zu begegnen, als es weltweit geschehen ist, nicht nur von seiten der Traditionsversessenen unter den ärztlichen Berufsgenossen. Statt dessen wurde der Schwur entgegen seiner wahren Zielsetzung als »Eid des Hippokrates« in den Rang der zehn Gebote des Moses erhoben.

Prominente Mediziner feierten ihn immer wieder als Ausdruck hoher beruflicher Moral im Verhältnis von Arzt und Patient. So schrieb Prof. Dr. med. Franz Büchner – einer der berühmtesten deutschen Pathologen – im Jahre 1947: »Die Grundgesetze ärztlicher Sittlichkeit haben in der Antike, ja in der ganzen abendländischen Medizin, ihre edelste und zugleich einfachste Prägung in dem Eide des griechischen Arztes Hippokrates gefunden.«

Prof. Dr. med. Karl Deichgräber schreibt in seinem Buch DER HIPPOKRATISCHE EID in der Einleitung: »Dieser Eid erscheint überall, wo von ihm die Rede ist, als Inbegriff höchster ärztlicher Ethik, als einziger Wegweiser zu einem idealen Arzttum.«

Und der Medizinhistoriker Prof. Dr. med. Charles Lichtenthaeler hat unter dem Titel DER EID DES HIPPOKRATES eine 392 Seiten dicke Hymne verfaßt. »Seit der Gründung der Universitäten und Fakultäten unseres Hochmittelalters«, schreibt der Autor, »wurde der Hippokratische Eid von den jungen Doctores nach Abschluß ihres Studiums feierlich geschworen, in originaler oder mehr oder weniger veränderter Fassung.« Das Buch gibt sich kritisch, strotzt aber von Eigenlob ärztlicher Moral. In seinem einführenden Kapitel heißt es: »Der hippokratische Eid gehört ... zu den Meisterwerken der Weltliteratur überhaupt ... Eine weitere Eigenschaft dieser ›Goldenen Regel der Medizin‹ ist ihre Einzigartigkeit. Der stilistisch durchgeformte, ästhetisch beglückende Text enthält nicht nur in gedrängtester Form ›das Grundsätzlichste und Tiefste, was das Corpus hippocraticum zum Problem des ärztlichen Berufes zu sagen hat‹, er ist auch auf ungleich einfachere und nüchterne Weise singulär ...«

Die wenigen, die dem Eid kritisch gegenüberstehen, kanzelt Lichtenthaeler am Schluß seines Buches ab: »Ungeeignet für die ›Eid‹-Deutung sind die naiven, unkritischen Enthusiasten, zornigen Schlechtmacher, die Rationalisten und allgemein die Sektierer jeden Schlages, die den Text in irgendwelcher Richtung zu sich ziehen.«

Der Eid ist für ihn, bei aller Deutungsbedürftigkeit, unantastbar. »Neben Dekalog und Bergpredigt«, heißt es auf dem Schutzumschlag des Buches, »ist der Eid des Hippokrates die bedeutendste ethische Schrift des Abendlandes« – womit der Verfasser des Klappentextes in seinem Überschwang gleich auch noch den Vorderen Orient dem Abendland eingemeindet.

Den Medizingeschichtler Lichtenthaeler mußten meine Ordinarien-Kritik aus den Jahren 1963/64 und die spätere Studentenrevolution mit dem Slogan »Es staubt aus den Talaren der Muff von tausend Jahren« tief in das 1963 frischgebackene Ordinarienherz treffen.

Statt die Wurzeln des Übels in einer jahrtausendealten Tradition zu sehen, spricht er von einer ethischen Krise der Gegenwart, der er den hippokratischen Eid entgegenhält. Ich zitiere: »Aktuell ist der ›Eid‹ heute, wie ich meine, hauptsächlich aus zwei Gründen. Erstens ist das für uns alle verbindliche ethische Wertsystem des christlich-abendländischen Äons nach 1945 mit diesem zusammen allmählich in Trümmer gefallen. Die Welt um uns herum gleicht mehr und mehr einem Heidenland mit wenigen christlichen Restbeständen. Zur selben Zeit bricht in dieses wahre ›Mittelalter‹ und Interregnum eine neue Massenzivilisation ein mit ihrem typischen Agnostizismus und mystischen Pluralismus. Darauf folgt notwendigerweise ein ethisches Vakuum, das bald als ein ethisches Nichts, bald als ein ethisches Chaos empfunden wird. Die alten Tabus sind

gefallen, wie man sagt, jedes moralische Bezugssystem wird ange-
zweifelt; alles soll erlaubt sein, nichts kategorisch verboten.«

In heiligem Zorn fährt der Medizinordinarius fort: »Pöbelhaftes
Anspruchsdenken drückt Pflichtbewußtsein an die Wand. Die Gesetze unserer demokratischen Rechtsstaaten verlieren an Gewicht
und Geltung oder werden legalistisch pervertiert, wie Alexander
Solschenizyn es in seiner berühmten Harvard-Rede entlarvt hat. Wir
sprechen unbeschwert von unserer ›permissiven‹ Gesellschaft, ob-
gleich es eine Gesellschaft streng genommen in unseren Breiten gar
nicht mehr gibt; sie ist zu einem Abstraktum entartet. Daß nun wir
Ärzte unter diesen neuen und umstürzlerischen Verhältnissen zu
leiden haben und vielfach in Gewissenskonflikte geraten, versteht
sich von selbst: Wo liegen fortan für uns die Kriterien für Gut und
Böse? Mit dem Abgang der älteren Ärztegenerationen, die noch einen ethischen Fixpunkt besaßen, kann sich diese Notlage nur verschlimmern. Wir haben es hier mit einem der vielen Faktoren der
heutigen medizinischen Krise zu tun.«

Er macht es sich sehr einfach, der sechs Jahre ältere Kollege. Als
gebürtiger Schweizer kommt er natürlich nicht in den Verdacht, ein
Mitläufer der Nationalsozialisten gewesen zu sein, wie ich es war,
der im Mai 1941 als neunzehnjähriger Kriegsgewinnler mit dem Medizinstudium begann. Als akademischer Mitläufer der Nazi-Inhu-
manität hat man keine Ausrede.

Aber Mitläufer der Inhumanität waren und sind nicht nur Deutsche. Und die Wurzeln der Inhumanität stecken weniger in den Jungen als in uns Alten. »Ich will nie wieder Mitläufer der Inhumanität
sein«, schwor ich mir 1945. Und aus diesem Vorsatz wuchs meine
Rebellion gegen die moderne Schulmedizin.

Bei Lichtenthaelers Abgesang auf die älteren Ärztegenerationen,
die angeblich noch einen ethischen Fixpunkt besaßen, bekomme
ich einen moralischen Schüttelfrost. Es ist ein Hohn auf die Humanität, wenn man – wie es geschieht – nicht müde wird, die »edle
Überlieferung« der Medizingeschichte zu beschwören. In Wahrheit
ist die Medizingeschichte eine Geschichte des Grauens und des
Schreckens für die Patienten aller Zeiten gewesen.

Dies habe ich am Beispiel der Chirurgie-Geschichte ausführlich
dargestellt. Ich empfehle Lichtenthaeler und allen Irregeleiteten
dringend, aus meinem Buch OPERATION – JA ODER NEIN? das Kapitel

mit der Überschrift zu lesen: »Es war schlimm bis furchtbar ... Geschichte der Chirurgie: Von der Steinzeit bis zum Anfang des 19. Jahrhunderts«.

Ich erlaube mir, daraus einige Passagen zu zitieren: »Chirurgie-Geschichtsschreiber neigen dazu, die Berufsvorgeschichte in schönstem Rosarot zu sehen und zu deuten. Da liest man fast nur von Chirurgenmut und stolzen Heldentaten. Für die Zeiten, wo es darüber nichts zu berichten gibt, ist eine Entschuldigung parat: schmähliche Unterdrückung chirurgischer Kunst durch Mißgunst, Neid und Unverständnis.

Alles erinnert fatal an die Kriegsgeschichtsschreibung fanatischer Patrioten. Auch für sie gilt jede Schlacht als Ruhmestat, ohne Rücksicht auf die Verluste. Jeder Feldherr war ein Held, zumindest dann, wenn die Schlacht mit dem endete, was man Sieg nennt.

Karl Heinrich Bauer, Prof. Dr. Dr. Dr., mehrfacher Präsident der Deutschen Gesellschaft für Chirurgie, schrieb ein Buch mit dem Titel APHORISMEN UND ZITATE FÜR DIE CHIRURGEN. Es wurde veröffentlicht zum ›100. Jahrestag der Gründung unserer Gesellschaft‹ – so steht's im Vorwort. Mir scheint symptomatisch für Geschichtsbetrachtung und Selbstverständnis der Chirurgen, wenn man darin Zitate liest wie ›Der Krieg ist der Vater aller Dinge, aller Dinge König (Heraklit)‹.

Es ist hoch an der Zeit, zu einer nüchternen Betrachtung der Chirurgiegeschichte zu kommen, und zwar aus der Sicht des Patienten. Mein Gesamturteil für die Chirurgie von der Steinzeit bis zum Anfang des 19. Jahrhunderts möchte ich voranstellen: *Die Geschichte chirurgisch-operativer Kunst ist eine Geschichte des Grauens, eines schrecklichen Patienten-Martyriums.* Sie ist in ihrer Brutalität eigentlich nur mit Kriegen vergleichbar. Bis vor ganz kurzer Zeit waren die Operationen in aller Regel blutige Schlachten mit unzähligen Verletzten und Toten, mit letztlich sinnlos Verwundeten und Getöteten – gemessen an Wohl und Wehe der direkt Betroffenen in ihrer Gesamtheit. Ausnahmen gibt es, aber sie sind selten.«

Meine Forschungen beschränkten sich auf die Chirurgie – früher zuständig für alles Operative von Kopf bis Fuß –, weil sie mir als Chirurgen am nächsten lag. Internisten und Psychiater haben mit Sicherheit auf weniger blutige Art und Weise noch ungleich mehr Unheil angerichtet.

Selbstverständlich gab es zu allen Zeiten auch großartige Ärzte mit Mut zur Kritik, wie den französischen Chirurgen Bilguer, der 1791 so drastisch wie zutreffend schrieb: »Würde der Staat darauf halten, daß nur gesittete, mit Schulwissenschaften und einem guten moralischen Charakter begabte junge Menschen sich der Wundarzneikunst widmeten, so könnten die Regimenter und die Provinzen mit geschickten Wundärzten und nicht mit privilegierten Totschlägern versehen werden.«

Mein Kapitel über die Geschichte des chirurgischen Mordens endet mit einem Bericht über den Generalchirurgen Schmucker. Im 19. Jahrhundert war die Trepanation, das Aufmeißeln des Schädelknochens, große Chirurgenmode. Man stand auf dem Standpunkt, daß »eine jede Kopfverletzung, sie sei eine völlige Blessur, eine Contusion, Hieb-, Schlag-, Streifschuß usw., die Trepanation fast unumgänglich notwendig mache«. Der Generalchirurg trepanierte zwölf »verhältnismäßig leichte« Fälle – und sah sie alle sterben.

Der anhaltenden Verklärung der Medizingeschichte dient die ständige Berufung auf den »Eid des Hippokrates«. Dabei hat Hippokrates mit dem Eid, der ihm später von cleveren Ärzten ins Grab geschmuggelt wurde, nicht das geringste zu tun. Dieser griechische Arzt lebte von 460–377 v.Chr. Am wahrscheinlichsten ist, daß die Eidesformeln etwa um das Jahr 200 v.Chr. herum – also viele Arztgenerationen später – von Führern der Asklepiaden-Gilde, einer exklusiven Ärztegenossenschaft im alten Griechenland, zusammengebastelt wurden.

Zu Anfang hat der Eid sich offenbar nicht recht durchsetzen können. Jedenfalls kann man in den antiken Berichten nicht viel darüber lesen. Erst der griechisch-römische Arzt Galen (129–199 n.Chr.) hat ihn ausgegraben und mit ihm kräftig die Propagandatrommel zur Vertrauenssicherung ärztlicher Berufsausübung gerührt. Das Corpus Hippocraticum, in dem neben den Schriften des Hippokrates die seiner Söhne, seines Schwiegersohnes und seiner Schüler gesammelt sind, enthält keinerlei Hinweis auf den Eid. Im Gegenteil lassen viele Passagen vermuten, daß Hippokrates selbst ganz andere Regeln befolgte als die, welche man später mit seinem Namen schmückte.

Dazu schreiben Albert S. Lyons und R. Joseph Petrocelli in ihrem Werk DIE GESCHICHTE DER MEDIZIN IM SPIEGEL DER KUNST: »Und

doch ist er« – der Hippokrates-Eid – »wahrscheinlich nicht Teil der
Hippokratischen Lehren, und aller Wahrscheinlichkeit nach legten
die Ärzte auf Kos diesen Eid nicht ab, der im Widerspruch zu einigen Prinzipien und Praktiken des Hippokrates steht. Einer dieser
Widersprüche im Eid ist das Verbot der Abtreibung und der emp-
fängnisverhütenden Mittel; die Hippokratische Sammlung enthält
eine Reihe von Methoden, einen Abort zu induzieren, und Hinweise
auf den Gebrauch von Pessaren. Die Einstellung gegen chirurgische
Eingriffe, die man im Eid findet, stimmt nicht mit den diversen Ab-
handlungen überein, die in Länge und Breite chirurgische Techniken und Vorgänge im Operationssaal beschreiben.«

Weiter heißt es in dem Buch: »Es ist wahrscheinlich, daß der Eid
nie Teil der Lehren aus Kos und Knidos war. Man nimmt an, daß er
ein Nachlaß pythagoreischen Ursprungs ist, der aus der Zeit vor
Hippokrates stammt und der Sammlung in späteren Jahrhunderten
zugefügt wurde. Die Hauptpunkte stehen in Übereinstimmung mit
den pythagoreischen Verboten gegen jede Form des Tötens, gegen
alle chirurgischen Eingriffe und gegen das Vergießen von Blut, das
man als Sitz der Seele ansah.«

Die Autoren fragen: »Warum blieb der Eid jedoch ein so bestän-
diges Symbol der ärztlichen Berufung, wenn er eindeutig kein hip-
pokratisches Dokument darstellt?«

Ihre Antwort: »Zum einen gingen die Verbote gegen Abtreibung
und empfängnisverhütende Mittel mit den Grundsätzen der christli-
chen Kirche späterer Jahrhunderte konform. Das früheste Zitat des
Eides findet sich im 1. Jahrhundert n. Chr. Es ist denkbar, daß der
Eid später wieder aufgegriffen wurde, um die religiösen Ideale der
Zeit zu stützen.«

Zweifellos weist diese Vermutung in die Richtung, aus der der
Eid seine anhaltende Propagandierung erfuhr – nämlich zur Kirche.
Auch im übrigen spricht das, was über die Hippokratische Sammlung bekannt geworden ist, in vieler Beziehung eine ganz andere
Sprache als der Eidestext. So finden sich, wie Lyons und Petrocelli
zeigen, im Hinblick auf das ärztliche Verhalten recht lebensnahe
und vernünftige Passagen zu der Frage, wer den Beruf des Arztes er-
greifen soll, wie der Arzt aussehen und sich verhalten muß, was
man sagen und tun soll, um dem Patienten Linderung zu verschaffen: Neben einem ausgeglichenen Innenleben solle der Arzt nicht

nur Verschwiegenheit besitzen, sondern auch eine ordentliche Lebensführung aufweisen, weil darin der größte Gewinn für seinen guten Ruf liege. Darüber hinaus müsse er auf seine eigene Sauberkeit achten, anständig gekleidet sein und unaufdringliche Parfums benutzen. Schließlich solle der Arzt auch ein gewisses Maß an Geselligkeit besitzen, denn eine mißmutige Stimmung sei für den Gesunden wie für den Kranken unzumutbar.

Urtext, Übersetzungen und Insiderkommentar

Text

Der sogenannte Eid des Hippokrates ist ein »Promissorischer Eid«, ein Versprechenseid für zukünftiges Verhalten, im Gegensatz zum »Assertorischen Eid«, mit dem die Wahrheit einer Aussage über Vergangenes beschworen wird, insbesondere vor Gericht.

Auf Seite 34 findet sich der Vollständigkeit halber – und für Kenner und Freunde des Griechischen – der Originaltext des Eides. Ihm habe ich die Übersetzung von Charles Lichtenthaeler gegenübergestellt, um dem Leser eine Gesamtübersicht zu bieten.

Anschließend kommentiere ich die einzelnen Sätze, wobei zwischen der Eidesouvertüre, den sieben Schwursätzen und der Schlußformel unterschieden wird. Jeder der neun Sätze wird dabei in drei verschiedenen, zum Teil voneinander abweichenden Übersetzungen wiedergegeben.

An erster Stelle erscheint im folgenden noch einmal die Übersetzung von Charles Lichtenthaeler, an zweiter die von Karl Deichgräber und an dritter schließlich die deutsche Übersetzung nach der englischen Übertragung von Lyons und Petrocelli. Meine Ausführungen zu den Textsätzen nenne ich Insiderkommentar, um deutlich zu machen, daß nur jemand, der mit den Sitten und Gebräuchen der Ärzteführer und der Ärzteschaft insgesamt gut vertraut ist, den Inhalt umfassend und kritisch zu deuten vermag. Ein Außenstehender kann das nicht. Dabei beziehe ich mich zum Teil auf Konsequenzen der Eidesauslegung in der ersten Hälfte des 20. Jahrhunderts, in der es ja noch weitgehend üblich war, diesen Eid bei dem feierlichen Akt zur Übergabe der Staatsexamensurkunde zu schwören.

Ὅρκος

1. Ὄμνυμι (ὀμνύω?) Ἀπόλλωνα ἰητρὸν καὶ Ἀσκληπιὸν καὶ Ὑγίειαν καὶ Πανάκειαν καὶ θεοὺς πάντας τε καὶ πάσας, ἵστορας ποιεύμενος, ἐπιτελέα ποιήσειν κατὰ δύναμιν καὶ κρίσιν ἐμὴν ὅρκον τόνδε καὶ συγγραφὴν τήνδε ·

2. ἡγήσασθαί τε τὸν διδάξαντά με τὴν τέχνην ταύτην ἴσα γενέτησιν ἐμοῖσι, καὶ βίου κοινώσασθαι, καὶ χρεῶν χρηΐζοντι μετάδοσιν ποιήσασθαι, καὶ γένος τὸ ἐξ αὐτοῦ ἀδελφέοις ἴσον ἐπικρινέειν ἄρρεσι, καὶ διδάξειν τὴν τέχνην ταύτην, ἢν χρηΐζωσι μανθάνειν, ἄνευ μισθοῦ καὶ συγγραφῆς, παραγγελίης τε καὶ ἀκροήσιος καὶ τῆς λοιπῆς ἁπάσης μαθήσιος μετάδοσιν ποιήσασθαι υἱοῖσί τε ἐμοῖσι καὶ τοῖσι τοῦ ἐμὲ διδάξαντος, καὶ μαθηταῖσι συγγεγραμμένοις τε καὶ ὡρκισμένοις νόμῳ ἰητρικῷ, ἄλλῳ δὲ οὐδενί.

3. διαιτήμασί τε χρήσομαι ἐπ' ὠφελείῃ καμνόντων κατὰ δύναμιν καὶ κρίσιν ἐμὴν · ἐπὶ δηλήσει δὲ καὶ ἀδικίῃ εἴρξειν.

4. οὐ δώσω δὲ οὐδὲ φάρμακον οὐδενὶ αἰτηθεὶς θανάσιμον, οὐδὲ ὑφηγήσομαι συμβουλίην τοιήνδε · ὁμοίως δὲ οὐδὲ γυναικὶ πεσσὸν φθόριον δώσω.

5. ἁγνῶς δὲ καὶ ὁσίως διατηρήσω βίον τὸν ἐμὸν καὶ τέχνην τὴν ἐμήν.

6. οὐ τεμέω δὲ οὐδὲ μὴν λιθιῶντας, ἐκχωρήσω δὲ ἐργάτῃσιν ἀνδράσι πρήξιος τῆσδε.

7. ἐς οἰκίας δὲ ὁκόσας ἂν ἐσίω, ἐσελεύσομαι ἐπ' ὠφελείῃ καμνόντων, ἐκτὸς ἐὼν πάσης ἀδικίης ἑκουσίης καὶ φθορίης τῆς τε ἄλλης καὶ ἀφροδισίων ἔργων, ἐπί τε γυναικείων σωμάτων καὶ ἀνδρείων, ἐλευθέρων τε καὶ δούλων.

8. ἃ δ᾽ ἂν ἐν θεραπείῃ ἢ ἴδω ἢ ἀκούσω, ἢ καὶ ἄνευ θεραπείης κατὰ βίον ἀνθρώπων, ἃ μὴ χρή ποτε ἐκλαλέεσθαι ἔξω, σιγήσομαι, ἄρρητα ἡγεύμενος εἶναι τὰ τοιαῦτα.

9. ὅρκον μὲν οὖν μοι τόνδε ἐπιτελέα ποιέοντι καὶ μὴ συγχέοντι εἴη ἐπαύρασθαι καὶ βίου καὶ τέχνης δοξαζομένῳ παρὰ πᾶσιν ἀνθρώποις ἐς τὸν αἰεὶ χρόνον, παραβαίνοντι δὲ καὶ ἐπιορκέοντι τἀναντία τούτων.

Originaltext des Eides nach Charles Lichtenthaeler

Der Eid des Hippokrates

1. Ich schwöre bei Apollon dem Arzt und Asklepios und Hygieia und Panakeia und allen Göttern und auch allen Göttinnen, sie zu Zeugen anrufend, daß ich nach meinem Vermögen und Urteil erfüllen werde diesen Eid und diesen (Lehr)vertrag:

2. Meinen künftigen Lehrer in dieser Kunst gleichzuachten meinen eigenen Eltern und das Leben mit ihm zu teilen und, falls er Not leidet, ihn mitzuversorgen und seine Nachkommen gleich meinen Brüdern in männlicher Linie zu halten und sie diese Kunst zu lehren, wenn sie diese erlernen wollen, ohne Entgelt und Vertrag, mit Vorschriften und auch mündlichem Unterricht und dem ganzen übrigen Lernstoff mitzuversorgen meine eigenen Söhne und die Söhne dessen, der mich unterrichten wird, wie auch Schüler, die den Vertrag unterzeichnet und auch den Eid geleistet haben nach ärztlichem Brauch, sonst aber niemand.

3. Die diätetischen Maßnahmen werde ich treffen zum Nutzen der Leidenden nach meinem Vermögen und Urteil, Schädigung und Unrecht aber von ihnen abwehren.

4. Nie werde ich irgend jemandem, auch auf Verlangen nicht, ein tödliches Mittel verabreichen oder auch nur einen Rat dazu erteilen; ebenso werde ich keiner Frau ein keimvernichtendes Vaginalzäpfchen verabreichen.

5. Lauter und redlich werde ich bewahren mein Leben und meine Kunst.

6. Nie und nimmer werde ich bei (Blasen)steinkranken den Schnitt machen, sondern sie zu den werkenden Männern wegschieben, die mit diesem Geschäft vertraut sind.

7. In wie vielen Häusern ich auch einkehre, eintreten werde ich zum Nutzen der Leidenden, mich fernhaltend von allem vorsätzlichen Unrecht sowie jeder sonstigen Unzüchtigkeit, zumal von Werken der Wollust, an den Leibern von Frauen und Männern, Freien und Sklaven.

8. Was immer ich bei der Behandlung (der Patienten) sehe oder höre oder auch außerhalb der Behandlung im Leben der Menschen, soweit man es nicht ausschwatzen darf, werde ich darüber schweigen, solches als heiliges Geheimnis achtend.

9. Wenn ich also diesen meinen Eid erfülle und nicht zunichte mache, so möge mir Erfolg im Leben und in der Kunst beschieden sein, gerühmt bei allen Menschen bis in ewige Zeiten; wenn ich ihn aber übertrete und meineidig werde, das Gegenteil von alledem.

Übersetzung von Charles Lichtenthaeler

Die Eidesouvertüre (Textsatz Nr. 1)

(1) Ich schwöre bei Apollon dem Arzt und Asklepios und Hygieia und Panakeia und allen Göttern und auch allen Göttinnen, sie zu Zeugen anrufend, daß ich nach meinem Vermögen und Urteil erfüllen werde diesen Eid und diesen (Lehr)vertrag.

(2) Ich schwöre bei Apollon dem Arzt und Asklepios und Hygieia und Panakeia und allen Göttern und Göttinnen, indem ich sie zu Zeugen rufe, daß ich nach meinem Vermögen und Urteil diesen Eid und diese Vereinbarung erfüllen werde.

(3) Ich schwöre bei dem Arzt Apollon und Asklepios und Hygieia und Panakeia und allen Göttern und Göttinnen, sie zu Zeugen anrufend, daß ich erfüllen will nach meinem Können und Urteil diesen Eid und diesen Vertrag.

Alle Mächte des griechischen Himmels wurden mobilisiert, um die ärztlichen Berufsgenossen eisern bei der Stange zu halten.

Die namentlich Genannten waren griechische Götter. Apollon, der Sohn des Gottvaters Zeus, steht für Macht, Geist, Größe und Schönheit. Asklepios (Aeskulap) war der griechische Gott der Heilkunde, ein Heilheros, der in Gestalt eines heiligen Tieres, nämlich einer Schlange, 293 v. Chr. anläßlich einer Pest nach Rom kam. In der frühen römischen Kaiserzeit wurde Äskulap als Allheiler einer der meistverehrten Götter. Seit Ausgang des 5. Jahrhunderts v. Chr. wird er als bärtiger, in einen Mantel gehüllter Mann mit gütigem Gesichtsausdruck dargestellt, den meist von der heiligen Schlange umringelten Stab (Äskulap-Stab) in die Achsel gestützt. Hygieia war die Tochter des Heilgottes Asklepios. Ihr Name steht Pate für Hygiene, die Gesundheitslehre. Panakeia schließlich war eine andere Tochter des Asklepios. Auf ihren Namen geht das Wort Panazee, das Allheilmittel gegen jede Krankheit, zurück, das die Alchimisten als »Iatrochemiker«, die Urahnen der Chemieärzte von heute, auch als Stein der Weisen anpriesen.

Falls dieser Anrufung ausschließlich auf das Patientenwohl ausgerichtete Schwüre folgen würden, wäre dagegen nichts einzuwenden. So schwor man nun einmal vor 2000 Jahren. Und schließlich darf man für eine eidliche Selbstverpflichtung auf ärztlichen Anstand auch die Götter anrufen.

Genau das aber war nicht Sinn und Zweck der Schwursätze, wie sich leicht begründen läßt.

Die Schwursätze 1 – 7

Erster Schwursatz (Textsatz Nr. 2)
Ich schwöre,

(1) meinen künftigen Lehrer in dieser Kunst gleichzuachten meinen eigenen Eltern und das Leben mit ihm zu teilen und, falls er Not leidet, ihn mitzuversorgen und seine Nachkommen gleich meinen Brüdern in männlicher Linie zu halten und sie diese Kunst zu lehren, wenn sie diese erlernen wollen, ohne Entgelt und Vertrag, mit Vorschriften und auch mündlichem Unterricht und dem ganzen übrigen Lernstoff mitzuversorgen meine eigenen Söhne und die Söhne dessen, der mich unterrichten wird, wie auch Schüler, die den Vertrag unterzeichnet und auch den Eid geleistet haben nach ärztlichem Brauch, sonst aber niemand.

(2) den, der mich diese Kunst gelehrt hat, gleichzuachten meinen Eltern und ihm an dem Lebensunterhalt Gemeinschaft zu geben und ihn Anteil nehmen zu lassen an dem Lebensnotwendigen, wenn er dessen bedarf, und das Geschlecht, das von ihm stammt, meinen männlichen Geschwistern gleichzustellen und sie diese Kunst zu lehren, wenn es ihr Wunsch ist, sie zu erlernen, ohne Entgelt und Vereinbarung und an Rat und Vortrag und jeder sonstigen Belehrung teilnehmen zu lassen meine und meines Lehrers Söhne sowie diejenigen Schüler, die durch Vereinbarung gebunden und vereidigt sind nach ärztlichem Brauch, jedoch keinen anderen.

(3) den, der mich diese Kunst gelehrt hat, meinen Eltern gleich zu achten und mein Leben in Gemeinschaft mit ihm zu leben und ihm, wenn er Geld nötig hat, an meinem Anteil zu geben und seine Nachkommenschaft meinen Brüdern in männlicher Linie gleichzustellen und sie diese Kunst zu lehren – wenn sie wünschen, sie zu erlernen – ohne Honorar und Vertrag; an Regeln und mündlichem Unterricht und allem übrigen Wissen meinen Söhnen Anteil zu geben und den Söhnen dessen, der mich unterrichtet hat, und Schülern, die den Vertrag unterzeichnet und einen Eid geleistet haben nach ärztlichem Brauch, aber sonst niemandem.

»Sonst aber niemanden« – darauf läuft der erste Satz im Schwur der Schwüre hinaus. Das heißt: *Geheimwissenschaft* zu betreiben. Nur dem Mitverschworenen darf etwas über das Medizinwissen ausgeplaudert werden. Der größte Teil des Textes zielt darauf, medizinisches Wissen auf den engsten Familienverband von Lehrer und Schüler zu beschränken und so den Personenkreis der Eingeweihten so klein wie irgend möglich zu halten. Damit wurden die Weichen für die wissenschaftliche und therapeutische Hoheit des Arztes über die Patienten gestellt. Uninformiertheit des Patienten, dem medizinisches Wissen verweigert wird, sichert dem Arzt blinden Patientengehorsam und Unkontrollierbarkeit seines Handelns.

Zweiter Schwerpunkt des ersten Schwursatzes ist der *Medizinlehrer-Kult* als ärztliche Pflichtübung. Medizinlehrer sind heilig, Zweifel an ihrer Lehre oder gar Tadel gelten als Todsünde. Hiermit wurde das Fundament für den schulmedizinischen Dogmatismus gelegt.

Eine derart intensive Verpflichtung auf Achtung und Ehrung der Medizinlehrer, die den Eltern gleich zu behandeln seien, mußte dem Machtmißbrauch von Ärzteführern Tür und Tor öffnen.

Dritter Schwerpunkt: Ärztliche Gesundheitshilfe ist nicht irgendeine Art von Berufsausübung, sondern *Kunst*. Am Anfang des Gelöbnisses steht nicht etwa die Bescheidenheit, das Bekenntnis, einen zwar schwierigen Beruf auszuüben, aber im Grunde doch einen Handwerksberuf wie viele andere, der sich nicht dadurch von den anderen unterscheidet, daß er mehr Wissen und Können verlangt als andere Berufe, sondern daß er wegen des Höchstmaßes an Verantwortlichkeit mehr Anstandspflichten voraussetzt. Wenn auch der Begriff τέχνη (téchne = Kunst, Handwerk, Technik) ursprünglich die Gesamtheit von Fertigkeiten auf einem bestimmten Gebiet bedeutet, so hat in der Interpretation, insbesondere in der Übersetzung, die Vorstellung von Kunst im Sinne einer höheren Kunst eigens Erwählter und Begabter das Übergewicht erlangt.

Um den Leser ein wenig zu erheitern, zitiere ich das »Telefongespräch der Woche« von Achim Ballnus, das am 2. Dezember 1980 vom Rundfunk ausgestrahlt wurde:

Tutut ...
     »Bundeskünstlerkammer für Bildende Künste, Bonn.«

»Wir hätten gern' den Vorsitzenden der Künstlerkammer gesprochen.«

»Ich verbinde mit Herrn Professor Görls-Pinxit.«

»Hier spricht Professor Görls-Pinxit.«

»Herr Professor Görls-Pinxit, stimmt es, daß sich die Bundeskünstlerkammer für Bildende Künste dafür einsetzen will, daß zukünftig studierte Bildende Künstler promovieren können?«

»Selbstverständlich! Ein Schritt, der schon lange hätte getan werden müssen. Eine längst fällig gewesene Angleichung an den Berufsstand unserer Kollegen, der Mediziner.«

»Der Kollegen Mediziner?«

»Ja, natürlich! Unsere Kollegen Mediziner sehen unsere berufliche Verwandtschaft leider etwas einseitig. Sie haben sicher schon oft gehört, wie unsere Kollegen Mediziner für sich in Anspruch nehmen, an ihren Patienten Kunstfehler zu begehen. Wir Bildenden Künstler können aber nicht für uns in Anspruch nehmen, wenn wir ein Bild falsch bemalen oder eine Plastik ungeschickt verbiegen, von Medizinischen Fehlern zu sprechen.«

»Aha, Sie meinen, solange Ärzte Kunstfehler begehen, wollen Sie als Künstler Medizinische Fehler begehen können?«

»Nein, das beanspruchen wir nicht! Wir wollen nur nicht, daß irgendwelche Leute, die keine entsprechende Ausbildung haben, Kunstfehler begehen dürfen wollen!«

»Also, wie die Mediziner nur promovierten Medizinern erlauben, medizinisch tätig zu …?«

»Ja, Sie haben das verstanden. Aber so dogmatisch wie unsere Kollegen Mediziner wollen wir nicht sein. Wir gestatten ihnen schon den Begriff Kunstfehler. Aber nur den sogenannten ›Kunstfehler‹. In Gänsefüßchen. Wie früher mit der sogenannten ›DDR‹. Sie verstehen?«

»Schön. Aber wir möchten auf unsere Eingangsfrage zurückkommen. Wie soll denn der zukünftige Dr. der…«

»Dr. art.!«

»Bitte?«

»Ars, artis. Lateinisch, die Kunst.«

»Dürfen wir Ähnlichkeiten zu Ihren Kollegen Medizinern vermuten?«

»Vermuten? Sie sind vorhanden. Unsere Eidesformel …«

»Die des Hippokrates?«

»Aber nein! Die der Tochter des Debutades. Erfinderin der Malerei. Auch aus Griechenland. Aber noch vor dem Hippokrates!«

»Donnerwetter! Könnten Sie zitieren?«

»Ja, also. Wenn der Doktorand als Mitglied in den Stand der Bildenden Künste aufgenommen wird, verpflichtet er sich feierlich, sein Leben der Bildenden Kunst zu weihen. Er wird seinen Lehrern die Achtung und Dankbarkeit entgegenbringen, falls er sie ihnen schuldig ist. Er muß seinen Beruf mit Gewissenhaftigkeit und Würde ausüben. Er muß mit allen seinen Kräften die Ehre und edle Überlieferung des künstlerischen Berufes aufrechterhalten. Vor allen Dingen muß er seine Kollegen achten! Das gilt besonders für eventuelle Gutachten über Kunstfehler bei Patienten ... Entschuldigung, Kunstwerken! Das alles muß er feierlich, freiwillig und auf Ehre versprechen.«

»Sehr geehrter Herr Professor Görls-Pinxit, das hört sich sehr beeindruckend, gewichtig an. Könnten Sie sich vorstellen, daß auch ein Kollege Dr. med. den Dr. art. macht?«

»Das wär' natürlich die Krönung. Dieser Kollege Dr. med. und Dr. art. dürfte selbstverständlich echte Kunstfehler machen!«

»Wir danken Ihnen für dieses Gespräch.«

In der Hochtechnik-Medizin der Gegenwart haben sich die Anforderungen an das handwerkliche Können der Ärzte sicher erhöht. Um schwierige Operationen erfolgreich durchzuführen, bedarf es heute zweifellos mehr an Wissen und Können, als es früher notwendig war. All dies berechtigt aber auf keinen Fall, die ärztliche Berufstätigkeit im Ganzen als ›Kunst‹ einzuordnen und sie damit im Rang über alle anderen Berufe zu erheben, die eine solide Ausbildung zur Grundlage haben.

Zweiter Schwursatz (Textsatz Nr. 3)

(1) Die diätetischen Maßnahmen werde ich treffen zum Nutzen der Leidenden nach meinem Vermögen und Urteil, Schädigung und Unrecht aber von ihnen abwehren.

(2) Die Verordnungen werde ich treffen zum Nutzen der Kranken nach meinem Vermögen und Urteil, mich davon fernhalten, Verordnungen zu treffen zu verderblichem Schaden und Unrecht.

(3) Ich will diätetische Maßnahmen zum Vorteil der Kranken anwenden nach meinem Können und Urteil; ich will sie vor Schaden und Unrecht bewahren.

Dieser Schwursatz bekräftigt die Therapiehoheit des Arztes, insbesondere die Priorität der Wissenschaft.

Verordnungen bzw. Maßnahmen »zum Nutzen der Leidenden nach meinem Vermögen und Urteil« – das klingt für den Nichtinformierten vertrauenerweckend, dient aber tatsächlich einem vorsätzlichen Täuschungsmanöver. Gemeint ist der Nutzen, das Wohl der Kranken aus medizinwissenschaftlicher Sicht, nicht aber aus Sicht des Patienten.

Das Wohl der Kranken aus medizinwissenschaftlicher Sicht ist aber sehr oft das Gegenteil vom Wunschwohl des Patienten und auch von jenem Wohl, das ein »Patientenarzt aus Liebe« sich für seinen Patienten wünscht.

Der Passus »nach meinem Vermögen und Urteil« heißt: Ich werde behandeln, wie ich es gelernt habe und für richtig halte. Ich bin der Arzt und bestimme, was zu tun ist und was nicht. Dieser Schwursatz sichert dem Arzt Narrenfreiheit, stellt ihn von allen Schadenersatzansprüchen frei. Falls Wissen, Können und Urteilsfähigkeit des Arztes nicht ausreichen, ist das höchstens ein Problem für seinen Patienten.

Der Schluß des zweiten Schwursatzes, nämlich das Versprechen, »Schädigung und Unrecht aber von ihnen abwehren« zu wollen, ist angesichts der vorausgehenden Einschränkung reine Rhetorik.

Dritter Schwursatz (Textsatz Nr. 4)

(1) Nie werde ich jemandem, auch auf Verlangen nicht, ein tödliches Mittel verabreichen oder auch nur einen Rat dazu erteilen; ebenso werde ich keiner Frau ein keimvernichtendes Vaginalzäpfchen verabreichen.

(2) Ich werde niemandem, auch auf eine Bitte nicht, ein tödlich wirkendes Gift geben und auch keinen Rat dazu erteilen; gleicherweise werde ich keiner Frau ein fruchtabtreibendes Zäpfchen geben.

(3) Ich will weder irgend jemandem ein tödliches Medikament geben, wenn ich darum gebeten werde, noch will ich in dieser Hin-

sicht einen Rat erteilen. Ebenso will ich keiner Frau ein abtreiben-
des Mittel geben.

Dieser Schwursatz ist Wasser auf die Mühlen der gnadenlosen
Kämpfer gegen das Menschenrecht auf Gesundheits-Freiheit, auf
Selbstbestimmung des Menschen über die eigene Gesundheit und
das eigene Leben. Wenn ihnen nichts mehr einfällt, um ihre Intole-
ranz und Unbarmherzigkeit zu bemänteln, berufen sie sich auf den
Hippokrates-Eid.

Falls es noch eines Beweises bedurft hätte, daß der verdienstvolle griechische Arzt nicht der Verfasser des Eides war, so wird er
mit diesem Satz erbracht. Er widerspricht eklatant dem, was im
Corpus Hippocraticum über die von Hippokrates praktizierten ärztlichen Anstandsregeln nachzulesen ist.

Solche Schwüre stammen von intoleranten Priesterärzten oder
kirchlichen Dogmatikern, die um einer vermeintlich höheren Moral
willen den berechtigten Anspruch des einzelnen Menschen auf sein
persönliches Wohl auch mißachten, soweit dieses nicht gegen das
Recht Dritter verstößt.

Es gab immer Patienten, denen ein quälendes Leiden ohne jede
Hoffnung auf Heilung nur durch aktive Sterbehilfe abgekürzt wer-
den konnte. Ebenso gab es immer auch Frauen mit einer Schwan-
gerschaft, die aus ehrenwertem Grund unerwünscht war, wie zum
Beispiel nach einer Vergewaltigung. Deshalb kann ein solcher
Eidestext niemals von einem Arzt verfaßt worden sein, der seinen
Beruf in liebevoller Fürsorglichkeit für seine Patienten ausübt. Sein
wahrer Beweggrund läßt sich auf die Formel bringen: Ein toter Patient zahlt weder Arzthonorar noch Kirchensteuer, und nach einer
Abtreibung kann kein Geburtshelfer mehr etwas verdienen. Auch
gibt es ein Schaf weniger für die Seelenhirten.
Näheres zur Problematik der Erlösungstodhilfe und der Abtreibung
findet der Leser auf den Seiten 236 ff. bzw. 64.

Vierter Schwursatz (Textsatz Nr. 5)

(1) Lauter und redlich werde ich bewahren mein Leben und
meine Kunst.

(2) Heilig und fromm werde ich mein Leben bewahren und
meine Kunst.

(3) In Reinheit und Heiligkeit will ich mein Leben und meine Kunst bewahren.

Dieser Schwursatz ist eine eitel theatralische Absichtserklärung, ein formelhaftes Versprechen im luftleeren Raum.

Fünfter Schwursatz (Textsatz Nr. 6)

(1) Nie und nimmer werde ich bei (Blasen)steinkranken den Schnitt machen, sondern sie zu den werkenden Männern wegschieben, die mit diesem Geschäft vertraut sind.

(2) Ich werde niemals Kranke schneiden, die an Blasenstein leiden, sondern dies den Männern überlassen, die dies Gewerbe verstehen.

(3) Ich will das Messer nicht gebrauchen, nicht einmal bei Steinleidenden, sondern will davon abstehen zugunsten der Männer, die sich mit dieser Arbeit befassen.

Nach meinem Verständnis des Griechischen ist nur die dritte Übersetzung richtig. Der Schwursatz schließt die Chirurgie im Ganzen ein, nicht nur den Steinschnitt. Wenn es heißt, daß der Schwörende nicht einmal bei Steinleiden schneiden wird, so heißt das, daß er bei allen anderen Leiden ohnehin nicht schneiden darf. Dies weist, wie der dritte Schwursatz, darauf hin, daß der Eid höchstwahrscheinlich von Priesterärzten verfaßt wurde, also von Nichtchirurgen, und keinesfalls von Hippokrates. Für ihn jedenfalls waren bestimmte Eingriffe mit dem Messer ein wichtiger Bestandteil seiner ärztlichen Tätigkeit.

Auch vor zweitausend Jahren gab es Krankheiten, bei denen eine Operation die beste Heilhilfe war, und es gab Ärzte, welche die Anzeigestellung für Schnittoperationen ihren operativen Möglichkeiten so anpaßten, wie es der ärztliche Anstand erforderte. Schnitte zur Entleerung von Eiterherden und auch zur Amputation von brandig-faulen Gliedmaßenteilen hatten ihren festen Platz in einer guten Medizin. Daran hat sich bis heute nichts geändert. Daß es zu schwerem und schwerstem Mißbrauch von Operationen gekommen ist, kann an der zu allen Zeiten gegebenen grundsätzlichen Nützlichkeit von Schnittoperationen nichts ändern.

Der Medizinhistoriker Prof. Dr. med. W. v. Brunn schreibt über

Hippokrates: »Zu den besten Schriften gehören aber gerade diejenigen über Chirurgie.« Erwähnt werden seine Schriften ÜBER WUNDEN, ÜBER FISTELN und ÜBER HÄMORRHOIDEN. »In der Therapie war man dort kein sonderlicher Anhänger des ruhigen Abwartens, sondern schnell bereit, die Rippen beim Empyem (Eiterherd) zu trepanieren, Nierenabszesse zu öffnen und sonst mit Messer und Glüheisen vorzugehen ...«

An anderer Stelle beschreibt er, was Hippokrates zur Behandlung von Krebs empfiehlt: »Krebs soll man versuchen mit dem Messer möglichst gründlich zu exstirpieren (zu entfernen); Brennen und Ätzen verschlimmern nur das Übel.«

In seinem medizingeschichtlichen Werk hat W. v. Brunn nicht weniger als 32 chirurgische Instrumente aus der Zeit des Hippokrates abgebildet.

Ganz offensichtlich galt also der fünfte Schwursatz für eine spezielle Kaste von Heilkundigen, die sich im bewußten Gegensatz zu chirurgisch tätigen Ärzten sahen. Die hippokratische Herkunft auch dieses Satzes ist mehr als zweifelhaft.

Sechster Schwursatz (Textsatz Nr. 7)

(1) In wie vielen Häusern ich auch einkehre, eintreten werde ich zum Nutzen der Leidenden, mich fernhaltend von allem vorsätzlichen Unrecht sowie jeder sonstigen Unzüchtigkeit, zumal von Werken der Wollust, an den Leibern von Frauen und Männern, Freien und Sklaven.

(2) In welches Haus immer ich eintrete, eintreten werde ich zum Nutzen des Kranken, frei von jedem willkürlichen Unrecht und jeder Schädigung und den Werken der Lust an den Leibern von Frauen und Männern, Freien und Sklaven.

(3) In alle Häuser, die ich besuche, will ich zum Vorteil der Kranken kommen, mich frei haltend von allem vorsätzlichen Unrecht, von aller Schädigung und insbesondere von sexuellen Beziehungen sowohl mit weiblichen wie mit männlichen Personen, seien sie frei oder Sklaven.

Was hier an Selbstverständlichkeiten beschworen wird, klingt vor dem Hintergrund der vorausstehenden, allzu durchsichtigen Schwüre eher scheinheilig. »Klappern gehört zum Handwerk«, würde man sagen, wenn die Kaminkehrer-Innung ihren Kunden gleiche Versprechungen machen würde.

Siebter Schwursatz (Textsatz Nr. 8)

(1) Was immer ich bei der Behandlung (der Patienten) sehe oder höre oder auch außerhalb der Behandlung im Leben der Menschen, soweit man es nicht ausschwatzen darf, werde ich darüber schweigen, solches als heiliges Geheimnis achtend.

(2) Was immer ich sehe und höre, bei der Behandlung oder außerhalb der Behandlung, im Leben der Menschen, so werde ich von dem, was niemals nach draußen ausgeplaudert werden soll, schweigen, indem ich alles Derartige als solches betrachte, das nicht ausgesprochen werden darf.

(3) Was ich sehe oder höre im Laufe der Behandlung oder auch außerhalb der Behandlung über das Leben von Menschen, was man auf keinen Fall verbreiten darf, will ich für mich behalten, in der Überzeugung, daß es schädlich ist, über solche Dinge zu sprechen.

Dieser Schwursatz etabliert die ärztliche Schweigehoheit mit Offenbarungsrecht. Geheimhaltung gilt nur

(1) »soweit man es nicht ausschwatzen darf«,

(2) für das, »was niemals nach draußen ausgeplaudert werden soll«,

(3) und für das, »was man auf keinen Fall verbreiten darf«.

Eine andere Übersetzung lautet, daß (nur) etwas zu verschweigen ist, »wenn es nicht an die Öffentlichkeit gebracht werden muß«. Zu beurteilen, was zum Schutze der Privatsphäre des Patienten der Geheimhaltung unterliegt, liegt mangels näherer Bestimmung ganz im Ermessen des Arztes. Der Schweigeschwur zementiert die Mauer des Schweigens im Arzt-Patient-Verhältnis auch im Interesse des Arztes. Mit der Ausrede »Schweigepflicht« kann man Pfusch und Betrug besser tarnen. Arztfehler darf man natürlich nicht ausschwatzen, »Wunderheilungen« aber schon. Was in den Patientenakten und Arztbriefen steht, braucht man niemandem zu offenbaren, auch dem Patienten nicht. Extra versiegelte Arztbriefe, Röntgenbilder etc. kann man dem Patienten als Geheimnisträger in eigener Sache übergeben und sich auf die Geheimhaltungssicherung durch die Strafgesetze verlassen.

Schlußformel (Textsatz Nr. 9)

(1) Wenn ich also diesen meinen Eid erfülle und nicht zunichte mache, so möge mir Erfolg im Leben und in der Kunst beschieden sein, gerühmt bei allen Menschen bis in ewige Zeiten; wenn ich ihn aber übertrete und meineidig werde, das Gegenteil von alledem.

(2) Wenn ich nun diesen Eid erfülle und nicht breche, so möge mir im Leben und in der Kunst Erfolg beschieden sein, dazu Ruhm unter allen Menschen für alle Zeit; wenn ich ihn übertrete und meineidig werde, dessen Gegenteil.

(3) Wenn ich diesen Eid erfülle und ihn nicht verletze, sei es mir vergönnt, mich des Lebens und der Kunst zu erfreuen, geehrt durch Ruhm bei allen Menschen auf künftige Zeit; wenn ich ihn übertrete und falsch schwöre, sei das Gegenteil von all diesem mein Los.

Die Teufelskrone wird dem Falscheid gegen die Patienten mit der Drohung der Existenzvernichtung aufgesetzt. In die Hölle mit dem Kollegen, der diesen Schwur bricht!

Doch es würde der Aura der Halbgötter nicht gerecht, wenn nicht am Schluß des Eides noch einmal auf den Erfolg und den Ruhm verwiesen würde, den ihr Beruf der verschworenen Gemeinschaft der Ärzte verspricht.

SCHLUSSURTEIL

Der sogenannte Eid des Hippokrates kann bei kritischer Analyse und Bewertung des Eidestextes nur als Meineid im Sinne eines betrügerischen Falscheides zu Lasten der Patienten betrachtet werden, dessen Zweck es ist, Machtinteresse und Eigennutz des ärztlichen Standes durch die formelhafte Beschwörung höchster ärztlicher Moral zu übertünchen.

Die Verschwörung zu einem Geheimbund machte die Schulmedizin zu einem nahezu unangreiflichen Staat im Staate nach Art der Camorra und der Mafia.

Zur Absicherung der Geheimstrategie dienten

– Medizinbabylonisch, ein buntes Gemisch aus griechischen, lateinischen und anderssprachigen Vokabeln mit vielen irreführenden Umdeutungen des ursprünglichen Wortsinns, als Geheimsprache der Ärzte untereinander bei der Formulierung von Befunden, ärztlichen Maßnahmen usw.

– Geheimkorrespondenz der Ärzte untereinander per Telefon und versiegelte Post

– medizinische Geheimtagungen nur für Ärzte

– Informationsverbote für Gesundheitshilfeangebote spezieller Art, die als »Werbung und Anpreisung« denunziert werden

– Geheimhaltung von Arztfehlern gegenüber Patienten

– Geheimhaltung von Patientennamen bei Veröffentlichungen, so daß der Wahrheitsgehalt nicht überprüft werden kann.

Eine derartige Verpflichtung auf Geheimhaltung erleichterte von jeher den Mißbrauch des Arztberufes zum schrankenlosen und allzu oft betrügerischen Erwerb von Geld, Macht und Ruhm.

So wurde der Meineid des Hippokrates zur Wurzel der meisten Unarten und Fehler im Umgang der Ärzte mit ihren Patienten. Solange dieser Eid nicht offiziell verdammt, abgeschafft und durch ein zeitgemäßes Generalversprechen ersetzt wird, bleibt der Arztberuf ethisch fragwürdig und eine der größten Gefahrenquellen für den einzelnen Menschen.

2.2 DIE GENFER DEKLARATION UND DIE »ETHIK-KOMMISSIONEN«

Vorbemerkung

Nach dem Zweiten Weltkrieg wurde auf der Generalversammlung des Weltärztebundes in Genf im September 1948 eine Neufassung des sogenannten Hippokrates-Eides beschlossen. Auf der 22. Generalversammlung in Sydney im August 1968 revidierte man dann den Text. Schließlich wurde er von der 35. Generalversammlung des Weltärztebundes in Venedig im Oktober 1983 neu überarbeitet.

Im großen und ganzen wurde der Text lediglich den Bedingungen der Gegenwart angepaßt. Man verzichtete auf das antike Schwurritual am Anfang und am Ende des Eides. Aber an der Grundtendenz hat sich nichts Wesentliches geändert.

Texte und Insiderkommentar

Text von 1948

»Bei meiner Aufnahme in den ärztlichen Berufsstand gelobe ich feierlich:

1. Mein Leben in den Dienst der Menschlichkeit zu stellen.

2. Ich werde meinen Beruf mit Gewissenhaftigkeit und Würde ausüben.

3. Die Erhaltung und Wiederherstellung der Gesundheit meiner Patienten soll oberstes Gebot meines Handelns sein.

4. Ich werde alle mir anvertrauten Geheimnisse wahren.

5. Ich werde mit allen meinen Kräften die Ehre und die edle Überlieferung des ärztlichen Berufes aufrechterhalten und bei der Ausübung meiner ärztlichen Pflichten keinen Unterschied machen, weder nach Religion, Nationalität, Rasse, noch nach Parteizugehörigkeit oder sozialer Stellung.

6. Ich werde jedem Menschenleben von der Empfängnis an

Ehrfurcht entgegenbringen und selbst unter Bedrohung meine ärztliche Kunst nicht in Widerspruch zu den Geboten der Menschlichkeit anwenden.

7. Ich werde meinen Lehrern und Kollegen die schuldige Achtung erweisen.

Dies alles verspreche ich feierlich auf meine Ehre.«

Text von 1983

»Gelöbnis:

Bei meiner Aufnahme in den ärztlichen Berufsstand gelobe ich feierlich:

1. Mein Leben in den Dienst der Menschlichkeit zu stellen.

2. Ich werde meinen Lehrern die schuldige Achtung und Dankbarkeit erweisen.

3. Ich werde meinen Beruf mit Gewissenhaftigkeit und Würde ausüben.

4. Die Gesundheit meines Patienten soll oberstes Gebot meines Handelns sein.

5. Ich werde alle mir anvertrauten Geheimnisse auch über den Tod des Patienten hinaus wahren.

6. Ich werde mit allen meinen Kräften die Ehre und die edle Überlieferung des ärztlichen Berufes aufrechterhalten.

7. Meine Kollegen will ich wie Brüder achten.

8. Ich werde mich in meinen ärztlichen Pflichten nicht durch Religion, Nationalität, Rasse, Parteipolitik oder soziale Stellung beeinflussen lassen.

9. Ich werde jedem Menschenleben von seinem Beginn an Ehrfurcht entgegenbringen und selbst unter Bedrohung meine ärztliche Kunst nicht in Widerspruch zu den Geboten der Menschlichkeit anwenden.

Dies alles verspreche ich feierlich auf meine Ehre.«

Kommentar zum Text von 1983

Satz 1: Mein Leben in den Dienst der Menschlichkeit zu stellen.

Menschlichkeit ist die deutsche Übersetzung des lateinischen Wortes humanitas. Dieses leitet sich ab von (lat.) humanus =

menschlich, menschenwürdig, menschenfreundlich, anständig, edel, gebildet, höflich. So steht es in den Wörterbüchern. In der Praxis aber erweist sich dieser Begriff als sehr dehnbar. Vieles, was im angeblichen Dienste der Menschheit geschah und damit auch der Menschlichkeit – wie etwa ein Mißbrauch von Kranken zu Forschungszwecken nicht nur unter verbrecherischen Regimes –, ist an den Leiden der Opfer gemessen in Wahrheit unmenschlich.

Satz 2: Ich werde meinen Lehrern die schuldige Achtung und Dankbarkeit erweisen.

Hier fällt besonders auf, daß in der Deklaration von 1948 dieser Satz erst an siebter Stelle stand. Er wurde jetzt an die zweite Stelle gerückt, wobei die Verpflichtung zu schuldiger Achtung noch ergänzt wurde durch die Pflicht zur Dankbarkeit. Hier haben sich die Medizinlehrer in einem entscheidenden Punkt durchgesetzt. Mit diesem Satz wird klargestellt, daß die Ärzteführer nach wie vor sakrosankt sind. Jeder Arzt, der an seinen Lehrern oder an der von ihnen vertretenen Lehre Kritik übt, muß sich fragen, ob er damit nicht undankbar handelt und gegen das Gelöbnis verstößt.

»Wehret den Anfängen!« Dieser Warnruf der Erzkonservativen steckt in solchen Schuldigkeiten per Ehrenwort.

Ich habe sie erlebt, die geschlossene Front der Medizinordinarien, als ich einen der Ihren öffentlich anklagte. Sosehr auch die Ordinarien aus Konkurrenzneid um die Spitzenposition in der Heldenchirurgie miteinander verfeindet waren, gegenüber einem Frevler und Ketzer wie mich gab es kein Pardon. Im harten Konkurrenzkampf um die nächste publicityträchtige Ruhmestat halten sie doch nach außen hin unerbittlich zusammen, wenn einer aufmüpfig wird. Und auf ihren Kongressen will das Schütteln der vom Patientenblut reingewaschenen goldenen Hände gar kein Ende nehmen.

Satz 3: Ich werde meinen Beruf mit Gewissenhaftigkeit und Würde ausüben.

In diesem Gelöbnissatz steckt die Wurzel für die seit eh und je hervorstechendste Eigenschaft der meisten Ärzte, jenes Markenzeichen, das kein Karikaturist darzustellen vergißt: die zur Schau gestellte Überzeugung, besser, wissender, bedeutender zu sein als die Nichtärzte, die »Laien«.

Es geht wohlgemerkt nicht um die »passive Würde«, wie sie im Artikel 1 des Grundgesetzes als Menschenrecht an die erste Stelle gesetzt wird, sondern um das »Ausüben der Würde«, die Demonstration von Würde, die »aktive Würde« also.

Die Alten unter den Ärzten präsentieren ihre Würde als Chefarzt oder niedergelassener Arztunternehmer vor allem durch den Weißkittel, das neuzeitliche Symbol ärztlicher Arroganz. Die Jungen gebärden sich als Medizinstudenten in den Klinischen Semestern, als Ärzte im Praktikum oder als Assistenzärzte zwar gern lockerer, trennen sich schon mal vom Weißkittel, vergessen aber nie, ihre Arztwürde eidgetreu dadurch zu demonstrieren, daß sie sich ein unverwechselbares Arztetikett wie einen Pour le mérite oder – vielleicht treffender ausgedrückt – wie eine Großwildjäger-Trophäe um den Hals hängen: ihr Stethoskop, jenen Hörapparat für Mediziningenieure des Hochtechnikzeitalters aus blinkend verchromtem Ohrbügel, doppelläufigem Kunststoffrohr und silbern umrahmtem Endstück in Medaillenform.

Natürlich können wir auch von einem Arzt »Würde« verlangen, dann aber in einem komplexeren Sinn. Ich habe mich bei früherer Gelegenheit mit dem Begriff »Würde« eingehend auseinandergesetzt und folgende Definition vorgelegt:

»Würde ist jener Rang, jener Grad an Ehrbarkeit und Achtungsanspruch eines Lebewesens innerhalb seiner Gesellschaft und darüber hinaus, der ihm aus der Summe der Rechte erwächst, die er sich aus der Erfüllung angeborener, anerzogener und selbsterworbener Pflichten verdient hat.«

Dabei ergibt sich, wie ich meine, der Grad an Würde eines jeden Menschen letztlich aus dem tatsächlichen Maß an Pflicht*erfüllung*. In diesem Sinne halte ich den von Pharisäern leider allzuoft mißbrauchten Begriff für durchaus sachdienlich. Nur, welcher angehende Arzt, der die Genfer Formel nachspricht, denkt darüber nach? Und von der Würde der Patienten, um die es eigentlich gehen sollte, ist dort mit keinem Wort die Rede.

Satz 4: Die Gesundheit meines Patienten soll oberstes Gebot meines Handelns sein.

Gemeint ist die Gesundheit aus der Sicht der Medizinwissenschaft bzw. der jeweiligen Medizinwissenschaftsmode. Das Wunschwohl des Patienten ist als entscheidendes Kriterium nicht erwähnt. An anderer Stelle habe ich dazu schon ausführlich Stellung genommen. Zur Frage der »Moden« verweise ich auf die Seiten 188 ff. und 197 ff.

Satz 5: Ich werde alle mir anvertrauten Geheimnisse auch über den Tod des Patienten hinaus wahren.

Hier verweise ich auf meinen Kommentar zu dem entsprechenden Urtext. Die Geheimhaltungspflicht wird weitgehend als Geheimhaltungsrecht ausgenutzt.

Satz 6: Ich werde mit allen meinen Kräften die Ehre und die edle Überlieferung des ärztlichen Berufes aufrechterhalten.

Hier wird der Meineid des Hippokrates unmißverständlich beschworen als nunmehr ungeschriebenes Gesetz, das aber noch weit mehr moralisch verpflichtet, wie es in der feinen Gesellschaft für alle ungeschriebenen Gesetze, jene allgemeinen und beruflichen Sitten und Unsitten gilt, die mit zwingender Gebärde vom Erzieher zum Zögling weitergegeben werden. In diesem Zusammenhang stellt sich unausweichlich die Frage nach der vielbeschworenen Ethik ärztlichen Handelns, auf die ich im folgenden unter verschiedenen Gesichtspunkten – »Ethikkommissionen«, Intensivversorgung, Selbstverantwortung des Patienten u.a. – ausführlicher eingehen möchte.

Mit diesem Gelöbnissatz wird alles heiliggesprochen, was antike, mittelalterliche und spätere Sitte und Unsitte war. Die Überlieferung wird einschränkungslos als edel ausgegeben, d.h., die Täuschung der Patienten über die wahre Geschichte der Medizin wird vorsätzlich aufrechterhalten.

Wie steht es mit unseren Anstandsregeln, die mit den Vokabeln Moral und Ethik getarnt werden? Irgendwie scheinen die Ärzteführer zu spüren, daß die moderne medizinische Wissenschaft und Praxis sowie ihr Beiwerk an ethischen Grundsätzen immer widersprüchlicher werden und mehr und mehr ins Zwielicht geraten. Eine wahre rhetorische Materialschlacht wird entfesselt, die Öffentlichkeit wird mit Deklarationen, Grundsätzen von Ethikkommissionen förmlich bombardiert, wobei die öffentlichen Texte sich bei näherer Betrachtung ebenso als reine Beschwichtigung entlarven wie die eher zum internen Gebrauch bestimmten Empfehlungen. Ich will das an einigen Beispielen erläutern.

Ein Folgecodex der Genfer Deklaration ist die *Deklaration von Helsinki* des Weltärztebundes, die von der 41. Generalversammlung in Hongkong im September 1989 auf den neuesten Stand gebracht wurde. Diese feierliche Erklärung wird im Heft 50 (1991) des offiziellen Wochenblattes der Bundesärztekammer und der kassenärztlichen Bundesvereinigung DEUTSCHES ÄRZTEBLATT unter folgendem Titel veröffentlicht: »Empfehlung für Ärzte, die in der biomedizinischen Forschung am Menschen tätig sind.«

Hier wird erneut die weltweit ausgeübte Hoheit der medizinischen Wissenschaft über den Patienten sanktioniert. Die scheinbare Selbstbeschränkung macht den Patienten zum legitimen Versuchskaninchen der Forschung, weithin gegen seine eigenen Interessen, indem das Recht auf »biochemische Forschung am Menschen« grundsätzlich etabliert wird. Wenn es die patientenfeindlichen Traditionen nicht gäbe, brauchten wir keine Ethik-Deklarationen. Sie wären so überflüssig wie ein Kropf.

Im Vorwort findet sich ein Hinweis auf die Genfer Deklaration des Weltärztebundes, in der unter anderem wörtlich Folgendes festgelegt ist: »Jegliche Handlung oder Beratung, die geeignet erscheinen, die physische und psychische Widerstandskraft eines Menschen zu schwächen, dürfen nur in seinem Interesse zur Anwendung gelangen.«

Den Ärzten wird sogar das Recht eingeräumt, die körperlich-geistige Widerstandskraft eines Menschen zu schwächen, falls das »in seinem Interesse« für zweckmäßig gehalten wird – und zwar, mangels näherer Bestimmung, von den Ärzten. Der zitierte Satz ist ebenso vage und doppeldeutig auszulegen, wie die Maxime »salus aegroti suprema lex« (Das Wohl des Kranken ist höchstes Gesetz). Gemeint ist, wie die ärztliche Praxis immer wieder belegt, nicht das Wohl des Patienten aus seiner Sicht, sondern aus der Sicht der medizinischen Wissenschaft.

Selbstverständlich ist es im Interesse der ärztlichen Wissenschaft, Menschenversuche zu machen, und zwar so viele wie möglich. Für die Medizinwissenschaft wäre es geradezu ein Wunschtraum, daß man die Patienten von heute immer auch als

Versuchskaninchen für die nächste Generation benutzen könnte. Es gibt also gewaltige Interessenunterschiede zwischen Patienten und Medizinwissenschaft.

Auf die Einzelheiten der in Hongkong sanktionierten Deklaration von Helsinki kann ich hier nicht eingehen. Aber ein paar Zitate sind für das Hintergrundverständnis zweckmäßig. Die Hervorhebungen sind von mir.

»I (1) Biomedizinische Forschung am Menschen muß den allgemein anerkannten wissenschaftlichen Grundsätzen entsprechen; sie sollte auf *ausreichenden Laboratoriums- und Tierversuchen* sowie einer umfassenden Kenntnis der wissenschaftlichen Literatur aufbauen.«

»I (6) Das Recht der Versuchsperson auf Wahrung ihrer Unversehrtheit muß stets geachtet werden. Es sollte alles getan werden, um die Privatsphäre der Versuchsperson zu wahren; die *Wirkung auf die körperliche und geistige Unversehrtheit* sowie die Persönlichkeit der Versuchsperson sollte *so gering wie möglich* gehalten werden.«

Bitte lesen Sie den letzten Satz noch einmal. Verstehen Sie ihn? Es ist schon ein tolles Kauderwelsch. Unversehrtheit heißt doch: Nichts ist passiert; in den Gesundheitszustand bzw. in den gegebenen Gesundheitsgrad ist nicht eingegriffen worden. Gibt es das denn: Wirkung einer potentiellen Heilhilfe – nur darum kann es ja gehen – ohne Änderung des Gesundheitsgrades?

»II (5) Wenn der Arzt es *für unentbehrlich hält, auf die Einwilligung nach Aufklärung zu verzichten,* sollten die besonderen Gründe für dieses Vorgehen in dem für den unabhängigen Ausschuß bestimmten Versuchsprotokoll niedergelegt werden.«

Man sollte es nicht für möglich halten, aber sogar das ist erlaubt: ohne Einwilligung einen klinischen Versuch durchzuführen. Jeder, der für die Wissenschaft die körperliche und geistige Unversehrtheit beeinträchtigt – und das womöglich mit Todesfolge –, d. h., wer im Extremfall für die Wissenschaft foltert oder tötet, darf hoffen: Wenn es im Interesse der Forschung ist, wird es der »unabhängige Ausschuß« schon sanktionieren!

Die Deklaration von Helsinki liegt auch jener neueren Bekanntmachung der Bundesärztekammer zugrunde, die unter der Überschrift »*Ethik-Kommissionen*: Verfahrensgrundsätze – beschlossen vom Arbeitskreis Medizinischer Ethik-Kommissionen in der Bundesrepublik Deutschland« in Heft 31 (1991) der Wochenschrift DEUTSCHES ÄRZTEBLATT publiziert wurde. Ich zitiere einige Passagen (Hervorhebungen von mir):

»§ 1 ... die Kommission gewährt dem Arzt Hilfe durch *Beratung und Beurteilung* ethischer und gegebenenfalls rechtlicher Aspekte medizinischer Forschung am Menschen, unbeschadet der Verantwortung des Arztes für das Forschungsvorhaben und seine Durchführung ...

§ 2 Die Ethik-Kommission besteht aus mindestens fünf Mitgliedern, davon *mindestens vier Ärzten und einem Juristen.* Zwei Ärzte sollen erfahrene Kliniker, ein Arzt sollte auf dem Gebiet der theoretischen Medizin besonders erfahren sein, möglichst soll auch ein Rechtsmediziner mitwirken ...

... Die Mitglieder der Kommission bei der Ärztekammer werden *vom Vorstand der Ärztekammer* für die Dauer von mindestens vier Jahren berufen. Die Berufung der Mitglieder der Kommission der *medizinischen Fakultät* richtet sich nach den örtlichen Gegebenheiten.

§ 3 Die Kommission wird auf Antrag tätig ... *Antragsberechtigt* ist *der Arzt als Projektleiter* des medizinischen Forschungsvorhabens am Menschen.

§ 4 Sitzungen der Ethik-Kommission sind *nicht öffentlich.* Die Mitglieder der Kommission sind zur *Vertraulichkeit und Verschwiegenheit* verpflichtet. Dasselbe gilt für beratend hinzugezogene Sachverständige ... Gutachter, die beratend hinzugezogen werden, sind wie die Kommissionsmitglieder zur Verschwiegenheit und Vertraulichkeit verpflichtet.«

Diese Verfahrensgrundsätze zementieren erneut die absolute Hoheit der Ärzte bzw. medizinischen Fakultäten bei der Durchführung ihrer Forschungsvorhaben am Menschen.

Die Kommissionen selber können als beratende Gremien nicht zur Rechenschaft gezogen werden (§ 1); von ihren Mitgliedern – vier Ärzten und einem Juristen – vertritt nicht ein einziges die Interessen der Patienten, nachdem auch ihre Berufung nur durch die Ärztekammer bzw. die wissenschaftliche Fakultät erfolgt (§ 2); antragsberechtigt ist ausschließlich der Arzt als Projektleiter des medizinischen Forschungsvorhabens am Menschen (§ 3), nicht jedoch etwa die betroffene Patientenschaft, der keinerlei Anrufungsrecht zusteht, ja, die nicht einmal – aufgrund des Schweigegebotes für Kommissionsmitglieder, Sachverständige und Gutachter (§ 4) – über das Tätigwerden der Ethik-Kommissionen unterrichtet ist.

Ironischerweise wird hier das Wort »Ethik« ausnahmsweise einmal richtig verwandt, denn das griechische ethos heißt in der doppelsinnigen Urbedeutung sowohl *Sitte* wie auch *Unsitte,* was bei dem Wort »Moral« (von lat. mos, moris) sich nicht anders verhält. Allerdings dürften das die verantwortlichen Ärzteführer kaum wissen, wenn sie das Wort »Ethik« zur Bemäntelung ihrer öffentlichkeitsscheuen Kommissionstätigkeit hinter einer Betonmauer des Schweigens benutzen.

Kürzlich fand in Freiburg ein Symposium der Deutschen Akademie für Ethik in der Medizin und der Schweizerischen Gesellschaft für Biomedizinische Ethik statt. Der Kommentar der Ärztezeitung vom 17. November dürfte von allgemeinem Interesse sein.

»Wo ist der Kontakt zur Wirklichkeit?

Wem sind die Medizin-Ethiker verpflichtet? Diese Frage drängte sich dem Zuhörer während des Symposiums der Deutschen Akademie für Ethik in der Medizin und der Schweizerischen Gesellschaft für Biomedizinische Ethik auf. Die Veranstaltung hätte eine kritische Bearbeitung seit langem anstehender Probleme erwarten lassen: Kostenexplosion im Gesundheitswesen, Verteilung von Ressourcen, Euthanasie, Abtreibung, biomedizinische Forschung – um nur einige zu nennen. Die von Aart van Soest und Ambros Uchtenhagen gestellten Fragen hätten – wären sie aufgenommen worden – eine solche Debatte einleiten können. Wem sind die Ärzte verpflichtet in der politischen Debatte, in ihrer Forschung, in ihren wissenschaftlichen Argumentationen, angesichts des dichten Knäuels ineinander versponnener Interessen und Notwendigkeiten?

Gerade jetzt, nachdem versucht wurde, die Kollaboration der Medizin im Dritten Reich aufzuarbeiten und nachdem auch die Dienstbarkeit der ostdeutschen Medizin gegenüber dem DDR-Regime ans Licht kam, wäre Zeit gewesen zu prüfen, warum die Medizin so leicht und in so fataler Weise dienstbar zu werden vermag. Im

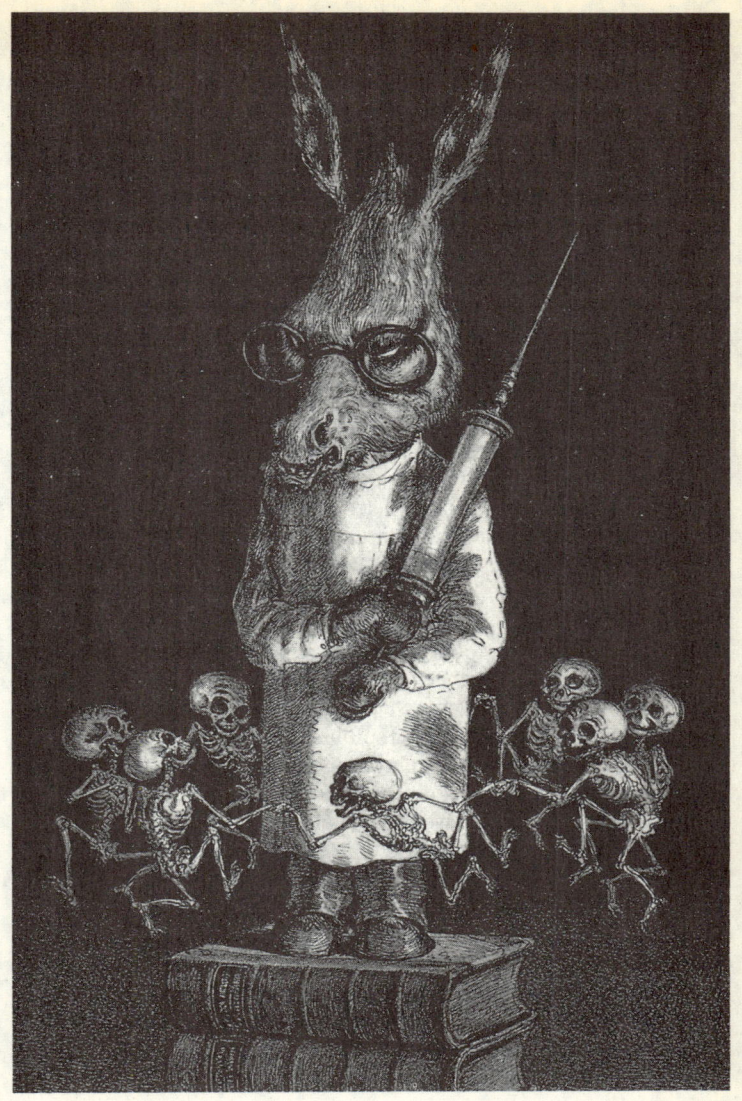

Im guten Glauben

Sinne eines diagnostischen Vorgehens hätte man diskutieren müssen, wem die Medizin im demokratischen Staatswesen verpflichtet ist und ob sie unabhängiger ist als in der Diktatur. Es wäre schließlich zu fragen gewesen, ob es so etwas wie eine medizinische Ethik überhaupt gibt und worin sie genaugenommen besteht.

Dies hätten Versuche sein können, sich der Wirklichkeit zu nähern, die sich eben nicht mehr so einfach, wie in Freiburg geschehen, als christlich-abendländisch qualifizieren läßt – als wäre in der Medizin immer noch irgendwie von vornherein klar, was richtig und falsch, moralisch und unmoralisch ist, und als genüge es, sich in der Bewältigung abstrakter Modellsituationen zu üben. Die Akademie für Ethik in der Medizin, deren 79 Mitglieder die Ehre haben, berufen zu sein, täte gut daran, sich im Umgang mit der Wirklichkeit aus einer allzu akademischen Distanz zu lösen – dies jedenfalls, wenn sie mehr Autorität gewinnen will, als allenthalben Voraussetzung für Expertentum zu sein scheint. Vielleicht nehmen an späteren Symposien dann auch mehr Ärzte, Schwestern und Pfleger und vielleicht sogar Patienten teil.«

Laut Strafgesetzbuch ist der Versuch eines Verbrechens wie Mord und Totschlag immer, der Versuch eines Vergehens ausnahmsweise strafbar, wie zum Beispiel der einer »Gefährlichen Körperverletzung«. Ist es ein Versuch der Tötung oder der Gefährlichen Körperverletzung, wenn mit dem dolus eventualis – also der Inkaufnahme von Tötung oder Gefährlicher Körperverletzung als Folge von Patientenversuchen – ein entsprechender Antrag auf ein Forschungsvorhaben am Menschen gestellt wird?

Es gibt und gab zu keiner Zeit ein moralisches oder gesetzliches Hoheitsrecht der Wissenschaftler bei Menschenversuchen noch ein therapeutisches Hoheitsrecht des Arztes, das nicht vom Patienten dem Wissenschaftler bzw. dem Arzt zuvor rechtswirksam eingeräumt wurde.

»Rechtswirksam« aber heißt: nur nach umfassender Information über die Möglichkeiten der Gesundheitshilfe nach dem aktuellen Stand der ganzheitsmedizinischen Wissenschaft unter Angabe des Nutzen-Schaden/Risiko/Unkosten-Verhältnisses und auch unter Hinweis auf Alternativen.

Als logische Konsequenz der ausschließlichen Therapiehoheit des Patienten ergibt sich selbstverständlich, daß Richtlinien oder Empfehlungen für Menschenversuche – genannt »Biomedizinische Forschung am Menschen« – rechtsunwirksam und ungesetzlich sind, soweit sie die *Gesundheitsfreiheit* der Patienten nicht im vollen Umfange im Grundsatz respektieren und bei der praktischen Durchführung beachten. Auf den für mich zentralen Grundbegriff der »Gesundheitsfreiheit« gehe ich auf S. 414 ff. näher ein.

Keine Ethikkommission hat das Recht, Wissenschaftler oder Ärzte zu Maßnahmen der Gesundheitshilfe – ob riskant oder nicht – zu ermächtigen, die die absolute Souveränität des Patienten in Fragen seiner Gesundheit irgendwie einschränken. Insoweit gibt es für die meisten diesbezüglichen Richtlinien und Empfehlungen keinerlei Bedürfnis oder Grundlage.

Gleiches gilt für Richtlinien, welche die Intensivtherapie betreffen. Hochaktuell ist in diesem Zusammenhang ein Artikel im Deutschen Ärzteblatt vom 12. Dezember 1991. Verfasser der aus Patientensicht höchst fragwürdigen Gebrauchsanweisung mit dem Titel »Grenzen der Intensivtherapie in der Chirurgie« sind Prof. Dr. med. Hans G. Berger, Ärztlicher Direktor der Chirurgischen Klinik der Universität Ulm, Privatdozent Dr. med. Wolfgang Oettinger, Chefarzt der Chirurgischen Klinik des Krankenhauses der Barmherzigen Brüder Trier, Prof. Dr. theol. Dr. med. Dietrich Rössler, Direktor der Abteilung für Praktische Theologie des Evangelisch-Theologischen Seminars der Eberhard-Karls-Universität Tübingen, und Prof. Dr. jur. Dr. h.c. Hans-Ludwig Schreiber, Direktor des Juristischen Seminars der Georg-August-Universität Göttingen.

Viel ethischer und höher geht's nicht, was die beteiligten Fakultäten und Prominenzen anbetrifft. Da kann es keine Ausrede unter Berufung etwa auf Kompetenzmängel dieses Gremiums geben.

Um so beängstigender sind die Aussagen im Hinblick auf das Selbstbestimmungsrecht des Patienten über seine Gesundheit und sein Leben – aus der Sicht eines Insiders. Auch hier kann nur ein Insider die Anmaßung ärztlicher Machtausübung über Patienten durchschauen, die von höchster Prominenz gedeckt, geschützt und – in diesem Fall mit Demutsvokabeln garniert – unmißverständlich gefordert wird. Ich zitiere bewußt ausführlich, mit Kennzeichnung der problematischen Passagen durch Kursivschrift:

»Über den *Auftrag der Intensiv-Station* sind sich Mediziner unterschiedlichster Fachgruppen im Prinzip einig. Dazu gehören folgende Aspekte: Die Möglichkeit einer Wiedererlangung von Gesundheit oder Linderung vom Leiden, das Prinzip der Nicht-Schädigung beziehungsweise des Abwendens von Schadensrisiken unter Wahrung der autonomen Entscheidungsfreiheit des Patienten und *unter Berücksichtigung von Prinzipien der sozialen Gerechtigkeit, das heißt der gerechten Verteilung von knappen und teuren Ressourcen* ...

In den häufigen Grenzsituationen steht *der Chirurg also vor der komplexen, ambivalenten Aufgabe,* zwischen der Anwendung von maximaler Intensivtherapie und sinnvoller Begrenzung im Hinblick auf das Wohl des Patienten *zu entscheiden.* Er ist dabei *vor allem auf die Aussagen seines Patienten* und häufig auch auf die Stellungnahme der Patientenangehörigen, ebenso wie auf die Mitarbeit der Kollegen aus der Anästhesie, Inneren Medizin, Neurologie und Pädiatrie angewiesen ...

Die Mehrzahl der Patienten stellt den Chirurgen nicht vor die Frage: Intensivstation – ja oder nein?, sondern *vor die Entscheidung einer aktuellen Therapiebegrenzung,* wenn im weiteren Verlauf der Krankheit sich herausstellt, daß keine Aussicht auf Behandlungserfolg eintritt ...

Der Chirurg wird sich deshalb im wesentlichen mit der Grenz*entscheidung* ›sekundärer Therapieverzicht‹, ›Therapieabbruch‹ und ›Therapiereduktion‹ konfrontiert sehen.

Trotz wiederholter Ansätze zur Erstellung einer objektiven Checkliste gibt es bisher keine für den Einzelfall verbindliche Definition der Intensivtherapiepflicht, des Schweregrades einer intensiv-pflichtigen Erkrankung oder gar der aufgehobenen Therapiebedürftigkeit. *Jeder Intensivmediziner bleibt deshalb aufgefordert, die Entscheidung* zum Therapieverzicht oder zur Therapiereduktion auf eine *ethisch begründbare,* rational nachvollziehbare und eine mit der Autonomie und Würde des Individuums vereinbare *Basis zu stellen.* Der Chirurg muß darüber hinaus den *unter Umständen erheblichen und psychologisch verständlichen Erfolgszwang* einer von ihm selbst durchgeführten und zur Intensivtherapiepflicht führenden operativen Therapie relativieren.

Therapieverzicht und -reduktion sind als *Entscheidung* zu definieren, die für einen früheren Zeitpunkt des Todes eines Patienten ursächlich sein können. Deshalb *empfinden* es manche Ärzte und Schwestern grundsätzlich als *ethisch nicht vertretbar,* einem Patienten eine technisch mögliche maximale Therapie vorzuenthalten. Diese Haltung muß respektiert werden. Mit gleichem Recht sollte aber *auch erwogen werden,* daß unter den oben skizzierten Voraussetzungen der *Entscheidungsfindung* die ethischen Grundsätze der Heilung und Hilfe, des Nicht-Schadens und der Patientenwürde *durch Therapieverzicht und Therapiereduktion möglicherweise nicht verletzt,* sondern besser gewahrt sind als durch eine aufwendige und u. U. leidvolle, am Ende erfolglose Maximaltherapie.

Das Leben eines Menschen ist mehr als nur ein biologischer Prozeß, der unter allen erdenklichen Umständen mit allen möglichen Techniken so lange wie möglich auch unter schwersten Belastungen und Nebenerfolgen aufrechtzuerhalten ist. *Auch die Frage nach der Lebensqualität* ist hier von Bedeutung, eine Frage, die Jonsen zusammen mit externen Faktoren als *Entscheidungsmerkmale zweiter Ordnung* den medizinischen und patientenbezogenen Kriterien erster Ordnung nachstellt. Der *entscheidungsführende Arzt* ist daher verpflichtet, neben Krankheitsdaten und patientenbezogenen Entscheidungsmerkmalen *auch* Gesichtspunkte der Lebensqualität der betroffenen Patienten *in den Entscheidungsprozeß einzubeziehen ...*

Der Begriff ›menschenwürdiges Leben‹ (Sporken) besitzt nicht nur eine biologische Dimension, sondern muß vor dem Hintergrund von körperlichen und psychischen sowie gesellschaftlichen, familiären und individuellen Kriterien *für jeden Patienten formuliert werden. Der Intensivmediziner,* obwohl primär nur für medizinische Belange zuständig, ist also *gefordert,* die *Qualität des ihm anvertrauten Lebens danach zu messen,* mit welcher Wahrscheinlichkeit seine Maßnahmen dazu führen, daß der Patient ein in diesem Sinne ›menschenwürdiges Leben‹ wird führen können.

Edlund und Tancredi verbinden den Begriff Lebensqualität mit dem seit Hippokrates unveränderten moralischen Imperativ der ›Unantastbarkeit des Lebens‹ auf der einen und dem modernen Gebot der ›sozialen Nützlichkeit‹ auf der anderen Seite. Die potentielle Gefährlichkeit der Kategorie ›soziale Nützlichkeit‹ darf dabei freilich nicht verkannt werden.

Mit der Entwicklung des medizinisch Begrenzt-Möglichen zum medizinisch Unbegrenzt-Machbaren wurde auch die *Frage nach der Rechtfertigung für den Aufwand der Behandlungskosten* in der Intensivmedizin lauter ... Dies alles bewirkt zwangsläufig, daß auch ökonomische Erwägungen die Diskussion um die Grenzziehung in der Intensivmedizin unterlagern und den verantwortlichen Arzt *nicht unbeeinflußt lassen.*

Die Entscheidung für Therapieverzicht, in welcher Phase der Erkrankung auch immer, kann nur *auf der Basis der primären, ethisch-medizinischen Indikationen getroffen werden.* Kostenerwägungen sind *allenfalls Anlaß, Entscheidungen aus ärztlicher Sicht* zu treffen, und *ergänzendes Motiv* einer etwaigen Aufklärung gegenüber Patienten und Patientenangehörigen.

Im Sinne der eingangs genannten ethischen Prinzipien ist es legitim, die Umgebung schwerstkranker Patienten davon zu überzeugen, daß die Therapieentscheidung *auch mitumfaßt, begrenzte intensivmedizinische Ressourcen solchen Patienten zugute kommen zu lassen, denen ärztlich noch geholfen werden kann.«*

Soweit die wörtlichen Zitate aus dem Bekenntnis der Grenzenlosigkeit intensivmedizinischer Therapiehoheit.

Ich habe – wie gesagt – bewußt ausführlich aus diesem Artikel zitiert, damit sich jeder selbst ein Bild machen kann, mit welch gestelzter Sprache und welch scheinheiligen Argumenten die Therapiehoheit des Patienten ignoriert wird.

Für einen Nichteingeweihten ist schwer durchschaubar, was letztlich mit einem solchen Artikel bewirkt werden soll, zumal mit einer gewissen Beiläufigkeit durchaus auf das »Wohl«, die zu erwartende »Lebensqualität« und die »Aussagen« des Patienten – sogar angehört wird er! – hingewiesen wird. Das darf aber nicht über die Erkenntnis hinwegtäuschen: Hier gibt es eine Interessengemeinschaft zwischen Ärzte-Führern, Juristen-Majestäten und Kirchen-Fürsten. Ihre Devise lautet: Wir respektieren das Selbstbestimmungsrecht des Patienten über seine Gesundheit und sein Leben, aber nur soweit wir das wollen. Das Recht unserer Machtausübung über die Patienten geben uns die Ethik-Gesetze. Die aber machen wir selber.

Bezeichnend für den Machtanspruch, der sich in diesem Artikel widerspiegelt, ist die geradezu beschwörende Wiederholung des Begriffs »Entscheidung« – die allein durch den Arzt zu treffen ist – und die Begrenzung der Diskussion auf Therapieverzicht, Therapiereduktion und Therapieabbruch.

Das Problem der Intensivtherapie-Indikation vorweg stellt sich für die Autoren überhaupt nicht. Da braucht der Patient selbstverständlich gar nicht gefragt zu werden.

Zu dem Artikel gehört eine Tabelle mit der Überschrift »Entscheidungskategorien«, in der nach der Art der Erkrankung bzw. Komplikation die »Entscheidungsbasis«, ihre »Gültigkeit« und eine eventuelle »Konsequenz« aufgeführt sind. Unter den zehn Möglichkeiten für die »Entscheidungsbasis« ist nur für eine Therapie*reduktion* als eventueller Grund die »exakte Kenntnis des Patientenwunsches« aufgeführt. Für den Therapie*verzicht* und auch für den Therapie*abbruch* wird dieser Entscheidungsbasis keine Berechtigung eingeräumt.

Satz 7: Meine Kollegen will ich wie Brüder achten.

Dieser Zusatz ist im Vergleich zur ersten Fassung der Genfer Deklaration ganz neu. Hier wird die Pflicht zur Kollegialität noch einmal ganz groß in den Vordergrund gestellt. Das ist eine Neubelebung des ersten Schwursatzes im Urtext (Textsatz 2), den ich schon ausreichend kommentiert habe.

Satz 8: Ich werde mich in meinen ärztlichen Pflichten nicht durch Religion, Nationalität, Rasse, Parteipolitik oder soziale Stellung beeinflussen lassen.

Auch diese Vorschrift ist Auslegungssache. Leider zeigt die Erfahrung, daß zumindest Auslegungen akzeptiert werden, die diesem Satz eigentlich widersprechen. Dies gilt beispielsweise für den Umgang von Klinikärzten in Katholischen Krankenhäusern mit ihren Patienten. Diese Patienten werden unter Duldung und/oder Unterstützung durch die Ärzte unter erheblichen Druck gesetzt, die Religionslehre des katholischen Glaubens strikt zu befolgen. Ich erinnere mich vor allem an Pressionen, denen Patienten ausgesetzt werden, um die »Letzte Ölung« zu bekommen. Selbstverständlich muß es eine Religionsfreiheit für jeden geben. Aber was die meisten Kirchenführer nicht begreifen, ist, daß die Religionsfreiheit auch für ihre Mitglieder gilt, daß man sie nicht in der Form, wie es geschieht, in Gewissensnöte stürzen darf.

Auch die Parteipolitik spielt sehr stark in die ärztlichen Pflichten hinein. Oft sind Ärzte an der Auswahl von Bewerbern um eine Chefarztstelle beteiligt. Hier weiß ich, daß vielfach zuwenig davon Gebrauch gemacht wird, dafür zu sorgen, daß nicht das Parteibuch, sondern die Qualifikation als Arzt, die allein für die Versorgung der Patienten entscheidend ist, den Ausschlag geben muß.

Satz 9: Ich werde jedem Menschenleben von seinem Beginn an Ehrfurcht entgegenbringen und selbst unter Bedrohung meine ärztliche Kunst nicht in Widerspruch zu den Geboten der Menschlichkeit anwenden.

Wann beginnt das Menschenleben? Ich gehöre zu denen, für die das Menschenleben nicht schon mit der Befruchtung, sondern erst viel später beginnt. Mit dieser Frage habe ich mich in meinem Buch HUMANES LEBEN BIS ZULETZT ausführlich auseinandergesetzt.

Zwischen einer Position nach den Vorstellungen eines völlig metaphysikfreien Rechts, die dem Embryo ein »eigenes Überlebensinteresse« abspricht (so der Jurist Prof. Dr. Norbert Hoerster, zit. nach einem Artikel in CHRIST UND WELT vom 3. Januar 1992 von Friedrich Graf von Westphalen), und einer radikalen Ablehnung der Abtreibung mit der Begründung, daß deren Freigabe als zwangsläufige Folge eine Freigabe der Tötung »unwerten« Lebens hätte, möglicherweise sogar alter Menschen, liegen Welten von Differenzierungsgraden. Ich möchte hier nur darauf hinweisen, daß dem Willen und der Situation der Schwangeren mit nicht weniger Ehrfurcht begegnet werden sollte.

Die zweite Hälfte von Satz 4 ist eine Selbstverständlichkeit. Doch muß man hier fragen, was von den schulmedizinischen Ärzteführern zur Bewältigung der Verbrechen getan wurde, die in der Nazizeit von Ärzten begangen wurden. Fast nichts!

Als Neuestes hört man aus der ehemaligen DDR, daß sich Psychiater zu Handlangern der Stasi haben machen lassen, indem sie unliebsame Regimekritiker sogar durch Impfungen infizierten. Das ist zweifellos nur die Spitze des Eisbergs, bezogen auf all das, was Psychiater in dem ehemaligen Arbeiter- und Bauernparadies sonst getan haben.

Die letzte Meldung über das, was auch *ärztliche Sitte* war, stammt von jenseits der einstigen deutsch-deutschen Grenze. In der Frauenklinik der jetzigen Hauptstadt von Thüringen, Erfurt, gehörte zu Zeiten der DDR ein Plastikeimer voll Wasser zum ärztlichen Geburtshilfe-Instrumentarium. Er diente auch zur Entsorgung von *lebenden* Frühgeborenen mit einem Gewicht unter 1000 Gramm. Auch die knapp ein Kilo schweren lebenden »Frühchen« wurden ertränkt. Das geschah bis in die Zeit, als in den westlichen Ländern bereits mehr als die Hälfte der gerade 1000 Gramm schweren Frühgeborenen überlebten, wenn man sie in einen Brutkasten steckte und entsprechend umsorgte.

Falls die Meldungen stimmen, war das Babymord! Denn es geschah aus niedrigen Beweggründen: um die Erfolgsstatistik zu schönen und aus pflicht- und treuewidriger Sparsamkeit. Die Überlebenspflege solcher Frühgeborener ist teuer und die Überlebensquote Neugeborener einer der wichtigsten Maßstäbe für die Fortschritte der Schulmedizin. Mit dem ärztlichen Totenschein lassen sich lebendgeborene Frühchen als »Abort« einordnen – und totgeborene Kinder werden in der Statistik der Säuglingssterblichkeit nicht mitgezählt.

Der Chefarzt Dr. med. Martin Link von der Dresdner Frauenklinik soll behauptet haben, so berichtet der SPIEGEL 9/91, die Frage, ob Frühgeburten in einen Wassereimer kamen, stelle sich nicht nur in der DDR, sondern überall.

Der Ärztekammerpräsident von Berlin, Dr. med. Ellis Huber, erklärte zu dieser Äußerung: »Ich teile Links Ansicht, denn ich kann nicht ausschließen, daß so etwas auch in den Krankenhäusern in anderen westeuropäischen Ländern, auch in den alten Bundesländern, vorgekommen ist. Ost- und West-Ärzte handeln in dieser Konfliktlage gleich.«

Dies alles passierte unter der Tarnkappe des (Schein-)Heiligenscheins »Genfer Gelöbnis«, dem zur Zeit weltweit gültigen Nachfolger des Hippokrates-(Mein-)Eides.

2.3 PLÄDOYER FÜR EIN NEUES ARZTGELÖBNIS

Große Verdienste um die Ethikdiskussion hat sich der Soziologe Prof. Dr. med. Horst Baier der Universität Konstanz erworben. Sein Buch EHRLICHKEIT IM SOZIALSTAAT. GESUNDHEIT ZWISCHEN MEDIZIN UND MANIPULATION ist wegweisend für eine humane Gesundheitshilfe der Zukunft.

Darüber hinaus hat sich Horst Baier in Vorträgen mit der »Ethik in der modernen Welt« auseinandergesetzt. Ich zitiere:

»Für eine Welt der Moderne ist eine Ethik ohne Metaphysik nötig – ohne göttliche Gebote, ohne absolute Wahrheiten, ohne geschichtliche Aufträge. Bedingung ist allein, die Normen der Ethik *binden* das Einzelwesen im einsichtigen Nachvollzug, ihre Sanktionen *ordnen* das Gemeinwesen mit Rücksicht auf Gesetze und ihre Forderung *vervollkommnen* die menschliche Gemeinschaft in Voraussicht auf ihre Nachkommen.

Insofern das Einzelwesen als ›Person‹ Bedingungen hat, gehen diese aus nur von ihm selbst und seiner Einsicht in den Schutz der Gesetze und Forderungen der Zukunft. Wir nennen diese Ethik: *Moralität* oder nach altem Sprachgebrauch *Sittlichkeit*. Insofern das Gemeinwesen als ›Staat‹ Ordnungen erläßt – in Form von Gesetzen mit befördernder oder beschützender Wirkung –, werden diese nach vorab festgelegten Verfahren in seinen Versammlungen und Vertretungen öffentlich beschlossen. Wir finden eine solche *Legalität* oder deutlicher *Gesetzlichkeit* im Recht und in den Rechtsorganen des modernen Staates. Insofern die menschliche Gemeinschaft insgesamt Forderungen an die einzelnen und ihre Gemeinwesen stellt, begrenzen sie den Willen der Personen und die Reichweite der Gesetze – vorausgesetzt, diese Forderungen sind einsichtsfähig und schutzfähig. Für solche Forderungen zwecks Vervollkommnung der Menschheit haben sich in der europäischen Zivilisation die Begriffe *Humanität* oder neuerdings *Verantwortlichkeit* für die Zukunft durchgesetzt.

Sittlichkeit, Gesetzlichkeit und Verantwortlichkeit verlangen keine Pflichten-Ethik, keine Machtmetaphysik und keine Geschichts-Philosophie zu ihrer Begründung. Sie bedürfen allein des einsichtsfähigen, rücksichtsfähigen und voraussichtsfähigen Vollzugs von Normen – für den einzelnen –, von Gesetzen – für das Gemeinwesen –, von Forderungen – für die Nachkommen. Eine solche Ethik hat keine Gründe und keine Gesinnungen nötig, sondern ist mögliche Verantwortung für die Folgen – persönlich für die eigenen Entscheidungen und Handlungen, staatlich für die Reichweite und Wirkungen der Gesetze, gemeinschaftlich für die Forderungen der zukünftigen Menschheit. Ihr sittliches Gewissen folgt aus der *Einsicht* in die Gegenwartsbedingungen des Einzellebens, ihr gesetzlicher Schutz aus der *Rücksicht* der Vergangenheitserfahrungen des Zusammenlebens, ihre verantwortliche Begrenzung aus der *Voraussicht* in die Entwicklungschancen des Über- und Weiterlebens.«

In seiner »Folgerung für eine Medizinethik« erklärt Horst Baier: »Es gibt keine besondere Wissenschaftsethik oder Medizinethik, keine spezielle Pharmaethik oder ›Ethik des Arzneimittels‹. Es gibt allein *Folgerungen* für die Berufe und für die Betroffenen der Medizin sowie nur *Anwendungen* für den Bereich der Erforschung und Entwicklung, der Verteilung und des Verbrauchs von Arzneimitteln. Wir würden sonst die Voraussetzungen der ethischen Universalität, der republikanischen Legitimität, der zukunftbesorgten Humanität verletzen.«

Bezogen auf die Rolle des Gesundheitshelfers mit der praktizierten Inanspruchnahme ärztlicher Sonderrechte schreibt der Autor: »Jedermann und jedefrau kann allerorten und allezeit die Rolle des Helfers und Heilers übernehmen – die berufliche Ausbildung und Ausübung als Arzt oder als Apotheker ist nur eine kulturelle, ja sogar europäische Sonderform. Jeder kann – und das ist kulturell gleichfalls nicht selbstverständlich – in die Rolle des Kranken, des Behinderten, des Gebrechlichen geraten mit der Erwartung der Hilfe und Pflege, der Leidenslinderung, wo möglich der Heilung. In der Tat führen spezielle Berufsethiken, z.B. Arzt- oder Pflegemoralen, geradezu zwangsläufig zu ständischer Abschließung mit Rechtsprivilegierung und Besitz- bzw. Anstaltspfründen. Aber auch spezielle Laienethiken, z.B. für Behinderte oder Alte, haben soziale Ausschließung mit zugemuteten Leidensbereitschaften und

Lebenschancenminderungen zur Folge. Religionen mit Ungleich-
heiten im Gnadenbesitz, Vernunftaufklärungen mit ungleichen
Bildungschancen, Geschichtsideologien mit Avantgarden und sonstigen Fortschrittskadern bieten ein Arsenal von Beispielen bis in
den Bereich bevorrechteter Gesundheitsversorgung.

Eine *Medizinethik,* die einen zusammenfassenden Kanon der In-
dividual-, Sozial- und Zukunftsethik herausbildet, wird also das
immer persönliche Arzt-Patient-Verhältnis umgreifen durch das
staatlich geschützte Rechtsverhältnis und ausweiten in ein Zu-
kunftsverhältnis unserer Generation heute zu den nachgeborenen
und nachzugebärenden, natürlich auch zu erziehenden und weltge-
staltenden Generationen morgen. Es ist offensichtlich, daß eine solche umgreifende und ausgeweitete Medizinethik keine Sonderethik
für Ärzte oder Patienten sein kann, sondern ein Kanon ist aus Folgerungen einer allgemeinen Ethik.«

In der Zeitschrift Dr. med. Mabuse gab es eine vierteilige, sehr
informative Stellungnahme unter der Überschrift »Ethik durch
Kommissionen?« Darin warnt Bernhard Gill sehr einleuchtend vor
den Gefahren solcher Ethikkommissionen. Ihr momentaner Status
in Deutschland wird in den Rang »reiner Quatschbuden« eingeordnet. Anspruch und Wirklichkeit von Ethikkommissionen in der
Bundesrepublik Deutschland werden wie folgt charakterisiert: »In
der BRD werden klinische Versuche am Menschen den Kommissionen nur in den selteneren Fällen überhaupt gemeldet; ihre Zustän-
digkeiten sind unklar, das Verfahren beliebig. Sie sind meist mit
Ärzten besetzt, teilweise sogar mit Leuten, die selbst schon durch
ethisch zweifelhafte Experimente bekannt wurden. Sie unterscheiden nach Gutdünken, aber ihr Votum ist letztlich völlig unverbind-
lich – die weihevolle Bemäntelung organisierter Unverantwortlich-
keit.«

Seine Schlußfolgerung: »Es liegt aber m. E. auf der Hand, daß
man die Einrichtung von Ethikkommissionen ablehnen muß, allein
schon wegen des nichtssagend vielmeinenden Modeworts ›Ethik‹,
das der entpolitisierenden Kompetenzausweitung dieser Gremien
auf genuin gesellschaftliche Fragen Tür und Tor öffnet.«

Sicher kann man den Schlußfolgerungen von Bernhard Gill in
manchen Bereichen, insbesondere in Fragen der ärztlichen Erlösungstodhilfe, mit der er sich auch befaßt, nicht folgen, weil sich

der Theoretiker zu weit von den praktischen Bedürfnissen und Zwängen entfernt. Voll zuzustimmen ist ihm jedoch in der Auffassung, daß die Ethikkommissionen schnellstmöglich in die Hölle geschickt werden sollten.

Wie nötig es ist, sich endlich den Patienten gegenüber auf bestimmte Umgangsformen festzulegen, hat auch mit Vergangenheitsbewältigung der deutschen Ärzteschaft zu tun. Dazu weise ich auf einen Artikel des Wochenblattes DEUTSCHES ÄRZTEBLATT vom 23. Dezember 1991 hin. Darin äußert sich Dr. phil. Franz Werner Kersting zum Thema »Medizin im Nationalsozialismus«.

In der Arbeit wird auf die Untersuchungen des Bielefelder Historikers Hans-Walter Schmuhl und die Feststellung hingewiesen, »daß kaum eine Berufsgruppe die nationalsozialistische Genozidpolitik so tief geprägt hat wie die Mediziner. Auf den meisten Feldern der Verfolgung und Vernichtung – etwa bei den Massenmorden an psychisch Kranken und geistig Behinderten, Juden, Sinti und Roma, ›Gemeinschaftsfremden‹ und ›Fremdvölkischen‹ – nahmen Ärzte geradezu eine Schlüsselstellung ein.«

Insgesamt gesehen war der Anteil der Ärzte, die Mitglied von Parteiorganisationen, insbesondere der NSDAP, der SA und des NS-Ärztebundes waren, bezogen auf den Bevölkerungsdurchschnitt weit überdurchschnittlich hoch. Dabei nahmen die Geist-Seele-Ärzte (Psychiater) eine Schlüsselstellung ein; sie übertrafen alle anderen Berufsgruppen.

Schmuhl kommt zu der Auffassung, »die betreffenden Psychiater hätten nicht *trotz*, sondern *wegen* ihres ärztlichen Berufsethos aktiv am Krankenmord mitgewirkt.« Heilen und Vernichten seien zwei Facetten ein und desselben beruflichen Selbstverständnisses gewesen.

Diese Pervertierungen des Heilberufs in sein Gegenteil lassen sich ebenfalls als Folge einer durch den sogenannten Hippokrates-Eid geprägten Selbstherrlichkeit des Arztes und seines daraus gewachsenen gestörten Verhältnisses zum Patienten erklären. Oberster Gesichtspunkt war, der »ärztlichen Kunst«, also der Medizinwissenschaft, zu dienen, aber nicht den Patienten. Da war es dann nicht weit bis zu einer Ideologie des »lebensunwerten Lebens«. Wären in der Geschichte des Arzttums von jeher die ureigensten Interessen und Wünsche des Patienten – und zwar jedes einzelnen in seiner unwiederholbaren, einzigartigen Individualität – und eine entsprechende Gesundheitshilfe zum obersten Gesetz erklärt worden, hätte sich die Ärzteschaft niemals zum Helfershelfer solch menschenverachtender Ideologien entwickeln können.

Der Arztberuf dient der Gesundheit des einzelnen Menschen und des ganzen Volkes in Form einer »Gesundheitshilfe auf Verlangen«. Die Dienstleistung Gesundheitshilfe unterscheidet sich insofern nicht von anderen Dienstleistungsberufen mit einem Käufer-Verkäufer-Verhältnis. Deshalb darf es für sie prinzipiell auch keine anderen Umgangsregeln geben, als sie im Gewerberecht üblich sind – vor allem keine Verschiebung des Machtverhältnisses zugunsten des Arztes.

Im übrigen aber ist der Arztberuf kein Beruf wie jeder andere! Er dient einem der fünf Kardinals-Glücksbringer des Menschen: Neben Liebe und Freude, Hoffnung und Glaube ist das die Gesundheit. Damit kommt ihm ein hohes Maß an Bedeutung und Verantwortlichkeit für Lebenszeit und Lebensfähigkeit der Menschen zu – nach Wertschätzung des Volkes das höchste Maß überhaupt. So jedenfalls lautet das Ergebnis von Meinungsumfragen, wobei mir allerdings nicht die persönliche Erfahrung der Befragten im Umgang mit Ärzten, sondern der Wunsch maßgeblich zu sein scheint. Dem hohen Rang des Arztberufes in der öffentlichen Wertschätzung kann nur ein hohes Maß, besser noch Höchstmaß an Vertrauenswürdigkeit der Ärzte gerecht werden.

Oberstes Ziel eines Anstandsgesetzes für Ärzte muß es sein, jedem Patienten die jeweils bestmögliche Gesundheitshilfe nach dem Stand der *Ganzheitsmedizinischen Wissenschaft* zu gewähren.

Die Zuverlässigkeit jeder Hilfeleistung steht und fällt mit dem Grad der *Kontrollierbarkeit*. Dieser aber ist vom Wesen des Arztberufes her eingeschränkt, jedoch bei weitem nicht so stark, wie es heute der Fall ist.

Die Wissenschaft von der Gesundheitshilfe zählt nicht zu den exakten Naturwissenschaften wie Physik und Chemie mit ihren verläßlichen Naturgesetzen und dem dadurch gegebenen hohen Grad an Kontrollierbarkeit. Nein, ihr Hauptmerkmal ist die Ungesetzlichkeit. Diese wird einerseits bedingt durch ihr »Objekt«, den Menschen, denn jeder einzelne ist ein einmaliges Exemplar unter vielen anderen Lebewesen, niemals fest einprogrammierbar in ein Einheitskollektiv von Menschen; andererseits ergibt sie sich aus der Tatsache, daß die Wissenschaft der Gesundheitshilfe ein Mischtyp ist, bestehend aus Biologie, Philosophie und Theologie, durchwebt von Rechts-, Wirtschafts-, Gesellschafts- und anderen Wissenschaftszweigen.

Deshalb reicht das Gewerberecht allein nicht aus, um den Käufer-Verkäufer-Vertrag zwischen Patient und Arzt auf eine solide Grundlage zu stellen. Es braucht *Sonderpflichten* – vereinzelt gepaart mit Sonderrechten – zur Gewährleistung von Anstand und Sittlichkeit in diesem Verhältnis. Diese Pflichten sind festzulegen durch ein zahlenmäßig und rechtlich gleiches Vertretungsgremium aus Patienten und Ärzten, überwacht durch paritätisch besetzte Patient-Arzt-Aufsichtsräte – Ärztekammern als Standesorganisationen verstoßen gegen den Gleichheitsgrundsatz – und gerichtlich einklagbar bei Berufsgerichten, ebenfalls paritätisch besetzt mit Vertretern von Patienten und Ärzten.

Zur Sicherstellung der Sonderpflichten scheint der zur Zeit beste Weg ein neues Gelöbnis, das den Besonderheiten des Patient-Arzt-Verhältnisses Rechnung trägt. Selbstverständlich muß das Gelöbnis rechtsverbindlich sein. Es sollte von allen kleinkarierten Vorschriften wie solchen über die Größe von Praxis-Hinweisschildern usw. freigehalten werden. Dafür genügen die Regeln des Gewerberechts voll und ganz – insbesondere in der Intensivbehandlung und der biomedizinischen Forschung am Menschen.

Seinem Charakter nach muß das Arztgelöbnis vom ersten bis zum letzten Versprechen ein *Humanitäts*-Gelöbnis sein. Umfassend bedeutet Humanität »voll entfaltete edle Menschlichkeit, die in der Ausbildung des menschlichen Geistes und seiner Herrschaft über die eigenen Leidenschaften gründet und sich insbesondere in Teilnahme und Hilfsbereitschaft für den Mitmenschen, in Verständnis und Duldsamkeit für seine Lebensform äußert« (BROCKHAUS).

Kein Beruf scheint mir der Humanität so verpflichtet wie der des Arztes. Deshalb reichen staatliche Gesetze, die immer nur ein Mindestmaß an kontrollierbaren Tatbeständen formulieren können, nicht aus. Der Arzt muß im Gesundheitshilfeangebot *frei* sein, nur an sein Arztgelöbnis und gesetzliche Vorschriften gebunden. Er ist aber verpflichtet, den Patienten über das voraussichtliche Nutzen-Schaden/Risiko/Unkosten-Verhältnis seines Gesundheitshilfeangebotes *rechtswirksam zu informieren* und den Auftrag dann *sorgfältig* nach den im Arztgelöbnis festgelegten Regeln der Ganzheitsmedizinischen Wissenschaft auszuführen.

Ethikkommissionen sind zur Festlegung und Kontrolle der im Arztgelöbnis enthaltenen Anstandsregeln nicht erforderlich. Zuständig dafür sind allein die Patient-Arzt-Aufsichtsräte und die Patient-Arzt-Berufsgerichte.

Abschließend fasse ich zusammen:

1. Der sogenannte *Eid des Hippokrates* wird fälschlich dem »Vater der Medizin«, Hippokrates, als Urheber zugeschrieben. Er wird, ebenfalls fälschlich, als Eid zum Schutze der Patienten ausgegeben, ist aber überwiegend ein Schwur zum Schutz ärztlicher Interessen und darum *ein Meineid gegen die Patienten.*

2. Die *Genfer Deklaration* des Weltärztebundes, durch seine Aufnahme in die deutsche Berufsordnung für Ärzte bei uns ein Zwangsgelöbnis, ist ein der Neuzeit angepaßter Nachfolger dieses Meineids, der direkt oder indirekt die Ärzteschaft weiterhin weltweit zu einer überwiegend ihren Interessen dienenden Solidaritätsgemeinschaft verpflichtet.

3. Das Verhältnis zwischen dem alleinigen *Entscheidungsrecht des Patienten* und der tatsächlichen *Entscheidungsgewalt* der Ärzte ist ebenso wie das *Nutzen-Schaden/Risiko/Unkosten-Verhältnis* in der Gesundheitshilfe aufgrund dieser Gesetze und Gelöbnisse aus Patientensicht *stark negativ* – insbesondere in der Intensivbehandlung und der biomedizinischen Forschung am Menschen.

4. Dringend erforderlich ist ein von Patienten und Ärzten gemeinsam erarbeitetes *Gelöbnis*, dessen Aufsicht »Patient-Arzt-Aufsichtsräten« – statt Ärztekammern – und dessen gerichtliche Kontrolle »Patient-Arzt-Berufsgerichten« – statt rein ärztlichen Berufsgerichten – obliegt.

5. Als Grundlage für den Text eines Arztgelöbnisses der Zukunft stelle ich das »EUBIOS-Humanitas-Arztgelöbnis 1992« zur Diskussion (s. Kapitel 6).

3 KREBSKRIEG GEGEN DIE PATIENTEN

3.1 EINFÜHRUNG

DER STAND DER DINGE

Krebs ist der Beelzebub unter den Krankheitsteufeln der Patienten und der Goldesel unter den Moneymakern der Medizinindustrie. Wenn morgen das Allheilmittel gegen Krebs gefunden würde, wäre das für die Lebensqualität und die Lebenserwartung der Menschheit mehr wert als das Ende aller Kriege. Aber für berufliche und gewerbliche Gesundheitshelfer aller Art brächte es eine wirtschaftliche Katastrophe riesigen Ausmaßes.

An der Krebsangst verdienen wir Ärzte als Regieführer der Medizinindustrie mit am meisten – auch ich, wohlgemerkt. Ohne sie wären die Wartezimmer der meisten Ärzte leer, jedenfalls sehr viel leerer als in den letzten dreißig Jahren.

Krebsdiagnostik und Krebstherapie nach den Regeln der Schulmedizin sind die Millionärsmacher Nr. 1 der Chefärzte – allen voran die Pathologen, gefolgt von Röntgenologen, Chemotherapeuten, Gynäkologen, Urologen, Allgemeinchirurgen und Hautärzten.

Aber auch Alternativmediziner aller Art leben als letzte Hoffnung heilasylsuchender Flüchtlinge vor der Schulmedizin nicht schlecht vom Krebs.

Auch für die Arzneihersteller und -verkäufer insgesamt – von der Pharmaindustrie über die Apotheker bis zum Kräuterweiblein – bedeutet Krebs Jahr für Jahr ein Vielmilliardengeschäft. Schließlich ist auch noch die Instrumenten- und Apparateindustrie als Großverdiener am Krebs zu nennen.

AIDS wurde zwar in den letzten Jahren zum Erzteufel der Gesundheit hochpubliziert, konnte dem Krebs aber seine Spitzenstellung unter den Angstmachern mit Recht nicht abjagen. Vernünftigerweise fühlt sich die Mehrheit des Volkes durch AIDS nicht bedroht. Denn echt gefährdet ist vorerst nur eine Randgruppe der Bevölkerung. Und vor Infektionskrankheiten, zu denen AIDS gehört, kann man sich noch am ehesten schützen, wenn man von der

Übertragung des Virus an ahnungslose Empfänger von infizierten Blutkonserven absieht. So wichtig Aufklärung insbesondere von Risikogruppen wie Homosexuellen, Bisexuellen und Drogenabhängigen ist, sosehr scheint mir doch ein Mißverhältnis im Aufwand von Steuergeldern für die Kampagne gegen AIDS im Verhältnis zur Krebsbekämpfung zu bestehen.

Ohne Zweifel ist der Krebs die am meisten gefürchtete Krankheit unserer Zeit. Schuld an der geradezu panischen Angst vor Krebs trägt aber nicht die Krankheit an sich, sondern das, was die Krebsstrategie der Schulmedizin daraus gemacht hat.

Für mich gibt es keinen Zweifel: Auf alle Arten von angeblichem und tatsächlichem bösartigen Krebs bezogen, werden durch die Medizinindustrie weit mehr Menschen gequält, verstümmelt, getötet und finanziell ausgebeutet als in ihrem Gesundheitszustand gebessert oder gar gerettet. Wenn morgen der Krebs zur heiligen Krankheit erklärt und jegliches Geldverdienen am Krebs als krimineller Akt bestraft würde, wäre der Krebskrankheit der größte Teil ihres Schreckens genommen.

Die Erfolge und Mißerfolge der Krebsbekämpfung sind ein wichtiger Gradmesser für die Qualität der herrschenden schulmedizinischen Gesundheitshilfe insgesamt.

Ein ungeheurer Forschungsaufwand wurde weltweit unter Regieführung der Schulmedizin betrieben, um den Krebs als Volkskrankheit zu besiegen und auszurotten. 1971 verkündete der US-Präsident Richard Nixon den »Krieg« gegen den Krebs. In den USA und allen Industrienationen wurde mit generalstabsmäßiger Planung und dem Einsatz von Techniken des Raumfahrtzeitalters der Totale Krebskrieg geführt.

Das Ergebnis ist miserabel. Es gibt nur kleine Teilerfolge bei wenigen Krebsarten und das für einen viel zu hohen Preis. Der Krebskrieg mit verstümmelnden RAC-Waffen – Radikaloperation, Atomsprühfeuerkanonade, Chemischer Giftkrieg – bringt weit mehr Unheil als Heil für die Patienten.

Bei keiner Gesundheitsstörung sind die Irrwege, Fehler und Gefahren der Schulmedizin deutlicher zu erkennen als bei der von ihr unter dem Anspruch der wissenschaftlichen und therapeutischen Hoheit geforderten und praktizierten Art der Krebsbekämpfung.

Dabei ist die Taktik der Ärzteführer zur Verschleierung der

schulmedizinischen Ohnmacht immer gleich geblieben: Planmäßig werden mit unbewiesenen Theorien Fortschritte vorgetäuscht und falsche Hoffnungen erweckt, um die Bereitschaft des Patientenvolkes zu stärken, den Totalen Krebskrieg über sich ergehen zu lassen.

Dazu der kanadische Krebsarzt John Bailor im Jahre 1990: »Immer wieder haben Wissenschaftler herausposaunt, jetzt hätten sie die Antwort auf Krebs. Sie scheinen ein sehr kurzes Gedächtnis zu haben.« Auch die Entdeckung der Zytostatika, der Krebsviren und des Interferons sei mit den großartigsten Versprechungen verknüpft worden.

Die Schulmediziner Bailor und Smith haben sich schon 1986 gründlich mit dem Nutzen-Schaden/Risiko/Unkosten-Verhältnis der Krebsbekämpfung auseinandergesetzt und aufgrund der steigenden Krebsgesamtsterblichkeit zwischen 1950 und 1982 gefolgert, »daß 35 Jahre intensiver Bemühungen um eine Verbesserung der Krebstherapie ohne wesentlichen Einfluß auf das grundlegende Erfolgsmaß einer Behandlung – das Überleben – geblieben sind«. Daran hat sich in den Jahren danach nichts geändert.

Das neueste Heilmärchen im Dienste der Hinhaltetaktik ist die wie immer euphorische Prophetie des ehemaligen Präsidenten des Nationalen Amerikanischen Krebsinstituts (NCI) Vincent de Vita: »Wir stehen an der Schwelle einer neuen Ära.«

Die Wunderwaffen der »Molekularbiologie« heißen »magic bullets« (Zauberkugeln), weil man künstlich erzeugten Krebs von Mäusen, Ratten und Hamstern damit heilen konnte. Von »maßgeschneiderten Antikörpern, die zielsicher auf den Tumor lossteuern«, ist die Rede.

»Wir kämpfen nicht mehr mit dem Schwert, sondern mit dem Florett«, heißt es enthusiastisch im Lager der mitleidlosen Tierquäler. Dabei wird zugegeben, daß das Schwert der Chemotherapie »meist ein grausames Gemetzel ... nicht nur unter den wuchernden Krebszellen, sondern auch unter den gesunden Zellen« anrichtet.

Mich schaudert, wenn ich an meinen Besuch im Versuchstierhochhaus neben dem Sloan Kettering Cancer Center in New York vor dreizehn Jahren zurückdenke. Abertausend Tieren wurden qualvollste Krebsgewächse angeimpft und zum Teil durch quälerische Chemotherapie »geheilt«.

Was ist dabei herausgekommen? Nichts!

Menschen sind keine Mäuse und Ratten, und künstlich erzeugter Krebs ist kein natürlich gewachsener Krebs. Und die »Geisteskrankheit Krebs« der menschlichen Zelle ist von den tierischen Zellen so weit entfernt wie der Geist des Menschen von dem der verschiedensten Tierarten.

In einer humanen Welt dürfte es selbst dann keine Tierfolterei durch die Wissenschaft mehr geben, wenn es begründete Hoffnungen auf echte Fortschritte durch quälende Tierversuche für die Krebsbekämpfung gäbe. Aber nicht einmal das gibt es, wie die Vergangenheit gezeigt hat. Im Gegenteil: Die falsche Bewertung der Ergebnisse von Tierversuchen – in bezug auf die Krebskrankheit des Menschen – war einer der bösen Gründe für die Rechtfertigung des Totalen Krebskrieges. Der Versuch, dessen schreckliche Folgen mit Krebsheilungen durch die tierexperimentell begründete Zellkiller-Chemotherapie bei weniger als 10 Prozent aller Krebskranken zu rechtfertigen, ist ebenso makaber, wie es die These wäre: Ein Krieg habe ja auch seine guten Seiten, wie zum Beispiel die erfolgreiche Erprobung eines Impfstoffes gegen Wundstarrkrampf im Ersten Weltkrieg gezeigt habe. Ebensowenig dürfte die Erfindung einer Heilmethode gegen Infektionen beim Einsatz von B-Waffen, also einer Bakterienverseuchung des Feindes, oder einer Heilhilfe gegen Strahlenschäden durch den Einsatz von Atombomben den ABC-Krieg rechtfertigen.

Im Sommer 1990 fand in Hamburg der 15. Weltkrebskongreß statt, zu dem Krebsforscher aus zahlreichen Ländern anreisten und bei dem über 2000 Vorträge gehalten wurden. Der Kongreßbericht von Konrad Müller-Christiansen im RHEINISCHEN MERKUR VOM 7. September 1990 trug die Überschrift: »Trotz aller Bemühungen läßt sich in der Krebsbehandlung kein Durchbruch erkennen – mit Operation, Bestrahlung und Chemotherapie ist es nicht getan.« In diesem Artikel schreibt er zur Frage »Lebensverlängerung um jeden Preis?«: »Wo wird nicht darum gekämpft, den Krebs zu besiegen? Die Mühen sind weltweit, unübersehbar und aufwendig. Allein in der Bundesrepublik Deutschland haben private und öffentliche Institutionen zwischen 1983 und 1987 rund 1,6 Milliarden Mark für die Krebsforschung aufgebracht. Doch die Fortschritte halten sich in engen Grenzen ... Ein therapeutischer Durchbruch war – auf dem

Weltkrebskongreß – nicht zu erkennen. Kein Wunder, daß sich
mehr und mehr Tumorpatienten alternativen Methoden zuwen-
den ... Mit Operation, Bestrahlung und Chemotherapie ist es nicht
getan.

... Tumorpatienten reagieren auf die Chemotherapie sehr unterschiedlich, so daß sie nach wie vor im Kreuzfeuer der Kritik steht.
Auf dem Kongreß in Hamburg wurde beispielsweise bemängelt, daß
sie zuviel ... eingesetzt werde. Zu spät habe die Onkologie Grenzen
und Möglichkeiten der Chemotherapie erkannt, räumte Prof. Dieter
Hossfeld (Hamburg) ein, der sie bisher befürwortete ... Nur in 10
Prozent der Fälle – vornehmlich bei Leukämie und Hodenkrebs –
sei Heilung durch Zytostatika möglich ... Bei den meisten Tumoren
sind Zytostatika jedoch nicht angezeigt, da sie die weißen Blutkörperchen schädigen und das Immunsystem schwächen.«

Noch etwas wurde kritisiert: »Die Chemotherapie ist – wegen ihrer Aggressivität und der oft schweren Nebenwirkungen – nicht einfach zu handhaben. Sie gehöre daher nicht in die Hand niedergelassener Ärzte, die über zuwenig Erfahrung verfügen. In Zukunft
sollten Zytostatika nur von kompetenten Klinikern und auch dann
nur zurückhaltend angewendet werden.«

Die niedergelassenen Ärzte verteidigte kürzlich ein Münchner
Arzt in der SÜDDEUTSCHEN ZEITUNG: »Der Grund für die Übertherapie mit Zytostatika ist nicht bei niedergelassenen Ärzten zu suchen,
sondern bei dem zwanghaften Bemühen einer naturwissenschaft-
lich orientierten Medizin, ohne Rücksicht auf den Kranken Daten
zu produzieren, deren Nutzen mehr als fragwürdig ist.«

Zurück zu dem zitierten Kongreßbericht:

»Gegenwärtig werden Zytostatika mit weniger Nebenwirkungen
entwickelt, Kombinationen von Zytostatika mit unterschiedlicher
Wirksamkeit erprobt und Medikamente gegen die unerwünschten
Effekte der Chemotherapie wie Übelkeit und Infektionen versucht ... Doch die Chemotherapie revolutionierende Zytostatika
sind nicht in Sicht. Offensichtlich ist es unmöglich, durch Veränderungen der Molekülstruktur die Wirksamkeit bekannter Medikamente zu steigern, unerwünschte Wirkungen zu eliminieren und so
die Therapie insgesamt verträglicher zu machen.«

Wohltuend war, daß sich auf dem 15. Weltkongreß mehrere
Krebsforscher dafür stark machten, nicht mehr die Lebens*zeit*, son-

dern die Lebens*qualität* in den Vordergrund der Krebsbekämpfungsstrategie zu stellen. Endlich öffnen sie sich auch der Einsicht,
daß Krebs als Ganzheitskrankheit behandelt werden muß. Dazu der
Bericht: »Im Zentrum der modernen Krebstherapie steht nicht mehr
das bösartige Geschehen an sich, sondern der ganze Mensch mit
seiner Krankheit, seinen Sorgen, seiner Angst. Der Patient will psychisch durch sein Schicksal geführt und an den ärztlichen Entscheidungen beteiligt werden. Nicht Lebensverlängerung um jeden Preis
ist das erstrebenswerte Ziel, viel mehr hat sich die Behandlung an
der erreichbaren Lebensqualität zu orientieren.«

Einen bemerkenswert breiten Raum nahmen Vorträge über die
bisher stark vernachlässigte vierte Heilwaffe, die Immuntherapie,
ein, allerdings nicht mit dem Blick auf bereits bekannte naturgemäße Heilhilfen, sondern auf künstliche Medikamente wie zum Beispiel Interferone, Interleukine sowie »kolonie-stimulierende Faktoren«. Die bereits bekannten naturheilkundlichen Möglichkeiten zur
Abwehrsteigerung gelten in der Schulmedizin als »wissenschaftlich
nicht allgemein anerkannt« und werden deshalb abgelehnt.

Immer wieder gibt es gezielte Schreckensmeldungen. Dafür ein Beispiel aus der MEDICAL TRIBUNE. Überschrift: »Bei jeder dritten Frau
andere Brust auch in höchster Gefahr.«

In der Universitäts-Frauenklinik Erlangen hat man bei 1048
Frauen mit Brustkrebs immer auch die andere Brust intensiv untersucht und festgestellt: »Bei nur 772 dieser 1048 Frauen mit einem
invasiven Mamma-Karzinom war ... die andere Brust zum Zeitpunkt der Ersterkrankung noch völlig gesund.«

Daraus leiten inzwischen einige Frauenärzte ab, daß bei Brustkrebs immer auch eine Radikaloperation der anderen Brust gemacht werden sollte. Eine Horrorvision! Denn es waren natürlich
nur *inaktive* »*Krebside*« oder »*Haustierkrebse*«, die ich so nenne,
weil wir mit ihnen oft ohne unmittelbare Gefährdung viele Jahre
lang oder auch für immer wie mit Haustieren zusammenleben
können. Ein Krebsid kann inaktiv oder aktiv sein. Das Haustier-
krebs(id) ist ein kleiner *in*aktiver Krebsidherd ohne Streuherde an
irgendeiner Stelle des Körpers.

Eine bedenklich stimmende Nachricht kam vor ein paar Jahren
aus Texas. Angeblich ist es im Tierversuch gelungen, mit Hilfe der

Kernspintomographie etwa 0,5 mm große Geschwülste im Körper
ausfindig zu machen. Zuvor wird den Tieren ein Kontrastmittel mit
magnetischen Eigenschaften eingespritzt. Dieses dringt in den
Krebswinzling ein und macht ihn mit Hilfe der Kernspintomographie sichtbar.

Meine Befürchtung: Wenn das Mode wird, gibt es bald ab vierzig
nur noch Frauen ohne Brüste, Männer ohne Prostata und insgesamt
nur noch Menschen voller riesiger Narben von Kopf bis Fuß durch
groß herausgeschnittene Muttermale, Sommersprossen und sonstiger Hautunregelmäßigkeiten.

Zwei unverzeihliche Fehler muß man den für die Krebsbekämpfungsstrategie verantwortlichen Ärzteführern vorwerfen. Sie beruhen auf schwerwiegenden Fehlentwicklungen, die ihrerseits – wie
wir gesehen haben – aus einer durch den sogenannten Hippokrates-
Eid geprägten Deformation ärztlichen Bewußtseins resultieren,
nach dem sich jeder Arzt auf seine Therapiehoheit und die Unkontrollierbarkeit seines Handelns verlassen kann. Diese Fehler sind:
       1. die betrügerische Nötigung des Patienten zum quälenden und
verstümmelnden Totalen Krebskrieg durch Fehlinformation, d.h.
unterlassene, ungenügende, falsche und/oder irreführende Information.
       2. die Mißachtung des Verhältnismäßigkeitsgebotes bei der Indi-
kation des übermäßigen Einsatzes von »Heilwaffen«, also die praktizierte Maßlosigkeit und damit ein negatives Ergebnis in der Nut-
zen-Schaden/Risiko/Unkosten-Bilanz.
       Zur Verdeutlichung: Vernünftigerweise ist nicht zu beanstanden,
wenn bei einem anderweitig nicht beherrschbaren, großen, rasch
wachsenden Krebsherd dem in einem langdauernden Gespräch umfassend informierten Patienten eine große, verstümmelnde und
lebensgefährliche Operation, Zellkiller-Bestrahlung und/oder Zellkiller-Chemotherapie vorgeschlagen und dann mit seinem Einverständnis durchgeführt wird. Selbst wenn der Patient daran stirbt
oder sein Krebsleiden dadurch verschlimmert wird, kann man
keine berechtigten Vorwürfe erheben. Dabei sind sogar kleinere
Fehleinschätzungen oder Behandlungsfehler – wie sie sich oft erst
nachträglich herausstellen – »moralisch verzeihbar«.
       Um diese nicht schuldhaften »menschlichen« Fehler als Ursache

einer negativen Nutzen-Schaden/Risiko/Unkosten-Bilanz geht es bei meiner Kritik nicht. Auch mir ist es wiederholt passiert, daß ich irrtümlich einen falschen Rat gegeben oder falsch behandelt habe, so daß im Ergebnis mehr geschadet als genutzt wurde. Kein Arzt ist davor sicher, auch der gewissenhafteste nicht. Um diese entschuldbaren Fehler geht es nicht, sondern um die unentschuldbare Maßlosigkeit aus Prinzip.

Jedes entfernte und jedes dauerhaft schwer beschädigte Stück unseres Körpers ist ein Stück verlorene Gesundheit und bedeutet ein großes Stück näher zum Grab. Ein radikal behandelter Brustkrebs führt zum Verlust einer Brustdrüse und der dazugehörigen Achsellymphknoten. Bei einer Großfeldbestrahlung kommt eine dauerhafte Schwerbeschädigung von etwa 12 Prozent der Haut insgesamt hinzu sowie eine schwere Schädigung vom Knochenmark des Schultergürtels und fast aller Rippen der gleichen Körperseite.

Die Folge ist eine erhebliche und dauernde Beeinträchtigung der Blutbildung im Knochenmark und der Abwehrfunktion von Haut und Lymphknoten.

Das ist für die Zukunft des Patienten eine schwere Hypothek mit dem wahrscheinlichen Ergebnis einer Lebensverkürzung um mehrere bis viele Jahre.

Auch wenn am Ende auf der Todesbescheinigung als Todesursache »Herzinfarkt«, »Leberschaden« oder »Nierenversagen« steht, ist eine vorausgegangene Verstümmelungsbehandlung, der mehrere Jahre Lebensverkürzung aufs Konto geschrieben werden müssen, allzuoft eine wesentliche Mitursache des Todes. Vor diesem Hintergrund muß die Indikation zur Verstümmelungsbehandlung abgewogen werden. Wenn sicher ist, daß nur dadurch das Leben verlängert oder die Lebensqualität verbessert werden kann, muß der Preis einer auf lange Sicht verkürzten Lebenserwartung hingenommen werden. Selbstverständlich!

Aber genau das ist für den weitaus größten Teil der zur Zeit praktizierten Verstümmelungsoperationen widerlegbar, zumindest unbewiesen. Selbst soweit es nur unbewiesen ist, verbieten sich Verstümmelungen.

Der Umgang mit der Krebskrankheit und den Krebskranken in Forschung und Lehre, in Praxis und Klinik ist typisch für viele Unarten

der herrschenden Schulmedizin. Deshalb gilt dem Krebs ein Hauptkapitel dieses Buches.

Am Anfang stehen aktuelle Informationen zur Krebskrankheit.
Sie sollen in verständlicher Form das Wissen vermitteln, das zur
Grundbildung eines jeden Menschen über eine der wichtigsten
Volkskrankheiten gehören sollte. Nur der gutinformierte, mitden-
kende Patient hat die Chance, nicht zum Opfer des Totalen Krebs-
krieges zu werden. Jeder, der mitdenken will, kann sich nach dem
Studium dieses Kapitels selbst schützen, ohne Gefahr zu laufen,
daß er Hilfreiches unterläßt.

Das Kapitel endet mit der Beschreibung von fünf Patientenschicksalen. Sie stehen als Beispiel für die erschreckenden Folgen
einer weitgehend nach den Regeln der Schulmedizin durchgeführten Patientenversorgung. Es sind keine weit hergeholten Kranken-
geschichten, sondern Berichte über zwei Patienten aus einer
Sprechstunde bei Beginn der Niederschrift dieses Buches, über den
prominentesten Krebstoten der letzten Zeit und über einen schriftlichen Hilferuf aus den letzten Wochen. Die einzige Ausnahme ist die
fünfte Krankengeschichte, in der es um eine seltenere, wenn auch
nicht allzu seltene Operation geht.

HALBGOTTESMACHTWORT KREBS

Medizinischer Irrweg, Patiententäuschung und Patientenmartyrium
beginnen beim Krebs mit dem *Namen*. Kein Wort erschreckt die
Patienten mehr. Nichts hat im Zeitalter der modernen Medizin – seit
fünfzig Jahren etwa – soviel Panik und Kopflosigkeit unter Patienten angerichtet wie das Wort Krebs.

Fast jeder, dem dieser Krankheitsname als Diagnose mitgeteilt
wird, hat böse Patientenschicksale in der Verwandtschaft oder sonst
aus der Nähe miterlebt. Beinahe jeder weiß aus Zeitschriften von
monate- und jahrelangem Krebsmartyrium prominenter Persönlich-
keiten. All das läßt die meisten stark zweifeln, daß die mit großem
propagandistischen Aufwand verkündete Parole »Krebs ist heilbar«
stimmt, zumindest was den Großteil der Krankheitsfälle betrifft.

Niemand weiß, daß das Wort *Krebs* – (med.) Karzinom, Sarkom,
Malignom, Blastom usw. – vieldeutig ist und für sehr unterschied-

liche Veränderungen im Billiarden-Zellstaat Mensch benutzt wird. Hier steckt die Wurzel für vielerlei Irrtümer und Falschinformationen, nicht nur bei Patienten, sondern auch bei Ärzten, die als Familien- und Hausärzte, aber auch als Fachärzte oft über Krebs unzureichend informiert sind.

Die babylonische Sprachverwirrung ist die zwangsläufige Folge der aufgrund des sogenannten Hippokrates-Eides als Geheimwissenschaft betriebenen Schulmedizin. Schulmedizinische Krebsstrategie ist ein labyrinthisches Fabrikgebäude ohne Wegweiser, in dem sich kein Patient und nur wenige Ärzte zurechtfinden können und sollen.

Darin steckt System. Krebs wurde zum stärksten Machtwort der Ärzte, es garantiert ihre Macht. Mit der Mitteilung »Sie haben Krebs« werden die meisten Patienten zu willenlosen Werkzeugen in der Hand der Mediziner.

Der Patient wertet die mikroskopische Diagnose »Krebs« in den meisten Fällen als Todesurteil. Er ist so informiert, daß Krebszeichen in der kleinsten Zell- oder Gewebeprobe ein untrüglicher Beweis für die (bösartige) Krebskrankheit ist, bei der sich das Krebsgewächs in dem befallenen Organ rasch zerstörerisch ausbreitet, zu schwerer, qualvoller Krankheit und in wenigen Wochen bis Monaten zum Tod führt.

Dieser falschen Bewertung des Wortes Krebs als Krankheitsdiagnose widerspricht kein Arzt.

Tatsächlich ist das Wort Krebs – wie erwähnt – vieldeutig. Es wird für alles mögliche benutzt, was im Großen, im Kleinen und im Kleinsten wie Krebs aussieht, sowohl bei Einzelzellen, bei Zellhaufen bzw. Zellherden, wie auch für die eigentliche Krebskrankheit als schlimmste, aber keineswegs zwangsläufige Folge entdeckter Krebszellen.

Weil der Name Krebs völlig unberechtigt zum Horrorwort für Patienten geworden ist, habe ich 1980 vorgeschlagen, alles was im Großen, im Kleinen und/oder im Kleinsten wie Krebs aussieht, immer nur »Krebsid« zu nennen.

Das Wort *Krebs* ist so vieldeutig wie das Wort *Gift.*

Es ist eine uralte Arztweisheit, daß bei Gift allein die Dosis, die Menge des Giftes pro Zeiteinheit, seine Folgen für Leben und Lebensqualität bestimmt. In kleinen Mengen wirken viele Gifte als

Arznei. Alle rezeptpflichtigen Medikamente sind Gifte, die nur in
bestimmter, relativ niedriger Dosierung als Gesundheitshilfen wirken, in zu hoher Dosierung aber gesundheitsschädlich sind, nicht
selten tödlich. Gleiches gilt auch für Krebs.

Im Rahmen der ungeheuren Zellvermehrung, die im menschlichen Organismus zur Zellerneuerung Tag für Tag stattfindet –
beim Erwachsenen sind es nach Judah Folkman vier Millionen pro
Sekunde, 350 Milliarden pro Tag – bilden sich, wie Wissenschaftler
überzeugend nachgewiesen haben, täglich auch Krebszellen. Sie
halten die Abwehrkräfte des Körpers im Training und werden durch
diese fast immer unschädlich gemacht.

Abgesehen davon hat jeder Mensch in der zweiten Lebenshälfte
irgendwo, in irgendeinem Organ, einen »Kleinen Krebsherd«.

Es spricht vieles dafür, daß diese Kleinen Krebsherde in Brustdrüsen, Prostata, Gebärmutter, Haut und vielen anderen Organen
eine *Schutzfunktion* haben, indem vor Krebs schützende Stoffe ins
Blut abgegeben werden. Für eine solche Schutzfunktion dieser
»Haustierkrebse« spricht die Erfahrung, daß es von den über 100
verschiedenen Krebsarten fast immer nur *eine* Krebsart als Erstherd
in nur *einem* Organ gibt. Gleichzeitige Erstherde in zwei oder gar
mehreren Organen nebeneinander sind außerordentlich selten. Es
ist also beispielsweise eine große Ausnahme, daß ein Patient gleichzeitig einen Prostatakrebs und einen Magenkrebs hat. Krebsmetastasen stammen fast immer nur von einem Erstherdkrebs.

Der viel häufiger als der bösartige Krebs anzutreffende gutartige
»Haustierkrebs« wird von der modernen Schulmedizin weithin
ignoriert. Meist wird die Diagnose »Krebs« dem Patienten nur un-
differenziert offenbart, sehr häufig rücksichtslos »an den Kopf geworfen«. Korrekterweise müßte bei Informationsgesprächen klar
unterschieden werden zwischen: *Einzelkrebszellen, Krebsherden*
und *Krebskrankheit.*

Krebs ist immer nur Zellkrebs. Nur die Zelle selbst erkrankt innerlich, nicht aber irgendein von Zellen produziertes Gewebe sonst.
Deshalb soll im folgenden Kapitel zur Vermittlung des wünschens-
werten *Grundwissens* der Patienten über das Thema Krebs auch das
Wichtigste über Entwicklung, Bau und Arbeitsweise der Zellbürger
des Billiarden-Zellstaates Mensch vermittelt werden. Dabei versuche ich mich so einfach wie möglich auszudrücken.

3.2 KREBSKRANKHEIT

BEGRIFFSERKLÄRUNG

Krebskrankheit ist Kranksein durch einen Bürgerkrieg im Billiarden-Zellstaat Mensch zwischen Krebszellen und Zellstaat mit all seinen Folgen.

Kranksein ist Sichkrankfühlen. Eine Krebszelle für sich allein macht nicht krank. Anhäufungen von Krebszellen zu Krebsherden (Krebszellhorden) stellen anfangs nur eine Krankheitsdrohung dar. Ob der »Krebsherdträger« dadurch krank wird oder nicht, hängt von der Gegenreaktion des Zellstaates ab. Günstigenfalls wird der Krebsherd durch Einkapselung unschädlich gemacht. Ungünstigenfalls behält der Krebsherd die Oberhand, wächst und wächst.

Krebszellen sind Zellmißgeburten. Sie stammen von normalen Stammzellen, die sich durch Teilung vermehren. Eines schönen Tages spielen diese verrückt, was den Nachwuchs anbetrifft. Es kommt zur Mißgeburt von Krebszellen mindestens in Form von einem Zwillingskind, vielleicht auch von beiden Zellzwillingen.

Die Krebszellmißgeburten neigen zu rascher Vermehrung. Dadurch bilden sich immer größere Zellhaufen bzw. Zellherde mit der Besonderheit, daß die Krebszellen – im Gegensatz zu normalen Zellverbänden – keinen festen Verbund untereinander haben. Das macht sie unstet und flüchtig. Zwei Kräfte treiben sie: ihre Eigenbeweglichkeit und der Sog des Lymphstromes in Richtung der Lymph- und Blutkapillaren, also der Kleinstadern des Gefäßsystems. So gelangen sie in die Lymphdrüsen und/oder die Blutadern und weiter in Lungen, Leber und andere Organe.

Falls die Krebszellhaufen nicht zu groß sind, passieren sie die Kleinstadern dieser Organe und gelangen schließlich in den Schlagaderkreislauf. So entstehen neue Krebsherde in Nah und/oder Fern, genannt Metastasen – von (griech.) metastasis = (Aus-)Wanderung, Umzug, Wegzug.

Krebszellen verhalten sich immer asozial und verbrecherisch.

Solange sie »im Griff« des Zellstaates sind, stört das nicht. Andernfalls wird es kritisch.

In Tab. 1 sind die unterschiedlichen Merkmale von Normal- und Krebszellen einander gegenübergestellt.

Der *Bürgerkrieg* findet zwischen den Krebszellen und dem gesamten übrigen Zellstaat statt. Nicht nur die speziellen Abwehrkräfte sind beteiligt, wie generell angenommen wird.

Diese Abwehrkräfte stecken nämlich im gesamten gesunden Organismus, nicht nur in der Körperpolizei oder der Ab-Wehrmacht des Körpers. Jeder Zellbürger ist direkt oder indirekt beteiligt, wie in jedem Bürgerkrieg. Schießen müssen allerdings die Polizisten und Soldaten.

Die *Folgen* sind vielerlei Art. Sie machen im Ganzen das aus, was immer *Krebskrankheit* genannt werden sollte, nicht aber nur »Krebs«.

Bösartig (maligne) heißt unmittelbar lebensbedrohend, in Kürze tödlich. Es ist ein vielfach mißbrauchtes Wort, das bereits benutzt wird, bevor geklärt ist, ob der entdeckte Krebsherd aktiv ist oder nicht. Das kann aber nie aufgrund einer Mikroskopdiagnose allein geschehen, solange nur ein Kleiner Krebsherd vorliegt.

KREBSZELLRASSEN

Entsprechend den unterschiedlichen fünf Zellrassen – vom Typ Geist-, Muskel-, Deck- und Bindezellen sowie (der Extrarasse) Keimzellen – gibt es auch fünf Krebszellrassen. Daran orientieren sich grob die medizinischen Namen für die verschiedenen Krebstypen. So nennt man in der Regel Krebse der Geistzellrasse *Blastome,* der Muskel- und der Bindezellrasse *Sarkome* und der Deckzellrasse *Karzinome.*

Der medizinische Sprachgebrauch hält sich indessen nicht immer daran (Tab. 2). Es gibt ein großes Durcheinander. Vielfach gebräuchlich ist das Anhängsel *-om* als Bezeichnung für ein Gewächs. Durch den Zusatz *maligne* (bösartig) unterscheidet man dann die krebsigen von den nichtkrebsigen Gewächsen, was im Einzelfall nur bedingt richtig, oft falsch ist.

Merkmal	Normalzelle	Krebszelle
Arbeit	artspezifisch	verrückt
Leistung	geordnet fleißig	wild fleißig
Energieverbrauch	genügsam	gefräßig
Zellverbund	fest	locker
Vermehrung	langsam	schnell
Reifegrad	reif/erwachsen	unreif/kindlich

Tab. 1: Unterscheidungsmerkmale von Normalzelle und Krebszelle

Rasse	Hauptbezeichnung	Unterarten/Beispiele
Geistzelle (Nervenzelle)	Malignes Blastom auch: Karzinom	Neuroblastom Ganglioneurom Medulloblastom Retinoblastom Neurinom Malignes Melanom?
Muskelzelle	Sarkom auch: Myosarkom	Rhabdomyosarkom Leiomyosarkom
Deckzelle	Karzinom auch: Malignes Blastom	Adenokarzinom Plattenepithelkarzinom Thymom Hepatom Endotheliom Basaliom Synovaliom Malignes Melanom?
Bindezelle	Sarkom	Fibrosarkom Rebikulosarkom Kaposisarkom Histiozytom Chondrosarkom Osteosarkom Lymphosarkom Mesotheliom Glioblastom Plasmozytom Leukämie?
Keimzelle	Malignes Blastom auch: Karzinom	Embryonales Teratom Chorioepitheliom Teratokarzinom Orchioblastom Leukämie?

Tab. 2: Zellrassen und Krebsnamen

Warum eine anscheinend gesunde Stammzelle eines Tages krebsig
entartete Zellkinder gebiert, ist weithin unerforscht. Man kennt
jedoch viele Faktoren, welche häufig zur krebsigen Zellentartung
führen.

Im Experiment ist eine solche krebsige Entartung mit einer hohen Trefferquote reproduzierbar. Aber unter den natürlichen Ent-
wicklungsbedingungen beim lebenden Menschen gibt es keine Ursachen, d. h. Wirkstoffe oder Wirkdinge, welche zwangsläufig zur
krebsigen Entartung führen.

So weiß man zum Beispiel, daß Zigarettenkonsum im Übermaß
zu einer starken Häufung nicht nur von Lungenkrebs, sondern auch
von anderen Krebsarten führt – von sonstigen Organschädigungen
abgesehen. Aber die weitaus meisten nach Alter und sonstigen
Merkmalen vergleichbaren Menschen, die im gleichen Übermaß die
gleiche Zigarettensorte rauchen, werden nicht krebskrank.

Es muß also einerseits eine sehr unterschiedliche Empfänglich-
keit der Zellen für *Onkogene* (Stoffe, die Krebs erzeugen *können*)
und andererseits krebsverhindernde Vorgänge im menschlichen Organismus geben.

Viele Forscher sind der Auffassung, daß die Krebskrankheit immer aus einer einzigen krebsig entarteten Zelle entsteht, nicht aber
durch gleichzeitige krebsige Entartung vieler Zellen. Tatsächlich
wurde im Tierversuch nachgewiesen, daß aus einer einzigen Krebszelle eine tödliche Krebskrankheit entstehen kann.

Das erlaubt indes nicht den Rückschluß, daß diese Entwicklung
immer eintritt. Aber es muß eine sehr ernst zu nehmende Warnung
vor jeder vermeidbaren Manipulation sein, welche zur Verschleppung von Krebszellen führen kann.

Nach meinen Erfahrungen entwickelt sich die Krebskrankheit
häufig gleichzeitig aus mehreren Zellen nebeneinander. Bei Brustkrebs kann man zum Beispiel beobachten, daß nicht selten mehrere
Kleine Krebsherde gleicher Größe in verschiedenen Brustteilen liegen, was sich nicht durch eine Verschleppung von Krebszellen aus
einem einzigen Erstkrebsherd erklären läßt. Medizinisch nennt
man diese Krebsform einen multifokalen (=Vielherd-)Krebs.

Krebs ist eine *Geisteskrankheit* der Zelle. Der Zellgeist steckt in den
Kernschleifen der Zellkerne, in deren *Genen*. Geist beruht auf der

Fähigkeit, Informationen, Signale zu empfangen, zu transportieren, zu speichern und/oder zu senden. Träger und Vermittler des Geistes ist das, was medizinisch mit dem Begriff *Nerv* charakterisiert wird.

Nerv leitet sich ab von (lat.) nervus (Sehne, Muskel, Nerv, übertragen auch Lebenskraft, Triebfeder). Die alten Römer wußten die strangartigen Gebilde im menschlichen Organismus noch nicht gesondert einzuordnen. Auch das griechische Wort neuron, von dem sich das lateinische Wort nervus ableitet, wurde von den Griechen einer geistigen Tätigkeit nicht zugeordnet.

Im medizinischen Sprachgebrauch benutzt man das Wort Nerv nur für Bestandteile des Nervensystems. Das ist nicht umfassend genug. Denn auch jede Zelle hat unabhängig vom Nervensystem allgemein *nervale Elemente* in Form ihrer Gene und auch von Zellrezeptoren (Signalempfängern) und Zelleffektoren (Signalsendern).

Geist ist das Produkt nervaler Elemente. *Zell*geist entsteht durch die Aktivitäten des *Zell*nervensystems. Die krebsige Entartung einer Zelle beruht auf falschen Signalen, auf Fehlinformationen aus den Kernschleifen und wohl auch aus den Zelleffektoren.

In den Krebszellen spielt der Zellgeist verrückt. Das macht die Krebszelle asozial und verbrecherisch. Ob es eine Übergangsphase in dem Sinne gibt, daß die Krebszelle zunächst nur parasitär-asozial ist und erst später verbrecherisch wird, muß offenbleiben. Parasitär-asozial heißt: Sie arbeiten nicht mehr ordentlich – entsprechend ihrer Bestimmung – als loyale, fleißige, genüg- und gehorsame Staatsbürger und Spezialarbeiter. Sie benehmen sich unanständig, werden faul, gefräßig und ungehorsam. Sie stehlen den braven Nachbarzellen und dem Zellstaat im ganzen die lebenserhaltenden Stoffe, die ihnen nicht mehr zustehen, weil sie keine angemessene Gegenleistung für die Ganzheitsgesundheit erbringen.

Vielleicht sind die Krebszellen des gutartigen »Haustierkrebses« nur asozial und nicht flüchtig. Es spricht aber mehr dafür, daß sie auch eine verbrecherische Ader haben, die aber inaktiv ist, oder daß sie durch Fesseln im Wachstum und an der Flucht gehindert werden. Als Fesseln wirken Adhäsions- bzw. Haftkräfte und auch Verkapselungen durch Bindezellen und deren Produkte.

Die wichtigere Eigenschaft der Krebszelle ist sicher ihre verbrecherische Komponente, ihre zerstörerische Aktivität. Sie äußert sich in der Produktion und Absonderung von Stoffen, welche die Ge-

sundheit der Nachbarzellen schädigen. Wieweit auch mechanische
und andere Zerstörungskräfte beteiligt sind, ist unklar. Jedenfalls
entfalten Krebszellen eine kriminelle Energie. Sie stehlen, zerstören, quälen und morden, zunächst in der Nachbarschaft, dann im
weiteren Umkreis, später auch im Bereich fernliegender Zellstaats-
organe. Sie treiben ihr Unwesen bis schließlich hin zum endgültigen Zusammenbruch des Staates: zum Tod des Vielzell-Lebewesens
Mensch.

ERKENNUNGSMERKMALE DER KREBSZELLE

Die einzelne Krebszelle ist im Durchmesser zirka 10µ (1µ = ein
millionstel Meter) groß, bei einer mittleren Schwankungsbreite von
zirka 4 bis 16µ.

Ihre Form kann kugelig, eiförmig, quadratisch, zylindrisch oder
eine Mischform der entsprechenden Raumgebilde sein. Am häufigsten sind Mischformen.

Um über die Größenverhältnisse wenigstens grob zu informieren, habe ich meinen Volumenberechnungen die Kugelform zugrunde gelegt. Eine Krebszelle mit dem Durchmesser 10µ hat als
Kugelzelle ein Volumen von 524µ³ (s. auch Tab. 5).

Krebszellen kann man nur in vielfacher Vergrößerung mit dem
Mikroskop erkennen. Die mikroskopische Untersuchung einzelner
Zellen nennt man *Zytodiagnostik* – von (griech.) kytos (Rundung,
Hohlraum, Zelle).

Die Mikroskop-Untersuchung von Zellen im Gewebeverband
heißt *Histodiagnostik* – von (griech.) histos (Gewebe).

Als gemeinsamen Oberbegriff für die Mikroskopuntersuchung
einer Zell- oder Gewebsprobe, die dem lebenden Organismus entnommen wird, wurde die Bezeichnung *Biopsie* eingeführt – von
(griech.) bios (Leben) und opsis (Betrachtung).

Der Begriff ist nicht ganz korrekt und deshalb irreführend, weil
die Zell- und Gewebsproben zunächst »präpariert« werden müssen,
um sie mit dem Mikroskop betrachten zu können. Dies aber führt
zum Zell- und Gewebstod. Insoweit ist letztlich jede sogenannte
Zell- oder Gewebebiopsie eine *Bionekropsie*, d.h. die optische Untersuchung einer zwar dem Lebenden entnommenen, aber inzwi-

schen toten Gewebsprobe einer Zell-Leiche – von (griech.) nekros (Leichnam, Toter).

Über die verschiedenen Möglichkeiten der Zellprobengewinnung informiert die Tab. 3. Darin finden sich außer Beispielen auch Hinweise auf das Streurisiko der jeweiligen Probenentnahmeart.

Die harmloseste Art zur Gewinnung von Krebszellen ist der *Abstrich* von der Oberfläche verdächtiger Haut- oder Schleimhautstellen oder von Wundflächen. Er geschieht mit einem Watteträger, von dem das gewonnene Zellmaterial auf einen Objektträger aus Glas ausgestrichen wird. Krebszellen haben untereinander und auch zu den gesunden Nachbarzellen keinen festen Kontakt. Die Lockerung

	Entnahmeart	Beispiele	Streurisiko
Zelldiagnostik (Zytologie)	Abstrich	Schleimhäute Wundflächen	keines
	Ausstrich	Auswurf Drüsensekret	keines
	Absaugung	Schleimhäute Wundflächen	minimal
	Abbürsten	Schleimhäute Wundflächen	klein
	Kanülen-Absaugung	Tiefe Herde	sehr groß
	Schleudern	Harn Ergüsse	keines
Gewebsdiagnostik (Histologie)	Stanzung	Tiefe Herde (Prostata, Brustdrüse)	riesig
	Teilausschneidung	Herde verschiedener Art (Haut, Schleimhäute, Brustdrüse)	groß
	Ganzausschneidung	Herde verschiedener Art	klein

Tab. 3: Gewinnung von Biopsieproben

des Zellverbandes ist ein typisches Signal krebsiger Zellentartung. Nur deshalb können solche Zellproben durch Abstrich gewonnen werden.

Zur Gewinnung und Herstellung einer Zellprobe auf unschädliche Art und Weise ist auch der *Ausstrich* von Ausgehustetem (Auswurf) oder von einer verdächtigen Absonderung (Sekretion) aus einer Drüse geeignet.

Eine andere Möglichkeit ohne Verletzung ist die *Absaugung* einer krebsverdächtigen Oberfläche. Von dieser wird insbesondere im Zusammenhang mit der Magenspiegelung Gebrauch gemacht, um sogenannte Frühkrebse zu erkennen. Nicht so harmlos wie Abstrich, Ausstrich und Absaugung ist das *Abbürsten* krebsverdächtiger Oberflächen. Man benutzt dieses Entnahmeverfahren ebenfalls zur Gewinnung von Zellproben, obwohl dadurch immer eine große Zahl von Krebszellen in die Lymph- und Blutbahnen verschleppt wird.

Eine weitere Möglichkeit zur Gewinnung von Zellproben ist das *Schleudern* von Flüssigkeiten, in denen Krebszellen vorhanden sein können. Dies gilt besonders für Ergüsse in Körperhöhlen bei einer vorhandenen Krebserkrankung. Dies gilt aber auch für die Untersuchung von Körpersäften wie Urin und Speichel.

Aus in der Tiefe gelegenen krebsverdächtigen Knoten kann man Zellproben nur invasiv, d. h. durch *Einstechen* einer Hohlnadel (Kanüle) gewinnen. Groß in Mode gekommen ist seit etwa fünfzehn Jahren die *Feinnadel-(Ansaug-)Punktion*. Dabei wird eine sogenannte Feinnadel – mit einem Außendurchmesser von 1,2 mm und einem Innendurchmesser von knapp 1 mm – durch die Haut oder die Schleimhaut mit dem Ziel eingestochen, den krebsverdächtigen Knoten möglichst in der Mitte zu treffen, dabei Zellverbände loszustechen und über die Erzeugung eines starken Unterdruckes durch rasches Zurückziehen des Spritzenkolbens in die Spritze zu saugen.

Die Feinnadel-Punktion führt zu einer erheblichen Verletzung des getroffenen Zellverbandes, wird aber in ihren Auswirkungen bagatellisiert. Bei einem Volltreffer in einen erbsgroßen Krebsknoten werden viele Millionen Krebszellen losgestochen und davon viele Tausend auf dem Lymph- und Blutwege verschleppt.

Die gewonnene Zellprobe wird auf einem Objektträger ausgestrichen, durch Zusatz von Alkohol fixiert und in einem entsprechenden Behälter zum Zytologen geschickt.

Ursprünglich haben sich fast nur Frauenärzte als Zytologen (Zelldiagnostiker) betätigt, weil die Zelldiagnostik zuerst bei der Fahndung nach Gebärmutterhalskrebs eine große Rolle spielte. Inzwischen gibt es aber auch zytologische Institute, welche von Pathologen geleitet werden.

Vor der mikroskopischen Untersuchung müssen die ausgestrichenen Zellproben gefärbt werden. Sehr gebräuchlich ist die von dem griechisch-amerikanischen Arzt Papanicolaou entwickelte Färbemethode, der sie zur Zelluntersuchung bei Verdacht auf Gebärmutterhalskrebs erfunden hat.

Das Zellausstrichpräparat wird mit dem Mikroskop in 150- bis 200facher Vergrößerung untersucht.

Das Problem der Beurteilung: Es gibt kein Kainsmal der krebsigen Zellentartung, kein einziges krebstypisches Signal, das eine zweifelsfreie Einordnung als Krebszelle möglich macht. Die Diagnosesicherheit ist erheblich geringer als bei Erkrankungen, die etwa durch Mikroben, also Kleinstlebewesen wie Tuberkelbazillen, Gonokokken, Spirochäten usw. verursacht werden.

Als Verdachtszeichen gelten zum Beispiel: Vergrößerung der Zellkerne, Verdichtung des Kerngerüstes, Vergrößerung und Vermehrung der Kernkörperchen, Verkleinerung des Zellkörpers, Auflösung von Formelementen des Zellkörpers, häufige Zellteilungsfiguren im Zellausstrich. Es gehört eine sehr große Erfahrung dazu, das Zellbild richtig zu beurteilen. Nach Papanicolaou unterscheidet man fünf Zelltypen, genannt »Zellgruppen«. Gruppe I und II gelten als normal, Gruppe III als zweifelhaft und Gruppe IV und V als krebsverdächtig.

Die Unsicherheiten der Zelldiagnostik habe ich an anderer Stelle ausführlich diskutiert. Kothari und Metha schreiben in ihrem Buch IST KREBS EINE KRANKHEIT?: »Die Unzuverlässigkeit des PAP-Abstrichs mag man daraus ablesen, daß das Vorkommen von angeblicher Bösartigkeit bei den gleichen Abstrichgraden von 33 % bis zu 100 % und von 5 % bis zu 60 % reichte.«

Ähnlich haben sich viele Pathologen geäußert. Zusammenfassend ist also festzustellen: Die Zytodiagnostik auf Krebs kann als einer von vielen Mosaiksteinen in der Krebsdiagnostik allgemein nützlich sein. Als Einzelsignal hat sie keinerlei Beweiskraft für oder gegen das Vorliegen einer Krebskrankheit.

Das Wichtigste: Sie erlaubt keine Unterscheidungsdiagnose zwischen gutartigem und bösartigem Krebs. Trotzdem wird sie in der herrschenden Schulmedizin bei bestimmten Verdachtszeichen als Beweis für eine Krebskrankheit gewertet.

LEBENSZEITABSCHNITTE DER KREBSZELLE

Das Leben der Krebszelle dürfte in den Grundzügen ähnlich verlaufen wie das der Arbeitszellen der Deck- und Bindegewebszellrassen. Die Nerven- und Muskelzellen eignen sich nicht zum Vergleich, weil sie sich nie oder sehr selten vermehren.

Nach der Geburt beginnt auch bei der neugeborenen Krebszelle die Kindheit, gefolgt von der Pubertät und schließlich vom geschlechtsreifen Erwachsenenalter. Danach sollte eigentlich das Arbeitsleben beginnen. Das aber geschieht nicht. Vielmehr wird die Krebszelle zum asozialen Parasiten und zum Raubmörder.

Völlig offen bleibt die Dauer der einzelnen Lebensabschnitte, insbesondere die Dauer des Vor-Schwangerschafts-Lebens und der Schwangerschaft. Insbesondere die Vorschwangerschaftszeit scheint großen Schwankungen zu unterliegen.

Der Vermehrung von Krebszellen liegen Entwicklungsschritte zugrunde, welche denen der Keimzellvermehrung sehr ähnlich sind. Wie die Keimlingsschwangerschaft verläuft die Krebszellschwangerschaft in sechs Phasen, von der C- bis zur H-Phase.

Vor jeder Zellschwangerschaft liegt das Vorschwangerschaftsleben, nach dem mikroskopischen Krebszellbild auch als Ruhephasen A und B bezeichnet.

Der entscheidende Unterschied zwischen Keimzelle, Normalzelle und Krebszelle liegt in der *Lebensdauer*. Bei der Keimzelle beträgt die Lebenszeit in der Regel 24 Stunden, zumindest in den ersten Entwicklungswochen des Menschen. Bei dem Nachwuchs der Normalzellen im Organismus des Erwachsenen ist die Lebenszeit sehr unterschiedlich.

Die normale Zellschwangerschaft dauert zirka 30 Minuten, während die Lebenszeit insgesamt viele Stunden, Wochen und sogar Monate dauern kann. Ähnlich groß scheinen die Unterschiede bei Krebszellen zu sein.

Eine Schwalbe macht keinen Sommer und eine Krebszelle keine Krebskrankheit. Im Gegenteil gibt es spätestens in der zweiten Lebenshälfte des Menschen täglich viele Zellmißgeburten, die aber meistens keine Überlebenschance haben, weil sie ersticken, verdursten, verhungern oder von der Zell-Polizei, Zell-Ab-Wehrmacht oder anderswie vernichtet werden. Kritisch kann es erst werden, wenn sich Krebszellhaufen bilden. Wie schnell das geschieht und wie rasch aus Mikrokrebsherden Milli- und Zentikrebsherde werden, hängt vom Wachstumstempo ab.

Ein Maß für die Wachstumsgeschwindigkeit von Krebsherden ist die von Collins erstmals vorgeschlagene Tumor-Verdopplungszeit. Bis zur Größe von 1 mm Krebsherddurchmesser sollen 20 Tumor-Verdopplungs-Zeiten nötig sein, bis 10 mm Durchmesser 30.

Bis zum 16-Zell-Stadium scheint die Entwicklung beim Keimling und bei der Krebszelle formal gleich zu sein. Danach entwickelt sich der Krebszellhaufen anders. Entweder wächst er als Rundknoten weiter – wie zum Beispiel in Brustdrüse, Prostata und auch als Lungenmetastase –, oder er wächst strauchartig – wie bei Blasenkrebs – oder sternförmig – wie bei einem bestimmten Typ des Schwarzen Hautkrebses.

Für Lungenkrebs hat man Tumor-Verdopplungszeiten zwischen 120 und 220 Tagen errechnet. Bei dieser Krebsart dauert es angeblich von der ersten Krebs-Zellzwillingsgeburt bis zu einem Krebsknoten von 10 mm Durchmesser zehn bis achtzehn Jahre. Bei Brustkrebs soll es fünf bis sieben Jahre dauern.

Derart lange Krebsentwicklungszeiten gibt es sicher. Aber sehr häufig sind auch starke Abweichungen, insbesondere sehr viel größere Entwicklungsgeschwindigkeiten. Es gibt Krebsarten, die enorm rasch wachsen.

Kürzlich beobachtete ich bei einer Patientin ein Wachstumstempo von 54 ml Krebs in 70 Tagen. Das sind (s. Tab. 5) etwa 100 Milliarden Krebszellen, entstanden in 37 Zellteilungsperioden. Dies entspricht einer durchschnittlichen Krebszell-Lebenszeit von ungefähr zwei Tagen.

Das unterschiedliche Wachstumstempo der verschiedenen Krebsarten hat auch damit zu tun, daß im Inneren der Krebszellgeschwulst in unterschiedlicher Zahl Krebszellen absterben, daß durch Ernährungsstörungen das Wachstum verlangsamt oder durch besonders günstige Ernährungsbedingungen das Wachstum beschleunigt wird und andere hemmende oder beschleunigende Faktoren mitwirken.

Fest steht vor allem eins: Das Krebsherdwachstum vollzieht sich in wesentlichen Größenordnungen nicht in Stunden oder Tagen, sondern in Wochen. Der Beginn von Behandlungsmaßnahmen hat in aller Regel ein bis zwei Wochen, oft länger Zeit.

Ich erwähne das ausdrücklich, weil Ärzte allzuoft nach der Entdeckung eines Krebsherdes auf eine sofortige Behandlung innerhalb der nächsten Stunden oder Tage drängen, insbesondere auf eine sofortige Operation. Der Grund für die unvertretbare Eile ist häufig, den Patienten auf Biegen und Brechen festzuhalten, damit er nicht zu einem anderen Arzt flüchtet, um eine Gegendiagnose einzuholen bzw. einen anderen Therapievorschlag zu erfragen.

KREBSHERD

Über die Entwicklung von der Urkeimzelle zum Vielherdkrebs informiert die Tab. 4.

Ich wiederhole: Einzelne Krebszellen ohne Gewebeverbund sind auch in einer Vielzahl niemals ein Beweis für Krebs, höchstens krebsverdächtig. Erst der Krebszellhaufen mit mindestens 16 Krebszellzwillingen kann als krebstypisch gewertet werden. Dieser Mikrokrebsherd oder -krebsknoten hat einen Durchmesser von etwa 60μ. Er ist nur als Zufallsbefund entdeckbar, niemals aber im Rahmen einer systematischen Krebsfahndung.

Mit zunehmender Vermehrung des ersten Krebszellzwillings (Durchmesser = d = 2 x 10μ) wird der Mikroknoten in der Größe d = 60 bis 999μ zum Milliknoten in der Größe d = 1 bis 9,9 mm und zum Zentiknoten in der Größe d = 1 bis 9,9 cm. Größere Knoten sind selten und hier nicht von Wichtigkeit. Der größte Krebsknoten, an den ich mich erinnere, war 1,5 kg schwer.

Die Krebsknoten sehen anfangs aus wie eine winzige Brombeere. An der Oberfläche von Haut und Schleimhäuten ändern sie diese Form schon früh. Sie werden sternförmig oder zottig oder brechen geschwürig auf. In der Tiefe entwickeln sie sich in der Regel weiter kugelig, werden dann in Lungen und Leber beispielsweise bei der Ultraschall- und Röntgendiagnostik als Rundherde sichtbar.

Durch Absterben oder Erweichen der Krebszellen kann sich auch hier die ursprüngliche Kugelform ändern.

Über die ungefähre Zahl der Krebszellen in Krebsherden – bei Unterstellung einer Kugelform – informiert die Tab. 5.

In der frühest entdeckbaren Größe von mindestens d = 4 mm enthält der Milliherd zirka 64 Millionen Krebszellen. Meist ist aber der Knoten bei Frühentdeckung mindestens erbsgroß (d = 6 mm), oft gut kirschgroß (d = 12 mm). Solche Knoten enthalten dann 216 Millionen bzw. 1,7 Milliarden Krebszellen.

Ein bereits genanntes wichtiges Merkmal der Krebszelle ist ihre »Kontaktschwäche«, der lediglich lockere Verband der Krebszellen untereinander, welcher durch die Eigenbeweglichkeit der Krebszellen noch verstärkt wird. Die Größenverhältnisse und der lockere Verbund lassen bei Krebsherden keinen vernünftigen Zweifel, daß sich von jedem entdeckbaren, wachsenden, nicht abgekapselten Krebsherd täglich 100 bis 1000 und mehr Krebszellen ablösen, in die Lymphspalten sowie Lymph- und Blutkleinstgefäße eindringen und von hier über die größeren Blutadern in ferne Organe verschleppt werden, in deren Kleingefäßen sie dann ausgefiltert werden und zu Tochterkrebsherden (Metastasen) auswachsen können.

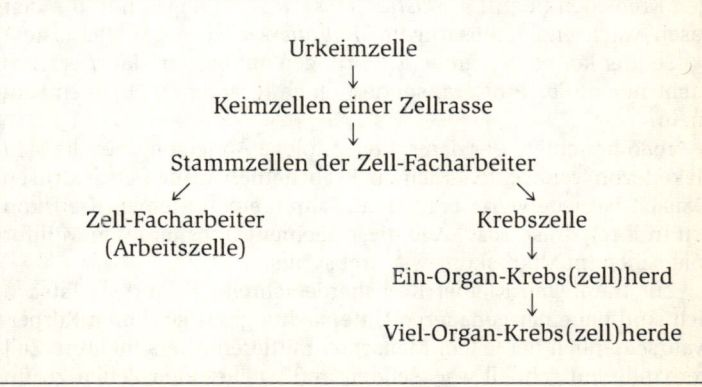

Tab. 4: Entwicklung von der Urkeimzelle zum Vielherdkrebs

Pietro M. Gullino hat errechnet, daß ein Krebsherd »... täglich etliche Millionen entarteter Zellen freisetzt, sobald er ein Gewicht von einigen Gramm erreicht hat«.

Je geringer die Größe, also das Volumen des Krebsherdes, ist, um so leichter können die Abwehrkräfte den Herd abbauen oder im Wachstum bremsen. Das mag der Grund für den häufigen Wachstumsstillstand bis zur Knotengröße von etwa d = 12 mm sein.

Solche kleinen Krebsherde streuen nicht. Warum nicht, wissen wir nicht genau. Wahrscheinlich spielt eine stärkere Kontaktfähigkeit der Krebszellen im Frühstadium eine Rolle. Auch unsichtbare Fangnetze bzw. Fangkräfte, die ein Weiterwachsen verhindern, scheinen beteiligt zu sein.

Solche ruhenden Krebsherde, auch (engl.) *silent cancer,* sind in der zweiten Lebenshälfte sehr häufig. Erstmals entdeckt wurden sie durch amerikanische Pathologen in der Prostata (Vorsteherdrüse). Der Urologe Whitemore vom Sloan Kettering Cancer Center in New York hat das große Verdienst, diese Entdeckung der Pathologen publizistisch verbreitet zu haben. Nach ihren Erkenntnissen hat jeder dritte Mann ab fünfundvierzig einen kleinen ruhenden Krebsherd in der Prostata.

In meinem 1976 erschienenen Buch KEINE ANGST VOR KREBS habe ich eingehend darüber berichtet. Ich habe für diesen gutartigen Krebs den Begriff »*Haustierkrebs*« vorgeschlagen und ihn dem rasch wachsenden bösartigen »*Raubtierkrebs*« gegenübergestellt.

Seither konnte ich große Erfahrungen mit diesem Haustierkrebs, nicht nur in der Prostata, sondern auch in anderen Organen sammeln.

1986 berichtete der dänische Pathologe Anderson über die Häufigkeit von versteckten Kleinen Krebsherden in den Brustdrüsen. Danach hat jede vierte Frau ab 40 Jahren einen Kleinen Krebsknoten in ihrer Brustdrüse. Alle diese Kleinen Krebsherde im Milliformat sehen im Mikroskop »wie Krebs« aus.

Zur Häufigkeit Kleiner Krebsherde schreibt J. Cairns: »Tatsächlich sind bei einer genaueren Untersuchung des gesamten Körpers wahrscheinlich bei jedem Menschen mittleren Alters mehrere Zellverbände mit schnell wachsenden und wuchernden Zellen zu finden, die durchaus als Tumoren bezeichnet werden können.«

Kleine Herde				Größere Herde			
d mm	Vergleichs-körper	v mm³	n	d mm	Vergleichs-körper	v cm³	n
1		0,5	1 Mio				
2	Stecknadelkopf	4	8 Mio	20		4,2	8 Mrd
3		14	27 Mio	30	Tischtennisball	14	27 Mrd
4	Kugellinse	34	64 Mio	40		34	64 Mrd
5		66	125 Mio	50		66	125 Mrd
6	Erbse	113	216 Mio	60	Tennisball	113	216 Mrd
7		179	343 Mio	70		179	343 Mrd
8	Dickerbse	268	512 Mio	80		268	512 Mrd
9		382	729 Mio	90		382	729 Mrd
10	Kleinkirsche	524	1,0 Mrd	100		524	1,0 Bio
11		697	1,3 Mrd	110		697	1,3 Bio
12	Großkirsche	905	1,7 Mrd	120		905	1,7 Bio
13		1150	2,2 Mrd	130		1150	2,2 Bio
14		1437	2,7 Mrd	140		1437	2,7 Bio
15		1767	3,4 Mrd	150		1767	3,4 Bio
16		2145	4,1 Mrd	160		2145	4,1 Bio
17		2572	4,9 Mrd	170		2572	4,9 Bio
18		3054	5,8 Mrd	180		3054	5,8 Bio
19		3591	6,9 Mrd	190		3591	6,9 Bio
				200		4189	8,0 Bio

Tab. 5: Anzahl der Krebszellen in kugligem Krebsidherd bei kugligen Zellen

Anmerkung: Durchmesser der Krebszelle: d = 10 μ = 10 millionstel Meter (Mikrometer) = 10 tausendstel Millimeter (0,01 mm); Volumen der Krebszelle: v = 524 μ³;

Anzahl der Krebszellen (Berechnungsformel): $n = \dfrac{rk^3}{rz^3}$

Kürzel: r = Radius; k = (Krebs-)Knoten (Krebsidherd); z = (Krebs-)Zelle; v = Volumen; n = Anzahl der (Krebs-)Zellen im Krebsherd; d mm = Durchmesser des Krebsidherdes in mm; Mio = Million; Mrd = Milliarde; Bio = Billion (1000 Milliarden)

Es gibt auch bei der Histodiagnostik von Krebsherden kein Kainsmal für Krebs. Vielmehr muß man sich aus einer großen Zahl von Einzelbildern ein Gesamtbild machen. Die Situation kann man am Beispiel eines Teppichs verdeutlichen. Der Kenner stellt aus Größe, Form, Farbe, Anordnung der vielen tausend erkenn- und unterscheidbaren Einzelbilder die Diagnose Abadeh-, Ghoum-, Saruk-, Kerman-, Isfahan- oder Meschhed-Teppich. Zur Diagnose gehört auch eine Bewertung der verschiedenen Qualitätsmerkmale wie Festigkeit, Haltbarkeit, Schönheit, Verwendbarkeit. Bei dieser Bewertung kommt es auch unter Fachleuten oft zu erheblichen Unterschieden in der Beurteilung.

Da es bei der Beurteilung eines Feingewebeschnittbildes nicht um Rückschlüsse auf totes Gewebe – wie beim Teppich –, sondern auf die Aktivitäten von lebendem Gewebe geht, bietet sich auch folgender Vergleich an, um die Unsicherheiten in der Bewertung deutlich zu machen: Wenn man aus größerer Höhe auf eine Ansammlung von Menschen auf einem Marktplatz schaut, dann weiß man nicht, ob sich diese zu einer friedlichen Demonstration oder zu einer revolutionären Aktion versammelt haben. Selbst Hinweise auf Zerstörungen schließen nicht aus, daß die Menge sich inzwischen zu ruhigem Verhalten entschlossen hat.

Es gab einmal einen italienischen Arzt namens Lombroso, der allen Ernstes wissenschaftlich bewiesen haben wollte, daß man den Verbrecher an seiner Nasenspitze und seinen Ohrläppchen erkennen könne. (Schön wär's, nicht nur zum Sortieren der Politiker.) Die schulmedizinische Behauptung, man könnte den Bösartigkeitsgrad eines Krebszellhaufens im Mikrobild erkennen, ist nichts anderes als ein Trugschluß à la Lombroso.

Als beweiskräftiges Merkmal für die Metastasierungsaktivität eines Krebses gilt die im Mikroskop erkennbare Invasion, die Einwanderung von Krebszellen in Lymphbahnen. Dazu J. Cairns: »Obwohl das Basalzellkarzinom sehr stark zur örtlichen Invasion neigt, bildet es so gut wie nie Metastasen.« Umgekehrt gilt nach Cairns für einen anderen Hautkrebstyp: »Das Stachelzellkarzinom ist weniger invasiv, führt jedoch gelegentlich zur Bildung entfernt gelegener bösartiger Tumoren.«

Diese Hinweise sollen den grundsätzlichen Wert der Histodiagnostik nicht schmälern, sondern nur deutlich machen, daß es viele Irrtumsmöglichkeiten und nicht selten Fehlbeurteilungen gibt. Sie sind bei der Gefrierschnitt-Schnell-Histodiagnostik größer als bei der Paraffinschnitt-Diagnostik.

Allein diese Tatsache wäre Grund genug, allergrößte Zurückhaltung in der Anzeigestellung zu schwer verstümmelnden Eingriffen wie einer Radikaloperation oder Bestrahlung zu wahren, wenn sich die Indikation dazu nur auf eine Mikroskopdiagnose stützen kann.

Zu welch bösen Folgen solche Irrtümer führen können, zeigt das Kapitel »Falsche Schnellschnittdiagnose ›Krebs«« (s. S. 131 ff.).

AKTIVITÄTSGRADE BEI KREBS

Eine der wichtigsten Aufgaben ist die Beurteilung des Aktivitätsgrades sowohl bei Verdacht auf eine Krebskrankheit wie auch bei bereits gesicherter Diagnose. Die Bewertung steht und fällt mit der Feststellung des Wachstumstempos, das möglichst dreidimensional in Millimetern gemessen werden sollte.

Bei Kugelform des Krebsherdes genügt der Durchmesser. Bei Eiform kann man sich so helfen, daß die Hälfte der Summe von Längs- und Querdurchmesser verwendet wird, um daraus ein Kugelvolumen zu errechnen. Tabelle 5 ist eine nützliche Hilfe. Bei einem sich flächenhaft ausbreitenden Krebsherd kann man aus dem Produkt von a × b × c (Länge, Breite, Dicke) das ungefähre Volumen errechnen.

Je größer der Krebsherd, um so schneller vermehrt sich sein Volumen, je kleiner, um so langsamer. Das gilt zwar nicht in allen Fällen, aber man muß prinzipiell davon ausgehen. In Tab. 6 habe ich für Kleine Krebsherde errechnet, welches Wachstumstempo für eine Einstufung als »Aktiver Krebsherd« in etwa zugrunde gelegt werden muß, um den Haustierkrebs vom Raubtierkrebs zu unterscheiden.

Bei der Betrachtung des Aktivitätsgrades von Krebszellen sind zu unterscheiden:

1. Aktiver Krebs = mit Mindesttempo wachsender Krebsherd.

2. Inaktiver Krebs = mit weniger als dem Mindesttempo wachsender Krebsherd.

Bei Mehr- oder Vielorgankrebs kann der Aktivitätsgrad unterschiedlich sein, weil er selbstverständlich von den örtlichen Umgebungsfaktoren für die Lebensfähigkeit des Herdes abhängt.

Haustierkrebs	Organ	Raubtierkrebs
	Oberflächliches Organ (Haut/Schleimhaut)	
d = < 8 mm d + = < 2 mm/12 Wochen	Größe Wachstumstempo	d = > 8 mm d + = > 2 mm/12 Wochen
	Kleines Tiefenorgan Volumen bis 100 ml (Beispiel Prostata)	
d = < 8 mm kleiner als Dickerbse d + = < 2 mm/12 Wochen	Größe Vergleichskörper Dickerbse Wachstumstempo	d = > 8 mm größer als Dickerbse d + = > 2 mm/12 Wochen
	Großes Tiefenorgan Volumen = > 100 ml (Beispiel Brustdrüse)	
d = < 20 mm kleiner als Großkirsche d + = < 3 mm/12 Wochen	Durchmesser Vergleichsk. Großkirsche Wachstumstempo	d = > 20 mm größer als Großkirsche d + = > 3 mm/12 Wochen

Tab. 6: Wachstumstempo Kleiner Krebsherde zur Unterscheidungsdiagnose zwischen Haustier- und Raubtierkrebs

Kürzel: d = Durchmesser; d + = Zunahme des Durchmessers in tausendstel Liter; < = kleiner als; > = größer als; ml = Milliliter

KREBS ALS GANZHEITSKRANKHEIT

Die Krebskrankheit ist immer eine Ganzheitskrankheit, das heißt, alle Zellbürger des Zellstaates sind direkt oder indirekt betroffen. Es gehört zu den schlimmsten Irrwegen der Schulmedizin, die Krebskrankheit wie eine ausschließlich örtliche Krankheit zu behandeln. Dies zeugt von einem völligen Unverständnis biologischer Zusammenhänge.

Jede primär örtliche Schädigung mechanischer, thermischer, radioaktiver oder chemischer Art, mit Infektion oder ohne, führt nach unterschiedlich langer Latenzzeit – von wenigen Stunden bis Tagen – zu dem, was medizinisch »Allgemeinreaktion« genannt wird, und zwar ausnahmslos. Dies äußert sich in Signalen wie Fieber, Pulsbeschleunigung, Unwohlsein und anderen Anzeichen.

Heilen kann eine Krankheit nicht der Arzt, sondern nur die natürliche Heilkraft des Ganzheitsorganismus, d.h. die Gesamtheit der Selbstheilungskräfte. Wir Ärzte können bestenfalls heilen helfen.

Ein örtlicher Gewebsschaden macht nicht krank, solange er keine Allgemeinreaktion hervorruft. Am Schluß hängt die Heilung nur davon ab, ob die Selbstheilungskräfte ausreichen oder nicht.

Bei Krebs verhält es sich ähnlich wie bei Infektionskrankheiten. Die »Erreger« fließen über das Blut überallhin. Wer daran zweifelt, sollte sich die Tabelle 5 anschauen. Jeder aktive Krebs streut von der ersten bis zur letzten Minute. Allein von den Selbstheilungskräften hängt es ab, ob der Krebs oder der von ihm angegriffene Zellstaat siegt.

Die schulmedizinische These, man könne einen aktiven Krebs durch Radikaloperation, d. h. örtliche Ausschneidung »weit im Gesunden«, aus dem Gesamtorganismus entfernen, ist falsch. Gleiches gilt für die örtliche radioaktive Bestrahlung des Herdes und seines Umfeldes.

Die örtliche Ausschaltung eines Krebsherdes kann nützlich sein, ohne Frage. Sie wirkt durch eine Verkleinerung des Krebszellvolumens im Ganzen und des Streuvolumens. Mehr geht nicht. Es bleiben immer Reste irgendwo. Und mit denen müssen die Selbstheilungskräfte fertig werden. Je mehr diese jedoch durch den örtlichen Eingriff geschädigt werden, um so kleiner ist die Heilungschance. In der Verletzung dieser Balance liegt allzuoft die Ursache schwerster Behandlungsschäden.

BÖSARTIGKEITSGRAD

Der Bös-Artigkeits-Grad (BAG) der Krebskrankheit ist immer von vielen Faktoren abhängig. Die übliche BAG-Bewertung gründet sich auf statistische Berechnungen der Krebskrankheitsentwicklung bei vergleichbarer Ausgangslage – bezogen auf die Verkürzung der Lebenszeit, nicht bezogen auf die Minderung des Lebenswertes. Auch für die Lebensdauer allein ist aber die übliche Bewertung als »bösartig« oder »nicht bösartig« in aller Regel falsch oder irreführend, weil sie die starken faktorbedingten Unterschiede nicht berücksichtigt. Über die Vielzahl der Kriterien, nach denen der Grad der Bösartigkeit zu bemessen ist, informiert Tab. 7. Sie enthält insgesamt 37

A. Krebsherd- faktoren	1. Krebsherdsitz a. Organwert für Lebensfähigkeit für Leistungskraft für Lebensqualität b. Organgröße c. Organnachbarschaft 2. Krebsherdvolumen = Krebszellzahl a. des Erstherdes b. der Metastasen 3. Wachstumstempo des Krebsherdes 4. Mikrobild des Krebsherdes
B. Ganzheits- faktoren	5. Abwehrkraft a. Kräftezustand allgemein b. Kraft der Blutbildungsorgane abwehrbezogen 6. Reparaturkraft a. Kraftzustand allgemein b. Kraft der Blutbildungsorgane reparaturbezogen c. »Heilhaut«-Qualität 7. Begleitschäden a. durch Organschäden verschiedener Art b. durch Arzneischäden c. durch Strahlenschäden d. durch Erkrankungen und Verletzungsfolgen (insbesondere Operationen) 8. Lebensalter (in 7-Jahres-Perioden) a. Kindheit (0–7) b. Jugend (7–14) c. Pubertätsalter (14–21) d. Junior-Erwachsenenalter (21–42) e. Senior-Erwachsenenalter (42–63) f. Vorgreisenalter (64–78) g. Greisenalter (78 und älter)
C. Behandlungs- faktoren	9. Nichtverstümmelnd a. Selbsthilfe (Lebensweise, Ernährung, Genußgiftverzicht) b. Physio- und Psychotherapie c. Ungiftige Arznei 10. Wenig verstümmelnd a. Giftige Arznei (außer Zellkiller-Chemotherapie) b. Kleine Operation c. Gezielte Bestrahlung d. Kombination von a, b, und/oder c 11. Stark verstümmelnd a. Große Operation, insbesondere Radikaloperation b. Großfeld-Zellkiller-Bestrahlung c. Hochgiftige Arznei, insbesondere Zellkiller-Chemotherapie d. Kombination von a, b, und/oder c

Tab. 7: Faktoren des Bösartigkeitsgrades (BAG-Faktoren)

verschiedene Faktoren, von denen viele gleichzeitig wirken können – nicht alle natürlich, denn manche schließen sich logischerweise aus, wie etwa die verschiedenen Altersstufen. Die Zahl der möglichen Kombinationen ist unübersehbar groß, woraus allein schon unmittelbar einleuchtet, wie differenziert jede Gesundheitshilfe bei Diagnose und Prognose vorgehen muß. Aufgrund eines einzigen Wertes – etwa allein aufgrund des Mikrobildes von Zellausstrichen oder Gewebsschnitten eines Krebsherdes – ist es unmöglich und damit unzulässig, den BAG für eine Prognose und die Wahl der therapeutischen Maßnahmen einzuschätzen. Je radikaler diese sind, um so größere Umsicht ist geboten.

Tab. 7 unterscheidet zwischen drei Hauptfaktoren: den Eigenschaften des Krebsherdes (A), dem körperlichen und geistig/seelischen Gesamtzustand (B) und den – positiven oder negativen – Auswirkungen einer vorausgegangenen oder zum Bewertungszeitpunkt noch stattfindenden Behandlung (C). Damit sind die wichtigsten Kriterien für die Gewinnung eines aussagekräftigen Gesamtbildes erfaßt.

3.3 DIE SECHS KARDINALFEHLER DER SCHULMEDIZINISCHEN KREBSBEKÄMPFUNGSSTRATEGIE

ERSTER KARDINALFEHLER

Keine Unterscheidung zwischen (gutartigem) Haustierkrebs und (bösartigem) Raubtierkrebs bei Kleinem Krebsherd.

Die Schulmedizin stützt ihr Krebsvorsorgeprogramm auf folgende drei Grundthesen:

1. Alles, was im Mikroskop wie Krebs aussieht und von den Pathologen als Krebs (Karzinom oder Sarkom) eingestuft wird, sei »bösartig«, bedeute also eine tödliche Gefahr, und zwar unabhängig von der Größe und der Wachstumsgeschwindigkeit.

2. Unbehandelt führe ein solcher Krebsherd – auch der kleine (bis 20 mm Durchmesser) und kleinste (bis 10 mm Durchmesser) – innerhalb weniger Jahre zum Tode, meist innerhalb von fünf Jahren, spätestens innerhalb von zehn Jahren. Ausnahmen seien so selten, daß sie für den Strategieplan unerheblich seien. Eine Überlebenszeit von zehn Jahren nach Erstentdeckung und -behandlung sei ein Beweis für die Krebsheilung.

3. Beste Möglichkeit zur Lebensverlängerung sei die Frühentdeckung und die frühe Radikalbehandlung jedes entdeckbaren Krebsherdes. Dies beweise die Zehn-Jahres-Überlebensrate nach früher Radikalbehandlung kleiner und kleinster Krebsherde.

Diese drei Grundthesen werden durch eine Reihe wissenschaftlicher Erkenntnisse widerlegt:

1. Kleine und kleinste Krebsherde finden sich in der zweiten Lebenshälfte bei sehr vielen Menschen. Verläßliche Zahlen gibt es seit Jahrzehnten für den Prostatakrebs, seit mehreren Jahren für den Brustkrebs. Danach hat jeder dritte Mann ab fünfundvierzig einen Prostatakrebs und jede vierte Frau ab vierzig einen Brustkrebs.

Für die Häufigkeit des Prostatakrebses, die auch von führenden Urologen nicht bestritten wird, verweise ich auf die in meinem Buch KEINE ANGST VOR KREBS zitierten Veröffentlichungen.

Zur Häufigkeit von verborgenen Krebsherden in der weiblichen Brust hat vor allem der dänische Pathologe Johan Anderson Untersuchungen angestellt und veröffentlicht. 1983 berichtete er über seine Forschungsergebnisse auf dem 1. Internationalen Symposium der Wilhelm-Vaillant-Stiftung zur Förderung der Gesundheitsvorsorge in München. Seine systematische Fahndung nach Krebsherden in den Brustdrüsen von Frauen in der zweiten Lebenshälfte ergab, daß etwa jede vierte Frau ab vierzig einen Krebsherd in ihrer Brust hatte.

(Andere Veröffentlichungen bestätigen indirekt eine solche Häufigkeit. So hat Prof. Dr. med. Beller – bis vor kurzem Ordinarius für Frauenkrankheiten an der Universität Münster – behauptet, daß jede dritte Frau mit einem in einer Brust entdeckten Krebsherd auch Krebs in der anderen Brust habe. Deshalb hat er sogar vorgeschlagen – und dies selbst praktiziert –, vorsorglich immer auch die zweite Brust zu amputieren.)

2. Was bedeutet nun diese Häufigkeit in absoluten Zahlen?

1987 gab es in der Bundesrepublik etwa 16 Millionen Frauen über vierzig und etwa 11,5 Millionen Männer über fünfundvierzig. Entsprechend der angegebenen Häufigkeitsrate, hatten also 4 Millionen Frauen einen Brustkrebs und 3,8 Millionen Männer einen Prostatakrebs.

3. Nach den Thesen der Schulmedizin müßten fast alle diese Krebsträger unbehandelt nach spätestens zehn Jahren, also 1997, an ihrem Krebs verstorben sein: pro Jahr im Durchschnitt 400 000 an Brustkrebs Verstorbene und 380 000 Prostatakrebstote.

4. 1987 starben in ihrer zweiten Lebenshälfte jedoch rund 14 000 Frauen an Brustkrebs und 8000 Männer an Prostatakrebs. Hochgerechnet auf zehn Jahre, sind das 140 000 an Brustkrebs und 80 000 an Prostatakrebs Verstorbene. Mit wesentlichen Änderungen ist in absehbarer Zeit nicht zu rechnen.

5. Halten wir nun die nach den Schulmedizinthesen vorauszusagenden vier Millionen Brustkrebstoten den nach den Sterbefallstatistiken tatsächlich zu erwartenden 140 000 Brustkrebsopfern zwischen 1987 und 1997 gegenüber, so ergibt sich eine Differenz von 3 860 000 überlebenden Frauen mit (weit überwiegend) unbehandelten kleinen Krebsherden. Die Zehn-Jahres-Überlebensrate der (weit überwiegend) Unbehandelten beträgt 96,5 Prozent.

3,8 Millionen nach den schulmedizinischen Thesen vorausbe-
rechnete Prostatakrebstote gegenüber 80000 Toten nach der Sterbe-
fallstatistik – das ergibt eine Zehn-Jahres-Überlebensrate bei Männern mit (weit überwiegend) unbehandelten kleinen Krebsherden
von 97,9 Prozent.

6. Das neueste Lehrbuch der Chirurgie – herausgegeben von
Heberer, Köle und Tscherne, das 1986 in 5. Auflage erschienen ist –
empfiehlt für den kleinen Brustkrebs die Amputation der Brustdrüse mit allen Achsellymphknoten, gleichgültig, ob gesund oder
krank, als »Therapie der Wahl«. Die Bezeichnung dieser Operation
lautet »Modifizierte radikale Mastektomie«. Die Zehn-Jahres-Überlebensrate von so behandelten Frauen mit kleinem Brustkrebsherd
wird mit 60 bis 80 Prozent, im Schnitt also mit 70 Prozent angegeben.

Im gleichen Lehrbuch wird die Zehn-Jahres-Überlebensrate der
Nur-Brustamputierten ohne Ausräumung der Achsellymphknoten,
jedoch mit Nachbestrahlung, mit 40 bis 60 Prozent beziffert, im
Mittel also mit 50 Prozent.

Der im Mikroskop als ortsfest gewertete Kleine Krebsherd (Tumor in situ) wird ausdrücklich in die Indikationsstellung zur modifizierten radikalen Mastektomie einbezogen und demnach auch in
die statistische Auswertung. *Die Zehn-Jahres-Überlebensrate liegt
also bei den Radikaloperierten um mehr als 25 Prozent, bei den Nur-
Brustamputierten mit Nachbestrahlung um fast 50 Prozent niedriger
als bei den (weit überwiegend) Unbehandelten.*

Die hier genannten Häufigkeiten beziehen sich nur auf Brust-
und Prostatakrebs. Tatsächlich gibt es verborgene Kleine Krebsherde in vielen Organen, wahrscheinlich in allen. Man kann sich
ausrechnen, was geschähe, wenn alle diese (Haustier-)Krebsherde
entdeckt würden. Das dürfte in Kürze möglich sein, nachdem schon
jetzt berichtet wurde, man könne stecknadelkopfgroße Krebsherde
mit der Kernspintomographie entdecken. Müssen wir mit Verstümmelung fast aller Menschen in der zweiten Lebenshälfte zur Krebsvorsorge rechnen?

Wenn wir also feststellen, daß die *Nichtbehandlung* eines Kleinen
Krebsherdes in Brust und Prostata eine 25 bis 50 Prozent höhere
Zehn-Jahres-Überlebensrate als die *Radikalbehandlung* bewirkt, so

folgt daraus, daß seit dem Großeinsatz der schulmedizinischen Radikalstrategie (einschließlich Chemotherapie) in den letzten dreißig Jahren – insbesondere aber seit Einführung der Gesetzlichen Krebsvorsorge im Jahre 1971 – *Millionen Menschen* mit Kleinem Krebsherd *unnötig verstümmelt, viele Tausend unnötig getötet* wurden. Die jährlichen Ausgaben für die schulmedizinische Krebsbekämpfung in Höhe von *vielen Milliarden Mark* haben letzten Endes *mehr geschadet als genutzt.*

Zweiter Kardinalfehler

Brutaldiagnostik: Planmäßige »Zündung« einer Krebszellexplosion durch Probeentnahmen mit Feinnadel, Stanze, Zange oder Messer.

Wer Tab. 5 studiert hat, kann selbst ausrechnen, wieviel Krebszellen mit der am wenigsten verletzenden Probeentnahme, dem Feinnadelstich in einen Krebsherd, losgestochen und damit mobil gemacht werden. Die Feinnadel hat einen Außendurchmesser von 1,2 mm. Bei einem Volltreffer in das Zentrum eines erbsgroßen Krebsherdes (d = 6 mm), wie er ja wünschenswert ist, um möglichst viel Zellmaterial zu gewinnen, wird ein Krebszellzylinder von zirka 4 mm Länge und 1,2 mm Durchmesser losgestochen. Das bedeutet 4,5 mm³ mobil gemachtes Krebszellvolumen. Darin stecken rund 8,5 Millionen Krebszellen. Oft wird der Knoten nur halb getroffen. Dann muß mehrmals gestochen werden. Öfters sticht man ganz durch. All das vergrößert die Zahl der mobil gemachten Krebszellen um viele Tausende bis Millionen. Nicht alle gelangen in die benachbarten Lymph- und Blutbahnen, denn ein Teil wird mit der Spritze abgesaugt, aber viele Hunderttausend bis Millionen sind es immer noch.

Wie bereits erwähnt, kann ungünstigenfalls aus einer einzigen verschleppten Krebszelle ein tödlicher Krebsherd wachsen. Jede Feinnadelpunktion vergrößert die Metastasierungsgefahr also vieltausendfach.

Und das Ergebnis dieser äußerst riskanten Maßnahme?

Man gewinnt nur eine Probe für die *Zell*diagnostik, nicht für die *Gewebs*diagnostik. Und das bringt für die allein wichtige Unter-

scheidungsdiagnose zwischen inaktivem und aktivem Krebs überhaupt nichts. Deshalb drängen die Pathologen darauf, mindestens
eine Stanz-Biopsieoperation durchzuführen, weil damit auch kleine
Gewebsschnitte gewonnen werden können.

Wie viele Krebszellen bei der Gewebsprobenentnahme mit der
Stanze durch einen Volltreffer in einen Prostatakrebsherd mobili-
siert werden, habe ich bereits 1978 in meinem Buch KEINE ANGST
VOR KREBS demonstriert: 240 bis 360 Millionen Krebszellen!

Bei der Probeentnahme mit einer Biopsiezange oder durch Ausschneidung eines Keils aus dem Krebsherd werden zwar die mit der
Probe entnommenen Krebszellen entfernt. Es kommt aber immer
zu einem Abstreifen kleiner Krebsgewebsteile, in denen große Mengen Krebszellen stecken. Vor allem aber entstehen riesige Biß- und
Schnittwunden im Krebsherd, aus denen dann die fluchtbereiten
Krebszellen in Divisionsstärke in den Kreislauf flüchten.

Biopsieoperationen, bei denen nicht der ganze Krebsherd behutsam ausgeschnitten wird, sind Brutaldiagnostik, müßten gesetzlich
verboten und als schwere Körperverletzung bestraft werden.

DRITTER KARDINALFEHLER

Riskante Überdiagnostik wie Mammografie, Szintigrafie, Computer-
tomografie usw.

Zu den stärksten Aktivatoren einer Zellteilung gehört, wie Biologen
unzweifelhaft bewiesen haben, die niedrigstdosierte radioaktive
Strahlendiagnostik. Dabei wird das Gewebe einer Strahlendosis ausgesetzt, wie sie bei der Röntgendiagnostik üblich ist. Die Röntgenologen bagatellisieren die Gefahren von Schäden durch Strahlendiagnostik mit der Begründung, man könne nicht einmal durch relativ
hochdosierte Röntgenbestrahlung einen Krebs erzeugen. Erst bei
sehr hohen Strahlendosen, wie sie beispielsweise die ersten Röntgenärzte jahrelang auf ihre Hände bekommen haben, bestünde die
Gefahr von Strahlenkrebs.

Es geht nicht um die Frage, ob durch radioaktive Strahlen im
Bereich von gesundem Gewebe Krebs erzeugt werden kann. Im
Zusammenhang mit der Strahlendiagnostik bei Krebs interessiert

vielmehr in erster Linie die Frage, ob durch die Diagnosestrahlung vorhandene Krebszellen zu rascher Zellteilung, also zur Krebsvermehrung, angeregt werden können oder nicht. Dies geschieht immer!

Zu einem besonderen Problem wird diese Tatsache durch die Häufigkeit von Haustierkrebsen allgemein. Hier liegt die riesige Gefahr insbesondere von mehrfach wiederholten Mammografien. Da aber, wie bereits erwähnt, bei jeder vierten Frau über vierzig ein Kleiner Krebsherd in einer Brust nachgewiesen ist, besteht bei jeder von ihnen die Gefahr, daß mit einer *Mammografie* aus einem inaktiven ein aktiver Krebsherd der Brust wird.

Die statistischen Beweise für die Nützlichkeit der Mammografie als Mittel der Vorsorgeuntersuchung, die ich kenne, sind nicht stichhaltig. Ich verfolge seit zehn Jahren das entsprechende Schrifttum sehr genau. Selbstverständlich werden durch systematische Mammografien in den Brustdrüsen auch öfters Kleine Krebsherde entdeckt. Dann wird stolz verkündet, man habe auf diese Weise viel zur Früherkennung des Brustkrebses beigetragen und dadurch Menschenleben gerettet. Wenn im selben Zusammenhang auch der statistische Nachweis geführt wird, daß von den behandelten angeblichen Krebspatientinnen 90 Prozent überlebt hätten, so halte ich dagegen: Hier ging es in der weit überwiegenden Zahl um Haustierkrebse, inaktive Krebse von Gesunden. Und Gesunde überstehen sogar Radikaloperationen, ohne dauerhaften Schaden zu nehmen!

In ihrem Buch TORHEITEN UND TRUGSCHLÜSSE DER MEDIZIN kommen die renommierten britischen Mediziner Peter Skrabanek und James McCormik zu der Feststellung, »daß in dem Maße, wie sich die Technik der Mammografie verbessert hat, der Nutzen der Vorsorgeuntersuchung zurückgegangen ist«. Der Nutzen ist nach ihren Erkenntnissen »statistisch nicht mehr signifikant«, der Schaden jedoch erheblich: Zahlreiche unnötige Biopsien und Brustamputationen durch »Überdiagnose« lassen sie vermuten, daß bei einer allgemeinen Einführung der Mammografie in Großbritannien dort mit 100000 »falsch-positiven« Diagnosen zu rechnen ist. Für die Fragwürdigkeit der Mammografie machen sie einen »fatalen Denkfehler« als mögliche Ursache aus, nämlich einen grundlegenden Irrtum über das Wachstum und Verhalten der Tumoren.

Besonders große Gefahr der Vermehrungsaktivierung von Krebszellen geht von der *Szintigrafie* aus. Bei dieser Flimmerbilddiagnostik mit Hilfe der Einspritzung von radioaktiven »Glühwürmchen« ins Blut, die wie Wunderkerzen sprühen, wird die Strahlung über den ganzen Körper verteilt. Die Röntgenologen bagatellisieren die Gefahr von Strahlenschäden damit, daß die Halbwertzeit der verwendeten Substanzen sehr kurz sei, verschweigen dabei jedoch, daß der Strahlungsrest trotz des ständigen Zerfalls noch Wochen bis Monate wirksam bleibt.

Meine Patienten warne ich vor der Szintigrafie mit dem Slogan: »Tschernobyl für ein halbes Jahr!« Das prägt sich ihnen ein.

Ich habe in den letzten elf Jahren, in denen der Schwerpunkt der Versorgung in Praxis und Klinik Krebskranken galt, noch nie eine Szintigrafie gebraucht, um daraus Schlüsse für die weitere Behandlung zu ziehen. Sehr oft haben meine Patienten jedoch Szintigrafiebilder mitgebracht. Es war extrem selten, daß solche Bilder sich im Rückblick für die Therapie von Krebs als wesentliche Hilfe erwiesen. Vielleicht gibt es Medizinbereiche, in denen Szintigrafien nützlich sein können – bis ins Letzte überblicke ich die Situation nicht –, zur Diagnostik im Rahmen der Krebsbekämpfung sollte man jedoch völlig auf sie verzichten.

Auch von allen anderen Röntgenuntersuchungen gehen Aktivierungsgefahren für vorhandene Krebsherde aus. Ganz besonders gilt dies auch für die *Computertomografie,* bei der ja das Gewebe kurz hintereinander mehrfachem Strahlenbeschuß ausgesetzt wird.

Selbstverständlich gehe ich nicht so weit, jede Röntgendiagnostik in diesem Zusammenhang für schädlich zu erklären. Im Gegenteil: Röntgenkontrollen sind bei der Krebskrankheit zur Verlaufskontrolle unentbehrlich. Auch bei uns gehören sie zur Routine. Aber wir geizen mit jeder einzelnen Röntgenaufnahme. In jedem Einzelfall wird überlegt, ob nicht doch mindestens auf *eine* Aufnahme verzichtet werden kann. Sehr oft genügt zum Beispiel bei Röntgenaufnahmen der Lungen die Aufnahme nur in der Richtung von vorn nach hinten. Ähnliches gilt auch für Röntgenaufnahmen anderer Körperabschnitte.

Vierter Kardinalfehler

Mißachtung der Krebskrankheit als Ganzheitskrankheit.

Daß jeder aktive Krebsherd Teil einer Ganzheitskrankheit ist, braucht – nach dem, was ich bereits im Kapitel »Krebskrankheit« ausgeführt habe – an dieser Stelle nicht weiter begründet zu werden. Aber auf eine ungeklärte Frage möchte ich hier hinweisen: Beginnt jede Krebskrankheit zunächst nur mit einem Kleinen Krebsherd im gesunden Organismus? Ist die Krebskrankheit also letztlich immer die Folge eines bös entarteten Haustierkrebses? Oder ist es vielleicht immer öfter sogar umgekehrt: Der Krebsherd ist nur der Auswuchs einer im Blut steckenden Krebskrankheit?

Vieles spricht dafür, daß es die Ganzheitskrankheit »Krebskrankheit« in zwei – ganz verschiedenen Ursachen entspringenden – Formen gibt:

1. als Krebsseuche und
2. als bös entarteten Haustierkrebs.

Als *Seuche* ähnelt Krebs der AIDS-Seuche, bei der die sogenannten KAPOSI-Sarkome der Auswuchs der AIDS-Krankheit sind.

Eine theoretische Ursachenkombination für die Krebsseuche ist:

1. *Steuerungsdisharmonie:* Die krebshemmenden Kräfte des Organismus versagen, weil die Balance im Gleichgewicht zwischen den krebserzeugenden und krebshemmenden Kräften durch Fehlsteuerung zugunsten der Erzeuger gestört ist.

2. *Abwehrschwäche:* Die Krebsabwehr insgesamt ist nicht stark genug, um die gebildeten Krebszellen zu zerstören oder anderweitig kampfunfähig zu machen.

Wir wissen so wenig, daß wir nur von »Kräften« reden können.

Die Krebsseuche wäre mit der Lues II (Syphilis im zweiten Stadium) vergleichbar. Diese beginnt mit dem »Primäreffekt«, einem geschwürigen Herd an jener Stelle, an der die Spirochäten in den Körper eingedrungen sind. Dann dauert es drei Wochen bis zum zweiten Stadium, in dem die Seuche über den ganzen Körper ausgebreitet ist und vor allem auch im Blut steckt. Es ist noch nicht so lange her, daß man den syphilitischen Erstherd, das Erstgeschwür, mit Glüheisen und Messer ausgeschnitten hat, in dem Irrglauben, damit könne man die Syphilis heilen.

Beim Typ »bös entarteter Haustierkrebs« entstünde die Krebskrankheit durch die Aktivierung eines anfangs ortsfesten Krebsherdes zu ausuferndem Wachstum und Streuung nach Nah und Fern
mit dem Endergebnis von Krebsmetastasen in mehreren Organen.
Dies entspricht der Entwicklung, wie sie von der Schulmedizin als
einziger Verlauf angenommen wird.

Hochinteressant ist hier eine Mitteilung, die ich Anfang 1992 aus
den USA bekam. Nach C.-A. Hackethal werden im Laufe eines »statistisch normal langen Lebens« allein in der Leber 506 Millionen
Krebszellen gebildet, die in der Regel von den Abwehrkräften unschädlich gemacht werden. Der Autor verweist auf die Selbstversu-
che von Dusty Rhodes, Chefarzt am Memorial Center in New York,
der sich unter die Haut seines Unterarmes 5 Millionen Zellen eines
Bronchialkrebses von einem Menschen injiziert hat. Nach drei Wochen war ein Knoten an der Stelle der Injektion fühlbar und auch
ein Lymphknoten in seiner Achsel schmerzhaft angeschwollen.
Beide wurden ausgeschnitten. Die mikroskopische Untersuchung
hat dann gezeigt, daß alle Krebszellen aufgelöst worden waren, sowohl an der Injektionsstelle wie im Lymphknoten.

Dies hat man dann 68mal an gesunden »Lifers« – zu lebenslan-
ger Haft verurteilten Sträflingen – im Ohio State Penitentiary wiederholt. Keiner von ihnen hat irgendeine andere Reaktion gezeigt,
als daß alle Krebszellen aufgelöst wurden.

In den Fällen jedoch, in denen die Bronchialkrebszellen unter
die Haut von Patienten gespritzt wurden, welche an einer Chronischen Lymphatischen Leukämie litten – also an einem Blutkrebs –,
sind die Krebszellen ungehindert gewachsen, wie man in den
ausgeschnittenen Gewebsproben der Injektionsstelle nachweisen
konnte.

Wie oft die Krebskrankheit (vermutlich) dem Typ 1 = Krebsseuche oder dem Typ 2 = bös entarteter Haustierkrebs angehört oder
angehört hat, kann man meist erst erkennen, wenn es zu spät ist.

Der möglichen Entdeckung einer jeden der beiden sich nach der Ursache unterscheidenden Krebsform gehen ein bis zwei »Versteckperioden« voraus:

Erste Versteckperiode (nur bei Typ 1) = Inkubationszeit der
(nichtinfektiösen) Seuche, d.h. Entwicklungszeit vom Beginn der

Disharmonie-Abwehrschwäche-Phase bis zur Bildung bleibender Kleiner Krebsherde.

Zweite Versteckperiode (bei Typ 1 und 2) = Entwicklungszeit vom Mikrokrebsherd-Stadium zum Makrokrebsherd-Stadium.

Leider gibt es keine echte Früherkennungsmöglichkeit, weder für den höchst bösartigen Typ 2, noch für den viel weniger bösartigen Typ 1. Schuld daran sind die Versteckperioden, die Monate bis Jahre dauern, nicht selten viele Jahre. Deshalb ist die übliche Panikmache mit dem Zeitfaktor, damit also, daß jede Stunde Verzögerung des Krebskriegbeginns nach der Krebsdiagnose »halber Selbstmord« sei, nichts als Erpressung.

Bei der Entwicklungsgeschwindigkeit im Monats- bis Jahrestempo kann es – außer bei einer akuten Komplikation – auf ein paar Wochen Verzögerung des Behandlungsbeginns nicht ankommen. Mein dringender Rat: Lassen Sie sich bitte mindestens ein bis zwei Wochen Zeit, bevor Sie nach der Verdachtsdiagnose »Krebs« etwas Eingreifendes machen lassen!

Dringend wünschenswert für die Krebsbekämpfung wäre ein Labortest, mit dem man die »Krebsseuche« diagnostizieren könnte, bevor sie ins Mikrokrebs-Stadium kommt. Auch für die zweite Versteckperiode vom Mikrokrebs- bis zum Makrokrebs-Stadium gibt es keinen verläßlichen Labortest. Möglicherweise werden hier bereits die bekannten Tumormarker-Tests positiv. Sichere Erkenntnisse gibt es jedoch nicht. Alle Tests, die ich kennengelernt und ausprobiert habe, haben sich nicht bewährt.

Ohne solche Labortests wird der Raubtierkrebs in der Regel erst entdeckbar, wenn aus dem Mikrokrebs irgendwo ein Makrokrebs, mindestens ein kleiner aktiver Krebsknoten ohne oder mit geschwürigem Aufbruch geworden ist.

Hinzu kommt das Problem der Unterscheidung zwischen Haustier- und Raubtierkrebs. Hier hilft – wie gesagt – nur die Beobachtung, anfangs im Monats- bis Vierteljahresabstand, später in längeren Intervallen. Je kleiner der entdeckte Krebsknoten, um so länger muß – und darf – man beobachten. Man versäumt nichts.

Woran erkennt man, daß ein kleiner Krebsherd *aktiv* ist?

Vor allem an seinem raschen Wachstumstempo (s. Tab. 6), öfters auch an einer Zunahme des Härtegrades, an Farbänderungen oder geschwürigem Aufbruch.

Wichtig ist also immer: beobachten, genau messen, nachmessen und dokumentieren!

Das behutsame Behandlungsprogramm muß eingeleitet werden, wenn die Verdachtsdiagnose »Aktiver Krebsherd« gestellt wird. Der Verdacht genügt für den Beginn der behutsamen Gesundheitshilfe gegen Krebs. Da braucht es keine Mikroskopdiagnose. Selbst gegen eine frühe Entfernung eines Knotens allein durch eine kleine Ausschneidungsoperation wird kein Patient nachträglich protestieren, sondern sich am Schluß freuen, wenn die Mikroskop-Untersuchung die Verdachtsdiagnose nicht bestätigt. Bei Brustkrebs lag der Prozentsatz, in dem unsere Verdachtsdiagnose Krebs nicht stimmte, unter zehn Prozent.

Ein operables Gewächs, ob krebsverdächtig oder nicht, darf immer knapp im Ganzen herausgeschnitten werden, falls dies im Rahmen einer kleineren Operation möglich ist. Nur die Verstümmelungsstrategen brauchen Probeausschneidungen als Alibi. Stimmen Sie bitte niemals zu! Jeder Feinnadelstich in einen Krebsherd löst eine große Krebszellexplosion aus. Jeder!

Wie man der »Krebsseuche« vorbeugen kann, weiß keiner. Aber höchstwahrscheinlich gilt auch hier die Arzterfahrung: Gesundheit ist nicht Schicksal, sondern Fleiß, jedenfalls weit überwiegend. Wer die 33 EUBIOS-Gesundheitsgebote beachtet, denen ein ganzheitliches Verständnis der Gesundheit zugrunde liegt, ist auf jeden Fall sehr viel weniger krebsgefährdet als der, der es nicht tut (s. S. 243 ff.).

FÜNFTER KARDINALFEHLER

Totaler Krebskrieg mit RAC-Waffen: Radikaloperation, Atomsprühfeuerkanonade, Chemischer Giftkrieg unter Mißachtung des Gebotes der Verhältnismäßigkeit.

Was die herrschende Schulmedizin zur Krebsbekämpfung unternimmt, kann man am ehesten mit der Strategie der Verbrannten Erde vergleichen, wie ihn der Einsatz von ABC-Waffen bedeuten würde. Ein solcher Totaler Krieg ist auf die Zerstörung nicht nur der feindlichen Armee, sondern der gesamten Bevölkerung und ihrer Lebensgrundlagen ausgerichtet.

So ähnlich verhält es sich beim Krebskrieg der Schulmedizin, der nicht nur gegen die Krebszellen und Krebsherde, sondern gegen den gesamten Billiarden-Zellstaat Mensch gerichtet ist. Die Waffen dieses Krieges sind:

Radikaloperation, d. h. Ausschneidung der erkennbaren Krebsherde »weit im Gesunden«. Am Beispiel des Brustkrebses demonstriert, heißt das: Auch bei kleinem Krebsherd wird die gesamte Brustdrüse amputiert, oft 100mal mehr gesundes als krankes Gewebe entfernt. Hinzu kommt die Ausräumung der Achsellymphknoten, egal, ob gesund oder krank. Das alles ist ein Rieseneingriff, der den Gesundheitsgrad insgesamt erheblich verschlechtert und die Wachstumsbedingungen für die stets vorhandenen versteckten Streuherde begünstigt. Für mich gibt es keinen Zweifel, daß jede Radikaloperation mehr schadet als nützt.

Atomsprühfeuerkanonade ist Radikaloperation durch Totbestrahlung. Auch hier wird »weit im Gesunden« bestrahlt. Die Strahlendosis muß hoch sein, damit die Krebszellen absterben. Die Strahlenfelder werden so bemessen, daß die tödliche Strahlung weit ins Gesunde reicht. Wieder am Beispiel des Brustkrebses klargemacht, bedeutet Atomsprühfeuerkanonade: Vier große Strahlenfelder werden angezeichnet und zwar im Bereich der Brustdrüse, der Achselhöhle, der Unterschlüsselbeingrube und der Oberschlüsselbeingrube. Und dann wird draufgestrahlt! Eine sehr häufige Folge ist der »Elefantenarm«, weil bei der Bestrahlung die Lymphbahnen zerstört werden, aus denen die Gewebsflüssigkeit des Armes abfließt. Auch wird nie in Rechnung gestellt, daß bei dieser Behandlung auch die Rippen und die Lungen sowie die Schulterknochen mitbestrahlt werden. Eine Unzahl von Mikroschäden sind gar nicht erkennbar. Selbst wenn der Patient an den Strahlenfolgen stirbt, wird das nicht der Bestrahlung, sondern der Krebskrankheit angelastet.

Chemischen Giftkrieg nenne ich nur die *Zellkiller*-Chemotherapie, nicht aber andere Arten der Chemotherapie wie etwa die Anwendung von Antibiotika. Die Zellkiller-Chemotherapie ist insgesamt betrachtet die schrecklichste Erfindung, die je zur Bekämpfung von Krebs gemacht wurde. Die Zahl derjenigen, die weltweit mit der

Zellkiller-Chemotherapie gequält, verstümmelt und getötet wurden, geht inzwischen in die Millionen. Nach dem heutigen Stand der Erkenntnisse kann man überschlägig sagen: 90 Prozent der praktizierten Zellkiller-Chemotherapien haben den Patienten mehr geschadet als genutzt. Bei allerhöchstens 10 Prozent war die Nutzen-Schaden/Risiko/Unkosten-Bilanz positiv.

Es soll hier nicht bestritten werden, daß es einige Krebsarten gibt – insgesamt jedoch weniger als 10 Prozent aller Krebsarten –, bei denen die Zellkiller-Chemotherapie allen anderen Behandlungsmethoden überlegen ist. Dies gilt vor allem für bestimmte Arten von Kinderkrebs. Anscheinend unterscheidet sich die Krebskrankheit bei Kindern grundsätzlich von den meisten Krebskrankheiten bei Erwachsenen, weil sie Keimzellkrebse bzw. »Embryonalkrebse« sind. In der Embryonalperiode haben die Keimzellen die größte Entwicklungspotenz, bezogen auf die Differenzierung für die verschiedensten Zellarten. Dies macht die Zellen anscheinend empfindlicher gegenüber Schädigungsmöglichkeiten durch Gifte und Strahlen. Damit muß es wohl zusammenhängen, daß die Embryonalkrebse auf bestimmte Arten der Zellkiller-Chemotherapie stärker reagieren.

Die relativ große Heilungsquote bei Kinderkrebskrankheiten hängt höchstwahrscheinlich auch damit zusammen, daß im kindlichen Organismus eine sehr viel größere Regenerationskraft steckt als im Körper des Erwachsenen.

Es gibt auch Keimzellkrebse im Erwachsenenalter, beispielsweise in Form des Embryonalen Teratoms des Hodens (s. Tab. 2). Auch dieser spricht ähnlich gut auf die Zellkiller-Chemotherapie an.

Der schlimmste Irrweg war und ist die Anwendung der Zellkiller-Chemotherapie zur *Vorsorge*, also um eventuell vorhandene versteckte aktive Krebsherde auszuschalten. Hier läuft immer noch eine Unzahl sogenannter »Klinischer Studien«, zu denen die Patienten kein rechtswirksames Einverständnis gegeben haben. Schlimmer kann nicht gegen das Verhältnismäßigkeitsgebot im Einsatz von Heilwaffen verstoßen werden. Kraß ausgedrückt: Man riskiert die Tötung als Vorsorgemaßnahme, obwohl vielleicht keine aktiven Krebsreste mehr vorhanden sind.

Es gibt inzwischen ein sehr großes Schrifttum *gegen* den Einsatz der Zellkiller-Chemotherapie im praktizierten Umfange. Im einzelnen erübrigt es sich, darauf einzugehen. Wer all das aufmerksam gelesen hat, was im Kapitel »Krebskrankheit« steht, wird kaum noch daran zweifeln können, daß der Chemische Giftkrieg bei Krebs nur mit allergrößter Zurückhaltung angezettelt werden darf.

Wie die Zukunftsaussichten einer fortschrittlichen Entwicklung der Zellkiller-Chemotherapie zu einem akzeptablen Krebsbehandlungsverfahren von Strategieführern der Chemotherapie beurteilt werden, möchte ich anhand eines eigenen Erlebnisses schildern.

Nachdem ich im Januar 1986 öffentlich darauf hingewiesen hatte, welche Möglichkeiten in der Geschlechtshormon-Blockade als Wachstumshindernis für Krebsherde stecken, gab es einen großen Aufruhr. Man hoffte wahrscheinlich mehr, als man es vermutete, daß ich maßlos übertrieben und mir das meiste zusammengelogen hatte. Also schickte man zu mir zwei Ärzteführer der schulmedizinischen Krebsstrategie, nämlich Prof. Dr. med. G.A. Nagel, Ordinarius für Onkologie an der Universität Göttingen, und Prof. Dr. med. Gallmeier, Chefarzt der Onkologischen Klinik des Klinikums Nürnberg. Beide nahmen sich einen ganzen Tag lang Zeit, um meine Ergebnisse und Behauptungen zu kontrollieren. Am Schluß erklärten sie, sie könnten sich kein abschließendes Urteil bilden, wollten in spätestens sechs Wochen nochmals kommen, um sich ergänzend informieren zu lassen. Dabei blieb es dann. Sie kamen nie mehr wieder. Eine negative Publikation der beiden über mich erschien nicht. Jedenfalls wurde ich nicht darüber informiert, was kaum unterlassen worden wäre, wenn es sie gegeben hätte.

Und nun komme ich zum Punkt: Beide »Großmogule« der Chemotherapie – so möchte ich sie nennen, ohne daß dies abwertend gemeint ist – sind umgeschwenkt. Nagel wird in Kürze Chefarzt einer Klinik für Biologische Krebsmedizin in Freiburg, die zur Zeit im Bau ist. Und Gallmeier versäumt keine Gelegenheit, über die Wichtigkeit aller anderen Möglichkeiten der Krebsbekämpfung zu publizieren, insbesondere auch der Geist-Seele-Mitbehandlung, der Stärkung der natürlichen Abwehrkräfte usw. Über Chemotherapie schweigt er sich seither weitgehend aus. Bin ich eventuell mitschuldig?

Es wäre ja möglich gewesen, daß die Zellkiller-Chemotherapie nur nach dem Stand von heute noch nicht gut genug ist, daß aber ihre Entwicklungspotenzen noch lange nicht ausgeschöpft sind.

Das muß man nun wohl bezweifeln. Denn wenn es sich so ver-
hielte, wären die beiden Großmogule der Chemotherapie sicher bei
der Fahne geblieben.

SECHSTER KARDINALFEHLER

*Vernachlässigung einer planmäßigen, behutsamen Nachbehand-
lung in den fünf kritischen Jahren nach der Erstentdeckung.*

Eine systematische Nachbehandlung Krebskranker nach dem Einsatz von RAC-Waffen findet in aller Regel nicht statt. Des öfteren
kommt nur eine der drei Verstümmelungsmethoden zum Einsatz.
Danach wird dann dem Patienten in aller Regel erklärt: »Nun sind
Sie geheilt. Eine weitere Nachbehandlung ist nicht erforderlich. Wir
müssen nur in bestimmten Abständen nachkontrollieren.«

Dann beginnt keine von Fall zu Fall verordnete gezielte Diagnostik nach Bedarf, sondern eine pauschale Überdiagnostik mit riskanten Methoden, insbesondere in Form von Röntgenuntersuchungen verschiedenster Art. Dafür bekommen die Krebspatienten einen
Kalender, in den die Termine für die nächsten Jahre eingetragen
sind. Nur wenn im Rahmen dieser Pauschaldiagnostik irgend etwas
entdeckt wird, geschieht etwas: Der Totale Krebskrieg beginnt von
neuem. Im übrigen wird nichts getan.

Auch das ist ein schwerer Fehler. Wie später noch gezeigt
wird, gehört zu den wesentlichen Punkten unseres EUBIOS-Krebs-
bekämpfungsprogramms die Durchführung wiederholter »Klinik-
Heilhilfe-Kompaktprogramme«. Die Patienten werden für zwei bis
drei Wochen zur Klinikbehandlung aufgenommen, entweder in die
Tagesklinik oder auf die Bettenstation. Dann wird unser intensives,
behutsames EUBIOS-Behandlungsprogramm durchgeführt. Selbstverständlich kommt dabei auch die Diagnostik nicht zu kurz. Aber
das Wichtigste ist auch bei Krebs nicht die Diagnose, sondern die
Behandlung.

Solche Klinik-Heilhilfe-Kompaktprogramme müssen in bestimmten Abständen wiederholt werden. Dabei dürfen die Abstände
immer mehr vergrößert werden, wenn es gelungen ist, alle erkennbaren Krebsherde zu beseitigen. (Näheres dazu im Kapitel 7.2.)

Es ist eine schwerwiegende Fehleinschätzung, wenn Operateure glauben, mit der Radikaloperation sei nun alles getan, sofern keine Krebsherde mehr entdeckbar sind. Wie die Erfahrung zeigt, muß man nach dem Totalen Krebskrieg fünf bis zehn Jahre lang mit einem sogenannten Rückfall rechnen, der tatsächlich kein echter Rückfall ist, sondern nur ein so großer Auswuchs der noch vorhandenen Krebskrankheit, daß er eines Tages entdeckbar wird.

Nach unserem behutsamen Nachbehandlungsprogramm rechnen wir damit, daß schon vier Jahre nach Beginn die Krebskrankheit geheilt ist, falls zwischenzeitlich keine Krebszeichen mehr entdeckt werden konnten. Nach der Radikalstrategie müßte man also viel länger nachbehandeln. Fünf bis zehn Jahre lang wäre eine regelmäßige Nachbehandlung – einschließlich ergänzender Diagnostik – notwendig. Genau das aber geschieht nicht.

3.4 FÜNF BÖSE PATIENTENSCHICKSALE

VORSORGEUNTERSUCHUNG BEI KLEINEM KREBSHERD DER PROSTATA

Ein 61 Jahre alter Geschäftsmann aus Hamburg kam mit seiner zwölf Jahre jüngeren Frau – beide sportlich, braungebrannt, vital, rank und schlank – in unsere Sprechstunde und erzählte. Bei einer Vorsorgeuntersuchung Anfang Juni 1991 habe sein Urologe die Stirn in Falten gelegt und mit besorgniserregender Stimme erklärt: »Da braut sich was zusammen.« Es müsse sofort eine Gewebeprobe entnommen und danach sicher sofort Zusätzliches getan werden.

»Sofort« – das sei auch hier angemerkt – ist gegenüber Krebspatienten eine bewährte Vokabel, um langes Nachdenken und eventuell eine Flucht des Patienten zu verhindern. Bei Krebs mit seiner Entwicklungszeit von vielen Wochen bis Monaten, öfters von Jahren, ist überhaupt nichts »sofort« nötig. Bei der Erstdiagnose »Krebs« hat der Behandlungsbeginn, wenn sich der Patient selbst nicht schwerkrank fühlt, immer mehrere Wochen Zeit.

Noch in der ersten Sprechstunde tat der Vorsorgeurologe etwas Erschreckendes:

Er massierte trotz starker Schmerzäußerung des Patienten massiv auf dem Krebsknoten herum, »um etwas herauszupressen«. Das müsse so sein, denn er benötige ein paar Tropfen, um sie selbst unter dem Mikroskop zu untersuchen.

Damit massierte er viele Millionen Krebszellen in die Lymph- und Blutbahnen. Denn in dem Knoten von der Größe einer Dickerbse steckte zirka eine halbe Milliarde Krebszellen (s. Tab. 5).

Tatsächlich traten ein paar Tropfen aus der Harnröhre aus. Diese strich der Arzt auf einem Objektträger aus und betrachtete sie anschließend unter dem Mikroskop. Dann erklärte er mit weihevoller Stimme: »Eine Entzündung ist es nicht.« Woran er das so sicher erkannt haben will, bleibt sein Geheimnis.

Der Urologe schlug eine Feinnadelbiopsie zur Entnahme einer Gewebeprobe vor. Diese sei völlig ungefährlich. – Feinnadel? Das klang auch im gebildeten Patientenohr fein. Da brauchte er ja wohl wirklich keine Angst zu haben. Also nickte er gehorsam.

Zur Stichoperation nahm der Arzt eine Spritze mit riesig langer Nadel. Er führte sie durch den After ein und stach mitten durch den Kot hindurch in die Prostata.

Der Patient spürte fast nichts. Das stärkte sein Vertrauen. In einer Woche solle er wiederkommen. So lange dauere es leider, bis das Ergebnis der Feinnadelbiopsie vorliege.

Klopfenden Herzens verließ der Patient die Sprechstunde. Das böse Wort »Krebs« war zwar noch nicht gefallen, aber ihm war klar: Nur darum ging es. Ab jetzt war er ein Todeskandidat.

Bis zum nächsten Nachmittag geschah nichts. Dann aber ging die Hölle los: Schüttelfrost, hohes Fieber, wahnsinnige Schmerzen im Kopf, im Unterleib und überall. Irrsinniger Harndrang. In der folgenden Nacht mußte er 30mal raus, um unter starken brennenden Schmerzen zu urinieren. Wörtlich sagte er in unserer Sprechstunde: »Es war ein Martyrium. Ich dachte, ich muß sterben.«

Ganze fünf Tage dauerte es, bis der Patient das Bett verlassen konnte. Der Stich durch den Kot in die Prostata hatte zu einer massiven Infektion von Prostata und Blase geführt.

Wieder auf den Beinen, stellte sich der Patient erneut beim Urologen vor. »Knochenhart« – so empfand er es – warf der Arzt ihm an den Kopf: »Das ist Krebs. Ich schlage eine Totaloperation vor.«

Als sich unser Patient vom ersten Schock erholt hatte, fragte er schüchtern nach: »Wie ist es denn danach mit der Männlichkeit?«

Da warf sich der Vorsorgedoktor in Positur und winkte lässig ab: »Nix da. Das ist heutzutage kein Problem mehr. Bei der Operationstechnik von heute werden die Nerven für die Erektion des Penis geschont. Da passiert nichts. Das einzige: Sie bekommen einen trockenen Orgasmus. Der Samen spritzt nicht mehr aus dem Glied heraus, sondern in die Blase.«

Anscheinend wußte der Spezialarzt für die männliche Lustdrüse nicht, daß der beim Orgasmus heraussspritzende Samen nur aus der Prostata und den Samenbläschen stammt, und die werden bei der Radikaloperation entfernt.

Etwas erleichtert wegen des Härtepotenz- und Halborgasmusversprechens, verließ der Patient die Praxis. Denn seine Frau war nicht nur zwölf Jahre jünger, sondern auch recht attraktiv.

Zu Hause angekommen, sann man im Familienrat auf einen Ausweg. Und da fiel jemandem mein frecher Rat ein, den ich 1978 in einer Sendung von Radio Bremen erteilt hatte: »Wenn Sie einen Urologen sehen, laufen Sie, so schnell Sie können!« Wohlgemerkt: Diesen Rat wiederhole ich nicht öffentlich. Das mußte ich vor Gericht in Frankfurt versprechen, vor das mich der Berufsärzteführer der Urologen mit einer Beleidigungsklage gezerrt hatte.

Aber diese Frechheit scheint in den letzten dreizehn Jahren Hunderttausenden Geschlechtsgenossen die Lustdrüse, knapp so vielen die Hoden und vielen Tausenden das Leben gerettet zu haben.

Wir tasteten in der Sprechstunde einen Kleinen Krebsherd, genauer gesagt, einen derbharten Knoten mit einem Durchmesser von acht Millimetern, höchstwahrscheinlich einen Haustierkrebs. Falls nicht hineingestochen worden wäre, hätten wir gar keine Behandlung, sondern nur eine Kontrolluntersuchung nach drei Monaten vorgeschlagen. Sonst nichts. So aber mußten wir ihn vorsorglich behandeln, damit sich die verschleppten Krebszellen nicht zu bösen Krebsherden auswuchsen.

Schon nach der ersten Behandlung im Juli 1991 hatte sich der Durchmesser des Knotens von 8 mm (512 Millionen Krebszellen) auf 5 mm (128 Millionen Krebszellen) verkleinert. Bei der Kontrolluntersuchung im September war er nicht mehr tastbar.

Ich habe viele Patienten, denen vor bis zu zehn Jahren zur Radikaloperation geraten wurde und die bis heute – unbehandelt – gesund geblieben sind.

Man hat im Tierversuch festgestellt, daß aus einer einzigen verschleppten Krebszelle ein tödlicher Krebsknoten wachsen kann. Das muß man sich klarmachen, wenn man sich das diagnostische Vorgehen in diesem Fall vor Augen hält: erst Krebsknotenmassage, dann Stich hinein durch den Kot hindurch. Etwa zehn Millionen Krebszellen wurden losgestochen und zum Teil in die benachbarten Lymph- und Blutbahnen verschleppt, viele Tausend Kotkeime in die Prostata. Und was wäre dem Patienten passiert, wenn er den Rat seines Urologen befolgt hätte? Totaloperation der Prostata heißt totale Entfernung von Prostata und Samenbläschen mit allem Drumherum, egal, ob gesund oder krank, sowie zusätzliche Ausräumung aller Lymphknoten hinter der Bauchhöhle, ebenfalls ohne Rücksicht darauf, ob gesund oder krank.

Dabei ist eine Verletzung der Erektionsnerven, die für die Versteifung des Penis, für die Härtepotenz, verantwortlich sind, die Regel. Im neuesten Lehrbuch Urologie von Altwein wird unter den Nebenfolgen dieser Operation genannt: »Erektile Impotenz (bis zu 100 Prozent).« Es ist also vorbei mit der Männlichkeit, und zwar total. Der Mann kann weder einen eigenen Orgasmus erleben, noch kann er seiner Frau einen Orgasmus bereiten. Ausnahmen gibt es fast nicht.

Wäre dieser Patient zuerst zu uns gekommen, hätten wir ihn – wie gesagt – nach einem Vierteljahr wiederbestellt.

Vier Jahre Krebsmartyrium eines Top-Privatpatienten

Mit diesem Bericht über die Leidensgeschichte eines prominenten Mannes, Millionen Fernsehzuschauern bekannt, klage ich nicht die behandelnden Ärzte an. Im Gegenteil erkläre ich ausdrücklich, daß meine Kritik keinen direkten Vorwurf eines vorsätzlich oder auch fahrlässig schuldhaften Verhaltens der beteiligten Ärzte enthält. Wenn ich trotzdem die aus Presseveröffentlichungen entnommene Krankengeschichte, die während der Arbeit an diesem Buch ihr schreckliches Ende fand, hier beispielhaft anführe, so geschieht das aus folgendem Grund: Sie ist ein typisches Beispiel für die Irrwege der schulmedizinischen Krebsbekämpfungsstrategie. Ich weiß von vielen Patienten, die in den letzten Jahren ein arztfabriziertes Krebsmartyrium mit so vielen Gemeinsamkeiten erlitten haben, so daß ich an der Wahrheit der mir vorliegenden Presseberichte – bezogen auf das Wesentliche – nicht zweifle. Insofern ist mein Bericht allerdings eine Anklage – nämlich der für die Fehlentwicklung insgesamt verantwortlichen Ärzteführerschaft.

Was war geschehen?

»Ich finde es entsetzlich, wie er vier Jahre vor sich hin gestorben ist.« Diese traurige Bilanz zog eine dem Patienten kollegial-freundschaftlich verbundene Beobachterin des gesamten Krankheitsverlaufs. Besonders aufschlußreich ist ein Interview, das der Patient der angesehenen Journalistin Nanny Öhmichen im Juni 1991 gab. Man muß es Wort für Wort lesen, um die ganze Verzweiflung dieses souverän auftretenden, gutaussehenden Mannes zu begreifen.

»Der 69jährige kauert in einem Rollstuhl, den sie ihm vor sein Bett geschoben haben. Seine Schultern ragen kaum über die Rückenlehne heraus, als ob er sich verkriechen will, Schutz sucht.

Was fragt man diesen Mann? Das Einfachste, was man jeden Patienten fragt. ›Wie geht es Ihnen?‹ Er sieht kurz hoch, sagt ›Scheiße‹. Dann leise, klagend: ›Das ist der dritte Sommer, den ich im Krankenhaus verbringe.‹

Er versucht, seinen gekrümmten Rücken aufzurichten, strengt sich an, Schweiß auf der Stirn. Vergeblich, er sackt wieder im Stuhl zusammen. ›Aua, aua, aua‹, stöhnt er – wie ein Kind. Er nimmt die Kaffeetasse vom Nachttisch, führt sie mühsam an die bläulich-roten Lippen. Sieht nicht, daß sein weißes Klinikhemd schon von Kaffeeflecken übersät ist. Trinkt einen halben Schluck, setzt die Tasse wieder ab – ein Erfolgserlebnis.

›Denken Sie auch an das Schicksal, das Ihnen so übel mitgespielt hat? An Ihre Erfolge, die Berühmtheit?‹ Seine Stimme wird schrill, fast bösartig. ›Nein, nein, nein. Das ist vorbei.‹

›Hoffen Sie auf Heilung?‹

Wieder dieses harte Lachen. ›Die Ärzte vertrösten mich von einer Woche auf die nächste. Ich höre gar nicht hin.‹

›Glauben Sie an Gott?‹

›Ich glaube an nichts. Schon lange nicht mehr‹, sagt er und dreht sein Gesicht zur Wand. Ich stehe auf, bin schon beinahe an der Tür, als ich sein Schluchzen höre: ›... ich vermisse meine Frau so sehr.‹ Dieses Schluchzen höre ich noch heute.«

Soweit der Bericht.

Dieses menschliche Wrack war nicht irgendein Kassenpatient aus dem Volke, seine Ärzte waren nicht irgendwelche Durchschnittsärzte eines Kreiskrankenhauses im hintersten Schleswig-Holstein. Nein, es ist ein Top-Privatpatient.

Seine Ärzte gelten als Top-Ärzte ihrer Fachgebiete: Der Chefurologe eines Akademischen Lehrkrankenhauses in einer Großstadt Norddeutschlands, der Chefchirurg eines Unfallkrankenhauses und der Ordinarius für Neurochirurgie einer Universität. Es sind die Gebote der Schulmedizin-Strategie, der auch diese Spitzenärzte renommiertester und hervorragend ausgestatteter Großkliniken verpflichtet sind und die zu diesem furchtbaren Ergebnis geführt haben.

Es gibt keinen verläßlicheren Maßstab für den Wert oder Unwert einer Behandlungsmethode als ein Einzelschicksal unter Top-Bedingungen. Die beste und größte Sammelstatistik hat eine viel geringere Beweiskraft, weil sie immer weithin unkontrollierbar ist und unkontrolliert bleibt.

Diese Krankengeschichte kenne ich – wie bereits erwähnt – nur aus der Presse. Da bleiben einige Unbekannte. Aber das, was bekannt wurde, entspricht genau dem Verlauf, den ich inzwischen aus den Schilderungen und Unterlagen von sehr vielen Prostatakrebspatienten kenne, die nach den Regeln der Schulmedizin behandelt wurden, bevor sie zu mir flüchteten.

Das Krebsmartyrium des Patienten läßt sich wie folgt rekonstruieren:

Am Montag, dem 23. November 1987, wurde der damals 65jährige in die Urologische Abteilung des Akademischen Lehrkrankenhauses aufgenommen. Er litt seit längerer Zeit an Blasenbeschwerden durch ein Prostataleiden. Deshalb sollte er operiert werden.

Zunächst wurde der Patient gründlich untersucht. Die Pressenotiz dazu: »Die Ärzte machten alle möglichen Untersuchungen« … »Die Operation wurde mehrmals verschoben.« Was im einzelnen festgestellt wurde, weiß ich nicht.

Am Mittwoch, dem 25. November, fand dann die Operation statt. Es soll eine Hobelungsoperation von der Harnröhre aus gewesen sein. Anscheinend dauerte sie mehrere Stunden. Denn wie berichtet wurde, erwachte der Patient erst abends um acht Uhr aus der Narkose.

Am nächsten Tag hieß es in den Schlagzeilen: »Kein Krebs. Seine Frau weinte vor Glück.« Zwei Tage vor Weihnachten wurde der Patient nach Hause entlassen.

Fünf Wochen später, am Dienstag, dem 4. Februar, mußte er erneut in die Klinik. Dazu folgende Schreckensmeldung: »Krebsverdacht. 30 Pfund abgenommen. Der Tumor war doch nicht gutartig. Metastasen haben bereits andere Organe angegriffen.«

Unterstellt, daß es so war, gibt es für mich keinen Zweifel: Die Operation am 25. November war die Hauptursache für das nachfolgende Krebsmartyrium und auch für den Tod knapp vier Jahre danach.

Aus meiner Sicht verbietet sich bei Prostatakrebs seit mehr als zehn Jahren jede Operation, mit Ausnahme von Noteingriffen wegen Harnverhaltung. Seit September 1984, als das übergeordnete »Anti-Liebeshormon« vom Typ des LH-RH-Analogon mit dem Präparatnamen Suprefact bei uns auf den Markt kam, müßte jeder Urologe, der den Patienten diese hochwirksame Behandlungsmöglichkeit nicht zumindest als Alternative zur Operation anbietet, wegen der Folgeschäden haftbar gemacht werden. Falls er die Vor- und Nachteile beider Methoden korrekt darstellt, läßt sich kein vernünftiger Patient operieren.

Die Radikaloperation bei Kleinem Krebsherd – und nur dabei wird sie gemacht – heilt nur dann, wenn es nichts zu heilen gibt, nämlich beim Haustierkrebs. Den aber läßt man in Ruhe, solange er nicht größer wird, was nur bei einem kleinen Prozentsatz geschieht.

Hobelungsoperationen bei Prostatakrebs haben einen »Metastasen-Sämaschinen-Effekt«. Da werden Tausende, oft viele Millionen von Krebszellen in die Lymph- und Blutbahnen gestreut. Zwölf bis achtzehn Monate danach etwa, seltener früher oder später, geht die Saat in der Regel auf, werden die Streu-Krebsherde in Knochen, Lungen, Leber und/oder anderswo entdeckbar.

Es scheint so, daß für die Blasenbeschwerden zum Zeitpunkt der Operation die häufige Kombination von Prostatakropf – wie wir die gutartige Drüsenwucherung nennen – und Prostatakrebs verantwortlich war. Vielleicht bestanden bereits Fernmetastasen, d.h. Streukrebsherde in der Wirbelsäule und anderswo.

Wenn ja, bedeutete eine mehrstündige Operation eine schwere Schädigung, weil durch sie die Abwehrkräfte gewaltig geschwächt und damit die Metastasen zum hemmungslosen Weiterwachsen aktiviert wurden.

Wenn nein, war es ein weniger schwerer Fehler, aber ebenfalls einer mit höchst negativen Folgen. Bei jedem Glühhobelschnitt durch einen erbsquerschnittgroßen Krebsherd werden unzählige Krebszellen losgehobelt. Abertausende strömen in die geöffneten Lymph- und Blutgefäße an den blutenden Schnittflächen, die bei der Elektrohobelung nur zum Teil verschorft werden. Außerdem fließen sie in die mit Spülwasser gefüllte Blase und Prostatahöhle, über deren Randgefäßporen sie in die Blutbahn eindringen.

Im Tierversuch hat man – wie bereits erwähnt – festgestellt, daß aus einer einzigen verschleppten Krebszelle ein tödlicher Krebsherd wachsen kann. Jede ins Blut geschleuderte Krebszelle kann also zur tödlichen Gefahr werden, bei tausend an der Zahl ist die Gefahr vertausendfacht.

Niemals hätte der schlanke Patient ohne diese Wahnsinnsoperation innerhalb von fünf Wochen fünfzehn Kilo verloren und wäre so voller Metastasen gewesen, wie es nach dem Pressebericht der Fall war. Das böse Schicksal des Patienten war – wie es scheint – bereits am Operationstag besiegelt.

Die angeblichen elf weiteren Unterleibsoperationen bis Mitte Oktober 1989 mögen zum Teil Drainageoperationen gegen Harnstaus gewesen sein, gegen die nichts einzuwenden wäre. Falls aber weitere operative Krebsherdverletzungen dabei waren, haben sie den Tod zusätzlich beschleunigt.

Im Sommer 1989 erlitt der Patient durch eine Verdrehung seines linken Knies bei einem Spaziergang mit seinem Hund einen Kniegelenkbruch mit Meniskusriß. Ob ein Krebsherd des Schienbeinkopfes mitbeteiligt war, bleibt offen. Ohne Frage war eine Osteoporose, ein Knochenabbau, durch die Folgen des Prostatakrebses eine wesentliche Mitursache.

Zur Reparatur soll eine dreieinhalbstündige Operation durchgeführt worden sein. Als ehemaliger Unfallchirurg habe ich große Zweifel an der Zweckmäßigkeit solcher Großoperationen im Zustand des metastasierenden Vielherdkrebses. Diese Operation mußte das Fortschreiten der Krebskrankheit stark beschleunigen. Einerseits wurden die Abwehrkräfte, die wichtigste Krebsbremse, nachhaltig geschwächt. Andererseits führt jede Operation zu einer massiven Bildung von Wuchsstoffen. Diese sind die Voraussetzung für die Neubildung von vielen Millionen Zellen zur Heilung der Operationswunde. Sie aktivieren aber auch Krebszellen zu rascher Vermehrung.

Ich warne alle unsere Krebspatienten dringend vor jeder nicht unmittelbar lebensrettenden Operation, solange die Krebskrankheit nicht ausgeheilt ist. Denn mir ist eine große Zahl von tödlichen Krebsaktivierungen durch nicht dringliche Operationen wegen Gallensteinen, Leistenbruch, Kropf, Prostata- und Gebärmuttervergrößerung bekanntgeworden. Ganz besonders gefährlich sind die immer öfter praktizierten kosmetischen Operationen zum Wiederaufbau der Brust nach einer Brustamputation.

Kniegelenkbrüche mit Meniskusriß sind häufig auch durch eine Gipsverbandbehandlung ohne großen Restschaden zur Ausheilung zu bringen. Der Wiener Unfallchirurg Prof. Dr. Lorenz Böhler hat an einer Vielzahl von Fällen eindrucksvoll gezeigt, was bei Kniegelenkbrüchen durch nichtoperative Behandlung an guten funktionellen Ergebnissen ohne großes Risiko erreichbar ist. Leider mißachten viele Unfallchirurgen von heute die risikoarme konservative Knochenbruchbehandlung oder haben sie nie gelernt.

Ein Kapitel für sich ist das angebliche Bandscheibenleiden, das 1990 bei dem Patienten zu starken Kreuz- und Ischiasschmerzen geführt hat. Dabei kann es sich nach Lage der Dinge nur um die Folgen von Knochenmetastasen gehandelt haben. Es soll ein verkrebster Lendenwirbel herausoperiert und durch einen künstlichen ersetzt worden sein.

Die Behandlung von Wirbelmetastasen eines Prostata- oder Brustkrebses gehört in unserer Klinik seit zehn Jahren »zum täglichen Brot«. Nur in zwei Ausnahmefällen – von mehreren hundert Fällen insgesamt – stellten wir die Indikation zu einer im Vergleich zur Wirbelersatzoperation wenig belastenden Entlastungsoperation wegen drohender oder teilweiser Querschnittslähmung. Rückblickend betrachtet, wären auch diese Operationen besser unterblieben.

Auf die Idee, bei einer Krebsmetastase in einem Lendenwirbelkörper eine Wirbelkörperersatzoperation vorzunehmen oder zu veranlassen, bin ich noch nie gekommen. Dies ist einer der schwierigsten und belastendsten Eingriffe der Knochenchirurgie überhaupt.

Auch diese Operation hat dem Patienten weit mehr geschadet als genutzt. Das Krebsmartyrium wurde dadurch vergrößert und das Leben zusätzlich verkürzt. Letzteres mag sich leidensverkürzend ausgewirkt haben. Aber aus diesem Grund hat der Patient seine Einwilligung zur Operation wohl sicher nicht gegeben.

Aus all dem läßt sich nur eines zusammenfassend schließen: Dieser Patient wurde nicht *trotz*, sondern *wegen* einer Behandlung nach den »wissenschaftlich allgemein anerkannten« Methoden der schulmedizinischen Krebsbekämpfungsstrategie fast vier Jahre lang unvertretbar großen körperlichen und seelischen Qualen ausgesetzt. Er war einer von jenen Menschen, wie sie jährlich zu

Hunderttausenden mangels ausreichender Aufklärung nach allen Regeln der Kunst und im Einklang mit den Maximen des hippokratischen Eides mißhandelt werden.

Falsche Schnellschnittdiagnose »Krebs«

Am 21. November 1991 schrieb mir die inzwischen 54jährige Katharina B. aus Berlin den folgenden Brief:

»Sehr geehrter Herr Professor Hackethal,

vorab möchte ich mit einer Entschuldigung beginnen, daß ich mich mit meinem Anliegen an Sie wende und Ihre Zeit in Anspruch nehme. Ich habe alle Ihre Bücher gelesen und mich weitgehend auch danach gerichtet sowie meiner Familie aufgrund des durch Ihre Bücher vermittelten Wissens in gesundheitlichen Dingen geraten.

Trotz allem und aller Vorsicht, mich nicht so schnell unter das Messer der Chirurgen zu legen, ist mir nun das passiert, wovor ich mich immer gefürchtet habe.

Ich hatte aufgrund der Wechseljahre Schmerzen im Unterbauch und eine zehntägige Schmierblutung, zuletzt vor der Operation. Ein halbes Jahr vor der Operation hatte ich bei meinem Frauenarzt eine Curettage, die keinen Krebsverdacht ergab. Ich ging also ohne Einweisung auf eigenen Wunsch in das Krankenhaus zu einer Gebärmutterentfernung. Und *nur* dazu.

Als ich aus der Narkose aufwachte, stand das gesamte Operationsteam um mein Bett herum, und man sagte mir, daß es nicht eindeutig war beim Schnellschnitt und man mir die Eierstöcke und 21 Lymphknoten dazu entfernt habe.

Ich bekam einen derartigen Schock, daß ich mich von ihm immer noch nicht erholt habe. Ich habe nun ein dickes Bein von der Lymphknotenentfernung und bin seelisch angeschlagen.

Sehr geehrter Herr Professor Hackethal, ich würde gerne erfahren, ob ich das Krankenhaus verklagen kann oder ob ich mit der Belastung leben muß. Nach der Operation habe ich nämlich die gleichen Beschwerden wie vorher, nur daß alles noch schlimmer ist. Blase, Darm, Verwachsungen, Hitzewallungen, Schlafstörungen usw.

Ich wäre Ihnen sehr sehr dankbar, wenn Sie mir raten könnten. Und falls ich etwas machen könnte, sollte ich mich an einen Rechtsanwalt wenden? Leider fehlt mir aber das Geld, um hohe Kosten zu tragen, da ich seit der Operation arbeitslos bin.

Mit freundlichen Grüßen

Katharina B.
(Unterschrift)

Beigefügt war diesem Brief ein Arztbrief der Frauenklinik und Poliklinik Charlottenburg des Universitätsklinikums Rudolf Virchow der Freien Universität Berlin vom 18.7.1990. In diesem wird über die stationäre Behandlung vom 19.6. bis 9.7.1990 berichtet.

Die Diagnose lautet »Postmenopausen-Blutung (Blutung nach den Wechseljahren; Erklärungen v. Verf.), Unterbauchschmerzen bei Uterus myomatosus (gutartige Muskelverknotung der Gebärmutter)«.

Als »Therapie« ist angegeben:

»Fraktionierte Curettage (Ausschabung der Gebärmutterschleimhaut, getrennt nach Gebärmutterhöhle und Gebärmutterhalskanal), Schnellschnitt (mikroskopische Untersuchung einer Gewebeprobe nach Gefrierhärtung während der Operation), abdominale Hysterektomie mit Adnektomie beiderseits sowie pelviner Lymphonodektomie (Totale Ausräumung des inneren Genitale mit Gebärmutter, Eierstöcken, Eileitern und den Lymphknoten im Beckenbereich).«

Zum Verlauf steht in dem Bericht:

»Die Aufnahme der Patientin erfolgte wegen einer 3-wöchigen Dauerblutung in der Postmenopause unter Gynodian (weibliches Keimdrüsen-Präparat), außerdem klagte die Patientin über zunehmende Unterbauchschmerzen. Am 20.6.1990 führten wir die fraktionierte Curettage mit Schnellschnittuntersuchung durch; mit der Patientin wurde eine in gleicher Sitzung durchzuführende Hysterektomie (Gebärmutterausschneidung) vereinbart. Da die Schnellschnittuntersuchung den dringenden Verdacht auf ein Cervix-Carcinom (Gebärmutterhalskrebs) ergab, wurde die abdominale Hysterektomie mit beiden Adnexen und Lymphonodektomie durchgeführt.

In der endgültigen Histologie wurde der Verdacht nicht bestätigt, es ergab sich keinerlei Anhalt für Malignität.

Einen postoperativen Harnwegsinfekt (infektiöse Blasenentzündung nach der Operation) behandelten wir mit Ciprobay (einem Breitbandantibiotikum). Der übrige Verlauf war komplikationslos, bei Entlassung war der Querschnitt pp (per primam = durch Kontaktheilung) geheilt, der Scheidenstumpf in Granulationsheilung (Restwunde in Heilung), im kleinen Becken keine pathologische Resistenz palpabel (keine krankheitsverdächtige Verhärtung tastbar).«

In dem Bericht findet sich weiter der Hinweis, daß die Voruntersuchung keine wesentlichen Nebenerkrankungen ergeben hatte, insbesondere auch keinen Hinweis für eine Krebserkrankung.

Das Ergebnis der abschließenden Feingewebsuntersuchung wird in dem Bericht wie folgt beschrieben:

»230 g schwerer Uterus mit ausgedehnter endocervicaler Schleimhauthyperplasie und Polypen mit Atypien, ausgedehnte Adenomyosis sowie glandulärcystische Hyperplasie des Endometriums. Unspezifische Lymphadenitis. Kein Anhalt für Malignität.«

Man fand also eine knapp ein halbes Pfund schwere Gebärmutter (also zirka mannsfaustgroß) mit Schleimhautveränderungen vor, wie sie sich nach Behandlung mit Primodian-Depot-Spritzen häufig ergeben, jedoch keinen Hinweis auf Krebs. Als Anlage ist auch der ausführliche Bericht über die mikroskopische Gewebsuntersuchung beigefügt. Einzelheiten sind unwichtig.

Zur Schnellschnittuntersuchung findet sich lediglich folgende Angabe: »Das Ergebnis der Schnellschnittuntersuchung wurde bereits übermittelt. Es lautete: Verdacht auf papilläres Carcinom der Endocervix (zottiger Krebs des Gebärmutterhalskanals). Im Corpus (Gebärmutterkörper) kein Anhalt für Tumor (Gewächs).«

Die zusammenfassende Beurteilung lautet: »Es handelt sich um Cervikal- sowie Corpus-Curettage (Gebärmutterhals- und Gebärmutterkörper-Ausschabung). Uterus mit beiden Adnexen (Gebärmutter mit Eierstöcken und Eileitern) sowie abdominelle Lymphknotenausräumung mit einer ausgedehnten endocervikalen Schleimhauthyperplasie mit Ausbildung von Polypen mit Atypien. Kein Anhalt für invasives Tumorwachstum (krebstypisches zerstörerisch-eindringendes Geschwulstwachstum). Zusätzlich eine aus-

gedehnte Adenomyosis (Drüsen-Muskel-Verknotung) sowie auch
eine glanduläre cystische Hyperplasie des Endometriums (gutartige
Schleimhautwucherung). Ferner eine unspezifische Lymphadenitis
(nichtinfektiöse Lymphdrüsenentzündung).«

Beigefügt ist auch der Operationsbericht an den Hausarzt von
Frau B. Die OP-Dauer geht leider daraus nicht hervor. Dies bean-
stande ich seit fünfzehn Jahren, weil die Dauer der Operation ein
sehr wichtiges Kriterium der Operationsqualität ist, aber ich habe
noch keinen OP-Bericht von außerhalb entdeckt, in dem die OP-Zeit
eingetragen worden wäre. Sie ist natürlich im Anästhesiebericht
vermerkt. Aber diesen bekommt in der Regel auch der Hausarzt
nicht zu sehen.

Aus dem Bericht kann man allerdings entnehmen, daß es sich
höchstwahrscheinlich um eine »Ausbildungs-Operation« handelte.
Als Operateure sind in dieser Reihenfolge angegeben: 1. Dr. T. 2. OA
Dr. K. 3. OA. PD Dr. K. Als (zusätzliche) Assistenz ist Dr. W. angeführt. Der OP-Bericht wurde von Oberarzt (OA) Dr. K. diktiert.

Nach Angaben der Patientin hat die Operation *fünf Stunden* gedauert. Wahrscheinlich begann der Assistenzarzt Dr. T. die Operation. Nachdem dann der Beschluß zur Riesenverstümmelungsope-
ration gefallen war, hat offensichtlich zumindest zeitweise ein
Oberarzt das Messer geführt. Wieweit der höherrangige Oberarzt
plus Privatdozent (PD) beteiligt war, kann man nur raten. Möglicherweise hat er nur kontrollierend und beratend Haken gehalten
(wogegen nichts einzuwenden wäre, denn wir mußten alle einmal
anfangen).

Aus dem Operationsbericht ist nicht zu entnehmen, wieweit
Fehler gemacht wurden. Fünf Stunden kann eine solche Operation
nur dauern, wenn entweder ein Anfänger die Operation gemacht
hat oder Umstände eintreten (z.B. Pannen), die zur Verlängerung
der Operation führen. »Kleinpfusch« geht in derartige Operations-
berichte in der Regel nicht ein, wie beispielsweise unnötige Ge-
websrisse kleinerer Art durch zu grobes Operieren, Unterbindung
unnötig verletzter Blutgefäße, die aber für die vollständige Versorgung und Entsorgung bestimmter Gewebsabschnitte wichtig sind,
usw.

Wahrscheinlich war die Nachricht vom Ergebnis der Schnellschnittuntersuchung dem Operationsteam gar nicht unwillkom-

men. Denn für die weitergehende Operation war ein positiver Befund nötig. Nun hatte man einen Grund, ganz groß einzusteigen und im Facharztkatalog des Assistenzarztes eine große Operation einzutragen. Auch das muß irgendwann in der Laufbahn eines jungen Arztes geschehen – nur nicht auf der Grundlage einer bekannt unzuverlässigen Schnellschnittdiagnose!

Diese schreckliche Verstümmelungsgeschichte ist nach meinen Erfahrungen keineswegs ein Ausnahmefall. So etwas passiert häufig. Schon 1976 habe ich davor gewarnt, Schnellschnittdiagnosen zur Grundlage einer großen Verstümmelungsoperation zu machen. Dies hat, soweit ich feststellen kann, nichts an der Häufigkeit des Fehlverhaltens von Operateuren geändert.

Ich habe der Patientin folgenden Brief geschrieben:

Sehr verehrte Frau B.!

Danke für Ihren Brief mit Anlage.

Das, was Ihnen passiert ist, kommt leider öfters vor. Das ist auch ein Grund, warum ich medizinkritische Bücher schreibe.

Ohne Ihr Einverständnis hätte man die Radikaloperation nicht machen dürfen. Der verantwortliche Arzt wäre verpflichtet gewesen, vorher mit Ihnen darüber zu sprechen, daß sich eventuell bei der Operation Gesichtspunkte ergeben könnten, welche die Erweiterung der Operation aus medizinischer Sicht zweckmäßig erscheinen lassen. Dann hätten Sie dazu ja oder nein sagen müssen.

Haben Sie eventuell auf der Operationseinwilligung einer Erweiterung unterschriftlich zugestimmt, ohne es zu bemerken? Dann wären Sie nicht ausreichend aufgeklärt worden. Denn man hätte vorher mit Ihnen besprechen müssen, was man dann tun wolle.

Ich hätte Ihnen immer von jeder Operation abgeraten. Die Wahrscheinlichkeit, daß Ihre Blutungen nicht von der vergrößerten Gebärmutter, sondern von dem Gynodian gekommen sind, war weitaus am größten. Dies hätte nur abgesetzt werden müssen. Gebärmuttervergrößerungen brauchen in aller Regel nicht operiert zu werden. Auch hier sind Gynäkologen viel zu operationswild. Wer hat Sie denn dazu überredet?

Sie haben gute Aussichten, einen Prozeß gegen den verantwortlichen Operateur zu gewinnen, insbesondere dann, wenn Sie keine entsprechende Operationseinwilligung unterschrieben haben. Dies sollten Sie als erstes kontrollieren, darum bitten, daß Ihnen die Operationseinwilligung nochmals übergeben wird, falls Sie keinen Durchschlag haben.

Leider ist ein solcher Prozeß nicht billig. Er dauert auch relativ lange, manchmal sieben Jahre. Da kommen viele finanziell aus der Puste, zumal öfters in der ersten Instanz, weil die kleinrangigen Richter Schiß haben, für die Ärzte und gegen die Patienten entschieden wird. In höheren Instanzen ist diese Gefahr dann etwas kleiner, aber immer noch relativ groß ...«

Der Rest meines Antwortschreibens ist hier nicht wichtig. Aber auf meine Anfrage hin bekam ich weitere Informationen, welche das böse Bild abrunden.

Zum Zeitpunkt der Operation war die Patientin 52 Jahre alt, kinderlos verheiratet. Sie hatte seit 35 Jahren bei der gleichen Firma als Kontoristin gearbeitet, dann aber ihre Stelle Mitte Mai zum Halbjahresende selbst gekündigt, weil sie gute Chancen hatte, sich beruflich zu verbessern. Zum Zeitpunkt der Kündigung wußte sie noch nicht, daß sie sich am 20. Juni operieren lassen würde.

Durch die Folgen der Operation wurde sie arbeitsunfähig, konnte den geplanten beruflichen Aufstieg nicht realisieren. Sie fand im Gegenteil keine Arbeit mehr, mußte sich arbeitslos melden. Wegen der Selbstkündigung wurde sie ein Vierteljahr vom Arbeitsamt für die Arbeitslosenbezüge gesperrt. Sie lebte weiterhin von ihrem Krankengeld und von einer Arbeitslosenunterstützung, die Mitte 1992 ausläuft. Bei ihrem jetzigen schlechten Gesundheitszustand – Januar 1992 – muß sie befürchten, daß sie auch danach weiter arbeitslos bleibt und nie wieder eine Dauerstelle als Kontoristin findet.

Wie mit ihr im Krankenhaus und insbesondere auf der Intensivstation umgesprungen wurde, kann man folgenden Zeilen entnehmen:

»Die zwei Nächte auf der Intensivstation werde ich ein Leben lang nicht vergessen. Ich hatte solche Schmerzen. Ich klingelte alle Stunde nach der Schwester. Ich konnte es einfach nicht mehr aushalten.«

Die weitere Versorgung schilderte die Patientin wie folgt: »Einen Tag nach der Operation sollte ich schon aufstehen, was mir fast unmöglich war. Und zwei Tage nach der Operation sollte ich von der Intensivstation mit zwei Krankengymnastinnen zur normalen Station rüberlaufen. Das konnte ich natürlich nicht. Bis die eine Krankengymnastin sagte und Erbarmen hatte: ›Das kann sie nicht!‹ Dann wurde ich mit dem Bett rübergefahren, und da kam die eine Schwester in mein Zimmer und sagte: ›Hier wird aufgestanden, von wegen Bettpfanne und so weiter, is' nicht.‹

In den folgenden Tagen schickte man mir zwei Krankengymnastinnen auf den Hals. Eine ›grobe‹ und eine ›nettere‹. Wenn die ›grobe‹ mal ohne die ›nettere‹ kam, wußte ich, was mir bevorstand. Sie riß mich förmlich aus dem Bett. Ich sollte ja laufen, laufen, laufen …

An eine Visite kann ich mich auch noch erinnern. Es waren verschiedene Ärzte da. Ich war gerade etwa eine Woche auf der Normalstation, da frug der visitemachende Arzt eine Ärztin, die bei meiner Operation dabei war, etwas, was mich betraf. Da sagte die Ärztin zu ihm: ›Das sag' ich Dir draußen!‹« – Geheimhaltung vor dem Patienten, wie der Meineid des Hippokrates es befiehlt!

Über das Ergebnis der Operation berichtete die Patientin in einem Folgebrief:

»Ich bin nach der Operation zum ersten Mal in meinem Leben in psychotherapeutischer Behandlung (seit zirka zwei Monaten). Ich habe einen Schock bekommen, als man mir im Krankenhaus sagte, daß man mir die Adnexe, den Uterus und die Lymphknoten entfernt hätte, weil der Schnellschnitt der Gebärmutter Verdacht auf Krebs ergab … Schon am Entlassungstag aus dem Krankenhaus zweifelte ich daran, ob man mir auch die Wahrheit sagte.

Ins Krankenhaus ging ich im vollen Bewußtsein, *keinen Krebs* zu haben. Im Krankenhaus redete man mir ein, daß ich Krebs habe … Da ich aber nie und nimmer daran dachte, an einer so schlimmen Krankheit zu erkranken, traf mich das wie ein Hammerschlag, weil meine Mutter 1988 an Darmkrebs verstarb. Jetzt dachte ich: Nun hat es dich auch erwischt. Und es geht mir auch nicht mehr aus dem Kopf.«

Man hat der Patientin erst nach einer guten Woche gesagt, daß die endgültige histologische Untersuchung ergab: kein Krebs! Das konnte sie zunächst nicht glauben: »Am Entlassungstag war ich total verunsichert und glaubte plötzlich, daß es wieder eine Verwechslung oder ähnliches sei, daß ich doch Krebs hatte oder habe.«

So ist das sehr häufig. Die meisten Patienten glauben den Ärzten nicht. Sie wissen, daß die Ärzte ihren Patienten die Krebsdiagnose oft verschweigen oder sogar wider die Wahrheit sagen, es sei kein Krebs gewesen. Die Ärzte reden sich immer noch damit heraus, daß dies mit Rücksicht auf den Seelenzustand des Patienten geschehe. Dabei ist aufgrund von Umfragen längst bewiesen, daß fast alle Krebskranken die Diagnose wissen wollen.

Es gibt nicht den geringsten Grund, den Krebskranken die Diagnose zu verschweigen, im Gegenteil. Ich habe die Erfahrung gemacht, daß die Patienten nie in Panik geraten, wenn man ihnen alles richtig erklärt, daß sie andererseits aber viel besser mitarbeiten, wenn sie die Diagnose kennen. Natürlich gehört Fingerspitzengefühl dazu, die Diagnose in die richtigen Worte zu kleiden.

Die Patientin hat durch die Operation schwersten Schaden erlitten. Außer dem Absetzen des für die Blutung verantwortlichen weiblichen Keimdrüsenhormons, das die Patientin in Form von Gynodian im Vier-Wochen-Abstand gespritzt bekam, wäre wahrscheinlich überhaupt nichts erforderlich gewesen, allenfalls eine Ausschabung, um die durch die Hormongabe überstark gewucherte Schleimhaut zu entfernen.

Ich habe meine Doktorarbeit über diese Art der gutartigen Schleimhautwucherungen in der Gebärmutter geschrieben. Sie kommt auch bei Jugendlichen vor und hat ihre Ursache in einer überschießenden Keimdrüsenhormonbildung. Der Titel meiner Doktorarbeit hieß: »Das histologische Bild bei juvenilen Blutungen.« Die Arbeit verfaßte ich als Medizinstudent im Sommer 1943. Da lernte ich in Tag- und Nachtarbeit das Mikroskopieren, die Beurteilung von Feingewebsschnitten mit dem Mikroskop.

Schon damals war klar, daß die Blutungsursache eine übermäßig gewucherte Gebärmutterschleimhaut mit bestimmten Schleimhautveränderungen war, die ihren Grund in einer Disharmonie der Sexualhormonproduktion hatte.

Eine mannsfaustgroße Gebärmutter ist für sich allein niemals ein Grund, die Gebärmutter zu entfernen. Die Patientin, damals knapp über fünfzig, hatte immer noch ihre Regelblutungen, wenn auch verstärkt. Normalerweise hören die Blutungen in diesem Alter dann schon bald ganz auf. Danach kommt es meistens zum Wachstumsstillstand, oft sogar zu einer gewissen Verkleinerung der vergrößerten Gebärmutter. Eine etwa mannsfaustgroße Gebärmutter verursacht in den meisten Fällen nicht die geringsten Beschwerden. Sie entspricht ja in der Größe einer Gebärmutter im vierten Schwangerschaftsmonat, die keiner schwangeren Frau irgendwelche Probleme bereitet.

Den meisten Frauen wird von den Gynäkologen gesagt, aus der Muskelverknotung der Gebärmutter könne sich Krebs entwickeln. Das ist völlig ausgeschlossen. Der Gebärmutterkrebs entsteht in der Schleimhaut der Gebärmutterhöhle oder des Gebärmutterhalskanals oder am Muttermund. Dieser Krebs hat mit dem Gebärmuttermyom ebenso wenig zu tun wie der Prostatakrebs mit der gutartigen Prostatavergrößerung – genannt Prostata-Adenom. In beiden Fällen gibt es keinerlei ursächlichen Zusammenhang.

Trotzdem wird sowohl den Frauen mit Gebärmutterkropf – so sollte man die gutartige Wucherung der Gebärmutter um der Klarheit willen nennen – wie auch den Männern mit Prostatakropf sehr oft weisgemacht, daraus könne sich Krebs entwickeln, um sie zur Operation zu nötigen.

Die Patientin hat nach der Operation einen schweren Lymphstau in ihrem rechten Bein bekommen. Wahrscheinlich wurden bei der Operation nicht nur die abführenden Lymphgefäße ausgeräumt oder unterbunden, sondern auch eine der für den Blutrückfluß verantwortlichen Hauptblutadern verletzt. Eine andere Möglichkeit für diesen Lymph- und/oder Venenstau wäre eine versteckte Thrombose, die sich nach der Riesenoperation rechts entwickelt haben könnte.

Über die Behinderung durch den Stau im rechten Bein schreibt die Patientin: »Im vergangenen Sommer 1991 war das Bein bei der Hitze so dick, daß ich zwei Gummistrümpfe übereinandergezogen hatte. Vergangene Woche mußte ich längere Zeit auf der Post und im Supermarkt stehen. Da bekam ich an dem bewußten Bein fünfmarkstückgroße rote Flecken. Das Bein fühlte sich heiß an, und mir war auch heiß. Dies erzählte ich der Krankengymnastin. Sie sagte, daß das sicher ein Erysipel (Wundrose) gewesen ist, und frug mich, ob ich mich an dem Bein verletzt hätte, zum Beispiel bei der Fußpflege.«

Leider muß die Patientin damit rechnen, daß sich solche Ver-
schlimmerungsschübe in Zukunft wiederholen und dadurch die
Schwellungsneigung des Beines immer mehr zunimmt.

Die Patientin leidet nach wie vor unter wechselnd starken Leib-
schmerzen mit starker Blähungsneigung. Sie fühlt sich sehr
schlapp. Die Beine schwellen trotz der Gummistrümpfe und
Lymphdrainagen. Sie leidet unter starken Depressionen,. wie sie
nach derartigen Radikaloperationen der Sexualorgane fast regelmäßig eintreten, da der Stimmungszustand von der Produktivität unserer Liebeshormone stark abhängig ist.

Dabei besteht für mich kein Zweifel, daß sowohl die Eierstöcke
wie die Gebärmutter über die Wechseljahre hinaus bis zum Lebensende weiterhin auch Liebeshormone produzieren. Wir wissen zwar
inzwischen eine ganze Menge über die Hormonproduktion, aber
bei weitem noch nicht alles. Ständig gibt es neue Veröffentlichungen über bislang unbekannte Hormone, und das wird auch in den
nächsten Jahrzehnten – wahrscheinlich sogar immer – so bleiben.

Was die Patientin über das ständige Kranksein hinaus an Lebensqualität verloren hat, geht aus ihrer Antwort zu meiner Frage nach
den Operationsfolgen für ihr Liebesleben hervor. Sie schreibt:

»Und nun zu meinem Eheleben. Obwohl ich noch den Generationen angehöre, die über solche Sachen nicht so offen sprechen,
muß ich es einfach sagen: Ja, das Liebesleben ist nun völlig im Ei-
mer. Ich drücke das mal so arg aus. Erstens fühle ich mich geradezu
amputiert. Von Gefühlen kann keine Rede mehr sein. Orgasmus
gleich Null. Schmerzen sowieso beim Verkehr. Natürlich leidet
meine Ehe darunter.

Es liegt aber auf der Hand, daß meine Ehe auch an den Nachfol-
gen der Operation gelitten hat. Obwohl mein Mann schon auch Verständnis für meine Lage zeigte und auch noch zeigt, liegt es aber an
mir selbst, daß das sogenannte Eheleben nicht mehr so ist wie vor
der Operation. Irgendwo ist mir auch klar, wenn ein Mann seine vor
der Operation noch ganz gut erhaltene Frau immer in den Kompres-
sionsstrümpfen ansehen muß, ist das ja auch nicht gerade erfreu-
lich.«

Übrigens berichtet die Patientin in ihrem Antwortbrief auch darüber, was zwei Mitpatientinnen in der Frauenklinik passiert ist: »Ich
weiß zum Beispiel, daß die Mitbewohnerin meines Zimmers noch-

mals ins Krankenhaus mußte, weil man sie regelrecht zugenäht hat. Ich telefonierte danach einmal mit ihr. Sie konnte nicht mehr mit ihrem Mann zusammensein. Sie hatte ›nur‹ eine Hysterektomie. Einer anderen Frau ging es ähnlich. Sie wurde im Klinikum als Hypochonder hingestellt, nachdem sie sich dort auch einer Hysterektomie unterzogen hatte. Sie hatte nach der Operation ständig Schmerzen in der Blasenregion und immer Schmerzen beim Verkehr.«

Das Schicksal der Patientin Katharina B. möge allen Frauen eine Warnung sein, den Empfehlungen der Frauenärzte blind zu vertrauen.

Mein dringender Rat: Je schwerer der Eingriff ist, der von einem Gynäkologen angeraten wird, um so mehr Frauenärzte muß man fragen. Selbstverständlich darf keiner von dem Rat des anderen wissen. Dasselbe gilt für den Umgang mit allen Operateuren.

Was ich allein in den Sprechstunden der letzten zehn Tage vor der Niederschrift dieses Falles mit dem PAP-Test erlebt habe, wäre sogar Grund genug, diesen Test gesetzlich zu verbieten. Unter weit mehr als 100 Patientinnen gab es bei der Kontrolluntersuchung des PAP-Testes kein einziges Mal die gleiche Beurteilung des Schweregrades. Fast immer war der vorher angegebene Schweregrad kleiner. Nicht ein einziges Mal hat der PAP-Abstrich zur Indikationsstellung für das weitere Behandlungsprogramm wesentlich beigetragen.

Wer ein bißchen Erfahrung hat, erkennt mit dem bloßen Auge, ob sich am Muttermund krebsidverdächtige Veränderungen befinden. Im Zweifelsfall kann es sich nur um ein Minimalkrebsid im Anfangsstadium handeln. Dann reicht es völlig, die verdächtige Stelle zu vereisen. Dafür braucht man nicht einmal ein Stickstoffgas-Vereisungsgerät mit Temperatur bis fast minus 200 Grad. Vielmehr genügt ein Lachgas-Vereisungsgerät mit Temperaturen von weniger als minus 100 Grad, wie es eigentlich in jeder Gynäkologenpraxis stehen sollte.

Es ist der ausdrückliche Wunsch von Katharina B., daß ihr Schicksal möglichst vielen Frauen bekannt wird. Sie schreibt dazu: »Die Frauen sind also viel zu unaufgeklärt. Erstens sollten sie sich nicht so schnell operieren lassen. Zweitens sollten sie aufpassen, was sie unterschreiben. Das ist sehr wichtig.«

Ich habe der Patientin geraten, die verantwortlichen Ärzte der Klinik auf jeden Fall auf Schadensersatz und Schmerzensgeld zu verklagen. Dies ist unbedingt im allgemeinen Interesse. Mir wird etwas einfallen, wie der voraussichtlich vieljährige Prozeß zu finanzieren ist.

Eigentlich sollte die zuständige Krankenkasse, welche aufgrund der falschen Operation wahrscheinlich schon Ausgaben von weit mehr als 100000 Mark hatte, einen solchen Prozeß finanzieren. Im Sozialgesetzbuch V, dem Ergebnis des sogenannten Gesundheitsreformgesetzes, gibt es den § 66 mit der Überschrift »Unterstützung der Versicherten bei Behandlungsfehlern«. Sein Wortlaut: »Die Krankenkassen können die Versicherten bei der Verfolgung von Schadensersatzansprüchen, die bei der Inanspruchnahme von Versicherungsleistungen aus Behandlungsfehlern entstanden sind und nicht nach § 116 des zehnten Buches auf die Krankenkassen übergehen, unterstützen.«

Bis vor wenigen Tagen war ich fest davon überzeugt, daß also in Zukunft immer öfter Krankenkassen Schadensersatzprozesse ihrer Versicherten finanzieren würden, zumindest dann, wenn begründete Erfolgsaussicht besteht. Schließlich könnten ja auf diese Weise riesige Geldsummen zurückgeholt werden.

Vor ein paar Tagen wurde ich bei einer in Bayern ausgestrahlten Rundfunkdiskussion, an der auch ein führender Vertreter der Bayerischen AOK teilnahm, eines anderen belehrt. Er erklärte öffentlich, es gäbe einen Text zu diesem Paragraphen, in dem die Grenzen einer Unterstützung festgelegt seien. Diese Grenzen sind nach seiner Darstellung so eng, daß man den § 66, einen der wenigen Lichtblicke des »Gesundheitsreformgesetzes«, vergessen kann.

TOTALER KREBSKRIEG BEI KLEINEM KREBSHERD DER BRUSTDRÜSE

Der 35 Jahre jungen Verwaltungsangestellten, Mutter von einem Kind, stand die Angst im Gesicht, als ich sie am 8. Juli 1991 in der Sprechstunde untersuchte. Die Voruntersuchung hatte mein Stellvertreter gemacht. Sie und ihr Mann wollten wissen, ob wir noch helfen könnten.

Was war geschehen?

Etwa seit 1985, also schon vom dreißigsten Lebensjahr an, ging die Patientin jährlich einmal zu einem Gynäkologen zur Vorsorge-untersuchung. Es wurde nie etwas Krebsverdächtiges festgestellt.

Im Herbst 1988 war sie das letzte Mal zur Krebskontrolle bei ihrem Frauenarzt. Er fand wieder nichts Verdächtiges, verordnete ihr aber die Pille, weil die Patientin, zumindest vorläufig, kein Kind mehr haben wollte. Es war das Kombinationspräparat aus den bei-den weiblichen Sexualhormonen Östrogen und Gestagen namens Cilest. Diese Pille nahm sie dann regelmäßig ein.

Ein gutes halbes Jahr nach der Vorsorgeuntersuchung, im Mai 1989, entdeckte sie dann selbst einen kleinen Knoten in ihrer Brust. Er saß in der oberen Hälfte der linken Brust und war »so groß wie eine Erbse ungefähr«.

Bei Anspannung der Haut konnte man eine kleine Vorwölbung sehen. Die Patientin hoffte, der Knoten sei die Folge eines Stoßes gegen die Brust kurze Zeit vorher, als dessen Folge sich ein kleiner Bluterguß gebildet hatte. Sie wartete zunächst einmal ab.

Im September ging sie dann zu dem Gynäkologen, der auch die letzte Vorsorgeuntersuchung vorgenommen hatte. Er untersuchte sie und sagte wörtlich: »Da brauchen Sie sich keine Gedanken zu machen. In Ihrem Alter ist es kein Krebs!« Sie war knapp vierund-dreißig.

Mit dieser Auskunft jedoch gab sich die Patientin nicht zufrie-den. Sie fragte, ob man denn nicht eine Mammographie machen sollte. Erstaunlicherweise soll der Frauenarzt sinngemäß geantwor-tet haben, das mache man jetzt nicht mehr so oft. Damit könne man ohnehin nicht feststellen, ob ein Knoten gut- oder bösartig sei. Des-halb halte er eine Mammographie nicht für notwendig.

Aber die mitdenkende Patientin ließ nicht locker. Sie wollte, daß geklärt wurde, was hinter dem Knoten stecke. Da schlug der Gynä-kologe vor, den Knoten herausschneiden zu lassen. Er überwies sie zu einem niedergelassenen Chirurgen, weil er selbst nicht ope-rierte.

Vorher machte er aber dann doch noch eine Mammographie. Da-nach sagte er, man sehe winzige Kalkspritzer. Möglicherweise sei der Knoten »doch bösartig«.

Meine Erfahrung: Kalkspritzer, sogenannte Mikroverkalkungen, finden sich sehr oft auch bei nichtkrebsigen Veränderungen und

auch bei dem gutartigen Haustierkrebs. Mammographien tragen zur
Frühdiagnostik nichts Wesentliches bei, können aber einen vorhandenen Haustierkrebs aktivieren, insbesondere bei Wiederholung. In
unserer Klinik wenden wir diese Untersuchungsmethode nie an,
weil sie zur allein wichtigen Unterscheidungsdiagnose: Haustier-
oder Raubtierkrebs? nicht geeignet ist.

Der als Operateur vorgeschlagene Chirurg hatte Betten in einer
Belegklinik der Großstadt. Bei der Untersuchung drückte er so intensiv auf dem krebsverdächtigen Knoten herum, daß es der Patientin weh tat. Dann erklärte er, auch er sei der Meinung, daß es sicherer sei, den Knoten herauszuschneiden. Dies wolle er gern tun. Aber
vorher müsse sie noch internistisch auf ihre Operationsfestigkeit
untersucht werden. Die Patientin war einverstanden.

Er schickte sie zu einer Internistin, die als erstes wiederum den
Knoten sehr gründlich abtastete. Es tat noch mehr weh als bei dem
Chirurgen.

Danach soll die Fachärztin für Innere Medizin wörtlich gesagt
haben: »Da brauchen Sie sich keine Sorgen zu machen. Das ist
wahrscheinlich kein Krebs. Der Knoten ist ja sehr beweglich.« Sie
untersuchte die Patientin, machte Röntgenaufnahmen der Lungen
in zwei Richtungen, ein EKG, Laboruntersuchungen usw. Danach
erklärte sie die Patientin für operationsstabil.

Vor der Operation sagte der Chirurg der Patientin, er werde einen
kaum sichtbaren Schnitt machen, und zwar um die obere Hälfte des
Warzenhofes herum. Von diesem Schnitt aus hole er dann den Knoten heraus.

Das war ein großer Fehler. Immerhin lag das Knötchen etwa 8 cm
vom geplanten Schnitt entfernt. Ohne größeren Flurschaden und
erhebliches Zerren und Quetschen des Brustgewebes war er nicht
herauszuholen. Genau davor haben wir in unserer Klinik sehr große
Angst. Wir schneiden immer direkt über einem solchen Knoten ein
und behandeln ihn »wie ein rohes Ei«, damit so wenig wie möglich
von den Krebszellen in die Nachbarschaft ausgestreut wird, falls es
sich um einen Krebsknoten handelt.

Der Chirurg sagte außerdem, er wolle den herausgeschnittenen
Knoten sofort zur Schnellschnittuntersuchung schicken. Dann
wisse er kurze Zeit später, ob es Krebs sei oder nicht. So lange
werde sie in Narkose gehalten. Sie möge ihr Einverständnis geben,

daß er die Brust amputieren und die Achsellymphknoten ausräumen dürfe, falls der Befund positiv sei.

Das aber lehnte die intelligente, selbstbewußte Patientin ab. Sie sagte, er möge den Knoten herausschneiden, und dann werde man weitersehen.

Die Operation fand am 5. Oktober 1989 statt, in Intubationsnarkose wie zu einer großen Operation.

Wir machen solche Operationen bei einem derart kleinen, aber auch bei viel größeren Knoten nur unter örtlicher Betäubung, um den Körper nicht unnötig zu belasten.

Nach der Operation fühlte sich die Patientin zunächst nicht gut, erholte sich aber bald. Es entwickelte sich ein größerer Bluterguß. Eine Drainage hatte der Operateur nicht eingelegt.

Am nächsten Morgen kam der Chirurg und erklärte, die Schnellschnittuntersuchung habe Krebs ergeben. Nun müsse man auf jeden Fall eine Brustamputation mit Ausräumung der Achsellymphknoten vornehmen. Es sei höchste Eile geboten. Die Patientin möge ihr Einverständnis zur Operation geben.

Nach dem Arztbericht, den die Patientin in unserer Sprechstunde übergab, lautete das Urteil des Pathologen: »Mikro-invasives intraductales Comedo-Carcinom mit Läppchen-Cancerisierung.«

Es war eine mikroskopische Schnellschnittdiagnose nach Gefrierhärtung, die immer mit großen Vorbehalten zu bewerten ist. Das Einfrieren und die Hopplahopp-Besichtigung bergen große Fehlermöglichkeiten in sich. Es ist schon öfters passiert, daß sich die Schnellschnittdiagnose – so wie auch in dem zuletzt geschilderten Fall Katharina B. – bei der Kontrolluntersuchung nicht bestätigt hat. Es gibt kein absolut eindeutiges isoliertes Merkmal der Bösartigkeit. Die Befundbeschreibung sprach eher für einen gutartigen Haustierkrebs.

Die Patientin war auf die Diagnose Krebs hin völlig durcheinander. Sie erbat sich Bedenkzeit. Nach Rücksprache mit ihrem Mann erklärte sie dann: Das verkrafte sie im Moment nicht. Sie möchte erst einmal entlassen werden. So geschah es.

In den folgenden Tagen lief die Patientin gemeinsam mit ihrem Ehemann von Arzt zu Arzt. Zunächst konsultierte sie den Röntgenologen Prof. Dr. R. im Klinikum der Großstadt. Der schlug eine Kernspintomographie vor, um abzuklären, ob sich im Körper noch weitere Krebsherde befänden. Anschließend solle dann eine »Strahlentherapie« begonnen werden.

Aber die Patientin wollte zuerst noch andere Ärzte fragen. Deshalb suchte sie anschließend einen renommierten Gynäkologen der Großstadt auf. Dieser sagte nach der Untersuchung: »Auf keinen Fall die Brust weg!« Man müsse vielleicht nachoperieren, eventuelle Krebsreste herausschneiden und anschließend bestrahlen. Die Patientin antwortete, sie wolle sich das überlegen.

Kurze Zeit später sang ein Bekannter ein so hohes Loblied auf Prof. Dr. E., den gynäkologischen Chefarzt eines Kreiskrankenhauses in der Nähe der Großstadt, daß die Patientin sich entschloß, zu ihm zu fahren. Man sage, er sei nicht nur ein besonders tüchtiger, sondern auch ein sehr netter Arzt. Zu ihm reiste die Patientin dann.

Der Professor hielt, was man von ihm erzählte. Er gab sich gar nicht hochnäsig, nahm sich lange Zeit für das Gespräch und untersuchte die Patientin gründlich.

Danach erklärte er: Weil sie noch so jung sei, müsse man alles tun, um die größte Chance für eine Lebenserhaltung wahrzunehmen. Und dies sei nur durch die Amputation der Brust mit Ausräumung aller Achsellymphknoten zu erreichen. Ein halbes Jahr später könne man dann die Brust wiederaufbauen. Mit dieser »Modifizierten Radikaloperation« habe er die besten Erfahrungen gemacht.

Das alles leuchtete der Patientin sehr ein. Sie stimmte dem Vorschlag zu. Dann ging es erst noch einmal los mit einer ganzen Reihe von Voruntersuchungen: Röntgen der Lungen, Laboruntersuchungen, EKG usw. Es ergab sich angeblich kein Hinweis auf Metastasen.

Was der Patientin besonders imponierte, war: Der Professor erzählte, er habe sich das vom Pathologen angefertigte Präparat ihres ausgeschnittenen Knotens schicken lassen, um es selbst unter dem Mikroskop anzuschauen und die Richtigkeit der Diagnose zu kontrollieren. Er sei in Pathologie ausgebildet und verstehe etwas von der mikroskopischen Gewebsuntersuchung. Nach Durchsicht der Schnitte erklärte er dann, auch aus seiner Sicht sei es bösartiger Krebs.

Die Patientin wurde am 19. Oktober 1989 operiert, auch dieses Mal in Intubationsnarkose. Wie lange die Operation gedauert hat, weiß sie nicht. Als sie aus der Narkose aufwachte, fühlte sie sich wieder sehr elend. In ihrer linken Brust lagen mehrere Drainage-Schläuche.

Dieses Mal entwickelte sich kein Bluterguß. Beim ersten Verbandswechsel stellte die Patientin fest, daß ein etwa 25 cm langer, fast quer verlaufender Schnitt in Brustmitte gemacht worden war. Wegen einer Blutarmut verordnete der Operateur Eisentabletten. Sonst bekam sie keine Medikamente.

Zu erwähnen ist noch, daß der Gynäkologe auch in der rechten Brust krebsverdächtige Verhärtungen festgestellt und vorsorglich eine Probeausschneidung rechts während der gleichen Operation empfohlen und vorgenommen hatte. Auch dazu hatte die Patientin zuvor ihr Einverständnis gegeben. Nach der Beschreibung des Mikroskopbefundes handelte es sich um »wenige Mastopathie-Zysten«.

Das große Amputationspräparat war ebenfalls zur pathologisch-anatomischen Untersuchung eingeschickt worden. Das Ergebnis stellte der Operateur der Patientin dann so dar: In der Brust sei noch etwas gewesen, aber in der Achselhöhle nicht. Sämtliche herausgeschnittenen Achsellymphknoten seien ohne Krebs. Er strahlte, als er dies der Patientin mitteilte. Sie war beruhigt.

Daß ihr der Operateur alle gesunden Lymphknoten ihrer Achselhöhle gestohlen und ihr damit sehr geschadet hatte, wurde ihr nicht bewußt. Woher sollte sie das auch wissen!

Das Ergebnis der histologischen Untersuchung kann man dem Bericht entnehmen, den die Patientin mitbrachte: In dem Amputationspräparat seien »Reste eines hochpolymorphen, ductalen Carcinoma in situ« gewesen. Die Einstufung erfolgte als: pTis (2), G2, NO, MX. Wörtlich steht in dem Bericht: »Ein invasiver Carcinomherd war nicht mehr zu entdecken.«

Carcinoma in situ ist im Medizinbabylonischen die Bezeichnung für das, was ich Haustierkrebs nenne. Leider konnte die Patientin den Pathologenbericht über das Ergebnis der Schnellschnittuntersuchung nicht bekommen. Ich vermute, daß es sich bei dem vorher ausgeschnittenen Kleinen Krebsknoten auch nur um einen Haustierkrebs gehandelt hat. Jede vierte Frau ab vierzig hat einen Haustierkrebs in einer Brustdrüse. 96,5 Prozent davon werden dadurch, wie wir errechnet haben (s. S. 107), innerhalb der nächsten zehn Jahre nicht krebskrank.

Noch während des Krankenhausaufenthaltes wurde eine Ganz-körper-Szintigrafie gemacht. Dazu wird radioaktive Substanz ins Blut gespritzt und dann mit einem sogenannten Scanner der Körper abgetastet, um festzustellen, wo sich die strahlenden Partikel verstärkt ansammeln. Die Ganzkörper-Szintigrafie ist die am häufigsten eingesetzte Methode zur Untersuchung auf versteckte Metastasen. Sie ist alles andere als eine sichere Methode zur Unterscheidung von Krebsmetastasen und andersartigen Veränderungen, insbesondere Entzündungen. Vor allem aber bedeutet sie eine nicht unerhebliche Strahlenbelastung (s. S. 111 f.).

Nach zwei Wochen wurde die Patientin entlassen. Die Operationswunde war glatt verheilt. Vor der Entlassung fragte sie ihren Professor noch, ob sie die Pille weiter nehmen könne, obwohl es ja Krebs gewesen sei. Er hatte nicht die geringsten Bedenken!

Es ist schon bemerkenswert, wie großzügig die Gynäkologen mit ihren Patientinnen bei der Verordnung rezeptpflichtiger Geschlechtshormone umgehen. Keiner, der sich unvoreingenommen kritisch mit dem Schrifttum auseinandergesetzt hat, kann daran zweifeln, daß das Krebsrisiko durch »Liebeshormone« – welcher Art auch immer – erheblich erhöht wird. Ausdrücklich steht in der Roten Liste der Fertigarzneimittel als Gegenanzeige: Verdacht auf »hormonabhängige Tumore des Uterus (Gebärmutter) und der Mammae (Brustdrüsen)«, und zwar »auch nach Behandlung«.

Alle Krebsarten müssen m. E. als hormonabhängig eingestuft werden, bis das Gegenteil bewiesen ist. Das Entwicklungstempo wird bei vorhandenen Krebsherden in aller Regel beschleunigt.

Die Patientin nahm die Pille weiter bis zum Ende des Sommers 1990. Dann aber ließ sie sie weg, weil sie von der Krebsaktivierungsgefahr gehört hatte und kein Risiko eingehen wollte. Anfang Dezember 1989 erklärte der Professor nach der ersten Nachuntersuchung, es sei alles in Ordnung. Eine spezielle Nachbehandlung sei nicht erforderlich.

Die nächste Kontrolluntersuchung fand dann im Februar 1990 statt, wieder beim Radikaloperateur. Er besichtigte und betastete alles gründlich. Ergebnis: kein Hinweis auf einen Rückfall oder Metastasen.

Danach fuhr die Patientin im März 1990 für vier Wochen zur Kur nach Bad Salzuflen. Dort sei es ihr »blendend« gegangen. Sie bekam

Bäder und Massagen und betrieb ausgiebig Sport. Medikamente wurden ihr nicht verordnet.

Nach der Kur ging sie erneut zur Kontrolluntersuchung. Jetzt riet der Professor dazu, bald die Aufbauplastik in Angriff zu nehmen. Die Patientin war gern einverstanden. Sie fühlte sich durch den Verlust ihrer linken Brust nicht mehr als vollwertige Frau und war dadurch stark seelisch belastet.

Der Professor erklärte ihr, bei der Operation werde er die alte Operationsnarbe aufschneiden, dann die Haut unterhalb der Narbe bis etwa zur Mitte des Bauches von der Unterlage ablösen, um die Haut beweglich zu machen. Durch Raffung der Haut nach oben könne er Haut gewinnen, um eine Brustfalte einzunähen. Darüber werde dann eine Endoprothese eingepflanzt, die nur außen aus Silicon bestehe, innen aber mit einer Kochsalzlösung gefüllt sei.

Die Patientin war mit dieser Operation einverstanden. Der Eingriff fand am 23. Mai 1990 – sieben Monate nach der Radikaloperation – statt, wieder in Intubationsnarkose.

Den technischen Vorgang faßte der Operateur im Arztbrief wie folgt zusammen: »Augmentation links durch Exzision der alten Narbe, Oberbauch-Verschiebelappen, neue Submamillarfalte und 225-ml-HEYER-SCHULTE-Inlay« sowie »Hautreduktionsplastik rechts«.

Die Wunden heilten glatt. Bei der ersten Besichtigung nach der Operation war die Patientin mit dem Ergebnis zufrieden.

Die Endoprothese war knapp ein Viertel Liter groß, die linke Brust dadurch etwas größer als die rechte. Warze und Warzenhof fehlten zwar, unter Büstenhalter oder Bikini war aber wahrscheinlich kein Unterschied zu sehen.

Nach dieser Operation wurde die Patientin nochmals gründlich untersucht, unter anderem mittels einer erneuten Szintigrafie, der zweiten innerhalb von sieben Monaten. Auch dieses Mal ergab sich angeblich kein Hinweis auf Krebsmetastasen.

Bei der Nachuntersuchung Mitte Juli war alles in Ordnung. Danach fuhr die Patientin mit ihrer Familie an den Staffelsee in Urlaub. Am Sommerende erst hörte sie dann – wie erwähnt – selbst mit der Einnahme der Hormonpille auf.

Am 1. November 1990 – seit vierzehn Monaten war sie inzwischen wegen des nur »gut erbsgroßen Krebsknotens« arbeitsunfähig – wollte sie ihre Arbeit als Verwaltungsangestellte wieder aufnehmen. Sicherheitshalber fuhr sie Ende Oktober aber nochmals zu ihrem Operateur, um sich die letzte Gewißheit zu verschaffen, daß alles in Ordnung war. Da aber gab es eine böse Überraschung. Am Schluß der Untersuchung erklärte der Professor, tief in der Achselhöhle habe sich ein Rückfallknoten gebildet.

Die Patientin erschrak furchtbar. Dann fragte sie, wieso das möglich sei, wenn er doch angeblich alle Lymphknoten herausgenommen hätte und in den Lymphknoten kein Krebs gewesen sei. Die Antwort des Professors: Alle Lymphknoten nehme man nicht mehr weg, aber die, die er herausgenommen hätte, seien »sauber« gewesen. Nach der ersten Operation hatte er es ihr anders erzählt. Zum Glück für die Patientin beherrschen viele Gynäkologen die diffizile Technik einer radikalen Lymphknotenausräumung nicht.

Als ersten Schritt schlug der Operateur eine Nadelbiopsie vor. Zur Beruhigung erzählte er das bewährte Märchen. Da werde lediglich mit einer Feinnadel in den Knoten gestochen, um Gewebe zu gewinnen. Das sei völlig ungefährlich.

Diese Feinnadelbiopsie wurde dann von einem seiner Ärzte vorgenommen. Die Patientin erinnert sich: »Da haben die mir dann zweimal ohne Betäubung mit einer Nadel hineingestochen. Es hat sehr weh getan. Das erste Mal hat er den Knoten gar nicht erwischt. Beim zweiten Mal hat er dann etwas abgesaugt.«

Die Saugprobe untersuchte der Professor unter dem Mikroskop selbst. Ja, das sei wieder Krebs. Der Knoten müsse unbedingt ausgeschnitten werden.

Die Patientin war derart erschrocken, daß sie erst einmal flüchtete. Zu Hause wurde dann Familienrat gehalten. Aber auch die Freunde sagten: »Das mußt Du unbedingt machen lassen!« Also entschloß sie sich schweren Herzens doch zur Operation.

Ein paar Tage später, am 6. November, wurde sie wieder im Krankenhaus aufgenommen und noch am gleichen Tage erneut in Vollnarkose operiert. Zum ersten Mal vertrug sie die Narkose »ganz gut«.

Der ausgeschnittene Knoten wurde wieder mikroskopisch untersucht. Die Krebsdiagnose bestätigte sich. Nun erklärte der Professor, man müsse zusätzlich eine Chemotherapie machen.

Davon hatte die Patientin bislang nur Schlimmes gehört. Nein, das möchte sie nicht, erklärte sie. Dann aber redete der Professor auf sie ein: Die Chemotherapie müsse unbedingt gemacht werden, »damit sich nichts festsetze«. Die Patientin fragte: »Und wenn sich schon was festgesetzt hat?« Er antwortete: »Das würde an ein Wunder grenzen.« Damit wollte er sagen, er hielte es für höchst unwahrscheinlich, daß bereits Metastasen ausgestreut seien.

Man erschrickt als erfahrener Krebsarzt, wenn einem die Patienten erzählen, welch ein Unsinn ihnen vielfach von den Kollegen aufgetischt wird. Wer sich einmal die Größenverhältnisse klargemacht hat, kann nicht daran zweifeln, daß jeder *entdeckbare* bösartige Krebsknoten schon lange vorher gestreut haben muß. Denn kleiner als erbsgroß ist fast kein Krebsknoten zu entdecken. In einem Krebsknoten von Erbsgröße stecken aber bereits zirka 220 Millionen Krebszellen.

Völlig verzweifelt stimmte die Patientin schließlich der vorgeschlagenen Chemotherapie zu. Diese wurde in der Gynäkologischen Abteilung ihres Professors begonnen. Fünf Tage lang bekam sie eine Tropfinfusion mit den Zellkiller-Chemikalien. Danach wurde ihr jedes Mal übel, aber die Übelkeit hielt sich in Grenzen. Anschließend wurde sie nach Hause entlassen.

Die weitere Chemotherapie lag in den Händen von Prof. Dr. H., einem Internisten. Zwei Wochen lang bekam sie Spritzen in eine Vene und mußte außerdem Zellkiller-Tabletten einnehmen. Nach zwei Wochen Pause begann die Prozedur von vorn.

Insgesamt folgten auf den ersten Zyklus noch sechs ambulante Zellkiller-Chemotherapie-Zyklen. Im großen und ganzen wurde die Chemotherapie gut vertragen. Die Blutbildkontrollen ergaben nichts Negatives, auch nicht nach dem letzten Chemotherapie-Zyklus Mitte April. Noch während der Chemotherapie begann die Patientin jedoch unter Rückenschmerzen zu leiden, vor allem zwischen den Schulterblättern. Sie dachte, es seien harmlose Kreuzschmerzen, zumal auch die letzte Szintigrafie ohne Befund geblieben war.

Mitte Mai 1991 unternahm sie dann mit ihrem Mann einen Segelurlaub von einer Woche. Dabei verstärkten sich die Rückenschmerzen erheblich. Anschließend ging sie sofort zu ihrem Hausarzt. Dieser überwies sie erneut zu ihrem Chemotherapieprofessor, der ihre Lungen röntgte und eine Ultraschalluntersuchung des

Leibes vornahm. Er erklärte, es sei alles in Ordnung, und riet der Patientin zu einer weiteren Kur.

Sie reiste also zur zweiten Kur nach Passau. Bei der Aufnahme erklärte der Kurarzt nach einer sorgfältigen Untersuchung, es müsse zunächst noch einmal eine Röntgenuntersuchung im Krankenhaus Passau durchgeführt werden. Dabei wurde die Brustwirbelsäule in zwei Ebenen geröntgt.

Ein Brustwirbel war eingebrochen. Der Kurarzt meinte, das hätte man eigentlich auf der seitlichen Lungenaufnahme schon sehen müssen. Die Kur wurde abgebrochen. Die Patientin ging wieder zu Prof. H. und berichtete ihm, was der Kurarzt kritisiert hatte.

»Das hat man halt übersehen«, erklärte der Professor und veranlaßte nun eine Computertomographie der Brustwirbelsäule. Danach eröffnete man der Patientin, der Verdacht auf Krebsmetastasen in der Brustwirbelsäule habe sich bestätigt.

Anschließend wurde die Patientin erneut in das Belegkrankenhaus aufgenommen, in der die erste Operation durchgeführt worden war und wo auch Prof. H. Belegarzt war. Dieser drängte sie nochmals zu einer Ganzkörper-Szintigrafie. Das war dann die dritte Bestrahlung mit der Konsequenz »Tschernobyl für ein halbes Jahr«. Das angebliche Ergebnis war niederschmetternd: Sie steckte voller Knochenmetastasen. Nicht nur in der Brustwirbelsäule, sondern auch im Brustbein, im Becken und im linken Oberschenkel befanden sich zahlreiche große Krebsherde.

Prof. H. erklärte, als erstes müßte die Brustwirbelsäule bestrahlt werden. Damit war die Patientin einverstanden. Zwanzig Bestrahlungen waren geplant. Nach der siebten Bestrahlung flüchtete die Patientin, weil sich ihre Schmerzen nicht – wie versprochen – gebessert hatten. Sie flüchtete vor allem auch deshalb, weil ihr Professor sie nochmals zur Chemotherapie drängen wollte.

In diesem Zustand kam sie am 8. Juli 1991 zu uns. Bei der Aufnahmeuntersuchung klagte die Patientin über wechselnd starke Rückenschmerzen, insbesondere zwischen den Schulterblättern. Die linke Brust war wesentlich größer als die rechte. Die 25 cm lange Operationsnarbe hatte sich auf zirka 1 cm verbreitert. Am oberen Rand der halbkugelförmigen Endoprothese links war eine krebsverdächtige Verhärtung in der Größe 30×25 mm tastbar.

Wir schlugen der Patientin eine dreiwöchige Behandlung in unserer Klinik vor, in der Hoffnung, daß wir trotz der schlimmen Ausgangssituation eine Besserung erreichen konnten. Die Patientin war einverstanden. Sie blieb gleich zur Behandlung da.

Bei der ergänzenden Untersuchung fanden wir, daß der Krebs in fast allen großen Organen Tochtergeschwülste gebildet hatte. Die Blutsenkungsreaktion war mit 61/85 stark erhöht. Im Blutbild gab es die Zeichen einer Blutarmut. Die Lymphzellen waren stark vermindert, 17 statt 25–40 im Kubikmillimeter. Der Tumormarker CA-15-3 betrug 72,7. Dieser für metastasierenden Brustkrebs typische Tumormarker lag also weit über dem Grenzwert von 25 U/ml.

Bereits bei der Aufnahmeuntersuchung hatte die Patientin über eine Schwäche in der rechten Hand geklagt. Diese verstärkte sich in den nächsten Tagen. Am 25. Juli nachts um halb elf Uhr bekam die Patientin plötzlich einen starken Krampfanfall des rechten Armes. Unser Notdienstarzt vermutete als Ursache Hirnmetastasen und veranlaßte am nächsten Tag ein Computertomogramm des Kopfes. Der Verdacht bestätigte sich.

Wir behandelten die Patientin mit unserem EUBIOS-Klinik-Heilhilfe-Kompaktprogramm aus drei Dutzend verschiedenen Heilhilfen neben- und nacheinander pro Therapiewoche mit dem Schwerpunkt auf der Liebeshormon-Blockade und konnten einen Stillstand des vorher stark fortschreitenden Krebswachstums erreichen. Erschwerend wirkte, daß wegen der Hirnschwellung Cortison gegeben werden mußte, was immer zu einer Schwächung der Heilentzündung im Krebsherdbereich führt, ohne die kein Krebsherd heilt. Mitte August konnte die Patientin, erheblich gebessert, nach Hause entlassen werden.

Bei der letzten Kontrolluntersuchung am 1. Oktober 1991 hatte sich ihr Zustand weiter gebessert. Trotzdem muß man fürchten, daß die allerschwersten Schädigungen des Abwehrsystems durch die in Tab. 8 aufgeführten arztfabrizierten Aktivatoren der Krebsentwicklung nur begrenzt reparabel sind.

Dies ist eine furchtbare Geschichte. Wahrscheinlich wäre die Patientin gesund, wenn sie den krebsverdächtigen Knoten in ihrer Brust ignoriert und nichts mit sich hätte machen lassen. Jedenfalls gibt es nach meinen vieljährigen Erfahrungen mit Krebs im allgemeinen und mit Brustkrebs im besonderen ohne eine derart massive Mißhandlung keine derart rapide Metastasierung.

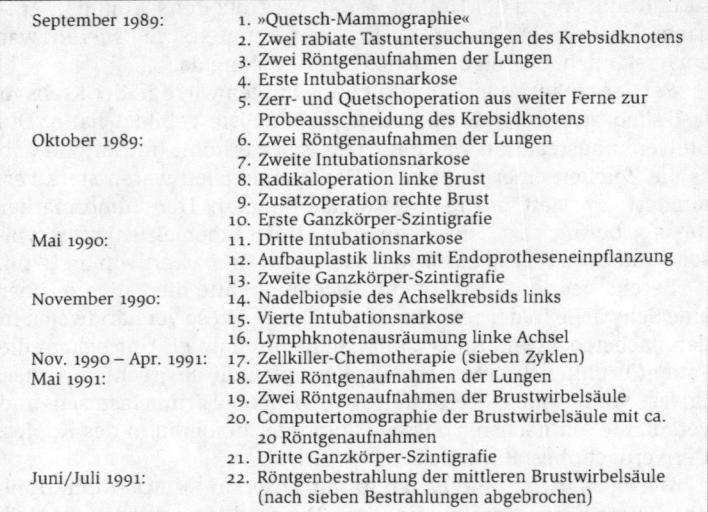

September 1989:	1. »Quetsch-Mammographie«
	2. Zwei rabiate Tastuntersuchungen des Krebsidknotens
	3. Zwei Röntgenaufnahmen der Lungen
	4. Erste Intubationsnarkose
	5. Zerr- und Quetschoperation aus weiter Ferne zur Probeausschneidung des Krebsidknotens
Oktober 1989:	6. Zwei Röntgenaufnahmen der Lungen
	7. Zweite Intubationsnarkose
	8. Radikaloperation linke Brust
	9. Zusatzoperation rechte Brust
	10. Erste Ganzkörper-Szintigrafie
Mai 1990:	11. Dritte Intubationsnarkose
	12. Aufbauplastik links mit Endoprotheseneinpflanzung
	13. Zweite Ganzkörper-Szintigrafie
November 1990:	14. Nadelbiopsie des Achselkrebsids links
	15. Vierte Intubationsnarkose
	16. Lymphknotenausräumung linke Achsel
Nov. 1990 – Apr. 1991:	17. Zellkiller-Chemotherapie (sieben Zyklen)
Mai 1991:	18. Zwei Röntgenaufnahmen der Lungen
	19. Zwei Röntgenaufnahmen der Brustwirbelsäule
	20. Computertomographie der Brustwirbelsäule mit ca. 20 Röntgenaufnahmen
	21. Dritte Ganzkörper-Szintigrafie
Juni/Juli 1991:	22. Röntgenbestrahlung der mittleren Brustwirbelsäule (nach sieben Bestrahlungen abgebrochen)

Tab. 8: Die 22 arztverursachten Aktivatoren der Krebsentwicklung in dem hier beschriebenen Fall

Vielleicht wäre der Knoten in der Zwischenzeit nicht einmal größer, sondern kleiner geworden. Ich habe seit vielen Jahren Patientinnen mit anfangs kleinem krebsverdächtigem Knoten in Beobachtung, der nicht größer, sondern bei manchen kleiner wurde, wenn er nicht sogar von selbst verschwand.

Während ich diese Krankengeschichte niederschrieb, bekam ich einen Brief von einer anderen Patientin, die ich vor längerer Zeit behandelt hatte. Darin steht: »... erinnere ich daran, daß ich vor zehn Jahren zu Ihnen kam, weil der Röntgenologe (Dr. L.) nach vielen vierteljährlichen Mammographien die Amputation der Brust empfahl. Sie stellten damals keinen Krebs fest.« Diese Patientin wurde nicht operiert und blieb bis heute gesund. Das ist einer von mehr als hundert vergleichbaren Verläufen.

Warum kam es bei der Patientin, deren Schicksal ich hier in allen Einzelheiten beschrieben habe, zu dieser schrecklichen Entwicklung? Weil es ein *Haustierkrebs* war, der erst durch die vielfachen massiven Mißhandlungen *bösartig gemacht* wurde, und weil man fast nichts unterlassen hatte, was eine Krebsentwicklung beschleunigte.

Was alles hat zur Aktivierung des ursprünglichen Haustierkrebses zu einem besonders bösartigen Raubtierkrebs beigetragen?

Ich habe es in der voranstehenden Auflistung, zeitlich nach Monaten geordnet, im einzelnen aufgeführt. Die arztverursachten Aktivatoren der Krebsentwicklung vom Haustier- zum Raubtierkrebs lassen sich in *drei Faktoren-Komplexe* zusammenfassen:

1. *Krebszell-Vermehrungs-Faktoren* wie *unnötige* radioaktive Bestrahlungen in kleinen Dosen und Wuchsstofferzeugung als Folge jeder operativen Verletzung.

2. *Abwehrschwächungs-Faktoren* wie *unnötige* Intubationsnarkosen, Großoperationen, Strahlentherapie der Brustwirbelsäule und vor allem Zellkiller-Chemotherapie.

3. *Streufaktoren* wie *unnötige* Pressungen, Quetschungen, Zerrungen und direkte Krebsidherdverletzungen.

HELDENCHIRURGIE BEI BLASENKREBS

Radikaloperation bei Blasenkrebs, das heißt Totalentfernung der Blase »im Gesunden«, mit großräumiger Lymphknotenentfernung, gleich, ob verkrebst oder nicht, ist »Heldenchirurgie«. Niemals würde ich einer solchen Operation bei mir zustimmen. Der Verlust an Lebensqualität dadurch wäre für mich schlimmer als Totsein.

Es war einmal, daß ich glaubte, Heldenchirurgie sei unverzichtbar, sogar größte Verstümmelungsoperationen – medizinisch Super-Radikaloperationen genannt – seien bei Krebs häufig eine respektable Heilhilfe. Noch in meinem Buch NACHOPERATION (1977) vertrat ich diesen Standpunkt bei Brustkrebs.

Einige meiner Patienten mußten für meinen medizinischen Irrglauben bitter büßen. Sehr viel mehr waren von anderen im gleichen Irrglauben aufs schwerste verstümmelt worden, bevor sie zu mir kamen. Meine so gewonnene Erfahrung reicht aus, um mit Sicherheit sagen zu können: Die Ganzheitskrankheit Krebs – genauer gesagt Raubtierkrebs – verbietet in der Regel stark verstümmelnde Radikaloperationen.

Dies gilt ganz besonders für die sogenannte »Radikale Zystekto-
mie«, d.h. die (Harn-)Blasenamputation mit großräumiger Lymphknotenentfernung und Bildung einer Ersatzblase – aus urologie-
technischer Sicht eine Glanzleistung, wenn sie der Patient ein paar
Wochen überlebt.

Manche meiner Patienten mit Blasenkrebs ließen sich trotzdem
dazu überreden. Ich kenne keinen, dem es später nicht bitter leid
getan hätte. Dies möge der nachstehend auszugsweise wiedergege-
bene Briefwechsel mit der Ehefrau eines inzwischen verstorbenen
Patienten beleuchten. Dieser Patient wurde im März 1987 im
EUBIOS-Zentrum am Chiemsee wegen eines Blasenkrebsids behandelt. Es konnte ein Stillstand mit teilweiser Rückbildung erreicht
werden. Zur vorgeschlagenen Weiterbehandlung erschien der Patient dann nicht mehr. Anfang Oktober 1990 erreichte uns die To-
desnachricht. Ich schickte einen Beileidsbrief und fragte nach dem
Krankheitsverlauf des Patienten nach Verlassen unserer Klinik.

Daraufhin kam folgende Antwort:

»Sehr geehrter Herr Professor Hackethal,
    für das in Ihrem Kondolationsschreiben zum Ausdruck ge-
brachte Mitgefühl zum Tode meines Mannes möchte ich Ihnen
herzlich danken.

Sein Ende: Entfernung der Blase und Verlegung der Harnleiter in
die linke obere Bauchhälfte mit einem infektionsträchtigen Ausgang
(Febr. 1988 in … bei Prof. …) und anschließenden schmerzvollen
acht Monaten, aber immer noch unter Aufbietung letzter Energie in
Ausübung seiner beruflichen Tätigkeit, dann vier Wochen Strahlentherapie ambulant im Rollstuhl und die letzte Woche stationär im
Krankenhaus – körperlich und seelisch unbeschreiblich qualvoll.

In Dankbarkeit für die Jahre Ihrer hilfreichen Unterstützung und
mit den besten Wünschen für Ihr persönliches Wohlergehen und
Wirken grüßt Sie …«

Ich wollte Näheres wissen und schrieb der Witwe am 30. Oktober
1990:

»Mit großem Interesse habe ich Ihre wenigen Worte zur Leidensgeschichte Ihres lieben Mannes gelesen. Ich kann mir denken, wie

sehr er gelitten hat. Meinen Sie, daß er die Operationen hätte machen lassen, wenn er gewußt hätte, was danach kam? Haben sie ihm denn wenigstens vorübergehend ein einigermaßen lebenswertes Leben beschert? Mich würde Ihre Antwort auf diese Fragen sehr interessieren. Es gibt immer wieder Situationen, in denen ich überlege, ob ich zu einer Blasenentfernung raten soll oder nicht. Im allgemeinen rate ich davon ab, weil meine bisherigen Erfahrungen mir keine andere Wahl lassen. Aber ich möchte mich gern von meinen Patienten und deren Angehörigen immer wieder informieren lassen. Deshalb meine Bitte ...«

Darauf erhielt ich folgenden Antwortbrief:

»... selbstverständlich beantworte ich Ihnen gern die Sie als Arzt interessierenden Fragen.

Nein, mein Mann hätte mit Sicherheit diese Operation nicht machen lassen, wenn er geahnt hätte, was in seinem Fall die Folgen waren.

Keine Stunde mehr – nach der angeblich gelungenen vierstündigen ›Bilderbuch-Operation‹ – ohne Unterleibsschmerzen, die zunächst dem Heilungsprozeß zugeordnet wurden, und dazu dieses infektiöse Problem mit der schwierigen Selbstversorgung und dem Austausch der durch die Harnleiter ins Nierenbecken geleiteten Schläuche durch auf diesem Gebiet unerfahrene und ungeübte Urologen in ihren Praxen.

Mein Mann überlebte die Operation 10 Monate und war jeglicher Lebensqualität beraubt und psychisch vollkommen verzweifelt.

Es hat also auch vorübergehend keinen lebenswerten Zeitabschnitt mehr gegeben.

Einen Rat bei Ihnen noch vorher einzuholen war durch die Umstände des Klinikwechsels und Ihre Herzattacke nicht möglich.

Schicksal!

Mit liebem Dank erwidert Ihre herzlichen Grüße ...«

4 ANDERE IRRWEGE UND IRRLEHREN DER SCHULMEDIZIN

4.1 LEISTUNG UND VERSAGEN

Die Schulmedizin hat ihr Soll als staatlich beauftragter und geschützter Regieführer der Gesundheitshilfe nicht erfüllt. Dieses Soll heißt selbstverständlich: Sicherstellung eines durchschnittlichen Gesundheitsgrades der Bevölkerung auf einem Niveau, das der Verbesserung des Wissens und Könnens entspricht.

Seit einem halben Jahrhundert haben sich unsere Kenntnisse und Möglichkeiten dank gewaltiger Fortschritte von Wissenschaft und Technik auch im Bereich der Medizin gewaltig vermehrt, ja bis ins Wunderbare vergrößert. Aus der Sicht von 1940 sind es in der Tat Wunder, was in Diagnostik und Therapie möglich geworden ist: Innereibesichtigung (Endoskopie) bis in den kleinsten Kanal mit der Möglichkeit ferngesteuerter Minireparaturen, Schnittbilder (Tomogramme) von Kopf bis Fuß in Millimeterabständen, durch Röntgen- und Magnetstrahlen sichtbar gemacht, Organvermessungen per Ultraschall, Strom- und Wärmefühler bis in den mikroskopischen Bereich, mehr als tausend unterschiedliche Labortests, elektronenmikroskopische Spurensuche mit bis zu 100000stel Millimeter Auflösung. Dazu kommen die therapeutischen Halbwunder vom Penicillin bis zu den Breitband-Antibiotika, vom Insulin bis zum Cortison, von der Impfung gegen Gasbrand bis zu der gegen Kinderlähmung, von den zahlreichen örtlichen Betäubungsmöglichkeiten bis zur Narkose durch Akupunktur, von den künstlichen Hüftgelenken bis zur Herzverpflanzung.

Gemessen an diesen gewaltigen Fortschritten ist die allgemeine Gesundheitsbilanz traurig bis trostlos.

Nach meiner Überzeugung wäre bei bestmöglicher Ausschöpfung der Gesundheitshilfe-Möglichkeiten des Weltraumflugzeitalters und des riesigen Erfahrungswissens seit Urzeiten ein durchschnittliches Lebensalter von bis zu 96 Jahren erreichbar, und zwar für die weitaus meisten bei einem Gesundheitsgrad, der das hohe Alter auch lebenswert macht.

Sicher ist der Anstieg der Lebenserwartung in den Industrieländern auf etwa 75 Jahre auch auf eine verbesserte Gesundheitshilfe zurückzuführen, aber nur zu einem kleinen Bruchteil, wie ein britischer Medizinsoziologe nachgewiesen hat. Als weit überwiegender Grund dafür gilt die Verbesserung des Lebensstandards allgemein.

Es gibt, wie erwähnt, medizinische Spitzenleistungen, von denen man vor fünfzig Jahren nicht einmal träumen konnte. Gerade deshalb ist es so deprimierend, daß die Risiken der Medizin nicht kleiner, sondern unverhältnismäßig viel größer geworden sind und daß der Gesundheitsgrad der Bevölkerung nicht gewachsen, sondern geschrumpft ist.

Die Medizin wurde zur größten Gefahr für Leben und Gesundheit der Menschen in den Industrienationen. Ein Abenteuerausflug in den brasilianischen Urwald, zum Nordpol oder in den Himalaya ist weit weniger gefährlich als das Betreten einer Arztpraxis oder gar einer Klinik. Zahl und Grad der Medizinschäden sind ins Riesige gewachsen. Dabei muß man zu den Medizinschäden nicht nur die unbeabsichtigten schädlichen Folgen ärztlichen Tuns (durch Komplikationen und Nebenwirkungen) und Unterlassens rechnen, sondern auch alle Ängste, Schmerzen, Behinderungen und Verstümmelungen, die als angeblich notwendige Begleiterscheinungen der Therapie bewußt in Kauf genommen werden. Als Beispiel möchte ich hier nur die verstümmelnde Radikalstrategie bei Krebs(id) anführen, wie sie im vorangegangenen Kapitel an Beispielen dargestellt wurde.

Das Besorgniserregendste dabei ist, daß die weitaus meisten *vermeidbaren* Todesfälle, Verstümmelungen, Behinderungen, Schmerzen, Ängste und seelischen Qualen als normale Folgen einer Gesundheitshilfe nach den Regeln der ärztlichen Kunst betrachtet werden. Nur für die Spitze des Eisberges an ärztlich verursachtem menschlichem Unglück werden von den Schulmedizinführern »Kunstfehler«, d.h. *schuldhafte* Arztfehler, gutachtlich eingeräumt und durch Gerichtsurteil festgestellt.

Die Entwicklung der Medizin zur größten Gefahrenquelle für Leib und Leben wird von der Schulmedizin als akzeptabler Preis des Fortschritts gewertet. Allein das beweist ihr krasses Versagen als Regieführer der Gesundheitshilfe.

Hinzu kommt die Tatsache, daß die Zahl der Kranken und Behinderten, bezogen auf die einzelnen Lebensjahrzehnte, *nicht*, wie es –

gemessen am allgemeinen Fortschrittsniveau – zu erwarten wäre, erheblich kleiner, sondern viel größer geworden ist.

Bei kritischer Bewertung der schulmedizinischen Leistungen, d.h. der durchschnittlichen Erfolge bei der Patientenversorgung in den Praxen und Kliniken der Bundesrepublik – bezogen auf die vier Hauptaufgaben Gesund- und Heilhilfe, Not- und Sterbehilfe –, kann man nur mit der Nothilfe zufrieden sein. Dies gilt sowohl für die Nothilfe im engeren Sinne bei Unfällen, Vergiftungen usw. wie auch für die Nothilfe als Teil der Heilhilfe zur Abwendung der Lebensbedrohung bei akuten Erkrankungen, Schock und anderen Komplikationen. Die eindrucksvollen Sofortergebnisse dieser Nothilfe haben zu einer Überbewertung und einer Nothilfe-Übertherapie zu Lasten der Langzeit-Heilhilfen geführt. Auch wird eindrucksvolle Symptomunterdrückung, vor allem Schmerzlinderung allzu oft fälschlich als Heilerfolg verbucht. Hier steckt eine wesentliche Teilursache für das Versagen der Schulmedizin im Hinblick auf die Heilung chronischer Krankheiten.

Mit den üblichen Schulnoten von 1 bis 6 bewertet, scheint mir für die vier Hauptaufgaben der Schulmedizin folgende Zensierung dem Leistungsstand angemessen: Nothilfe: Note 2, Heilhilfe: Note 4–5, Gesund- und Sterbehilfe: Note 6.

Die Frage, ob es grundsätzlich wünschenswert sei, daß es in einem Staat eine Schulmedizin mit Richtlinienkompetenz gibt, ist meines Erachtens mit Ja zu beantworten. Denn selbstverständlich kann ein hoher Gesundheitsgrad der Bevölkerung am ehesten durch eine weitgehende Einheitlichkeit der Gesundheitshilfe-Strategie sichergestellt werden. Unbedingte Voraussetzung ist aber, daß das Konzept für die Richtlinienpolitik stimmt und daß die Richtlinienkompetenz nicht in Diktatur ausartet, daß die Freiheit der »Wissenschaft Gesundheitshilfe« gewahrt bleibt.

Beide notwendigen Forderungen an die Schulmedizin in unserem Land werden seit (mindestens) vierzig Jahren – seit dem »Wirtschaftswunder« mit seinem kräftigen Schub für die Medizinindustrie und die moderne Schulmedizin – nicht erfüllt.

Wenn ich die Richtigkeit der Schulmedizin in Zweifel ziehe, möchte ich vorweg Folgendes klarstellen: Ich wende mich *nicht gegen* das schulmedizinische Grundwissen vom Bau und der Arbeitsweise (Funktion) des menschlichen Organismus, von den biophysi-kalischen und biochemischen Vorgängen usw., das insbesondere in den letzten 150 Jahren ungeheuer erweitert und vertieft werden konnte. Ich wende mich auch *nicht gegen* die schulmedizinische Krankheitsordnung, *nicht gegen* die Nothilfe-Medizin, die Techni-ken der Labor- und Apparatemedizin, die allgemeinen Richtlinien für Operationstechnik und Operationshygiene und manches an-dere.

Ausgeschlossen von meiner Kritik ist also das ausdrücklich, was wissenschaftlich allgemein anerkannt ist. Und ich gehe sogar so weit zu erklären: Wer als Arzt nicht auf der Grundlage dessen prak-tiziert, was tatsächlich wissenschaftlich allgemein anerkannt ist, handelt schuldhaft.

Die Ursachen für das Versagen der Schulmedizinstrategie als Richtlinie für die Gesundheitshilfe in Praxis, Lehre und Forschung liegen vielmehr in einer *Fehldeutung des menschlichen Organis-mus*, die sich seit der Mitte des 19. Jahrhunderts entwickelt hat. Sie lautet: Der Mensch ist nichts anderes als eine komplexe physiko-chemische Maschine, und seine Krankheiten sind die Folge eines Maschinenschadens, der biomechanisch und/oder biochemisch repariert werden könne und müsse. Daraus entwickelte sich in Kombination mit dem diktatorischen Sozialismus des Kassenarzt-systems ein strategisches *Dogma* mit folgenden Rangordnungen bzw. Versorgungsprioritäten: Arzt-Therapiehoheit vor Patienten-Wunschwohl, Labor- und Apparatediagnostik vor Sprechstunde, Kleinteil-(Symptom-)Reparatur vor Ganzheitsbehandlung, Fließ-bandabfertigung vor Persönlichkeitsbetreuung, Hochtechnik vor Handwerk, Chemie- vor Naturarznei, Aggressivität vor Behutsam-keit, Experimental-Beweisführung vor Langzeit-Erfahrung, Natur-wissenschaft vor Geisteswissenschaft, Roboteringenieur vor »Pa-tientenarzt aus Liebe«. Diese Aufzählung ist unvollständig, sie soll nur die wichtigsten Fehlentwicklungen deutlich machen.

Entscheidender Maßstab für die Qualität der Schulmedizin eines Staates sind der durchschnittliche Gesundheitsgrad der Bevölke-rung – bezogen auf das Lebensalter – einerseits und der Gefährlich-keitsgrad der Gesundheitshilfe insgesamt – gemessen an Zahl und Schweregrad der medizinisch verursachten Schäden – andererseits.

Zweifellos hängt der Gesundheitsgrad des einzelnen Menschen auch von Faktoren ab, auf welche Ärzte und andere Gesundheitshelfer keinen oder nur unwesentlichen Einfluß haben, wie zum Beispiel von *ererbten Gesundheitsmängeln* und *negativen Umwelteinflüssen* verschiedenster Art. Diese sind aber inzwischen in den Industrienationen – auf den Durchschnitt der Bevölkerung bezogen – von untergeordneter Bedeutung.

Überwiegend verantwortlich für den Gesundheitsgrad eines Menschen sind jedoch sein *persönlicher Gesundheitsfleiß* und die *Qualität des Gesundheitshilfe-Angebots*. Für beides ist die Schulmedizin weithin verantwortlich.

Zwar wird von den Ärzteführern eine Mitschuld am mangelhaften Gesundheitsfleiß des Bevölkerungsdurchschnitts bestritten und der Schwarze Peter allein der Unvernunft und Unbeherrschtheit der Wohlstandsbürger angelastet. Das ist aber so nicht in Ordnung. Denn schließlich waren es die Ärzteführer, die kurz nach Beginn des Wirtschaftswunders dem Volk sinngemäß verkündeten, das »Diamantene Zeitalter der Medizin« sei angebrochen, mit der Hochchemie und Hochtechnik sei jedes Gesundheitsproblem in den Griff zu bekommen. Es wurde das blinde Vertrauen in die Medikamente- und Apparatemedizin geradezu gezüchtet. Viele lebten über ihre gesundheitlichen Verhältnisse in der Überzeugung: »Der Doktor wird's schon machen, und die Krankenkasse bezahlt's ja.«

Daraus wuchs auch das von vielen Ärzten heute hart gegeißelte »Anspruchsdenken« der Patienten im Hinblick auf Apparatediagnostik und Apothekenarznei: »Je teurer, um so besser für meine Gesundheit, und das Beste ist gerade gut genug, schließlich bezahle ich ja hohe Pflichtbeiträge in die Krankenkasse.«

Die wundersamen Prophezeiungen erwiesen sich zwar bald als Wissenschaftsträumerei, aber der Glaube an die Allmacht der Medizintechnik ist zumindest bei den Hauptkonsumenten der Gesundheitshilfe, nämlich bei den Menschen über sechzig, noch tief verwurzelt.

Bei den gutinformierten, mitdenkenden Patienten wuchs aus der Ohnmacht der Schulmedizin gegenüber den wichtigsten Volkskrankheiten und den falschen Prophezeiungen der Ärzteführer ein starkes Mißtrauen gegen die Schulmedizin überhaupt.

An der Ausübung der Gesundheitshilfe in den Praxen und Kliniken ist vor allem zu beanstanden:

1. Das Arzt-Patient-Verhältnis beruht zu wenig auf freundschaftlicher Grundlage.

2. Die Ganzheitsmedizin wird vernachlässigt, durch Symptombekämpfung ersetzt.

3. Die Technik ist den Ärzten über den Kopf gewachsen; sie wird meist zu oft und zu groß, seltener zu wenig und zu klein verordnet und angewendet.

Eine ständig zunehmende Zahl von Veröffentlichungen weist auf die Mängel der Gesundheitshilfe und damit der modernen Schulmedizin hin.

Als einer der ersten hat der Seelsorger, Philosoph und Geschichtsforscher Ivan Illich in seinem Buch MEDICAL NEMESIS (Fluch der Medizin) seine Stimme erhoben. Die deutsche Ausgabe hat den Titel DIE ENTEIGNUNG DER GESUNDHEIT. »Die Zunft der Ärzte ist zu einer Hauptgefahr für die Gesundheit geworden«, schreibt Illich. »Die Abhängigkeit von professionell ausgeübter Gesundheitspflege wirkt sich auf alle sozialen Beziehungen aus. In den reichen Ländern hat die medizinische Kolonisierung des Menschen gesundheitsschädigende Ausmaße erreicht; die armen Länder folgen auf dem Fuß. Dieser Vorgang, den ich als die ›Medikalisierung des Lebens‹ bezeichne, verdient eine gewissenhafte politische Wertung. Die Medizin ist im Begriff, zum zentralen Angriffspunkt all jener politischen Bestrebungen zu werden, die auf eine Umkehr der Industriegesellschaft hinarbeiten … Ein auf Expertentum und ärztlichen Privilegien beruhendes System der Gesundheitsfürsorge, das die Grenzen des Erträglichen bereits überschritten hat, ist aus drei Gründen gesundheitsschädlich: Es produziert notwendig klinische Schäden, welche seine potentiellen Wohltaten überwiegen; es kann die politischen Verhältnisse nur verschleiern, welche die Gesellschaft krank machen; und es ist geeignet, die Fähigkeit des einzelnen zu zerstören, allein zu gesunden, seine Umwelt selbst zu gestalten. Das medizinische und paramedizinische Monopol für die hygienischen Methoden und Techniken ist ein schlagendes Beispiel für den politischen Mißbrauch wissenschaftlicher Errungenschaften zur Förderung der industriellen und nicht der persönlichen Entwicklung. Solche Medizin ist nichts anderes als ein Mittel, um die-

jenigen, die dieser Gesellschaft überdrüssig sind, davon zu überzeugen, daß sie selbst elend und ohnmächtig sind und technischer
Reparatur bedürfen.«

Ich habe als Insider von 1976 bis 1980 in sechs medizinkritischen Büchern die Thesen von Ivan Illich anhand von etwa fünfzig
erschreckenden Patientenschicksalen und anderen Beweisen bele-
gen können. Jede veröffentlichte Krankengeschichte benennt eine
große Zahl von Einzelfehlern, die weitreichende Rückschlüsse auf
Strategiefehler der Schulmedizin erlauben. Meine Schlußfolgerung
lautet seit Mitte der 8oer Jahre unverändert: *Die Schäden der modernen Schulmedizin sind größer als ihr Nutzen.*

Mein negatives Urteil wird durch neuere Veröffentlichungen gestützt: So hat das Wissenschaftliche Institut der bundesdeutschen
Allgemeinen Ortskrankenkassen kürzlich errechnet: »Die Lebenserwartung der Bevölkerung sinkt ziemlich proportional mit der zu-
nehmenden Arztdichte.« Dr. med. Hans Halter hat die Ergebnisse
seiner Nachforschungen zu diesem Thema 1989 wie folgt zusammengefaßt: »Bürger, die in einem Gebiet mit vielen Ärzten und
reichlich Krankenhäusern wohnen, verwandeln sich rascher in
Patienten, werden häufiger operiert, nehmen mehr nebenwirkungs-
reiche Medikamente und sterben, gemessen am statistischen Durchschnitt, früher.«

Dr. med. Hans-Christoph Scheiner hat kürzlich unter der Überschrift »Iatrogenität« eine böse Bilanz »arztverursachter Krankheiten« publiziert (NATURARZT 12/1989).

Allein durch Arzneimittelvergiftung sterben in der Bundesrepu-
blik pro Jahr 30000 Patienten. Den Hauptanteil daran haben die
»Antis«, wie der Volksmund die Anti-Symptom-Medikamente nennt.
Sie gibt es in riesiger Zahl als Anti-Phlogistika und Anti-Rheumatika
(gegen Entzündung), als Anti-Pyretica (gegen Fieber), als An(ti)-Al-
getika (gegen Schmerzen), als Anti-Azida (gegen Magensäure), als
Anti-Hypertonika (gegen hohen Blutdruck) und hundert andere
Anti-Arzneigruppen unter den verschiedensten Präparatenamen.
Ohne Zweifel ist die Dunkelziffer an Arzneitoten viel größer, weil in
die Todesbescheinigungen nur die Extremfälle eingehen.

Die Zahl der Arzneimittelvergiftungen ohne direkte Todesfolge
ist ungeheuer groß, wie man aus Veröffentlichungen und eigenen
ärztlichen Beobachtungen schließen kann.

Entzündungs-Antis aus dem Bereich der Steroid- und Nicht-
Steroid-Antirheumatika sind zu einer der häufigsten Ursachen für
Magenerkrankungen geworden. Für die USA wurden als Folge
von Magenerkrankungen durch Antirheumatika »mindestens 2600
Todesfälle und 20000 Krankenhausbehandlungen pro Jahr« errechnet (Symposium »Antirheumatica und Prostaglandine«, München
1989). Die Heilungsverzögerungen durch Symptom-Antis als Unter-
drücker von Heilentzündungen dürften ins Millionenfache gehen.

Es soll allein rund 600000 Tranquilizer-Süchtige aufgrund ärztlicher Verordnung geben. Das ist die 10fache Zahl der Drogensüchti-
gen.

Weitere Medizinschäden sind unzählige Erkrankungen an »in-
fektiösem Hospitalismus« pro Jahr, also an Infektionen, die im
Krankenhaus erworben wurden. Knapp sechs Prozent aller Patienten, die jährlich bei uns in Krankenhäusern behandelt werden, bekommen eine derartige Infektion, häufig als Operationsinfektion
mit tödlichem Ausgang (s. S. 196).

Es ist hier nicht der Ort für eine umfassende Bilanz der Medizinschäden durch die moderne Schulmedizin. Fest steht, daß die Zahl
der Medizinschäden, welche durch Gerichtsurteil als schuldhafte
Arztfehler (Kunstfehler) bestätigt werden, ständig steigt. Fest steht
auch, daß die Zahl der Medizinschäden durch schuldhaftes Arztver-
halten weit größer ist als die entsprechenden Verurteilungen. Dafür
ein Beispiel aus jüngster Zeit: Unter der Überschrift »Katheter falsch
gelegt. Gericht sprach Arzt frei: ›Keine fahrlässige Tötung‹« berichtete die ÄRZTEZEITUNG am 20. Februar 1990 über folgenden Fall: Bei
der Untersuchung einer Patientin mit Darmbeschwerden wurde ein
Einlaufrohr durch die Mastdarmwand in die Bauchhöhle gebohrt
und eine Riesenportion Barium-Kontrastbrei in den Bauch gegos-
sen. Die Patientin ging nach tagelangen Qualen zugrunde. Nach
dem Urteil des als Gutachter herangezogenen Schulmedizin-Ordi-
narius hat niemand einen schuldhaften Fehler gemacht. Das Gericht
mußte den angeklagten Arzt freisprechen.

Renommierte Wissenschaftler haben errechnet, daß bei uns die
Hälfte aller Erkrankungen durch Medizinschäden verursacht wird.
In den USA wird dieser Anteil auf 30 bis 40 Prozent geschätzt.

In seinem Buch DIE KRANKHEIT DES GESUNDHEITSWESENS – DIE

FORTSCHRITTS-FALLE DER MODERNEN MEDIZIN hat sich der Wirtschaftswissenschaftler Prof. Dr. Walter Krämer anhand sehr vieler
Zahlen und Fakten mit der Problematik der Medizinindustrie von
heute auseinandergesetzt. Seine Kritik könnte nicht schärfer sein.

Ich zitiere: »Wir sind ein Volk von Kranken. An einem beliebigen
Stichtag liegen mehr als eine halbe Million Bundesbürger im Krankenhaus. Insgesamt müssen sich heute nach Angaben der Gesellschaft Deutscher Krankenhaustag jährlich mehr als 12 Millionen
Bundesbürger stationär behandeln lassen ... Das Statistische Bundesamt meldet seit Anfang der 70er Jahre regelmäßig rund 10 Millionen Menschen in Westdeutschland, die wegen angeschlagener
Gesundheit ihre ›übliche Tätigkeit nicht voll ausüben können‹ ...
Am häufigsten sind Krankheiten des Kreislaufsystems, der At-
mungsorgane oder des Skeletts (jeweils rund 2 Millionen Fälle),
gefolgt von Drüsen-, Ernährungs- und Stoffwechselkrankheiten
(850000), Krankheiten der Verdauungsorgane (800000), der Harn-
und Geschlechtsorgane (300000) sowie der Haut (120000), und genau 129000 Bundesbürger waren bei der letzten Erhebung an Krebs
erkrankt ... Diese angebliche Statistik mißt aber nur die Spitze des
klinischen Eisbergs ... Jeder 11. Bundesbürger ist heute schwerbe-
hindert. Rund 400000, meist jüngere Frauen, leiden an Muskel-,
mehr als 2 Millionen an Knochenschwund ... Rund 10 Prozent aller
Schulkinder unter 14 Jahren haben Asthma. Mehr als 3 Millionen
Bundesbürger nehmen krankheitshalber Diätkost ein, 10 Millionen
haben Rheuma (und mindestens 3 Millionen davon solche Schmerzen, daß sie nach Angaben der Deutschen Rheumaliga in Bonn
ständiger Behandlung bedürfen), weitere 10 Millionen überhöhten
Blutdruck, wenn man entsprechenden Ärzteverlautbarungen glauben darf, 4 Millionen haben Leberschäden, 3 Millionen Chronische
Bronchitis, 5 Millionen haben Gallensteine, 14 Millionen sind zu
dick, rund 25 Millionen nach Auskunft des Allergiker- und Asthma-
Verbandes an einer Allergie erkrankt, an psychischen Störungen leiden weitere 5 bis 10 Millionen Menschen, und als ›venenkrank‹,
d.h. mit dem Risiko einer lebensgefährdenden Thrombose behaftet,
stufen Ärzte nochmals 4 Millionen Menschen ein ... Wenn niedergelassene Ärzte sich heute brüsten, daß kein Patient über 40 ihre
Praxis ohne positiven Befund verläßt, so liegt das nicht nur an ver-
besserten Diagnosemöglichkeiten ... Gesundheit ist heute nicht

mehr normal. Immer mehr Bundesbürger spielen abends nicht
mehr Kegeln oder Skat, sondern krank in ihrer Selbsthilfegruppe
oder einem Patientenschutzverein … Wer heute noch behauptet,
niemals krank zu sein, ist entweder Politiker oder hat lange keinen
Arzt gesehen, und ein vollkommen gesunder Deutscher (Österrei-
cher, Schweizer, Norweger, Liechtensteiner …) über 50 kann tatsächlich heute beinahe im Zirkus auftreten … Mit anderen Worten,
unsere Gesundheit ist nicht nur schlecht, sie wird mit wachsendem
Aufwand auch noch immer schlechter … Die Krankenhauseinwei-
sungen haben sich binnen 25 Jahren fast verdoppelt, so daß Mitte
der 80er Jahre jeder 5. Bundesbürger einmal im Jahr ein Krankenhaus als Patient von innen sah.«

Walter Krämer zitiert den Sozialmediziner Prof. Dr. med. Manfred Pflanz: »… haben wir auch keine eindeutigen Indizien dafür,
daß medizinische Fortschritte zur Verringerung der Krankheitshäu-
figkeit und zur Besserung des Gesundheitszustandes beigetragen
haben.«

Nach Prof. Dr. med. Hans Schäfer, dem Nestor der Deutschen
Sozialmedizin, sind die Menschen »heute nicht gesünder als vor 10,
20 oder mehr Jahren. Es kann definitiv keine Rede davon sein, daß
die Menschen zunehmend gesünder werden … Die Steigerung der
Kosten ist, was die Morbidität betrifft, total unergiebig gewesen.«

Und der Schweizer Prof. Dr. med. Meinrad Scher urteilt: »Mit einem immer größeren Aufwand an Personal und Materialien, an Spi-
tälern, Ärzten, technischen Einrichtungen und Heilmitteln ist es
uns lediglich gelungen, den Gesundheitszustand des Volkes auf
dem Niveau des Jahres 1960 zu halten. Große Fortschritte haben wir
trotz des ausgegebenen Heidengeldes nicht gemacht.«

Ich habe die kritische Analyse des Wirtschaftsprofessors Walter Krämer so ausführlich zitiert, weil sie sich auf eine sehr große Zahl von
Fakten stützt und neueren Datums ist. Man sollte meinen, daß der
Autor mit seinen bösen Zahlen das Versagen der Schulmedizinstrategie beweisen will. Doch tatsächlich kommt der Gesundheits-
ökonom zu ganz anderen Schlußfolgerungen:

Die Schuld für das negative Nutzen-Kosten-Verhältnis der Medizin lastet Walter Krämer nicht einer zu schlechten, sondern einer zu
guten Medizin an. Er schließt sich dem Urteil des Bundesärztekam-

merpräsidenten Karsten Vilmar an, der gesagt hat: »Je besser eine medizinische Versorgung ist, um so mehr Behandlungsbedürftige wird es geben.« Sein Umkehrschluß: »Je mehr Kranke, desto besser die Medizin. Die wenigsten Kranken und die gesündeste Bevölkerung findet man dort, wo man erfolgreiche Heilbehandlung überhaupt nicht kennt und alle Kranken unbehandelt sterben läßt. Trifft man dagegen viele Kranke an, ist der Rückschluß erlaubt, daß die Medizin sich hier auf einem hohen Stand befinden muß ... Unser Dilemma entsteht nicht dadurch, daß die Ärzte zu schlecht sind, sondern dadurch, daß sie zu gut sind ... Trotz aller nicht zu leugnenden klinischen Schäden ist der Nettobeitrag der modernen Medizin zur Individual-Gesundheit wohl eindeutig positiv und wird genau aus diesem Grund die Kollektiv-Gesundheit immer schlechter ... Warum sind heute so viele Menschen krank? Und da heißt die Antwort ganz klar und ohne jeden Zweifel: Nicht weil die Medizin uns krank macht, sondern weil sie uns so lange am Leben erhält ... Je größer der Anteil der Krebstoten und Herz-Kreislauf-Opfer, desto besser die Versorgung, desto länger das Leben und desto höher die Lebensqualität.«

Mit anderen Worten: »Je kränker die Kühe und Pferde, desto besser der Tierarzt.« Ich möchte den Bauern mit gesundem Menschenverstand sehen, dem ich das einreden kann. Zu derartigen Schlußfolgerungen kann man wohl nur aus zwei Gründen kommen: Wenn man als *Ärzteführer* das derzeitige Arztguthaben an Ehre, Macht und Geld auf Biegen und Brechen verteidigen muß. Oder weil man als *Nichtmediziner* über die tatsächlichen Gegebenheiten und Möglichkeiten der gegenwärtigen Medizin nicht ausreichend informiert ist. Denn die um acht Jahre höhere Lebenserwartung der Neugeborenen von heute im Vergleich zu derjenigen der 1950 Geborenen und die damit verbundene altersbedingte Krankheitszunahme erklärt die *stark vermehrte* Behandlungshäufigkeit keineswegs zwangsläufig.

Ich bestreite, daß sich der Gesundheitszustand altersbedingt zwangsläufig *erheblich* verschlechtern, die Behandlungsbedürftigkeit auch bei guter Schulmedizinstrategie *in dem Umfang* zunehmen muß, wie es der Fall ist. Die Tatsache, daß Alterskrankheiten wie Krebs oder Bluthochdruck stark zugenommen haben, beweist nicht, daß dies bei bestmöglicher Schulmedizinstrategie wirklich so sein müßte.

Ob die ärztliche Gesundheitshilfe im Vergleich zu früher besser geworden ist, hängt von der Antwort auf folgende Frage ab: Ist der durchschnittliche Gesundheitsgrad, bezogen auf das Lebensalter, im Vergleich zur Zeit vor – sagen wir – 1950 höher? Gibt es weniger Kranke und Behinderte in den verschiedenen Altersjahrzehnten, insbesondere im letzten Lebensdrittel, also vom siebten Lebensjahrzehnt an? Meine Antwort lautet: nein. Die Zahl der Kranken ist bei den Älteren nicht nur gestiegen, weil es mehr Alte gibt, sondern die Älteren sind im Durchschnitt häufiger und schwerer krank und/oder behindert als früher. Auch die Behinderten müssen nach Zahl und Behinderungsgrad eingerechnet werden. Ihre Behinderungen sind inzwischen sehr oft die Folge der verstümmelnden Schulmedizin, also nicht nur auf unvermeidbare Verletzungs- und Krankheitsfolgen zurückzuführen. Die Behauptung des Bundesärztekammerpräsidenten – je mehr Behandlungsbedürftige, um so besser die medizinische Versorgung – ist schon deshalb zumindest teilweise falsch, weil über die Behandlungsbedürftigkeit weit mehr die Ärzte als die Patienten entscheiden.

Die Schulmedizinstrategie orientiert sich in der Begriffswertung von Gesundheit und Krankheit fast ausschließlich an der Definition des Pathologen O. Prokop (1957): »Unter Krankheit versteht man jede Störung der körperlichen und geistigen Gesundheit, also Abweichung von der Norm, die geeignet ist, das Wohlbefinden des Menschen zu stören.«

Maßstab für die Bewertung eines gegebenen Zustandes als gesund oder krank ist demnach die *Norm*, d. h. der Durchschnittswert eines Gesundheits-Parameters, eines meßbaren Signals mit genormter Schwankungsbreite. Alles, was von dieser Norm abweicht, darf als *Symptom* gewertet werden – abgeleitet von (griech.) symptoma = Unglück, Unfall, Widerwärtigkeit. Der Kreis schließt sich, weil jede Normabweichung gelegentlich oder auch häufig geeignet ist, das Wohlbefinden zu stören.

Dafür ein alltägliches Beispiel: In der Erregung steigt der obere Wert des Blutdrucks manchmal auf RR 200 und mehr, ohne daß dies als Gesundheitsstörung gewertet werden darf. Das Symptom Blutdruck RR 200 kann aber Kopfdruck verursachen und damit das

Wohlbefinden stören. Muß man es deshalb immer als Krankheitszeichen werten? Darf man es? Nein! Trotzdem geschieht es immer
wieder. Ich erinnere an den ärztlichen Slogan: »Es gibt keine Gesunden, sondern nur schlecht untersuchte Kranke.« Diese Redensart
klingt wie eine witzige Übertreibung. Tatsächlich aber beherrscht
die ihr zugrunde liegende Einstellung weithin die Schulmedizinstrategie.

Für den Gesundheitsgrad im ganzen völlig unwichtige Abnormsignale werden in furchterregende Diagnosen umgesetzt und zur
Grundlage von »Heilprogrammen« gemacht, welche dann erst richtig krank machen und viel Geld kosten (und bringen).

Völlig außer acht läßt die Schulmedizin, daß viele Signale einer
Normabweichung keine Unheilsymptome, sondern Heilsignale sind,
die man nicht »wegbehandeln« darf. Auch abnorme mikroskopische
Gewebsveränderungen mit Zellanhäufung sind oft Signale von Norm-
abweichungen, die keinesfalls als Zeichen für eine Krankheit zu bewerten sind, sondern wahrscheinlich sogar eine Schutzfunktion für
die Gesundheit haben. Das gilt nicht nur für manche Erkältungen,
sondern wahrscheinlich auch für den Haustierkrebs, dessen Exi-
stenz als zumindest harmloses Normabweichungssignal von der
Schulmedizin nicht nur mißachtet, sondern sogar bestritten wird.

Auf dem Boden unzähliger Fehldiagnosen durch fehlerhafte Si-
gnalbewertungen gibt es eine riesige Dunkelziffer von iatrogenen
(arztverursachten) Krankheiten, welche den Medizinschäden zuzu-
rechnen sind.

Nach der Definition der Welt-Gesundheits-Organisation (WHO)
ist Gesundheit der Zustand völligen körperlichen, seelischen und
sozialen Wohlbefindens.

Gegenüber der üblichen schulmedizinischen Bewertung ist
diese Definition sicher umfassender. Denn die der Schulmedizin
orientiert sich fast ausschließlich an körperlichen Meßdaten, bezogen auf die Norm. Jede meßbare Normabweichung wird als Gesundheitsstörung gewertet, mindestens als Krankheitsdrohung,
wenn nicht gar als Krankheit. Das gilt selbst dann, wenn sich der
Mensch dabei wohl fühlt.

Insoweit ist die Einbeziehung des geistig-seelischen Wohlbefindens in die Gesundheitsdefinition der WHO ein Fortschritt. Dennoch kann die subjektive Befindlichkeit allein kein absolutes Maß

der Gesundheit sein. Andererseits geht die Einbeziehung der sozialen Befindlichkeit in die Bewertung der persönlichen Gesundheit zu weit, so wichtig die Beziehung des einzelnen zu seinem gesellschaftlichen Umfeld auch für den persönlichen Gesundheitszustand sein mag.

Gesundheit ist Lebenskraft. Der persönliche Gesundheitsgrad des Menschen kann nur an der Leistungsfähigkeit von Geist und Körper im Verbund gemessen werden.

Den *idealen Gesundheitsgrad* mit geistig-körperlicher Höchstleistung bis ins kleinste Teilstück, also bis zur letzten Zelle des Vielmilliarden-Zellstaates Mensch, gibt es nicht. Das erreichbare Höchstmaß an Gesundheit liegt weit darunter. Davon müssen wir ausgehen, wenn wir zu einer allgemeinverbindlichen Bewertungsskala kommen wollen. Denkbar wäre eine Graduierung der Gesundheit mit Zahlen, beispielsweise von 999 bis 000, wobei mit 999 der – fiktive – Idealzustand und mit 000 der Tod der letzten Zelle bewertet würde. Dann könnte man sich auf die Bezeichnung der Zwischengrößen einigen.

Derartige Graduierungen gibt es bereits zur Bewertung der körperlichen Leistungsfähigkeit im Bereich verminderter Gesundheit. Ein Beispiel dafür ist die Bemessung geminderter Erwerbsfähigkeit, die – mit Blick auf den »allgemeinen Arbeitsmarkt« – anhand von Leistungstabellen geschieht. Auch der Karnowski-Index ist hier zu nennen. Er reicht von 100 bis 0, wobei die Zahl 100 »Normal, keine Beschwerden, kein Hinweis auf eine Erkrankung«, die Zahl 50 »Häufige Unterstützung und medizinische Versorgung erforderlich« und die Zahl 0 »Tod« bedeutet.

Es ist dringend notwendig, daß Medizinsoziologen Bewertungstabellen für den Gesundheitsgrad erarbeiten und Erhebungen darüber anstellen, wie der Gesundheitsgrad der einzelnen Staatsbürger – bezogen auf Lebensalter und Geschlecht, aber auch auf andere Lebensumstände wie Beruf, sportliche Aktivitäten usw. – tatsächlich einzustufen ist. Auf dieser Grundlage müßte dann der Gesundheitsgrad in den Gemeinden und Ländern sowie des Volkes allgemein hochgerechnet werden. Mit solchen Erkenntnissen ließe sich dann die Schulmedizin-Bilanz im einzelnen kontrollieren und die Gesundheitshilfe-Strategie gezielt steuern.

Zum jetzigen Zeitpunkt muß man aufgrund weniger präziser

statistischer Zahlen auf die Qualität der Schulmedizin schließen. Sie lassen aber in ihrer Gesamtheit keinen Zweifel an der Erkenntnis: Die moderne Schulmedizin ist viel schlechter, als sie sein dürfte!

Bevor ich auf den nächsten Seiten die Irrlehren und Irrwege der Schulmedizin aufzeige, soweit ich sie nicht schon im Zusammenhang mit der Krebsbekämpfungsstrategie behandelt habe, möchte ich noch einmal ausdrücklich betonen, daß meine Kritik an der gegenwärtig herrschenden Schulmedizin *nicht* in Frage stellen soll, daß eine *Schulmedizin* zur Ausbildung von Ärzten und als Regieführer der Medizinpolitik grundsätzlich *unverzichtbar* ist.

Ich betone, daß ich meine Grundausbildung der Schulmedizin verdanke und zwanzig Jahre lang streng schulmedizingläubig war – von 1941 bis 1961 etwa. Zwar habe ich in meinen wissenschaftlichen Publikationen – zirka 70 an der Zahl mit zwei Büchern und einem Handbuchbeitrag – auch brave Kritik geübt und zahlreiche Verbesserungsvorschläge gemacht, aber ich wäre nie auf die Idee gekommen, daß an der Grundstruktur der modernen Schulmedizin etwas falsch sein könnte.

Nie habe ich daran gezweifelt, daß der sogenannte Hippokrates-Eid von dem »Vater der Medizin« selbst stammt und daß er zum Wohl und Schutz der Patienten verfaßt wurde. Ich denke voller Hochachtung an meine Lehrer der Anatomie in Berlin und Würzburg, der Physiologie in Würzburg und vieler Klinischer Fächer in Göttingen und Würzburg. In bester Erinnerung habe ich den Göttinger Pathologen Prof. Dr. med. Gruber und meinen Doktorvater Professor Dr. Kepp, damals Oberarzt der Universitäts-Frauenklinik Göttingen, später Gynäkologie-Ordinarius in Gießen.

Größte Hochachtung und Verehrung empfinde ich gegenüber meinen chirurgischen Lehrern Prof. Dr. med. Franz Rose (1945 bis 1952) und Prof. Dr. med. Peter Pitzen (1952–1954) – beide überzeugte Schulmediziner. Auch den Nachfolger von Peter Pitzen an der Orthopädischen Universitätsklinik Münster, Prof. Dr. med. Oskar Hepp, habe ich als meinen Medizin-Nachlehrer (1954–1956) sehr geschätzt. Er hat mich allerdings gnadenlos verstoßen, als ich ihm 1954 sagte, daß mein berufliches Traumziel die Unfallchirurgie sei und ich deshalb das Angebot einer Oberarztstelle an der Chirurgischen Universitätsklinik Erlangen/Nürnberg angenommen hätte.

An den letzten meiner Medizin-Nachlehrer, Prof. Dr. med. Gerd Hegemann, habe ich zirka drei Jahre lang – von 1956 bis 1959 – geglaubt und habe mich anfangs sogar bemüht, seinen Rat zu befolgen: »Vergessen Sie alles, was Sie bisher in der Chirurgie gelernt haben!« Gemeint war das Gegenteil der Heldenchirurgie.

Noch einmal möchte ich deutlich sagen, daß es *viele Ärzte* gibt, an denen nicht das Geringste auszusetzen ist und vor denen man große Hochachtung haben muß. Es sind viele, aber bezogen auf die riesige Zahl von Ärzten viel zu wenig, ich fürchte weniger als zehn Prozent.

Ich weiß auch, daß es bei uns Medizinhochschulen mit großartigen Medizinlehrern gibt. Hier rangiert in der Bundesrepublik ganz oben die Medizinische Hochschule Hannover, deren Gründungsrektor Prof. Dr. med. Fritz Hartmann war. Bewundernswert sind die Leistungen in der Hochtechnikchirurgie, vor allem unter der Regieführung von Prof. Dr. med. Rudolf Pichlmayr.

Kürzlich war in der Ärztezeitung zu lesen: »Herztransplantierte wandern durch das Hochgebirge«. Fünfzehn ehemalige Patienten der Medizinischen Hochschule Hannover mit einer Herz-, einer Lungen- oder einer Herz-Lungen-Transplantation machten eine Bergwanderung. Fast alle arbeiteten wieder in ihren alten Berufen, haben ihr Studium wieder aufgenommen oder können sich wieder um Familie und Kinder kümmern.

Das sind Spitzenleistungen, auf die man stolz sein kann. Aber Spitzenleistung in der Hochtechnikchirurgie bedeutet noch nicht, daß auch die wichtigste Voraussetzung für einen Arzt, nämlich ein Patientenarzt aus Liebe zu sein, erfüllt ist. Wie ich hier schon mehrfach betont habe, schadet die beste Operation mehr, als daß sie nützt, wenn sie unnötigerweise gemacht wird. Entsprechendes gilt für viele andere überflüssige oder im Übermaß angewandte therapeutische Maßnahmen.

In der Medizinischen Hochschule Hannover scheint weithin eine sehr glückliche Verbindung von Patientenarzt aus Liebe, Ganzheitsarzt, Besttechnik-Mediziner und Medizinlehrer zu bestehen. Wieweit die Dinge an anderen deutschen Universitätskliniken oder Medizinischen Hochschulen ähnlich sind, vermag ich nicht zu beurteilen. Vor den weitaus meisten Ordinarien, Klinikdirektoren und Chefärzten muß man jedenfalls warnen.

Ich habe seit vielen Jahren auch immer wieder schriftliche Zustimmung von Arztkollegen zu meiner Medizinkritik bekommen,
die dafür spricht, daß sich diese Ärzte anders als die Mehrzahl verhalten. Leider kann ich keine Namen nennen, um diese Kollegen
nicht zu gefährden. Es gibt sie also, die vertrauenswürdigen Ärzte,
auch die höchst vertrauenswürdigen. Aber die überwiegende Zahl
verdient kein Vertrauen.

4.2 KATALOG DER IRRTÜMER

EINSER-ABITUR ALS PASSIERSCHEIN ZUR LAUFBAHN DES MEDIZIN-INGENIEURS

Als in den Jahren des Wirtschaftswunders bei uns der Andrang zum Medizinstudium übergroß wurde, führte man den Numerus clausus, eine Höchstzulassungszahl, für das Medizinstudium ein. Voraussetzung für die Zulassung wurde das Einser-Abitur. Sonst fiel den Verantwortlichen kein Auswahlkriterium ein.

Allein diese Tatsache beweist, daß die Ärzteführer es vergessen hatten oder für unwichtig hielten, was Paracelsus zur wichtigsten Voraussetzung für den Arztberuf erklärt hat, nämlich die *Liebe zum Patienten*. Seine Maximen in diesem Zusammenhang stehen als Motti am Anfang dieses Buches.

»Patientenarzt aus Liebe« sollten wir Ärzte nach Paracelsus sein. Jede andere Arzteigenschaft tritt gegenüber dieser Grundvoraussetzung weit zurück. Es kann und darf nicht anders sein. Nur auf der Basis eines Arzt-Patient-Verhältnisses »von Freund zu Freund« ist ärztliche Gesundheitshilfe vertretbar. Der beste Arzttechniker schadet mehr, als er nützt, wenn er sich bei seinen diagnostischen und therapeutischen Maßnahmen nicht fragt, ob er sie auch seinem besten Freund, seinen Familienangehörigen oder gar sich selbst verordnen würde. Nur das schützt ihn und seine Patienten vor roboterhafter Routine und Unverhältnismäßigkeit der Mittel bei Diagnose und Therapie. Das Einser-Abitur eignet sich nur als Auswahlkriterium für ein Medizinstudium zum Mediziningenieur, nicht aber zum Patientenarzt aus Liebe. Viel wichtiger wäre ein mindestens halbjähriges Praktikum als Hilfskrankenpfleger/in an einem Krankenhaus mit Benotung nicht nur durch den Chefarzt, sondern auch durch den Stationsarzt, die Oberschwester und insbesondere durch die Stationsschwestern, welche den Umgang des angehenden Medizinstudenten mit dem Patienten unmittelbar beobachten können. Aus der Summe der Beurteilungen ergäbe sich ein einigermaßen

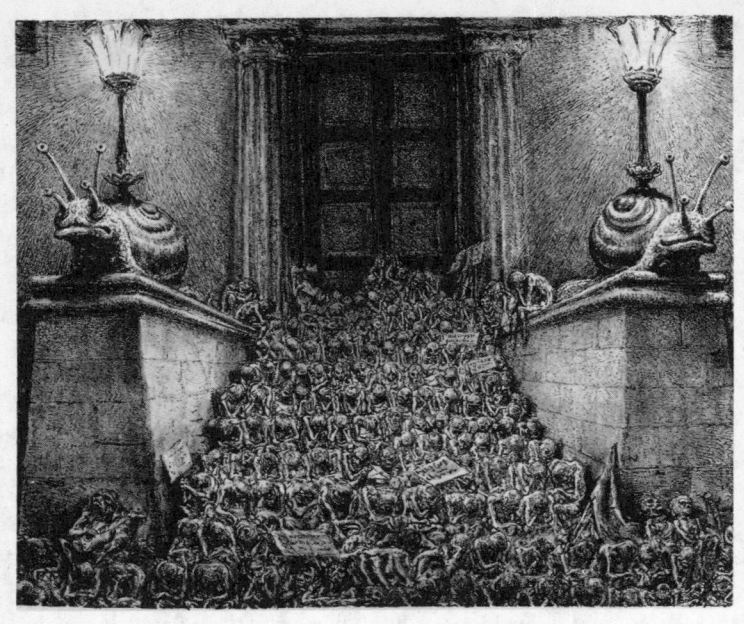

Numerus clausus

verläßliches Charakterbild, das für die Frage nach Eignung oder Nichteignung entscheidend sein muß.

Eine entscheidende Ergänzung wäre die Beurteilung durch die Kranken. In unserer Klinik gibt es seit mehreren Jahren ein Zensurblatt zur Benotung aller Mitarbeiter durch die Patienten. Derartige Zensurblätter für Hilfskrankenpfleger/innen – zur Kontrolle auf ihre Eignung zum Patientenarzt aus Liebe – wären wahrscheinlich die beste Grundlage für die Zulassung von Abiturienten zum Medizinstudium. Nach ihrer Bewährung im Pflegeeinsatz reichte ein Abitur mit der Note 3 immer noch für einen guten Arzt.

ERZIEHUNG DES STUD. MED. ZUR UNBARMHERZIGKEIT

An den Vorlesungen in den ersten Semestern über Anatomie und Physiologie, den wichtigsten Grundlagenfächern für die Gesundheitshilfe, ist wahrscheinlich allgemein kaum etwas auszusetzen. Die Lehrbücher der Anatomie und Physiologie sind im Gegenteil ein unermeßlicher Schatz zur Vertiefung des medizinischen Wissens. In den Übungen zu diesen Vorlesungen jedoch werden die Medizinstudenten geradezu systematisch zur Unbarmherzigkeit erzogen. Ich habe die Präpariersäle der Anatomie-Institute in Berlin und Würzburg in unangenehmer Erinnerung. Als ich 1941 in Berlin völlig unvorbereitet zum erstenmal den Präpariersaal betrat, in dem etwa dreißig Leichen nackt auf Blechtischen aufgebahrt lagen, alle aufgeschnitten, zum Teil mit abgeschnittenem Kopf daneben oder abgetrennten Gliedmaßen, wurde mir so übel, daß ich fluchtartig den Saal verlassen mußte und nur mit Mühe das Klo erreichte, bevor der Ekel sich im Schwall entleerte.

Einige Studenten haben mich ausgelacht. Ich riß mich zusammen, und bald war jeder Ekel weg. Im Gegenteil: Es wurde richtig lustig, an den Leichnamen herumzuschnippeln. Makabre Späße gehörten zur Tagesordnung und festigten das Ansehen bei den Kommilitonen – von (lat.) commilito (der Mitsoldat, Kriegsgefährte).

Auch die Demonstration physiologischer Vorgänge an lebenden Fröschen, Mäusen und anderen Tieren stumpft das Empfinden von Medizinstudenten ab. Als ich solche Experimente in Würzburg erlebte, war ich bereits abgehärtet. In vielen Vorlesungen hatte ich gehört, wie wichtig Tierversuche für den Fortschritt der Medizinwissenschaft seien.

Später gab es für mich keinen Zweifel mehr, daß die Tiere für uns Mediziner zum Experimentieren geschaffen worden sind. Meine Habilitationsarbeit für die Universitätskarriere habe ich mit Tierversuchen an Kaninchen wissenschaftlich aufgebessert. Es gilt als besonders wissenschaftlich, wenn Tierexperimente in solche Fleißarbeiten einfließen.

Es tröstet mich heute nur wenig, daß ich damals großen Wert auf eine gute Betäubung meiner Kaninchen gelegt habe. Ich wollte meine Hypothese beweisen, daß Nervenkabel anschwellen und sich dadurch im Bereich enger Durchtrittsstellen durch den Knochen selbst strangulieren können. Ich vermutete darin eine mögliche Ursache für die Entwicklung des Sudeckschen Syndroms, einer Gelenkbereichsentzündung mit Knochenschwund als typischem Zeichen.

Nach meiner Theorie kam es durch örtliche Nervenreize zu einer aufsteigenden Nervenkabelentzündung mit Schwellung, Selbstabschnürung und rückläufigen Innervationsstörungen. Das führt dann zu einer Überschwemmungsdurchblutung des Gewebes.

Zum Beweis pflanzte ich den Kaninchen Kunststoffmanschetten um den Ischiasnerv herum ein und setzte durch Injektionen in die Kaninchenpfote einen entsprechenden Reiz, der sicher auch mit stärkeren Schmerzen verbunden war. Tatsächlich gelang es mir, meine Hypothese zu beweisen. Aber ich kann mich vom Vorwurf der Brutalität im Dienste meiner Karriere schon seit vielen Jahren nicht mehr freisprechen.

Ähnliche Versuche machte ich später an Hunden, um in der Knochenverpflanzungsforschung weiterzukommen. Damals nahm ich meine Kinder öfters mit, wenn ich die operierten Hunde am Wochenende besuchte. Die beiden Mädchen waren damals sieben und fünf Jahre alt.

Die Jüngere fragte mich eines Tages: »Papi, warum hast du die denn operiert? Waren die denn krank?« Ich weiß nicht mehr, was ich mir damals als Ausrede zusammengestottert habe. Jedenfalls ist mir da erst richtig bewußt geworden, was ich Böses getan hatte. Danach habe ich die Hunde nur noch gesund gepflegt und nie wieder einen Tierversuch unternommen.

Solange Medizinlehrer Verstorbene nicht mit allergrößter Pietät als Lehrobjekte benutzen und die angehenden Ärzte nicht mit großer Behutsamkeit darauf vorbereitet werden, wird es kaum gelingen, die Mehrzahl der Medizinstudenten und Jungärzte zu Patientenärzten aus Liebe zu erziehen. Und quälerische Tierversuche müssen ausnahmslos verboten werden. Sie vertreiben Mitleid und Barmherzigkeit, ohne die Ärzte zu herzlosen Roboteringenieuren werden.

Vom cand. med. zum medicus theoreticus

Nach zehn Semestern Medizinstudium, fünf Jahren Paukerei und einer Mindestzahl als richtig bewerteter Antworten auf Fragen aus dem Dogmenkatalog darf sich der cand. med. rob. ing. theor. – der Kandidat für einen theoretischen Roboter-Mediziningenieur – »Arzt« nennen, obwohl er dafür praktisch total ungeeignet ist. Danach muß er dann noch zwei Jahre lang als »Arzt im Praktikum« arbeiten, bevor er die Bestallungsurkunde bekommt.

Es dürfte kein anderes Ausbildungsziel geben als den praktischen Ganzheitsarzt, der sofort in der Lage ist, Patienten mit leichteren Alltagskrankheiten selbständig zu verarzten. Nur auf dieser Basis kann die Weiterbildung zum selbständigen Familien-Ganzheitsarzt oder zum Facharzt mit Ganzheitsmedizin-Fundament eine gute Versorgungsqualität gewährleisten.

Von den ersten Jahren meiner Arztausbildung an habe ich mich auch als Lehrer betätigt, und zwar mit viel Lust und Liebe und starkem Engagement. Es begann mit dem Unterricht an der Schwesternschule des Kreiskrankenhauses Eschwege von 1947 bis 1952. Richtig los ging es dann an der Universität Münster mit Unterricht an der Schule für Krankengymnastik und Massage (ab 1952) und Vorlesungen für Studenten (ab 1954). An der Chirurgischen Universitätsklinik Erlangen/Nürnberg war ich danach – von 1956 bis 1963 – fast mehr Medizinlehrer als Medizinforscher und Oberarzt einer 70-Betten-Station sowie der Poliklinik.

Von allen Ärzten der 350-Betten-Großklinik habe ich die weitaus meisten Vorlesungen und Übungen abgehalten, den Klinikchef eingeschlossen. 1958 gründete ich die Staatliche Krankengymnastikschule Erlangen mit zwei Ausbildungsjahren und je dreißig Schülerinnen und 1959 die Höhere Schwesternschule der Chirurgischen Universitätsklinik mit drei Ausbildungsjahren und je zwanzig Schülerinnen.

Ich legte meinen ganzen Ehrgeiz darein, einerseits eine erstklassige Ausbildung sicherzustellen und andererseits die Schülerinnen so weit als möglich als zusätzliche Arbeitskräfte in der Klinik für Krankengymnastik und Pflege einzusetzen.

Das Ausbildungsjahr wurde statt in (2) Semester wie für die Studenten in (3) Trimester eingeteilt. Vom ersten Ausbildungstage an war die Aufteilung wie folgt: vormittags Praxis auf den Klinikstationen, nachmittags Vorlesungen und Übungen.

So konnte ich fünf Jahre Erfahrung als Schulleiter sammeln. Ergebnis: Ich bin sicher, daß die Krankengymnastinnen und Krankenschwestern frisch nach dem Examen bessere Voraussetzungen für eine assistenzärztliche Tätigkeit hatten als die Ärzte mit Staatsexamen. Sie alle wären bei einer Fortbildung am Krankenbett ohne den ganzen theoretischen Ballast des Medizinstudiums bessere Assistenzärztinnen und schließlich auch bessere Praxis- oder Chefärzte geworden.

Die Mängel der Arztausbildung sind zum Teil weltweit. Kerr L. White faßte 1988 nach einer detaillierten Analyse die gegenwärtigen Defizite des US-amerikanischen Ausbildungssystems in vier Punkten zusammen, von denen er sagt, daß sie gemeinsam als Barrieren eine Änderung der bestehenden Verhältnisse aufs äußerste erschweren. Ich zitiere nach DR. MED. MABUSE 64, 1990:

»1. Die Verbannung der Allgemein- und Familienmedizin sowie der mit ihr verwandten allgemeinen Inneren Medizin in immer unbedeutendere Rollen des Curriculums bezüglich der Zuteilung von Zeit, Räumen, beruflichem Status, Patientenzugang und akademischer Macht.

2. Die Überzeugung, daß ein horizontales Nebeneinander von Abteilungen und Pflegeeinheiten und nicht ein integriertes System von allgemeiner ambulanter bis zu spezialistischer stationärer Versorgung die Zuteilung der Ressourcen bestimmen müsse.

3. Die auf Grund ihrer kurzen und oft flüchtigen Bekanntschaft mit hochselektierten Patientenpopulationen, mit seltenen Krankheitszuständen und komplizierten Leiden skotomisierte (einäu-

gige) Sicht der Mitglieder medizinischer Fakultäten. Die Behandlung dieser Patienten sei zwar ohne jeden Zweifel absolut notwendig, beschränke sich aber nichtsdestoweniger auf einen kleinen Ausschnitt der Gesundheitsprobleme der Bevölkerung und würde selbst diesen begrenzten Ausschnitt noch unter Ausschluß der psychologischen und sozialen Probleme auf die biotechnischen Aspekte reduzieren.

4. Die Tendenz aller Spezialisten, sich zu nationalen und internationalen Organisationen zusammenzuschließen und diese mit Unterstützung bürokratischer Stellen und politischer Gönner zu Selbstbedienungseinrichtungen auszubauen, zu denen dann mehr Loyalität besteht als zu ihren Universitäten oder ihren Gesundheitseinrichtungen – nicht zu sprechen von den Patienten, denen diese Einrichtungen dienen.«

Wir brauchen ein Medizinstudium, in dem Praxis und Theorie im Halbtagswechsel gelehrt werden und dies vom ersten bis zum letzten Tag. Damit würde der theoretische Unterricht auf die Hälfte des jetzigen Umfangs reduziert sein – immer noch eher zuviel als zuwenig.

Die werdenden Ärzte kämen täglich hautnah mit Patienten in Berührung. Sie wüchsen im ständigen Umgang mit den Patienten, ihren Ängsten und Nöten zu Be-*hand*-lern heran und wären nach dem Examen sofort mit hohem Selbständigkeitsgrad einsatzfähig.

Der Pflegenotstand in den Krankenhäusern wäre durch den Zuwachs von etwa 40000 Medizinstudenten als Pflegekräfte am Vormittag schlagartig beendet. Und bei einer straffen Trimester-Einteilung brauchte es sechs vorklinische Trimester bis zum Physikum und weitere neun klinische Trimester bis zum dritten Staatsexamen, insgesamt also 5 Jahre, statt wie bis jetzt 6 + 2 = 8 Jahre.

DER MULTIPLE-CHOICE-IRRSINN: PRÜFUNG NACH DEM QUIZVERFAHREN

Die Prüfer für das erste und zweite Staatsexamen nach bestandener Vorprüfung sind bei uns seit 1975 *aus Papier*. Eine Art bundesdeutsches Quizrätsel mit 130 Fragen fürs erste und 580 Fragen fürs zweite Staatsexamen, ausgearbeitet vom Institut für Medizinische und Pharmakologische Prüfungsfragen (IMPP) in Mainz, entscheidet über Arzt-Sein oder -Nichtsein. Die Kreuzelmacher haben für jede Frage eine Minute Zeit. Wer bei mehr als der Hälfte der Fragen sein Kreuz ins richtige Kästchen macht, hat bestanden, mit der Note 4 (ausreichend) bis 1 (sehr gut) aufwärts, je nach Trefferquote. Raten ist erlaubt, Spicken nicht. Ratefüchse haben bessere Chancen als fleißige und kritische Mitdenker.

Multiple-Choice-Prüfung nennt man das aus Amerika importierte Glanzstück angeblicher Prüfungsgerechtigkeit. Es gibt Einfach- und Mehrfachauswahlfragen sowie Verknüpfungsfragen. Für jede Frage sind fünf Antworten formuliert, die richtig oder falsch sein können, durchnumeriert von A bis E.

Die Medizinstudenten haben zum Staatsexamen zwar großes Wissen an biochemischen Formeln und biophysikalischen Gesetzen angesammelt, sind in der Geheimsprache Medizinbabylonisch weithin perfekt, aber weit weniger als Heilpraktiker in der Lage, nützliche Heilhilfe selbst bei leichten Erkrankungen zu leisten. Jeder frischgebackene Heilpraktiker beherrscht nach zwei Jahren Abend- und Wochenendstudium mehr an praktischem Können.

Die richtigen Antworten sind dem Katechismus der schulmedizinischen Dogmen entnommen. Wer beim Kreuzemachen anfängt, kritisch mitzudenken, kann nur noch Pharmareferent werden. Und für den Heilpraktikerberuf ist er längst verdorben, denn liebevoller Umgang mit Patienten und gesunder Menschenverstand sind ihm gründlich ausgetrieben worden.

Vor etwa einem Jahr schrieb mir ein verzweifelter Prüfungskandidat. Er hatte von den 580 Fragen des zweiten Staatsexamens nach dem Urteil der Prüfer nur 330 richtig beantwortet. 332 Kreuzchen im angeblich richtigen Kästchen hätten für die Note 4 gereicht. An zwei Kreuzen zerbrach sein Traum, Arzt zu werden. Jedenfalls vorerst. Er hat gegen das Urteil geklagt.

Schon nach seinem ersten Brief war es für mich sehr wahrscheinlich, daß hier der Falsche vom Papiertiger gefressen worden war. Inzwischen bin ich dessen ganz sicher, nachdem ich mir den Fragen-, vor allem aber den Antwortenkatalog einmal etwas näher angesehen habe.

Hier nur zwei Beispiele:

Bei der Prüfung 3/89 lautete die Frage 4.29 (Fachbereich »Allgemeine und Spezielle Chirurgie«):

»Welche der genannten Erkrankungen bzw. pathologischen (krankhaften, Übersetzung d. Verf.) Veränderungen kommt beim Erwachsenen als Ursache pathologischer Frakturen (Knochenbrüche) im Bereich der Extremitäten (Gliedmaßen) *am wenigsten* in Betracht?

(A) Osteoporose
(B) Rachitis
(C) Primäre Knochentumoren
(D) Knochenmetastasen
(E) Osteomyelitis

Als einzig richtige Antwort gilt B. In der Begründung heißt es u. a.: »Rachitis ist eine Erkrankung des *Kindesalters,* bei Erwachsenen spricht man von *Osteomalazie.*«

Das ist falsch. Es gibt tatsächlich auch eine Rachitis im Erwachsenenalter. Sie tritt häufig auf, wird jedoch meistens als Osteoporose (Knochenschwund) fehldiagnostiziert. Sie hat die gleichen Hauptursachen wie die Rachitis im Kindesalter, nämlich Vitamin-D-Mangel durch zuwenig Sonne.

Ich hätte die Frage mit C oder E beantwortet, denn beide Knochenerkrankungen sind etwa gleich selten. Ein Examenskandidat hätte sich mit dieser Antwort ein schwerwiegendes »Falsch« eingehandelt.

Bei einer mündlichen Prüfung jedoch hätte er die Möglichkeit, sein Gesamtwissen über die Ursachen von pathologischen Knochenbrüchen darzulegen. Das allein hätte eine gerechte Bewertung ermöglicht.

In Frage 4.51 aus derselben Prüfung wird u. a. folgende Aussage als eine mögliche Antwort »angeboten«:

»Die lokale Abtrennung eines Magenfrühkarzinoms stellt eine adäquate (angemessene) Therapieform dar, *weil* das Magenfrühkarzinom keinen Anschluß an das Lymphgefäßsystem hat und nicht lokal metastasiert.«

Als einzig richtige Antwort dagegen gilt: Die nur örtliche Ausschneidung genüge nicht, weil in etwa 50 Prozent der Fälle bereits Metastasen in den benachbarten Lymphknoten nachweisbar seien. Es müsse eine Magenresektion (eine große Verstümmelungsopera-

tion mit Ausschneidung von etwa zwei Dritteln des Magens) gemacht werden.

Diese Antwort ist falsch. Das sogenannte Magenfrühkarzinom
ist schlimmstenfalls das Frühzeichen einer Krebserkrankung, diese
aber ist immer eine Ganzheitskrankheit, bei der nicht die Operation, sondern die Ganzheitsbehandlung das Wichtigste ist. Dabei
sollte die Operation immer so klein als möglich gehalten werden.
Auch in diesem Fall lassen sich nur durch eine mündliche Prüfung
die Kenntnisse des Examenskandidaten über Krebs im allgemeinen
und Magenkrebs im besonderen ergründen. Auf derartige Fragen
gibt es keine kurzen nur richtigen oder nur falschen Antworten.

Unbestreitbar enthält der Prüfungskatalog auch Fragen, bei denen die anzukreuzende Antwort tatsächlich wissenschaftlich allgemein anerkannt ist. Aber bei zu vielen Fällen ist das nicht so. Allzuoft entspricht die als richtig geltende Antwort nur der gerade
herrschenden schulmedizinischen Anschauung. Auch in der Medizin gibt es Moden.

Der Hauptzweck eines medizinischen Staatsexamens kann doch
nur sein, festzustellen, ob das erforderliche Grundwissen besteht
und ob der angehende Arzt gelernt hat, kritisch wissenschaftlich zu
denken oder nicht.

Zur Ehrenrettung mancher Medizinlehrer sei gesagt, daß sie wie
ich die Multiple-Choice-Methode für reinen Irrsinn halten. Sie drük-
ken das natürlich, auf Ehre, Würde und edle Überlieferung verpflichtet, mit solch vornehmer Zurückhaltung aus, daß es fast keiner merkt.

Angeblich sind die aufmüpfigen Medizinstudenten vom Anfang
der siebziger Jahre daran schuld, die sich lauthals über die »Prüfungswillkür« jener Professoren beschwerten, aus deren Talaren sie
den Muff von tausend Jahren herausklopfen wollten. Unter jenen
steckte jedoch der noch einmal tausend Jahre ältere Muff des Hippokrates-Meineides. Aus der traditionellen Geheimbündelei der
Ärzte mußte in der Tat Prüfungswillkür erwachsen. Hätten die Medizinlehrer von jeher ihre Prüfungen öffentlich, auch mit Patienten
als Zuhörern, abgehalten, dann wären die Studenten vor etwaiger
Willkür geschützt gewesen, und es gäbe den Multiple-Choice-Irr-
sinn nicht. Wann werden sie zur Vernunft kommen?

DR. MED. VON HEILGOTTES GNADEN

Ein Arzt ohne Doktortitel ist wie ein Offizier ohne Tapferkeitsmedaille und ein Abgeordneter ohne Bundesverdienstkreuz.

Man bekommt den Titel für sehr unterschiedliche Leistungen, veröffentlicht in einer Doktorarbeit, auch Inauguraldissertation genannt – von (lat.) inaugurare = einweihen und dissertare = sich auseinandersetzen. Sie soll die wissenschaftliche Auseinandersetzung mit einem bestimmten Thema zur Erlangung höherer Weihen, eben der Doktorwürde, sein. So weit, so gut.

Nur: kein Doktortitel ohne die Gnade eines Ordinarius. Lehrstuhlinhaber können Doktorarbeiten vergeben und absegnen. Und an diesem Problem scheitern viele angehende Ärzte.

Bei guter Themenstellung, Anleitung zu sauberer wissenschaftlicher Arbeit und ständiger Hilfe mit Rat und Tat durch den Doktorvater können Doktorarbeiten Wesentliches zum Fortschritt in der Medizin beitragen.

Diese Erfahrung habe ich in Erlangen gemacht. Ich war von 1958 an, nach meiner Habilitation zum Privatdozenten für Chirurgie und Orthopädie, bis 1963 »Vize-Doktorvater« in Stellvertretung des Ordinarius und habe zahlreiche Doktorarbeiten vergeben, betreut, überwacht, korrigiert und abschließend beurteilt. Weibliche Doktoranden waren, nebenbei bemerkt, in der Regel viel fleißiger, zuverlässiger und klüger als männliche.

Insgesamt wurden von mir gut ein Dutzend Doktoranden betreut. Leider mußten noch einmal so viele wegen meines Rausschmisses aus der Klinik ihre Arbeit abbrechen. Nicht alle haben andere Doktorväter gefunden. Auch deshalb schreibe ich dieses Kapitel.

Immerhin konnte ich genügend Erfahrungen sammeln, um die fortschrittsfeindliche Schwachstelle des Vergabe- und Absegnungsrituals aufzuzeigen, nämlich seine Abhängigkeit von der Gnade eines Lehrstuhlinhabers.

Nur die Qualität einer wissenschaftlichen Fleißarbeit darf darüber entscheiden, ob sie als Doktorarbeit prämiert wird oder nicht. Jeder Arzt muß die Möglichkeit haben, eine für ihn interessante Frage aus dem Gesundheitshilfebereich zum Gegenstand eigener Forschungsarbeit zu machen, dies in Form einer Doktorarbeit zu

dokumentieren und einer unabhängigen Prüfungskommission ein-
zureichen.

Ärztliche Gesundheitshilfe ist praktizierte Wissenschaft. Jeder
Arzt muß seinen Beruf auch als Wissenschaftler betreiben, sonst
verliert er die Übersicht. Er muß sich ständig selbstkritisch wissenschaftlich kontrollieren, regelmäßig Bilanz machen über Erfolge
und Mißerfolge.

Es ist falsch und muß zu Irrwegen führen, wenn Medizinwissenschaft nur an Universitäten und Akademischen Lehrkrankenhäu-
sern betrieben wird. Das Ergebnis ist eine Krankenhausmedizin, die
den Erfordernissen der Praxis nicht gerecht wird.

GEFÄHRLICHE MODEN

Die Schulmedizin ist seit der Mitte des 19. Jahrhunderts von Mode-
strömungen beherrscht, die keinen wirklichen Beitrag zu einer
planmäßigen Aufwärtsentwicklung der Gesundheitshilfe leisten.
Seit damals etwa gibt es in den europäischen Ländern und auch in
den USA eine richtungbestimmende Schulmedizin. Dieses Zeitalter
begann mit der Mode »Eierstockentfernung«. Der Erfinder war kein
Geringerer als Sir Thomas Spencer Wells (1818–1897). Er predigte
die Auffassung, daß die Eierstöcke der Frau die Wurzel allen Krank-
heitsübels seien. Aus Vorsorgegründen machte er das Herausschneiden dieser weiblichen Keimdrüsen zur großen Medizinmode seiner
Zeit.

»Ovariotomisten« nannten sich stolz jene Chirurgen, die sich auf
die Kastrationsoperation an Frauen spezialisiert hatten. Dem Chirurgen Wells werden »weit mehr als 1000 Ovariotomien mit über 75
Prozent Erfolgen« nachgerühmt. *Nur* jede vierte Frau starb bei diesem großen Könner an der Vorsorgeoperation!

In Deutschland tat sich der Münchner Chirurg Nepomuk
v. Nussbaum (1829–1890) ebenfalls als Ovariotomist hervor. Der
Medizinhistoriker W. von Brunn schreibt über ihn: Er war »ein küh-
ner Operateur, allein 600 Ovariotomien hat er vorgenommen«. Sein
Gesamturteil über die Jagd auf die Eierstöcke: »Den berühmten an-
gelsächsischen Ovariotomisten verdankt die moderne Bauchchirur-
gie zum erheblichen Teil ihren Aufschwung.«

Die Gefährlichkeit solcher Modetorheiten, wenn sie operative Eingriffe darstellen, wird besonders deutlich, wenn man sich klarmacht, was damals eine Operation bedeutete. Denn die Zeit der Eierstockmode war auch die Zeit des *Hospitalbrandes.* So nannte man die in den Krankenhäusern von Krankenbett zu Krankenbett, von den Chirurgenhänden in die Operationswunden der Patienten getragene meist tödliche Infektionskrankheit, durch die jeder Chirurg für jeden Operierten zu einer größeren Gefahr wurde als die Krankheit selbst.

Der schottische Geburtshelfer und Erfinder der Chloroformnarkose J.Y. Simpson (1811–1870) schrieb: »Der Mann, der in einem unserer chirurgischen Krankenhäuser auf dem Operationstisch liegt, schwebt in größerer Gefahr zu sterben als der englische Soldat auf dem Schlachtfelde zu Waterloo.« Und Nussbaum erlebte – so wird berichtet –, »wie gesunde, junge Leute mit groschengroßen, frisch aussehenden Wunden ins Spital kamen, schwerkrank wurden und nach Schüttelfrosten starben«. Wunden wurden »anstatt kleiner immer größer, tiefer, grün und grau belegt«. Und sie stanken fürchterlich. Pulsadern wurden von dem Hospitalbrand »angefressen«, und »der Tod durch Verblutung drohte, wenn das vom Spitalbrand zerstörte Glied nicht rasch weggenommen wurde«.

Weiter wird aus der Nussbaum-Klinik berichtet: »80 Prozent aller Wunden wurden vom Hospitalbrande befallen. Das Erysipel (Wundrose) war bei uns so auf der Tagesordnung, daß wir das Auftreten desselben fast als normalen Vorgang hätten betrachten können; ... eine Heilung per primam reunionem (mit glatter Verheilung) gab es bei uns überhaupt so gut wie garnicht. Von 17 Amputierten starben in einem Jahr 11 allein an Pyämie (eitriger Blutvergiftung); eine komplizierte Fraktur (offener Knochenbruch) war auf unserer Abteilung sehr selten zu sehen, denn entweder wurde sofort amputiert oder bereits nach wenigen Tagen war Eiterinfektion, Spitalbrand, Septikämie (bakterielle Blutvergiftung) die Ursache des rasch eintretenden Todes.«

Dem französischen Chirurgen Malgaigne zufolge betrug damals die Operationssterblichkeit in der Kriegschirurgie 90 Prozent und mehr. Sie ging fast ausschließlich auf das Konto der Wundkrankheiten. Selbst in der Friedenschirurgie beobachtete Malgaigne eine Operationsmortalität von 60 Prozent.

Theodor Billroth berichtete aus Zürich über eine 46prozentige Sterberate nach Amputationen, ähnlich James Syme aus Edinburgh: 43 Prozent.

Im Krieg 1870/71 erlagen nach Beinamputationen auf deutscher Seite nahezu 100 Prozent der Verwundeten ihren Verletzungen, während auf französischer Seite von 13173 Amputierten (unter Einschluß auch der Fingeramputationen) 10006 starben, alle fast ausschließlich an Wundkrankheiten und deren Folgen. Es erschienen damals auch Statistiken mit wesentlich niedrigeren Mortalitätsraten. Doch Billroth schrieb in diesem Zusammenhang: »Die Medizinalstatistik ist wie ein Weib: Ein Spiegel reinster Tugend und Wahrheit oder eine Mäze für jeden, zu allem zu gebrauchen.«

Bei anderen Eingriffen war es nicht besser. Wundinfektionen und Hospitalbrand forderten in erschreckendem Maße ihre Opfer. Bei eingeklemmtem Leistenbruch war darum vor Einführung der Asepsis (keimfreie Methodik) die unblutige Reposition die Methode der Wahl; nur wenn diese mißlang, durfte operiert werden. In den Jahren 1860 bis 1867 verstarben an der Klinik von Billroth in Zürich 13 von 16 operierten Leistenbruchpatienten. Im gleichen Zeitraum starben 36 von 93 Patienten mit offenen Frakturen des Unterschenkels, 32 davon an Pyämie (Brunner). 40 Prozent Mortalität verzeichnete Volkmann bei offenen Frakturen an seiner Klinik in Halle.

Bauchwunden waren nach Bell so gefährlich, daß sich nach seiner Meinung eigentlich nur die Feststellung der seltenen Fälle der Genesung lohnte. Versuche, einen künstlichen Eingang am Magen bei Speiseröhrenverengung anzulegen – 1846 erstmalig von Sedillot durchgeführt, in den nächsten Jahren 27mal wiederholt –, scheiterten sämtlich an tödlich verlaufender bakterieller Bauchfellentzündung. So kann es nicht verwundern, wenn noch 1874 Erikson glaubte, Bauch, Brusthöhle und Schädelhöhle würden wohl für immer dem Zugang des Chirurgen verschlossen bleiben.

Die verheerende Häufigkeit von Wundkrankheiten jener Zeit ist aus unserer Sicht nicht überraschend, wenn man von den Arbeitsbedingungen der damaligen Zeit liest. Billroth berichtete, daß in seinem Operationssaal morgens früh oft zunächst eine Sektion ausgeführt wurde, worauf dann auf dem gleichen Tisch seine Kranken operiert werden mußten. Das Verbandsmittel der damaligen Zeit, die »Charpie«, wurde aus alter, sonst nicht mehr brauchbarer Leinenwäsche hergestellt. Diese wurde in einzelne Fäden zerrupft, um daraus Kompressen und sonstiges Verbandsmaterial zu fertigen. Nicht immer wurde dieser Verbandsstoff richtig gewaschen, bevor man ihn auf die Wunden legte. So berichtete Billroth, der Verbandsstoff sei nur mit kaltem Wasser und ohne Seife gewaschen worden, so daß er oft Kompressen habe zurückweisen müssen, da sie von früherer Verwendung her noch mit Eiterkrusten bedeckt waren. Ausdrücklich bemerkte er, daß es an anderen Orten bei der Zubereitung des Verbandsmaterials nicht besser hergehe, und fand im übrigen die Verhältnisse an seinem Kantonsspital mustergültig.

Zur Operation zog der Chirurg bis dahin einen alten Rock an, den man für andere Zwecke nicht mehr verwenden konnte. So berichtete R. J. Godlee, daß der ältere Chirurg sich gegenüber dem Assistenten durch seinen mit Blut und Eiterkrusten bedeckten Rock auszeichnete und nicht ohne eine gewisse Geringschätzung auf das noch saubere Kleid des Anfängers herabblickte.

Wie aber werteten Chirurgen der damaligen Zeit ihre Erfolge? »Die Chirurgie unserer Tage hat die größten Fortschritte gemacht, so daß sie den höchsten oder nahezu höchsten Grad der Vollkommenheit, dessen sie überhaupt fähig ist, erreicht zu haben scheint«, urteilt der französische Chirurg Boyer begeistert.

Unter all diesen Umständen wurde im 19. Jahrhundert die Kastrationsoperation bei gesunden Frauen zur medizinischen Mode! Nun könnte man entschuldigend einwenden: Damals war eben die Medizin noch nicht so weit. Das mußten die Chirurgen in Kauf nehmen. Man kann die heutige Zeit nicht zum Maßstab nehmen!

Doch diese Entschuldigung ist nicht aktzeptabel. Es gab auch früher immer schon Chirurgen, die vor solchen Modetorheiten warnten: Der deutsche Chirurg August Gottlieb Richter (1772–1812) stellte bereits den Leitsatz auf, daß es für Chirurgen viel wichtiger sei, Operationen zu vermeiden als zu machen. Er kritisierte die Operationswut der Chirurgen heftig: »Jeder Dummkopf ... trepanire und amputire ...« Doch kaum jemand hörte auf Richter – weder zu seiner Zeit noch später. Jede Modetorheit in der Medizin wird zum Gesetz des Handelns für alle erklärt, wenn nur die Macht der Modeschöpfer groß genug ist.

Was Goethe von den Arzneiverordnungen seiner Zeit hielt, verrät uns sein Doktor Faust:

»Hier war die Arznei. Die Patienten starben.
Und niemand fragte, wer genas.
So haben wir mit höllischen Latwergen
In diesen Tälern, diesen Bergen,
Weit schlimmer als die Pest getobt.
Ich habe selbst den Gift an Tausende gegeben:
Sie welkten hin. Ich muß erleben,
Daß man die frechen Mörder lobt.«

STIEFKIND GESUNDHILFE

Typisch für die herrschende Schulmedizin ist die mangelhafte Bereitschaft der Ärzte zur »Gesundhilfe« – so nenne ich die nötige
Information der Bevölkerung über gesunde Lebensweise und ihre
Motivierung, entsprechend zu leben. Zwar mangelt es nicht an ärztlichen Allgemeinvorwürfen und Warnungen vor Unmäßigkeit im
Verbrauch von Genußmitteln aller Art, vor Übergewicht und Vorsor-
gefaulheit. Aber es fehlt fast vollständig an den notwendigen Aktivitäten zur Gesundheitsvorsorge.

Es gibt in der Ärzteschaft die Ausrede, die Patienten seien in der
Regel gar nicht zu einer gesunden Lebensweise zu aktivieren. Das
bestreite ich entschieden. Aus meinem täglichen Umgang mit vielen
Patienten weiß ich, daß eine große Bereitschaft zu gesunder Le-
bensführung besteht. Man muß sich aber viel Zeit für informative
Gespräche nehmen.

Mit Warnungen und Verboten allein ist es nicht getan. Jeder
Mensch braucht ein tägliches Mindestmaß an Lebensfreude. Dazu
verhelfen auch die natürlichen Genußmittel in ihrer unendlichen
Vielzahl, wie zum Beispiel Alkohol, Tabakrauch, Kaffee und Tee. All
das ist nicht nur unschädlich, sondern kann sogar »Medizin« sein,
wenn es in vernünftigen Grenzen genossen wird.

Leider gibt es ein riesiges Defizit bei der Erforschung der natürlichen Genußmittel als Gesundheits- und Heilhilfen. Zwar kennen
wir ihre Zusammensetzung, aufgeschlüsselt nach dem Gehalt an
Mineralien, Vitaminen und zahllosen anderen Bestandteilen, aber
es fehlt an der Erforschung ihrer Ganzheitswirkung als Gesundheitshilfen.

Jedes Ganze ist mehr als nur die Summe seiner Teile. Die Mischung von Blau, Rot und Grün gibt als Ganzes nicht die Farbe Blau-Rot-Grün, sondern Braun. Mehrere Töne nacheinander werden zu einer Melodie, erklingen verschiedene Töne gleichzeitig, so ergibt sich ein Akkord. Die Ganzheit erst macht die Musik und entscheidet über Wohl- oder Mißklang.

Sicher hat die analytische Forschung auch im Bereich der Genußmittel unser Wissen erheblich vergrößert. Aber auch hier wurde durch die Schulmedizin das Entscheidende versäumt, nämlich über das Teilwissen hinaus die Ganzheitswirkung zu ergründen.

Produktion und Verkauf von Genuß- und Nahrungsmitteln sind im Gegensatz zu den chemischen Arzneien der Pharmaindustrie nicht durch Patent oder Gebrauchsmusterschutz für den Hersteller zur alleinigen Nutzung reservierbar noch – von Ausnahmen abgesehen – teuer zu verkaufen. Also ist anders als bei der Pharmaindustrie niemand interessiert, Geld für Forschungen auszugeben, welche ihre Wirksamkeit als Gesundheitshilfen untersuchen und gegebenenfalls eine positive Wirkung beweisen. Es gibt keine von der schulmedizinischen Wissenschaft anerkannte natürliche Gesundheitshilfen, weil niemand bei der Arzneimittelkommission der Bundesärztekammer oder beim Bundesgesundheitsamt unter Vorlage der vorgeschriebenen Beweise eine wissenschaftliche Anerkennung beantragt hat.

Es wäre seit vielen Jahrzehnten Aufgabe des Bundesgesundheitsministeriums gewesen, solche Forschungen zu finanzieren, weil sie für die Volksgesundheit von kaum zu überschätzender Bedeutung sind. Warum ist das nicht geschehen? Weil die Ärzteführer nicht darauf gedrängt haben, ebensowenig, wie sie den *Gesundheitsfleiß* der Menschen mit Rat und Tat aktiviert haben.

DILEMMA CHRONISCHE KRANKHEIT

Ein besonders trauriges Kapitel der herrschenden Schulmedizin ist ihre *Ohnmacht gegenüber Chronischen Krankheiten*. Sie vor allem ist schuld, daß Aderenge, Krebs, Rheuma, Allergie und Osteoporose zu Volkskrankheiten geworden sind, die sie weder erfolgreich verhüten noch behandeln kann. Es gibt fünf- bis sechsmal so viel chronisch Kranke wie vor vierzig Jahren. Ihre Zahl wird auf ein Drittel der Bundesbevölkerung geschätzt.

Nach einer Veröffentlichung des Erlanger Carl-Korth-Instituts vom Juni 1989 ergab eine Gesundheitsumfrage bei 3110 Personen, daß nur 17 Prozent der Bundesbürger ihren Gesundheitszustand mit »sehr gut« bewertet haben. 83 Prozent hatten gesundheitliche Probleme, fast die Hälfte davon große, zumeist chronische.

In dem Jahresgutachten 1989 des Sachverständigenrates für eine konzertierte Aktion im Gesundheitswesen des Bundesministers für Arbeit und Sozialordnung heißt es: »In kritischen Analysen ärztlicher Tätigkeiten wurden weltweit zum Teil schwerwiegende Defizite, Inkompetenzen und eine unzureichende Qualität der ärztlichen Versorgung der Bevölkerung nachgewiesen. Durch den Einsatz der geistigen und finanziellen Ressourcen der forschenden Universitäten und Industrien für bestimmte, eher seltene Krankheiten werden zwar spektakuläre Erfolge erzielt; die alltäglichen und häufigen Probleme, Bedürfnisse und Krankheiten sind demgegenüber weitgehend aus dem Blickfeld von Forschung und Lehre geraten.«

Zum Jahresgutachten des Sachverständigenrates schreibt Prof. Dr. med. Thure von Uexküll: »Eine paradoxe Situation: Auf der einen Seite spektakuläre Erfolge, auf der anderen ein offenkundiger Bankrott: Genau betrachtet, stehen wir damit vor der Frage, ob es so etwas wie ›die Medizin‹ überhaupt noch gibt. Verkörpern 40 bis 60 Spezialdisziplinen einer modernen Medizinischen Fakultät noch ›die Medizin‹? Wenn ›die Medizin‹ noch den Namen ›Humanmedizin‹ verdienen soll, darf sie dann aus einem Konglomerat von Disziplinen bestehen, die alles über Zellen, Gewebe und Organe, aber wenig oder nichts über den kranken Menschen wissen, dem die Zellen, Gewebe und Organe zugehören? Warum erwartet man von Molekularbiologen, Neurochirurgen, Gastro-, Kardio-, Endokrino- oder Hämatologen und all den anderen Fachspezialisten, sie könnten Studierende zu Ärztinnen und Ärzten ausbilden, die nach kurzer Weiterbildung erfolgreich in der Primärversorgung der Bevölkerung, das heißt in einem Beruf tätig sein können, in dem sie eine integrierte Humanmedizin betreiben müssen?«

MASSENINFEKTIONSQUELLE ARZT UND KRANKENHAUS

Infektion – von (lat.) inficere = hineintun, anmachen, anstecken, verpesten – nennt man das »Hineintun« von Kleinstlebewesen in den Körper eines Lebewesens. Diese können als Erreger einer Infektionskrankheit wirken. Das tun sie keineswegs immer, zumindest nicht in einer Stärke, daß sich dies als Krankheit äußert. Im Gegenteil ist es höchstwahrscheinlich, daß die meisten Infekte nicht zur Infektionskrankheit führen. Anderenfalls gäbe es nur Infektionskranke, so innig ist der Kontakt eines jeden Großlebewesens mit Kleinstlebewesen.

Erkennbar wird die Infektion in der Regel erst durch Krankheitszeichen, hauptsächlich verursacht durch die Reaktion – von (lat.) re = zurück, entgegen, und actio = In-Bewegung-Setzen, Tun, Handeln –, also durch das Dagegenhandeln des Organismus. Demgegenüber treten die »Kranksignale« durch den Schaden, den die Schädlinge direkt anrichten, in den Hintergrund.

Die Schädlinge wirken vor allem als Zerstörer und/oder Vergifter von Zellen, auch als Luft- und Nährstoffräuber. Die Folgen von Infektionskrankheiten können kurze oder längerdauernde Krankheit mit vollständiger Heilung, aber auch rascher Tod oder lebenslanges Siechtum sein.

Die Neuzeitmedizin ist zu einer in großem Umfang invasiven Medizin geworden – von (lat.) invadere = eindringen, angreifen, und invasor = Eindringling, Angreifer. Gleiche Bedeutung hat das lateinische Wort aggredi = angreifen und aggressor = Angreifer.

Invasion und Aggression bestimmen die herrschende Schulmedizin so weitgehend, daß man auch vom Zeitalter der Invasions- und Aggressionsmedizin sprechen kann. Und dies hat einen hohen Preis, nämlich die Infektion von Patienten als häufige Behandlungsfolge.

»*Hospitalismus*« nennt man die krankenhausverursachten Schädigungen allgemein. Im Krankenhaus übertragene Infektionen heißen »*nosokomiale Krankheiten*« – von (griech.) nosokomeion = Krankenhaus (aus: nosos = Krankheit, Seuche, Übel, und komeo = ich besorge, warte, pflege.

Durch die Invasivmedizin sind Ärzte und Kliniken zu einer Masseninfektionsquelle für Patienten geworden. Jeder Nadelstich zur

Blutentnahme, zum Impfen, zur Injektion oder Infusion ist mit Infektionsgefahr verbunden. Selbstverständlich gilt das mehr noch
für größere Verletzungen durch Einschnitt (Inzision), also durch
Schnittoperationen.

Die Magazinsendung PANORAMA des NDR nannte am 27. Januar
1992 die jüngsten Zahlen: Nach Schätzungen des Bundesgesund-
heitsamts gibt es pro Jahr bei 16 Millionen stationär behandelten
Patients etwa eine Million Krankenhausinfektionen, davon 30000
bis 40000 mit tödlichem Ausgang.

Die Dunkelziffer dürfte ein Vielfaches betragen, weil fast nur die
Infektionen durch Mikroben, also Kleinstlebewesen im Mikrofor-
mat von 1 bis 999 × 10^{-6} erfaßt werden, nicht aber Nanoben, um
mehrere Zehnerpotenzen kleinere Lebewesen im Nanoformat von 1
bis 999 × 10^{-9}. Gerade die Nanoben in Form von Viren wurden im
Zeitalter der nur gegen Mikroben wirksamen Antibiotika immer
häufiger. Die Infektionsquellen für Viren sind weniger leicht zu entdecken als die für Mikroben, weil der Nachweis sehr viel schwieriger ist. Ärzte in Praxen und Kliniken sind direkt oder indirekt zu
einer der größten Virusinfektionsquellen überhaupt geworden.

Eine der Hauptursachen für arztverursachte Infektionen sind
Blutübertragungen von »Wild-Fremdblut«. So sollte man das Blut
von wildfremden Spendern nur noch nennen dürfen, damit die Rie-
sengefahr jedem voll bewußt wird. Wild-Fremdblut aus den entferntesten Ländern ist zum Riesengeschäft der Medizinindustrie geworden und hat Riesenunheil über die Patienten gebracht.

Unser Blut durchspült alle Organe bis in die letzte Faser. Also
sammelt sich im Blut alles an Nanoben und Mikroben und alles an
Giftstoffen, was mit der Luft und der Nahrung in den Körper ge-
langt. Nicht alles wird unwirksam. Vieles bleibt übertragbar.

Die einzigen, welche die ungeheure Gefahr schon immer richtig
gesehen haben, sind die Zeugen Jehovas, die gerade deshalb auch
viel verspottete Religionsgemeinschaft. Man muß die Weitsicht
ihrer Gründer bewundern. Geradezu grotesk ist es, daß es Gerichtsurteile gab, nach denen eine Verweigerung von Blutübertragungen
aus Glaubensgründen ein strafwürdiges Vergehen ist.

Wenn es noch eines Beweises bedurft hätte, daß der Schulmedizin nicht die Therapiehoheit über Patienten übertragen werden
kann, so wäre er durch die Zeugen Jehovas und die späte weltweite

Bestätigung der Richtigkeit ihres Verbotes von Blutübertragung erbracht, die ja in krassem Gegensatz zum Glauben der Schulmedizinführer an das Blut als »Beinahe-Panazee« steht.

Es ist ungeheuerlich, was es in der schulmedizinischen Praxis an Übertragungen von Infektionskrankheiten in hundertfachen Variationen, vom kleinsten bis zum größten Kleinstlebewesen gegeben hat. Bereits vor fünfzehn Jahren habe ich in einem meiner Bücher vor der Maßlosigkeit in der Blutübertragung gewarnt. Es erfolgte – selbstverständlich ohne Hinweis auf meine Warnungen – zwar ein Umdenken mit der Empfehlung, weniger Bluttransfusionen zu veranstalten und so oft wie möglich Eigenblutkonserven zu benutzen. Aber diese Empfehlungen werden weit weniger befolgt, als es unbedingt notwendig wäre.

Die ärztlich verbreitete AIDS-Seuche unter den Blutern wäre ebenso vermeidbar gewesen wie die ungeheure Zahl von Infektionen durch die Erreger der infektiösen Leberentzündung in ihren vielen Unterarten von Hepatitis-A, -B, -C, -NonA, -NonB, -D usw.

Am 30. Dezember 1991 kam die Nachricht über die neueste Entscheidung des Bundesgerichtshofes zur Aufklärungspflicht von Blutübertragungen. Endlich wurde durch höchstrichterliche Entscheidung klargestellt, daß die Patienten vor jeder Fremdblutübertragung über das nie ausschließbare Risiko einer Infektion mit Hepatitis- und AIDS-Viren und auch über die Eigenblutübertragung als Alternative informiert werden müssen. Die Unterlassung ist ab sofort auch rückwirkend als Kunstfehler (schuldhafter Arztfehler) zu werten, was für eine Unzahl von Transfusionsgeschädigten nun Hoffnung auf zumindest teilweisen Schadenersatz bringt.

Wenn es eine Selbstkontrolle der Ärzteschaft als Institution gäbe, wie ich sie ebenfalls schon vor fünfzehn Jahren gefordert habe, bedürfte es solcher weit verspäteter höchstrichterlicher Entscheidungen nicht.

DIE ILLUSION DER REINEN LEHRE

Schulmedizin wird das genannt, was die führenden Medizinlehrer, nämlich die Lehrstuhlinhaber der Medizinischen Universitätsfakultäten und der Medizinischen Akademien, predigen und schreiben.

Diese Ordinarien (Ordentlichen Professoren, im Gegensatz zu den Außerordentlichen = Extraordinarien, Außerplanmäßigen = Apl-Professoren, Honorarprofessoren usw.) verkünden die schulmedizinische Lehre in Vorlesungen, Vorlesungsskripten, medizinischen Fachzeitschriften und Lehrbüchern. Darüber hinaus publizieren sie diese in Vorträgen auf Ärztekongressen und Fortbildungstagungen. Die Ordinarien haben die staatlich anerkannte und geschützte Richtlinienkompetenz für die Gesundheitshilfe-Strategie. Ihre Lehre gilt allein und ohne spezielle Nachprüfung als »wissenschaftlich allgemein anerkannt«.

Wer sich als Arzt bei einem Mißerfolg auf einen Lehrsatz der Schulmedizin berufen kann, ist in der Regel aus medizinischer Sicht entschuldigt.

Die Schulmedizin gilt als Maßstab für den zeitgemäßen »Stand der medizinischen Erkenntnisse« in der Gesundheitshilfe, für die »Regeln der ärztlichen Kunst« und für das, was »wissenschaftlich allgemein anerkannt« ist. Ihre Beachtung durch den Arzt entscheidet über Leistungsrecht und -pflicht der Krankenkassen.

In § 2 des Sozialgesetzbuches V von 1989 heißt es: »Qualität und Wirksamkeit der Leistungen haben dem allgemein anerkannten Stand der medizinischen Erkenntnisse zu entsprechen und den medizinischen Fortschritt zu berücksichtigen.«

§ 28 (1) legt fest: »Die ärztliche Behandlung umfaßt die Tätigkeit des Arztes zur Verhütung, Früherkennung und Behandlung von Krankheiten, die nach den Regeln der ärztlichen Kunst ausreichend und zweckmäßig ist.«

Und in den allgemeinen Versicherungsbedingungen der Privaten Krankenversicherungen lautet der entsprechende Satz des § 5: »Keine Leistungspflicht besteht …

f) für wissenschaftlich nicht allgemein anerkannte Behandlungsmethoden und Arzneimittel.«

Der Zweck solcher Bestimmungen ist klar und einleuchtend: Schutz der Versicherten vor Hokuspokusmedizin, Scharlatanerie und Dreckapotheke.

Es wird jedoch so getan, als ob die Schulmedizin eine einheitliche Lehre der Gesundheitshilfe wäre. Das aber ist eine wenn nicht schlimme Irreführung, so immerhin eine gefährliche Illusion, denn in Wahrheit könnte die *Uneinheitlichkeit,* mit der die Gesund- und

Heilhilfe sowohl von den Ordinarien wie auch von den Ärzten in den Praxen und Krankenhäusern ausgeübt wird, kaum größer sein.

Dafür ein paar Beispiele: Internisten behandeln Gallensteine, chronische Magengeschwüre, Hämorrhoiden usw. bis zur Grenze des Vertretbaren konservativ, d. h. ohne Operation; Chirurgen dagegen raten in den gleichen Ausgangssituationen oft dringend zur Operation und operieren. Niedergelassene Orthopäden – ohne entsprechende Operationsmöglichkeiten – warnen vor der Frühindikation zu künstlichen Gelenken; Krankenhausorthopäden dagegen erklären für das gleiche Gelenk ein Ersatzgelenk als notwendig und setzen es ein. Unfallchirurgen empfehlen für das akute Stadium des Sudeck-Syndroms – eine häufige Gelenkentzündung nach Verletzungen – entweder durchblutungs*hemmende* Arzneien und Heilhilfe mit *kalten* Bädern oder durchblutungs*steigernde* Medikamente und Maßnahmen mit *heißen* Bädern, je nach Weiterbildungslehrer und -lehre. Knochenbrüche gleicher Art werden von den einen eingegipst, von den anderen genagelt und verplattet. In der Thrombosevorsorge bei Krankenhauspatienten, insbesondere vor und nach Operationen, schwören die einen auf gerinnungshemmende Medikamente, während die anderen nur auf Thrombosevorbeugung durch Bewegung und Bandagierung setzen. Unzählige andere Beispiele für diese extreme Uneinheitlichkeit ließen sich aufführen. Und das alles gilt nun als »Schulmedizin«!

Gewiß, es sollte eine Schulmedizin mit Richtlinienkompetenz geben. Aber nur bei Beachtung einer Beweisführung, wie im Hauptkapitel »Ärztliche Gesundheitshilfe als Wissenschaft« (S. 217 ff.) aufgezeigt, dürfen solche Richtlinien verbindlich sein.

FORSCHUNGSSKANDAL »PROSPEKTIVE RANDOMISIERTE DOPPELBLINDSTUDIE«

Diese Methode, die Wirksamkeit von Heilhilfen zu überprüfen, gilt als größter Fortschritt der Nachkriegszeit. In Wahrheit ist sie mehr als fragwürdig. Sie mißachtet den Patientenauftrag auf bestmögliche Versorgung und nötigt ihm durch Falschinformation unrechtmäßig sein Einverständnis ab.

Prospektiv heißt: Die Versuchsanordnung wurde im voraus unabänderlich festgelegt. *Randomisiert* bedeutet: Das Los oder der Zufall entscheidet, welcher Patient bei der Erprobung etwa eines Medikaments wirklich dieses bekommt und welcher ein Placebo. *Doppelblindstudie* schließlich bedeutet: Weder der Patient noch sein Klinikarzt wissen, welches das auszutestende und welches das Scheinmedikament ist.

Niemals kann auf diese Weise die von dem Patienten einzig und allein in Auftrag gegebene bestmögliche Versorgung erreicht werden. Denn jeder Mensch ist einmalig, mit einer einmaligen Einzelkrankheit. Es ist nicht möglich, ihn als Patienten mit der Aussicht auf Erfolg in eine vorher unabänderlich festgelegte Versuchsordnung zur Diagnostik oder Therapie aufzunehmen und zu behandeln. In jedem Einzelfall müßte ein solches Grundprogramm für seine bestmögliche Versorgung abgeändert werden. Das aber wiederum würde die angestrebte Beweisführung unmöglich machen.

Es ist nahezu ausgeschlossen, daß ein mitdenkender Patient – von Ausnahmen abgesehen – seine Zustimmung geben würde, daß das Los entscheidet, ob er in die Verum-Gruppe oder in die Placebo-Gruppe aufgenommen wird. Nur durch unterlassene und/oder falsche Information kann ein solches Einverständnis erschlichen werden.

Die sogenannte Doppelblindstudie ist eigentlich eine »Russisch-Roulett-Tripel-Blindstudie«: Jede zweite Kugel trifft, und drei Mann sind blind: der Patient, der Arzt und auch der Wissenschaftler als Bilanzbuchhalter der Studie. Der Patient weiß nicht, was er schluckt, der Arzt weiß nicht, welche Tabletten der Patient bekommt, und der Wissenschaftler weiß nicht, was er tut.

Dazu G. H. Scherr in dem Buch JOURNAL DER UNWIEDERHOLBAREN EXPERIMENTE – UNWAHRSCHEINLICHE UNTERSUCHUNGEN UND UNERFINDLICHE FUNDE: »Man rechnet damit, daß die Chance, durch einen 3-fach-Blindversuch etwas aufzuzeigen, was Folgen haben könnte, mindestens so groß ist wie diejenige einer spontanen Mutation. Diese Wahrscheinlichkeit liegt in einer Generation bei etwa 10^{-6}. Aber wenn man die riesige Zahl jetzt laufender, chaotischer Untersuchungen betrachtet, ist die Chance für einen bedeutenden Erfolg innerhalb der nächsten paar Jahrtausende gar nicht so schlecht.«

Zu dem statistischen Prinzip vermerkt der Autor: »Sir Arthur Stanley Eddington sagte dazu: ›Wir brauchen eine Supermathematik, in der die Operationen so unbekannt sind wie die Größen, auf die sie wirken, und einen Supermathematiker, der nicht weiß, was er tut, wenn er diese Operationen ausführt ...‹ Der berühmte Mathematiker Lewis Carroll könnte das Zufallsprinzip gemeint haben, als er das Phänomen des ›Goggelmoggel‹ oder des ›unbekannte Akteure führen unbekannte Aktionen aus‹ beschrieb.«

»An den Patienten wird alles ausprobiert«, plauderte Schwester Gisela über die Intensivstation eines Münchner Uni-Klinikums im SPIEGEL 47/1988 aus: »Ein Tag auf unserer Intensivstation, das ist manchmal eine Kette von Beinahe-Katastrophen. Hier liegt jemand im Sterben, um den ich mich nicht recht kümmern kann. Dort hat ein Patient seine Infusion auseinandergeschraubt und ist völlig mit Blut beschmiert. Woanders liegt ein Bewußtloser mit Hautverbrennungen im Bett, weil das Hilfspersonal nicht fachgerecht mit der Wärmflasche umgegangen ist ... An unseren Patienten wird alles ausprobiert, egal, wie aussichtslos das erscheint ... Oft denke ich, da geht es gar nicht um die Menschen, sondern nur darum, daß die Maschinen laufen und die Ärzte ihre Untersuchungsdaten für irgendwelche Veröffentlichungen bekommen.«

Prof. Dr. med. Dr. h.c. multiplex. Rudolf Gross, ein führender wissenschaftlicher Ärzteführer der Bundesrepublik, hat im ÄRZTE-BLATT vom 19. April 1990 einen Aufsatz mit dem Titel »Randomisation, Konsens und persönliche Verantwortung« verfaßt. Am Anfang schreibt er: »Nach den neueren Urteilen des Bundesgerichtshofs ist jeder Arzt gehalten, gemäß dem Willen des Kranken und zu seinem individuellen Besten seine diagnostisch-therapeutischen Entscheidungen zu treffen (voluntas aegroti et salus aegroti). Selbstverständlich kann der heute von der Rechtsprechung bevorzugte Wille des Patienten den behandelnden Arzt nicht zwingen, etwas zu tun oder zu unterlassen, was seinem eigenen Gewissen, seiner Überzeugung oder seinen Kenntnissen nicht entspricht. Das gilt zum Beispiel bei unheilbar Leidenden, etwa für deren Wunsch, ihr Leben zu beenden (Aktive Euthanasie).«

Diese wenigen Sätze sprechen Bände: Der Spitzenwissenschaftler stellt eine Rechtsprechung des BGH dar, die den Willen des Kranken berücksichtigt, der Wissenschaft nicht mehr ein Gottesrecht einräumt, und gleich hinterher versucht er, die Therapiehoheit des Arztes auch gegen den Willen des Patienten zumindest teilweise zu

erhalten. Zur Begründung zieht er das Extrem »Aktive Euthanasie«
heran!

»Natürlich kann der Arzt nicht alle überhaupt denkbaren unerwünschten Folgen mitteilen. Das würde – abgesehen vom Zeitaufwand – den Kranken unerträglich belasten und das Vertrauen (immer noch die Basis der Arzt-Patienten-Beziehung) zerstören. So gibt
es praktisch kein Medikament, gegen das ein Kranker nicht auf
pharmakogenetischer, allergischer oder pseudo-allergischer Basis
unerwünscht reagieren könnte.«

»Eine andere – in meiner Sicht negative – Entwicklung ist die
folgende: Noch vor 10 Jahren sind die Landgerichte und Oberlan-
desgerichte von einer (unterschiedlichen) Komplikationsdichte von
etwa 2 bis 10 Prozent ausgegangen, die dem Kranken vor der ärztlichen Maßnahme eröffnet werden mußte. Neuere Urteile des BGH
haben diese Zahlen ersetzt durch ›operationstypisch‹ usw. – eine
wenig glückliche Veränderung. Lassen wir zum Beispiel in der Hand
eines geübten Chirurgen Verletzungen eines N.laryngeus (Stimm-
bandnerv) oder der Nebenschilddrüsen bei einer Schilddrüsenopera-
tion mit einer Häufigkeit von 1 : 1000 bis 1 : 2000 vorkommen, so sind
solche Vorkommnisse extrem selten, aber für Eingriffe an der Schilddrüse eben ›typisch‹. Hier sind klare Zahlen durch den vieldeutigen
und interpretationsfähigen Ausdruck ›typisch‹ ersetzt worden.«

Zu den randomisierten Studien schreibt Gross dann: »Ein unter
Laien weit verbreiteter Irrtum meint, daß es sich um die Prüfung
der Wirksubstanz gegen ein sogenanntes Placebo … handle. Das ist
in aller Regel bei meßbaren objektiven Kriterien nicht der Fall, obwohl manche Arzneimittelhersteller wegen der schneller erreichbaren und meist eindrucksvolleren Vorteile immer noch dazu neigen.
Verglichen wird vielmehr die neue Behandlung mit einer anerkannten (und meist benutzten) Standardtherapie.«

Seine Bewertung der randomisierten Studien: »Sie gelten mit
Recht als der sicherste Beweis für die Wirksamkeit und Unschäd-
lichkeit eines Medikaments oder Eingriffs. Ihre Dignität (Gutartig-
keit, d. Verf.) wird aber häufig überschätzt.«

Anschließend kritisiert Gross die sogenannten retrospektiven
Studien, die angeblich nur »deskriptiven Wert« haben. Dabei sind
dies die einzig verantwortbaren Studien zur Feststellung der Qualität einer Heilhilfe.

Die Verteufelung der Sonne

Die neuerlichen Warnungen des Münchner Universitätsprofessors Otto Braun-Falco vor der Sonne auf dem Hautarztkongreß in München im Juli 1989 und die anderer Ärzte in den verschiedensten Medien entbehren jeder wissenschaftlichen Beweisgrundlage. Man muß ihnen widersprechen, weil unnötige Ängste, unnötige Arztbesuche und unnötige Operationen einerseits sowie schädliche Folgen durch »Sonnenmuffelei« andererseits zu erwarten sind und dadurch ein großer Schaden für die Volksgesundheit entsteht.

Wenn es richtig wäre, daß intensive Sonnenbestrahlung – abwertend »Sonnenbraten« und aufwertend »Heliotherapie« genannt – das Maligne Melanom (Schwarzer Hautkrebs bzw. »Schwarzkrebs«) verursacht, hätte dafür längst ein überzeugender Beweis angetreten werden können. Denn dann müßte der Schwarzkrebs an den meist unbedeckten Hautstellen – im Gesicht, an der vorderen Halsseite, an Händen und Unterarmen – am häufigsten auftreten, und es müßte im Zusammenhang mit der Heliotherapie eine starke Häufung des Schwarzen Hautkrebses beobachtet worden sein. Die Heliotherapie spielte ja im vorantibiotischen Zeitalter für die Behandlung bestimmter Krankheiten, wie zum Beispiel der Knochentuberkulose, eine große Rolle. Vor allem in der Schweiz gab es Kliniken, die darauf spezialisiert waren. Die Heliotherapie wäre längst aufgegeben worden, wenn wirklich ein gehäuftes Auftreten von Malignem Melanom beobachtet worden wäre. Tatsächlich spricht auch die Erfahrung mit vielen tausend »Heliotherapie-Patienten« *für* eine den Schwarzkrebs hemmende Wirkung intensiver Sonnenbestrahlung.

Es gibt im übrigen inzwischen auch Veröffentlichungen über die krebshemmende Wirkung der Sonne bei anderen Krebsarten wie z.B. Dickdarm- und Brustkrebs.

Ein weiterer sehr starker Beweis gegen eine Verursachung des Schwarzkrebses durch intensive Sonnenbestrahlung ist die Beobachtung, daß die Behandlung der Psoriasis (Schuppenflechte) mit intensiver natürlicher und künstlicher Sonnenbestrahlung in keinem einzigen Fall zu einem Malignen Melanom geführt hat, auch nicht zu einem andersartigen Hautkrebs. Prof. Dr. Schröpl, Deutsche Klinik für Diagnostik, hat über 1424 Psoriasis-Patienten mit 269 936 Einzelbestrahlungen mit UVB-haltigen Therapiesonnen berichtet und keinen einzigen Fall beobachtet. Ein anderer Arzt – Dr. Stender – hat in den letzten 14 Jahren zirka 60000 Patienten systematisch mit UVB-Strahlen behandelt, ohne daß danach nur ein einziges Malignes Melanom beobachtet wurde.

Langzeitstudien in USA und Kanada bestätigen, daß die größte Krebshäufigkeit in sonnenarmen Gebieten und Städten mit starker Luftverschmutzung vorkommt.

Prof. F. Garland, Universität San Diego, beobachtete über zehn Jahre hinweg die Melanom-Entwicklung bei mehr als vier Millionen Marineangehörigen. Das Ergebnis: Bei den unter Deck diensttuenden Marinesoldaten war der Schwarze Hautkrebs wesentlich häufiger als bei den anderen. Seine Schlußfolgerung: Malignes Melanom entsteht durch Sonnenmangel, aber nicht durch Sonneneinwirkung.

Auf dem 10. Weltkongreß für Photobiologie im November 1988 in Jerusalem hat man sich besonders mit der Frage beschäftigt, ob intensive Sonnenbestrahlung zu Schwarzkrebs führen könne. Das Resultat: Es gibt weltweit keinen einzigen überzeugenden wissenschaftlichen Beweis, daß der Schwarzkrebs durch Sonne verursacht wird oder daß Sonnenbestrahlung sich auf die Metastasierung von Krebs allgemein fördernd auswirkt. Am Schluß dieses Weltkongresses stand die Forderung, nach anderen Ursachen für die zunehmende Häufigkeit des Schwarzkrebses zu forschen.

In einer kürzlichen Veröffentlichung aus der Technischen Hochschule Aachen (MÜNCHNER MEDIZINISCHE WOCHENSCHRIFT, 1989, S. 377ff.) wird zugegeben: »Dabei sind Ätiologie und Pathogenese (Ursache und Krankheitsentwicklung, d. Verf.) nicht vollständig geklärt; eine einfache Kausalität (ursächlicher Zusammenhang) zwischen Sonnenexposition und Inzidenz (Auftreten des Ersther-des) ist jedenfalls nicht gegeben.« Zu deutsch: Es gibt keine wissenschaftlichen Beweise für Sonnenbestrahlung als Ursache des Malignen Melanoms.

Prof. Dr. med. Hellmut Ippen von der Universitäts-Hautklinik Göttingen schreibt am 26. Juli 1989 in der ÄRZTEZEITUNG: »Beim Malignen Melanom wissen wir aber bis heute nichts Sicheres über den Zusammenhang mit Licht.« An anderer Stelle gibt der Schulmediziner zu: »Wir können bis heute nicht beweisen, ob das Solarienlicht … krebserregend ist oder nicht. Es gibt nämlich kein Versuchstier, das eine Haut hat wie der Mensch.« Obwohl die Gegenbeweise weit überwiegen, hält der Universitätsprofessor eine »Hautkrebswelle in 15–30 Jahren für möglich«. Das steht in fetter Überschrift über seinem Artikel!

Die Behauptungen, daß der Schwarze Hautkrebs durch zuviel Sonne verursacht werde, stützen sich vor allem auf die Tatsache, daß laut Statistik die Zahl der an den Metastasen eines Schwarzen Hautkrebses Verstorbenen seit Mitte der siebziger Jahre von Jahr zu Jahr weltweit zugenommen zu haben scheint, und auf eine unterschiedliche Sonnenexposition der Menschen vorher und seither. Ganz gesichert ist die Zunahme nicht, weil es vorher noch keine Statistiken über Todesfälle durch Schwarzen Hautkrebs gab. In der Bundesrepublik wurden vom Statistischen Bundesamt erstmals 1976 entsprechende Zahlen veröffentlicht. Für das »Bösartige Melanom der Haut« wurden damals 1130, für »Sonstige bösartige Neubildungen der Haut« 376 Todesfälle angegeben. 1987 berichtete man über 1529 Todesfälle durch Malignes Melanom und 340 durch sonstige bösartige Neubildungen der Haut.

Mir ist kein Nachweis darüber bekannt, daß die Zahl der Sonnenfans, also derjenigen, die sich bewußt einer intensiven Sonnenbestrahlung aussetzen – bezogen auf den Durchschnitt der Bevölkerung –, etwa in den letzten 50 Jahren größer geworden ist. Für die Bundesrepublik gilt, daß in der Nazizeit die Parole ausgegeben wurde, Hautbräunung sei gesund. Also gab es einen sehr starken Trend in diese Richtung. Es ist zu bezweifeln, daß der Sonnenhunger der Bevölkerung bei uns in den letzten 50 Jahren im Vergleich zu dem vor 1945 wesentlich zugenommen hat.

Wenn es so wäre, daß die Zunahme der Todesfälle durch Schwarzen Hautkrebs durch vermehrte Sonnenexposition der Bevölkerung verursacht würde, müßte vor allem die Zahl der Todesfälle durch jenen Hautkrebstyp zugenommen haben, für den als einziges bewiesen ist, daß extreme Sonnenbestrahlung eine wesentliche Teilursache sein kann, nämlich durch den Plattenepithelkrebs der Haut. Er wird in der Statistik unter den »Sonstigen bösartigen Neubildungen der Haut« mitgezählt. Diese haben aber seit 1976 eher ab- als zugenommen. 1976 waren es 376, 1987 nur noch 340 Tote durch nichtschwarzen Hautkrebs. Dessen Häufigkeit ist also nicht angestiegen! Gleiches gilt auch für das Basaliom, von dem ja auch zum Teil behauptet wird, es werde durch die Sonne verursacht. Diese Behauptung ist aber genausowenig bewiesen wie die für den Schwarzkrebs. (Übrigens: Der Plattenepithelkrebs der Haut ist so selten, daß diese Gefahr niemals ein Grund sein kann, vor einer intensiven Sonnenbestrahlung zu warnen.)

Die Schulmediziner stützen ihre Warnungen vor dem »Sonnenbraten« vor allem auf die Behauptung, die Erkrankungsziffer an Schwarzem Hautkrebs habe zugenommen. Otto Braun-Falco zum Beispiel behauptet, die Zahl der Patienten mit Schwarzem Hautkrebs habe sich in den letzten 16 Jahren von 40 auf 450 pro Jahr erhöht. Korrekterweise müßte er sagen: Die *Diagnose* des Schwarzen Hautkrebses durch Ärzte ist viel häufiger geworden. Diese Tatsache beweist aber sehr wenig. Denn erstens sind grobe Fehldiagnosen nicht selten: Es wird – zumindest eine Zeitlang – als Krebs diagnostiziert, was nicht einmal im Mikroskop wie Krebs aussieht. Und zweitens macht die Schulmedizin keinen Unterschied zwischen »Haustierkrebs« und »Raubtierkrebs«, den es an allen Organen gibt, auch an der Haut.

Diese Unterscheidung ist im Mikroskop allein auch nicht möglich, weil der Bösartigkeitsgrad eines Krebsherdes viel mehr von dem Gesundheitsgrad bzw. der Abwehrkraft des ganzen Körpers abhängt als vom Aussehen der Krebszellen in einer Gewebsprobe.

Auch für die Haut gilt: Der Haustierkrebs ist um ein Vielfaches häufiger als der Raubtierkrebs. Die Konsequenz: Bei einer Massenfahndung auf Schwarzen Hautkrebs, bei der jedes Pigmentmal ab Linsengröße herausgeschnitten und mikroskopisch untersucht wird, gibt es unzählige Falschbeurteilungen. Alles, was im Mikroskop nur entfernt »wie Krebs« aussieht, wird als bösartiger Krebs eingestuft und so behandelt. Selbstverständlich geschieht auch die Auswertung der Behandlungserfolge so, als ob in allen Krebserstherden der gleiche Bösartigkeitsgrad gesteckt hätte. Nur darauf beruhen meines Erachtens die Erfolgsmeldungen der Schulmedizin über die Ergebnisse der *Radikal*behandlung. In dem statistisch ausgewerteten Krankengut überwiegt die Zahl der Haustierkrebse. Die kann man auch durch eine Radikaloperation nicht wild machen. Daher die angeblich so guten Ergebnisse!

Die Panikmache vor Sonnenbestrahlung muß zu einer *Zunahme jener Erkrankungen* führen, die durch *Sonnenmangel* entstehen.

Zuwenig Sonne führt vor allem zur Knochenerweichung. Im Kindesalter nennt man die entsprechende Erkrankung Rachitis, im Erwachsenenalter Osteoporose. Beide Erkrankungen sind die Folge eines Vitamin-D-Mangels. Die wirksame Form des Vitamin D entsteht aus dem Provitamin D durch Bestrahlung mit natürlicher und/oder künstlicher Sonne. Für die Rachitis halten auch die Wissenschaftler der Schulmedizin den Vitamin-D-Mangel als Ursache für bewiesen. Gleiches gilt aber nicht für die Osteoporose. Nach meinen Erfahrungen kann daran aber kein Zweifel sein. Seit über zehn Jahren verordne ich meinen Patienten mit Osteoporose das Provitamin D – in Form von Lebertrankapseln etc. – und vor allem intensive Bestrahlung mit natürlicher und/oder (notfalls) künstlicher Sonne. Die Erfolge sind ausgezeichnet, besser als mit jeder anderen von der Schulmedizin empfohlenen Behandlungsmethode.

Aber morsche Knochen sind bei weitem nicht die einzige Folge von zuwenig Sonne. Fast alle chronischen Krankheiten sind durch Sonnenmangel mitbedingt, reagieren auf Heliotherapie ausgezeichnet. Warum ist das so? Weil die Haut ein wichtiges Abwehrorgan ist, das durch Sonnenbestrahlung aktiviert wird.

In letzter Zeit gibt es Berichte, in denen behauptet wird, Sonnenbestrahlung verschlechtere die Abwehr. Angeblich sollen »immunkompetente Zellen« abgeschwächt werden. Man schließt es aus irgendwelchen Laborbefunden, für die aber m. E. eine wirkliche Aussagekraft über die gesamte Abwehrlage bestritten werden muß.

Sicher wäre es wünschenswert, den bösartigsten aller Krebse, nämlich den Schwarzen Hautkrebs, besser in den Griff zu bekommen. Und sicher gilt auch für diesen, daß eine Früherkennung und Frühbehandlung bessere Erfolgsaussichten haben müßte als eine Spätbehandlung. Zu bezweifeln ist aber, daß das wirklich mit der üblichen schulmedizinischen Radikalstrategie gelingt, also mit Radikaloperationen weit im Gesunden und mit radikaler weiträumiger Lymphstation-Ausräumung ohne Rücksicht darauf, ob die Lymphknoten verkrebst sind oder nicht und öfters zusätzlich noch mit Zellkiller-Chemotherapie.

Ich fürchte, daß für diese Art der Radikalbehandlung das Gleiche gilt wie für die Radikalbehandlung von Prostatakrebs und Brustkrebs. Für diese ist ja beweisbar, daß bei *Nichtbehandlung* eine um

25 bis 50 Prozent höhere Zehn-Jahres-Überlebensrate gegeben ist als bei der schulmedizinischen Radikalstrategie.

Für die Fragwürdigkeit solcher Radikalstrategie nur ein Beispiel: Ein 60jähriger Geschäftsmann erzählte seinem Skiclub-Freund, einem praktischen Arzt, er habe einen schwarzen Flecken auf der Haut. Dieser bestehe schon seit vielen Jahren unverändert. Aber es würde ja jetzt so viel von der Hautkrebsgefahr geredet. Deshalb solle er ihn doch mal untersuchen. Dies tat der Arzt und diagnostizierte »Malignes Melanom«. Es begann die typische schulmedizinische Radikalstrategie. Nur sechs Monate später war der sich vor Behandlungsbeginn kerngesund fühlende Patient tot!

Solche Ausgänge sind keine Rarität. Ich erinnere mich an eine Patientin, bei der mir vor zwanzig Jahren, als ich noch ein weitgehend gläubiger Schulmediziner war, etwas Ähnliches passierte. Sie hatte einen gut linsengroßen schwarzen Fleck am Rücken, wurde deshalb vom Hausarzt überwiesen. Der Fleck bestand schon seit über zwanzig Jahren unverändert. Der Hausarzt hatte gesagt, das müsse höchstwahrscheinlich herausgeschnitten werden. Also konnte ich schon fast nicht mehr anders. Ich operierte nach schulmedizinischer Manier. Es gab anfangs keinerlei Hinweis auf Metastasen. Zirka ein halbes Jahr später starb die Patientin an Krebsmetastasen.

Für mich war das damals ein Schlüsselerlebnis, das an meiner Abwendung von der schulmedizinischen Radikalstrategie wesentlichen Anteil hat. Ich fürchte, daß jede *Schnitt*operation bei Schwarzem Hautkrebs gefährlich ist, und schlage deshalb meinen Patienten seit mehreren Jahren die *Vereisungs*operation vor, wo immer es möglich ist. Bislang hat sich dieses Vorgehen bewährt. Die Zahl der so behandelten Patienten ist aber noch zu klein, um daraus weitreichende Schlüsse ziehen zu können.

Es gibt also gewichtige Gründe, nicht nur der Panikmache vor der Sonnenbestrahlung zu widersprechen, sondern auch der propagierten Massenmusterung Gesunder auf Hautkrebs entgegenzutreten. Beides ist so wenig wissenschaftlich fundiert und hat so große Risiken, daß eigentlich jeder Patientenarzt mit jahrzehntelanger praktischer Erfahrung dagegen rebellieren müßte.

VORSORGEUNTERSUCHUNGEN ZUM KRANK- UND UMSATZMACHEN

Wenigstens *ein* Bonbon wollte der Bundesarbeits- und Sozialminister Dr. Norbert Blüm mit seinem sogenannten Gesundheits-Reform-Gesetz den dadurch arg gebeutelten Kassenärzten bescheren: den Gesundheits-Check-up ab fünfunddreißig auf Kassenrezept. So geschah es.

Es dauerte ein bißchen, bis die Kassenärzteführer die Gunst der Kassierstunde erkannt hatten. Seit 11. September 1991 aber läuft die Werbekampagne dafür auf vollen Touren. In der Dortmunder Westfalenhalle gab Dr. Ulrich Oesingmann als Sprecher der Kassenärzte den entscheidenden Trompetenstoß. Die ÄRZTEZEITUNG vom 4. September 1991 berichtete über ein Interview mit ihm. Mit dem Werbeslogan »Lieber lustig leben« will er – ich zitiere wörtlich – »das bislang nicht ausgeschöpfte Potential der 80 Prozent sich offensichtlich noch gesund fühlender Bürger … mobilisieren«.

Man muß das zweimal lesen, um die ganze Kraft der Aussage für die geplante Mobilmachung zu fassen.

Zur Begründung für die Nützlichkeit dieser Aktion soll Oesingmann wörtlich gesagt haben: »Aber die Ergebnisse aus den Vereinigten Staaten, wo seit vielen Jahren für die Prävention geworben wird, zeigen, daß man nachweislich Erfolge erzielen kann, die letztlich auch zu Einsparungen führen. So sinkt die Rate von Koronar-Erkrankungen (durch Herzaderenge, d. Verf.) und von apoplektischen Erkrankungen (Hirnschlag).«

In den USA gibt es keine gesetzlichen Gesundheits-Check-ups oder etwas anderes vergleichbarer Art, mit denen ein »positives Nutzen-Schaden/Risiko/Unkosten-Verhältnis« hätte bewiesen werden können. Es scheint zwar so, daß die Zahl der Todesfälle an Aderengefolgen in den USA rückläufig ist, aber dies wird auf ein gesundheitsbewußteres Verhalten der Bevölkerung allgemein zurückgeführt und nicht auf die Werbung für Prävention. Mit Gesundheits-Check-ups hat das nicht das geringste zu tun!

Bereits 1980 haben sowohl die American Medical Association wie die American Cancer Society – sehr große Ärzteverbände der USA – erklärt: »Die Beweise häuften sich, daß diese Methoden« – die Vorsorgeuntersuchungen – »wirklich gefährlich sind – nicht nur nutzlos!« (zit. nach Robert Mendelsohn, MÄNNERMACHT MEDIZIN).

Obwohl ich das Bundesgesundheitsministerium wiederholt darauf hingewiesen habe, daß die Krebsvorsorgeuntersuchungen mehr schaden als nutzen, wurde bisher nichts geändert. Im Gegenteil: Nun hat man zusätzlich auch noch den Gesundheits-Check-up ab fünfunddreißig eingeführt. Dies wird in einer großen Katastrophe enden.

Die Zahl der zu Kranken erklärten und krank gemachten Bundesbürger wird gewaltig ansteigen. Schon konnte man lesen: »Check-up fördert bei fast jedem Zweiten eine neue Diagnose zutage« (ÄRZTEZEITUNG vom 13. Februar 1991).

PSYCHIATRISCHE PERVERSIONEN

In den ersten Wochen des Jahres 1992 wurde bekannt, daß der Studentenpfarrer und Regimekritiker Heinz Eggert – jetzt Innenminister des Landes Sachsen – von dem Psychiater Prof. Dr. med. Meinhard Wolf auf Betreiben der Stasi schwerstens mißhandelt worden ist. Es gibt Grund zu der Annahme, daß Aufschwemmungen sogenannter Bakterienkulturen, wie sie von vielen Hygiene-Instituten vorrätig gehalten werden, von der Stasi gezielt ins Essen gemixt wurden. Der letzte Beweis dafür ist allerdings nicht zu erbringen. Jedenfalls wurde Eggert dem »besonders vertrauenswürdigen Arzt« Wolf raffiniert in die Arme getrieben. »Nach einem Beratungsgespräch im April 1984«, so berichtet der SPIEGEL vom 13. Januar 1992, »durfte der Regimekritiker die Klinik nicht mehr verlassen. Eggert wurde in eine Zwangsjacke geschnürt, auf die Geschlossene Station verfrachtet und mit Psychodrogen vollgespritzt. Diese in der sowjetischen Breschnew-Ära üblich gewordene ›Therapie für Dissidenten‹ führt dazu, daß Lebenswille und Beweglichkeit, aber auch Emotionen und Verstand maximal gedämpft werden. Mancher wird, wenigstens vorübergehend, durch die Therapie verrückt.«

Ich habe für die medikamentöse Teillähmung der Großhirnrinde durch Medikamente, Drogen usw. den Begriff »Apallisation« vorgeschlagen, um ganz deutlich zu machen, was dadurch passiert. Apalliker werden im allgemeinen medizinischen Sprachgebrauch Patienten genannt, deren Großhirnrinde bzw. Hirnmantel – von (lat.) pallium = Mantel – bei erhaltener Funktion des Stammhirns als

Zentrale für das Bewußtsein ausgefallen ist. Man nennt den Zustand auch Dezerebration (Enthirnung) oder Dekortikation (Entrindung). Die typischen Ursachen dafür sind schwere Sauerstoff-Mangelzustände nach Kreislaufstillstand, durch Kohlenmonoxid-Vergiftung, schwere Hirnverletzungen bei Unfällen, erhöhter Hirndruck durch Gewächse oder massives Hirnödem. Nach anfangs tiefer Bewußtlosigkeit reagieren Apalliker auf Umweltreize nicht mehr normal, blicken ziellos ins Leere. Herz- und Kreislauffunktionen sind erhalten, die Gliedmaßen stehen in Beuge- und Streckstellung durch erhöhte Muskelspannung fixiert. Das sogenannte apallische Syndrom ist in der Regel das Endstadium einer Defektheilung nach schwerster Hirnschädigung.

»In wahnsinniger Todesangst, an Händen und Füßen ans Bett geschnallt, willigte Eggert schließlich in eine Behandlung ein. Unter Aufsicht eines Pflegers hatte er weiterhin jeden Tag ein halbes Glas Tabletten zu schlucken.« Dies alles geschah unter der ärztlichen Regie des Psychiaters Wolf. Dieser gab sogar Tonbandprotokolle der vertraulichen Arztgespräche und Kopien der Krankenberichte an die Stasi weiter. »In stundenlangen Therapiesitzungen suchte Nervenarzt Wolf damals seinem Patienten einzureden, daß die Schwermut nie wieder völlig verschwinden werde, Eggert also invalide bleibe mit reduzierter Arbeitskraft ... Sechs Wochen mußte Eggert die medizinische Umerziehung zum Sozialfall in Großschweidnitz erdulden, für die Zeit danach hatte die Stasi schon vorgesorgt. Ihm wurde aufgetragen, jeden Tag seine Ration Psychopharmaka zu schlucken und regelmäßig zur Kontrolle zu erscheinen.«

Ähnlich wie Heinz Eggert ging es dem Regimekritiker Paul Kaden 1989. Er wurde in die Ostberliner Zentralklinik für Psychiatrie und Neurologie eingewiesen und zwei Wochen dort gefangengehalten.

»Richtig verrückt hat die Stasi den Berliner Detlef Jochum, 52, gemacht. Dreizehn Jahre wurde der Mann in den Psychiatrien der DDR verwahrt, zuletzt im berüchtigten Haus 213 der forensisch-psychiatrischen Abteilung des Ostberliner Klinikums Buch. Der Psychiater Dr. med. Manfred Ochernal verordnete Jochum einen fünfmonatigen Aufenthalt in der Geschlossenen Psychiatrieabteilung Waldheim, wo er gegen seinen Willen mit Psychopharmaka behandelt wurde.« Der SPIEGEL resümierte: »Ärzte, die dem Regime wider aller Standesregeln willfährig waren, fand die Stasi stets genug.« Das war eine Erfahrung, die auch schon die Nationalsozialisten machen durften, unter deren Herrschaft sich eine »Medizin der Unmenschlichkeit« etablierte, über die sich heute jeder junge Arzt informieren sollte. Sie reicht von der Befürwortung des Approbationsentzuges für jüdische Ärzte bis zu Menschenversuchen und Massenvernichtung.

Die Psychiater nehmen weltweit eine Spitzenstellung ein, was einen Mißbrauch der Medizin zur Apallisation von Patienten anbetrifft. Sie sind – wie es scheint – von den Machthabern eines Staates am leichtesten erpreßbar, besser gesagt, zu bestechen. Denn ein großer Erpressungsdruck scheint in der Regel nicht erforderlich zu sein.

Einen dieser Psychiater werde ich ein Leben lang nicht vergessen, nämlich den Ordinarius für Psychiatrie und Neurologie der Universität Würzburg, dessen Vorlesungen ich 1944/45 als Medizinstudent hörte. Er hielt seine Vorlesungen oft in SS-Uniform, hatte mehrere Schmisse im Gesicht als Zeichen korpsbrüderlicher Tapferkeit. Die als Studienobjekte demonstrierten Patienten behandelte er mit Herablassung und Verachtung. Da war es nicht weit bis zur Beteiligung an der Vernichtung sogenannten lebensunwerten Lebens von Geisteskranken, auch von angeblich Geisteskranken aus der Sicht der Psychiater.

Erst nach dem Krieg erfuhr ich davon, daß sich dieser Psychiater in schlimmster Weise an den Euthanasieprogrammen der Nazis beteiligt hat.

Aber er war und ist keineswegs eine Einzelerscheinung. Eine der schlimmsten Erfindungen der modernen Medizin, nämlich die Psychopharmaka zur Geist-Seele-Tötung, erleichtert den Psychiatern ihr Unwesen. Damit haben sie Mittel in die Hand bekommen, mit denen fast jeder Patient »ruhigzustellen« ist.

Es soll nicht bestritten werden, daß es ganz wenige Indikationen für derartige Psychopharmaka gibt. Sie dürften sich auf echte Geisteskranke mit schwerer Bewegungsunruhe beschränken.

Ich würde wünschen, daß sämtliche Psychopharmaka unter das Betäubungsmittelgesetz gestellt werden, damit endlich der Mißbrauch aufhört. Mir sind schreckliche Patientenschicksale im Zusammenhang mit falscher Verordnung von Psychopharmaka bekanntgeworden. Zur Zeit arbeite ich an einem Gutachten, bei dem es um die Verordnung von Valium im Falle eines Halswirbelsäulen-Reizsyndroms geht. Dem damals 24jährigen Patienten wurden von 1965 bis 1974 mehr als 1700 Tabletten Valium 5 verordnet, die er auch eingenommen hat. Es kam zu einer Valiumsucht und schließlich zu einem Schadensersatzprozeß. Ein Psychiatrie-Professor als Gutachter kam zu dem Schluß: Die durchgeführte Valium-Medikation sei angesichts des Krankheitsbildes üblich und zweckmäßig gewesen. Das Gericht folgte dem Sachverständigen und wies die Klage ab. Ein zweiter Psychiatrie-Professor verteidigte anschließend das Gutachten seines Kollegen.

Ich jedenfalls habe mich, seit es die modernen Psychopharmaka gibt, immer nur damit beschäftigt, sie bei meinen Patienten abzusetzen. Abgesehen davon, daß sie zur Vorbereitung für Operationen und gelegentlich im Rahmen der Schmerztherapie auch bei uns eingesetzt werden, gibt es dafür keine Indikation. Ich hätte das erste Rezept für ein Psychopharmakon, das der Patient zu Hause einnehmen soll, noch zu verschreiben. Dabei steht die Psychotherapie im Rahmen unserer Ganzheitsmedizin an erster Stelle, aber Seele und Geist zerstörende Mittel passen nicht zur EUBIOS-Gesundheitshilfe.

Es gibt kaum ein Medikament, mit dem ein so ungeheurer Mißbrauch getrieben wird wie mit den Psychopharmaka zur Sedierung, von denen ich hier spreche. Das Schlimmste daran ist, daß die geschädigten Patienten es in der Regel weder wissen noch merken, welcher Schaden ihnen damit zugefügt wird. Sie beginnen mit dem Einnehmen, ohne ausreichend aufgeklärt worden zu sein, und geraten danach in die totale Abhängigkeit.

Man sollte das Wort »Psychopharmakon« nach seinem ursprünglichen Sinn übersetzen, d.h. abgeleitet von (griech.) psyche = Geist und pharmakon = Gift, und nur noch mit »Geistgift« bezeichnen, um jedem klarzumachen, was geschieht. Der Geist wird ausgeschaltet, jedenfalls weithin. Die Patienten werden entmenschlicht, bezogen auf den wichtigsten Unterschied zwischen Tier und Mensch, nämlich das höhere Denkvermögen. Ganz kann man ja den Tieren die Denkfähigkeit nicht absprechen, wie es weithin geschieht.

Diese Geistgifte führen auch zu schweren Schädigungen des Abwehrsystems, weil sie das Geist- bzw. Nervensystem im ganzen ständig in halber Narkose halten. Das macht sie zu einer wesentlichen Mitursache für Chronische Krankheiten, insbesondere auch für Krebs.

FLIESSBANDARBEIT AM PATIENTEN

Ende 1991 gab es großen Aufruhr unter den westdeutschen Ärzten. Die Staatssekretärin Dr. med. Sabine Bergmann-Pohl hatte behauptet, Ärzte verdienten vier- bis fünfmal soviel wie der Durchschnitt der Arbeitnehmer sonst. Und das sei zuviel.

Diese öffentliche Ausplauderei wurde der Kollegin von ihren »Brüdern« – denn als solche hat sie sie nach Artikel 7 der »Genfer Deklaration« von 1983 zu achten – sehr übelgenommen. Warum eigentlich? Muß man als Arzt ein schlechtes Gewissen haben, wenn man als selbständiger Unternehmer in eigener Praxis oder als Chefarzt ein Mehrfaches des Durchschnittseinkommens verdient? Und wenn man es guten Gewissens verdient, warum bekennt man sich nicht dazu?

Gesundheit ist das wertvollste Gut des Menschen. Wer als Arzt das Privateigentum Gesundheit seiner Patienten Tag und Nacht mit seinem Wissen und Können nach dem Stand der modernen Medizin beschützt und verteidigt, hat auch das Recht, gut zu verdienen. Schließlich liegt davor eine vieljährige anstrengende und – insbesondere durch den zwangsläufigen Lohnverzicht – teure Ausbildung und eine hohe Verschuldung für die eigene Praxis.

Neuerdings wurde errechnet, daß die Allgemeinärzte in den neuen Bundesländern im Schnitt 120000 DM in ihre Praxis investieren müssen. An der Spitze der Schuldenmacher für eine Existenzgründung als niedergelassene Ärzte liegen die Röntgenärzte mit 754000 DM. Danach kommen die Fachärzte für Labordiagnostik mit 351000 DM, die Urologen mit 235000 DM, die Orthopäden mit 227000 DM, die Lungenfachärzte mit 186000 DM. Am wenigsten investieren müssen vor den Allgemeinärzten die Hautärzte, nämlich 128000 DM.

Gemessen an dem, was in anderen Freien Berufen verdient wird, zum Beispiel von tüchtigen und fleißigen Wirtschaftsprüfern, Architekten, Steuerberatern oder Rechtsanwälten, nimmt sich das Arzteinkommen relativ bescheiden aus. Dies gilt vor allem auch vor dem Hintergrund der oft sehr starken beruflichen Belastung durch Tag- und Nachtdienste, chirurgische Schwerstarbeit, unappetitliche »Dreckarbeit« und die oft erschütternde Konfrontation mit Patientenschicksalen.

»10 bis 12 Stunden, bis zu 80 Stunden wöchentlich, arbeiten die Hausärzte für ihre Patienten. Etwa 75 DM erhält ein solcher Hausarzt für jeden Patienten – also dafür, daß er ihn … täglich, Tag und Nacht, drei Monate lang versorgt.« Das berichtete die ÄRZTEZEITUNG vom 22. Februar 1990.

»Für weitere 100 bis 120 DM verordnet er seinen Patienten Medikamente sowie Heil- und Hilfsmittel, um seinen diagnostischen Erkenntnissen auch die notwendigen therapeutischen Konsequenzen folgen zu lassen. Das sind somit Ausgaben von 200 DM, die ein niedergelassener Hausarzt für einen Patienten im Zeitraum von drei Monaten verursacht.«

Spitzenverdiener der Freien Berufe sind Wirtschafts- und Buchprüfer mit einem durchschnittlichen Jahreseinkommen von 202000 DM. Ärzte erzielen durchschnittlich 192000 DM. Das scheint mir nicht zuviel.

Aber es gibt auch Beutelschneider, die für ein künstliches Hüftgelenk, eine Operation, die bei einem geübten Operateur nicht länger als eine Stunde dauern darf, 20000 DM und mehr in Rechnung stellen. Da allerdings wird es bedenklich, und ich möchte hier wiederholen, was ich schon in meinem ersten Buch geschrieben habe: Gutverdiener Ja, Großverdiener Nein!

Meine Kritik am Einkommen der Ärzte richtet sich nicht gegen das angegebene Durchschnittseinkommen und seine mittlere Schwankungsbreite, sondern gegen die Art und Weise, mit der die meisten Ärzte ihr Geld verdienen, nämlich mit Fließbandversorgung der Patienten.

Nach einer Veröffentlichung in der ÄRZTEZEITUNG vom 4. Juni 1991 rechnen mehr als die Hälfte der Allgemeinärzte, nämlich 55,6 Prozent, mehr als 1200 Krankenscheine pro Quartal ab: 20,3 Prozent 1200 bis 1500, 23,8 Prozent 1500 bis 2000 und 1,5 Prozent über 2000. Es ist völlig ausgeschlossen, daß man bei über 1000 Krankenscheinen im Quartal die Patienten so betreuen kann, wie es sich gehört.

Wie das zustande kommt, ergibt sich aus einer Untersuchung des IMU-Instituts, deren Ergebnis am 12. September 1991 im DEUTSCHEN ÄRZTEBLATT veröffentlicht wurde. Überschrift: »Wieviel Zeit für Patienten? – Umfrage bei niedergelassenen Ärzten – Angaben über Arbeitsstunden und betreute Patienten je Tag«.

In den alten Bundesländern versorgen die Ärzte pro Tag innerhalb von 7,25 Arbeitsstunden 48 Patienten. Umgerechnet bedeutet das einen Zeitaufwand von 9,3 Minuten pro Patient. In England beträgt der Zeitaufwand 13 Minuten pro Patient, in der Schweiz 16 Minuten. Nur in Italien liegt der Zeitaufwand mit 7,2 Minuten pro Patient noch niedriger als bei uns.

Bei einer solchen Hopplahopp-Versorgung nimmt es nicht wunder, daß sich sogar die Krankenkassenführer öffentlich über das Verhalten der Ärzte beschweren dürfen. Bayerns AOK-Chef Sitzmann hat bei den 8. Hersburger Gesprächen 1991 den ärztlichen Standespolitikern vorgeworfen, daß die Versorgungsqualität der Kassenärzte nicht ausreiche. »Bei dieser Qualität aussichtslos«, soll er zu den Forderungen der Kassenärzteführer gesagt haben.

Auch der Bundesarbeitsminister Norbert Blüm – damals noch verantwortlich für die Gesundheit – hielt sich mit Kritik nicht zurück. »Die jährlichen Ausgaben für Gesundheit«, so berichtete die Presse, »sind nach Angaben des Bundesarbeitsministeriums in der Bundesrepublik im Zeitraum zwischen 1983 und 1988 um fast 34 Prozent auf über 225 Milliarden DM gestiegen. Damit benötigt das Gesundheitswesen etwa ein Drittel der 660 Milliarden DM, die insgesamt für Sozialleistungen ausgegeben wurden. Das sind pro Kopf 10 740 DM. Bundesminister Norbert Blüm wertet diese Steigerungsrate der Ausgaben für das Gesundheitswesen als ein negatives Signal. Denn dem Anstieg der Ausgaben, so behauptet das Ministerium, stehe keine entsprechende Verbesserung der medizinischen Leistung gegenüber. Diagnose und Therapie von Krankheiten seien lediglich teurer geworden. Die Gesetzliche Krankenkasse gab 1988 für jeden aktiv Versicherten im Schnitt 2853 DM aus und für einen Rentner 4900 DM.«

5 ÄRZTLICHE GESUNDHEITSHILFE ALS WISSENSCHAFT

DIE BEGRIFFE

Mit dem Wort »Wissenschaft« wird allzuoft Mißbrauch getrieben,
ganz besonders im Bereich der Medizin. Es wurde zum Machtwort
der Intellektuellen, die sie als Alleinbesitz beanspruchen.

Als »wissenschaftlich« gilt nur das, was aus dem Kopf eines
Akademikers stammt und den Segen der Fakultätsmajestäten hat.
Dieses Monopol muß durchbrochen werden, damit neue Erkenntnisse – von Außenseitern, aber auch von Schulmedizinern, die gegen die herrschende Lehre verstoßen – nicht blockiert werden.

Wissenschaft – (griech.) episteme, (lat.) scientia – ist gründliches,
geordnetes Wissen in Vielzahl.

»*Wissen* heißt, Erfahrungen und Einsichten besitzen, die subjek-
tiv und objektiv *gewiß* sind und aus denen Urteile und Schlüsse
gebildet werden können, die ebenfalls sicher genug erscheinen, um
als Wissen gelten zu können« (Philosophisches Wörterbuch).

Gewiß ist hier gleichbedeutend mit *wahr* bzw. *richtig.*

Wissenschaft ist immer *Erfahrungswissenschaft*, beruht also auf
Erlebnissen und Beobachtungen. Insoweit widerspricht es jeglicher
Logik, Erfahrungswissen als Empirie rangmäßig niedriger einzustufen als das auf Versuchen beruhende, nach Prinzipien bzw. Hypothesen geordnete Wissen. Genau das aber geschieht von seiten der
Schulmedizinlehrer, um all das abzuwerten, was nicht auf den von
ihnen abgesegneten Lehrsätzen beruht.

Kurz und knapp: Als »medizinwissenschaftlich« gilt zur Zeit nur
das, was die Schulmedizinlehrer mit dem Prädikat »wissenschaftlich allgemein anerkannt« versehen haben. Dieses Prädikat wurde
der Naturmedizin, Homöopathie und weiten Bereichen der Psycho-
somatik bis heute nicht zuerkannt.

Der *Wissenschaftlichkeitsgrad* ist, richtig definiert, das Maß an
Wahrscheinlichkeit – von (nur) wahrscheinlich, überwiegend wahr-

scheinlich bis höchstwahrscheinlich – für das in Wahrheit So-, aber nicht Anders-Sein von Etwas.

Im allgemeinen – etwa im Bereich des wirtschaftlichen Handelns oder von Forschungsvorhaben – wird dieser Wahrscheinlichkeitsgrad zur Bewertung des Nutzen-Kosten-Verhältnisses herangezogen. Im Bereich der Gesundheitshilfe sollte man jedoch nicht nur die Kosten im Sinne von Geld, sondern die möglichen drei negativen Hauptfolgen medizinischen Handelns namentlich nennen, nämlich *Schaden, Risiko* und *Unkosten*.

Schaden ist die Minderung des Gesundheitsgrades nach Schweregrad, Umfang, Dauer, Leistungsminderung, Schmerzen, Lebenswerteinbuße usw.

Als *Risiko* bezeichnet man die Gefährlichkeit einer Maßnahme. Sie errechnet sich aus prozentualer Häufigkeit von Komplikationen und möglichem Maximalschaden.

Mit *Unkosten* werden die Kosten an Geld bzw. geldwerte Sachen und Leistungen bezeichnet.

Ich benutze in diesem Buch grundsätzlich den Begriff *Nutzen-Schaden/Risiko/Unkosten-Verhältnis*, abgekürzt: N-SRU-*Verhältnis*. Als weltweite Bezeichnung bietet sich die lateinische Übersetzung an: Bonum-Malum/Periculum/Sumptus-Relatio, abgekürzt B-MPS-Relatio.

VORSCHLAG FÜR EINE NEUORDNUNG

Kaum ein medizinischer Begriff hat in der Vergangenheit bei Ärzten, Krankenversicherern, Rechtsanwälten und Richtern so viele patientenbezogene Wertungsprobleme ausgelöst wie das Prädikat »wissenschaftlich anerkannt« und das Verdikt mit dem Zusatz »nicht«. Es gibt bis heute keine Begriffswertung, die aus dem Dickicht der Bewertungsvielfalt, die bis an die Grenze der Bewertungswillkür geht, herausführen kann.

Am bekanntesten ist die Begriffserläuterung des OLG Stuttgart vom 13. Oktober 1988, nach der eine Behandlungsmethode dann allgemein wissenschaftliche Anerkennung gefunden hat, wenn sie sich in Schulmedizin und Praxis so durchgesetzt hat, daß in der überwiegenden Zahl der Fälle nach statistischer Wahrscheinlichkeit

ein beliebig reproduzierbarer therapeutischer Erfolg erzielt werden
könne.

Die Auslegung macht Probleme. Was heißt »Überwiegende Zahl
der Fälle?« Mindestens wohl 51 Prozent. Wahrscheinlich aber weit
mehr. Denn sonst hätte es ja genügt, die »Mehrzahl der Fälle« zum
Maßstab zu nehmen.

Wie problematisch es ist, solche Wertung an Prozentzahlen an-
zuhängen, mag folgendes Beispiel deutlich machen. Die Wiederbe-
lebung Ertrunkener mit Herzstillstand gelingt – bezogen auf alle
Fälle – nur in einem sehr kleinen Prozentsatz. Trotzdem ist wissenschaftlich anerkannt, daß immer der Versuch gemacht werden
muß.

Was heißt »Therapeutischer Erfolg«? Nur Heilung? Oder auch
Besserung? Wenn ja: für wie lange und in welchem Grad? Wer entscheidet: der Patient, der behandelnde Arzt oder ein Gutachter?

Eigentlich dürfte nur der Patient entscheiden, denn er ist der
Auftraggeber für sich selbst. Und seine Erfolgsbewertung – gemessen am Patient-Arzt-Vertrag – ist am wichtigsten, wie es ja auch
sonst bei Verträgen gilt. Aber wie weit darf man dem Patienten
trauen, wenn andere bezahlen? Fragen über Fragen.

Die Problematik der Begriffswertung wird durch das Bemühen
des OLG Stuttgart kaum gemildert. Außerdem bezieht sie sich nur
auf die Therapie, aber nicht auf die Diagnostik.

Mir scheint es in dieser Situation am zweckmäßigsten, die (letztlich höchstrichterliche) Kunstfehler-Rechtsprechung nach dem je-
weilig neuesten Stand zum Maßstab zu nehmen.

Folgende Begriffswertung möchte ich zur Diskussion stellen:

Erster Qualitätsgrad »Wissenschaftlich allgemein anerkannt«

»*Wissenschaftlich allgemein anerkannt*« sind jene Gesundheitshilfen, deren Unterlassung unter den gegebenen Umständen nach der
ständigen Rechtsprechung im Bereich der Medizin als Kunstfehler,
das heißt schuldhafter Arztfehler bewertet wird.

Falls sich dies durchsetzt, fallen in Zukunft fast alle Gesundheitshilfen bei Chronischen Krankheiten durch das große »Kunst-
fehler-Sieb«. Fast keine schulmedizinische Gesundheitshilfe bei
Krebs kann bei Unterlassung als Kunstfehler eingeordnet werden.

Man braucht aber dann aus wissenschaftlicher Sicht einen anderen Begriff für die Bewertung von nicht allgemein anerkannten Gesundheitshilfen. Hier schlage ich den Wertbegriff »wissenschaftlich begründet« vor.

Zweiter Qualitätsgrad »Wissenschaftlich begründet«

Wissenschaftlich begründet« ist eine Gesundheitshilfe, deren positive Wirksamkeit bei einer speziellen Gesundheitsstörung oder Krankheit an Patienten – aber nicht im Reagenzglas oder im Tierversuch – bewiesen oder beweisbar ist, wobei das Nutzen-Schaden/Risiko/Unkosten-Verhältnis eindeutig positiv, das heißt der Grundsatz der Verhältnismäßigkeit gewahrt sein muß. Hierbei ist aber nicht nur die Wirksamkeit bei alleiniger Anwendung, sondern auch die Verbundwirksamkeit zusammen mit anderen Gesundheitshilfen in die Bewertung einzubeziehen.

Dabei kann nur eine »subjektiv-objektive Beweisführung« entscheidend sein, das heißt die Verbundwertung der subjektiven Erfolgsbewertung des Patienten und der objektiven Meßdaten des Arztes. »Klinische Studien« allein, bei denen dies nicht gewährleistet ist, reichen für das Prädikat »wissenschaftlich begründet« nicht aus.

In Ausnahmefällen genügt ein einziger ausreichend dokumentierter »Großerfolg«, das heißt eine starke Besserung im engen zeitlichen und (auch deshalb) höchstwahrscheinlich ursächlichen Zusammenhang. In der Regel und ganz besonders bei nur »Kleinerfolgen« muß der positive Wirksamkeitsbeweis an mehreren bis vielen Patienten geführt werden.

Es ist inzwischen die Überzeugung vieler Wissenschaftler, daß die Beweisführung mit ausführlich beschriebenen, (durch Patientenbefragung) kontrollierbaren Einzelfällen, der Kasuistik-Beweis also, sicherer ist als die Beweisführung anhand einer Vielzahl unbekannter Patienten, das heißt der Kollektiv-Beweis. Die sogenannten Klinischen Studien mit Kollektiv-Beweis sind stark »fehlurteilbelastet«. Das kann an unfreiwilligen Irrtümern bei Durchführung und Deutung liegen, aber auch Wissenschaftsbetrug aus geschäftlichem und Karriere-Interesse ist nicht selten genug, um den Kollektiv-Beweis wegen der großen Patientenzahl – im Gegensatz zu einer weitverbreiteten Auffassung – dem Kasuistik-Beweis rangmäßig überzuordnen.

Die ungeheure Zahl von Medikamenten, die auf Grund von Klinischen Studien mit unkontrollierbarer Kollektiv-Beweisführung als »wissenschaftlich allgemein anerkannt« bewertet wurden, später dann aber wegen schwerer Nebenwirkungen zurückgezogen werden mußten, sollte endlich zu einer Änderung der offiziellen Anforderungen an positive Wirksamkeitsbeweise führen.

Alles in allem: Wissenschaft als Gesamtheit von Beweisen für die Wirksamkeit einer Gesundheitshilfe muß *Erfahrungswissenschaft* sein, sich auf die dokumentierte Erfahrung von Ärzten mit Patienten stützen können.

Wissenschaftliche Theorien, Hypothesen also, die nur auf logischem Denken oder Versuchen beruhen, aber nicht auf Erfahrung mit Patienten, reichen für das Werturteil »wissenschaftlich begründet« *nicht* aus.

Je größer die Erfahrung nach Dauer und Patientenzahl, um so größer ist der wissenschaftliche Qualifikationsgrad einer Gesundheitshilfe. Hier haben die naturgemäßen und psychischen Gesundheitshilfen – im Gegensatz zu den Bewertungen durch Wissenschaftler der Schulmedizin – einen riesigen Vorsprung vor den neuzeitlich-technischen, auch wegen des Gesundheitshilfegebots »Vor allem nichts schaden«.

Wissenschaftlich begründet ist eine Gesundheitshilfe, wenn es ausreichendes *Beweiswissen* für eine positive Wirksamkeit als Gesundheitshilfe gibt.

Beweiswissen ist das Wahrnehmen und Speichern von Beobachtungen, von Zeichen bzw. Signalen, die nach dem Einwirken der potentiellen Gesundheitshilfe eine Änderung des Gesundheitsgrades im positiven Sinne beweisen. Dabei schwankt der Beweisgrad von *wahrscheinlich, überwiegend wahrscheinlich, mit an Sicherheit grenzender Wahrscheinlichkeit* bis *sicher*.

Solches Beweiswissen kann (aus Patientensicht) *Eigen*-Beweiswissen = *Patienten*-Beweiswissen oder *Fremd*-Beweiswissen, wie z. B. *Arzt*-Beweiswissen sein.

Die Schulmedizin akzeptiert es nicht, dem Patienten-Beweiswissen einen wesentlichen wissenschaftlichen Rang beizumessen. Es wird als *subjektives* dem *objektiven* Arzt-Beweiswissen gegenübergestellt. Dabei wird übersehen, daß Arzt-Beweiswissen im Grunde weithin auch nur subjektiver Art ist.

In einer humanen Welt ist Gesundheitshilfe *nicht mehr Selbstzweck der Medizinwissenschaft* – wie es seit eh und je praktiziert wird –, sondern Selbstzweck des Patienten, mit dem einzigen Ziel von ihm in Auftrag gegeben, ihm nach seinem *Wunschwohl* zur Verbesserung seines Gesundheitsgrades bestmöglich zu helfen.

»Nach seinem Wunschwohl« heißt: unter Zugrundelegung des höchstpersönlichen Bewertungsmaßstabs für das eigene *Wohl*befinden. Beispiel: Zum Wunschwohl eines Zeugen Jehovas gehört es, niemals fremdes Blut übertragen zu bekommen, weil dies seine Glaubensregeln verbieten. Also hat der Arzt nur die Möglichkeit, dies zu respektieren oder die Behandlung abzulehnen.

Wunschwohl ist gleichzusetzen mit gewünschtem bestmöglichen *Ganzheits*-Gesundheitsgrad, wobei die *geistig-seelische* Komponente den höchsten Rang hat. Der leiblich gesunde Unglückliche ist weniger gesund als der leiblich kranke Glückliche. Wobei ergänzt werden muß: Leib und Geist sind bis in die kleinste Lebenseinheit, d.h. bis in die Zelle hinein, *untrennbar*. Der Zell-Geist steckt im Kern. Zell-Leib nennt man das Drumherum der Zelle.

Es gibt folgende Möglichkeiten des positiven Beweiswissens für eine Gesundheitshilfe:

1. Arzt-Beweiswissen
2. Patient-Beweiswissen
3. Arzt-plus-Patient-Beweiswissen

Den höchsten Grad an wissenschaftlicher Beweiskraft hat zweifellos die dritte Variante, das gemeinsame Beweiswissen, und den niedrigsten Grad aus den genannten Gründen das Arzt-Beweiswissen allein. Wissenschaftliche Beweisführungen unter Mißachtung oder Unterbewertung des Patienten-Beweiswissens dürfen nicht länger dominieren. Sogenannte randomisierte prospektive Doppelblindstudien sind nicht nur in aller Regel inhuman, sondern als Wissenschaftlichkeitsbeweis deshalb oft zweifelhaft bis ungeeignet.

Das große Problem der Beweis-Wertung ist die positive oder negative Zuordnung der *Beweissignale* zum Grad der Ganzheitsgesundheit. Normabweichende Signale – wie zum Beispiel eine erhöhte Blutsenkungsgeschwindigkeit – können ein *Heilsignal,* ein *Unheilsignal* oder eine *Mischung aus beidem* sein. Eher ein Heil-

signal ist sie beispielsweise bei fortschreitender Mehrorganmetasta-
sierung einer Krebskrankheit, bei der eine normale Blutsenkungsgeschwindigkeit eine schlechte Abwehrlage signalisiert.

Es wird auf ewig Sicherheitslücken in der sogenannten objektiven Beweiswertung geben und dadurch auch die Gefahr schwerwie-
gender Irrtümer, die dem echten Fortschritt auf lange Zeit den Weg
versperren können. Diese Gefahr ist um so größer, je weniger das
Patienten-Beweiswissen in die Beweiswürdigung einfließt.

SCHLUSSFOLGERUNG

Patienten-Beweiswissen in Vielzahl für die Wirksamkeit einer
potentiellen Gesundheitshilfe ist – als gesammeltes *ärztliches Erfahrungswissen* – für sich allein ausreichend für das Prädikat
»wissenschaftlich begründet«.

Viele *Naturheilhilfen,* die zur Zeit noch als wissenschaftlich
unbegründet abqualifiziert werden, sind aus Erfahrungswissen
tatsächlich *wissenschaftlich begründet,* und zwar vielfach besser
begründet als angebliche Heilhilfen mit dem schulmedizinwissen-
schaftlichen Prädikat »wissenschaftlich allgemein anerkannt«.

Das gilt zum Beispiel für: Sauerstofftherapien verschiedener Art,
Behandlung mit embryonalen oder juvenilen Organfrischextrakten
spezieller Tierarten, Neuraltherapie, Chelattherapie und vieles andere mehr.

Prospektive randomisierte Doppelblind-Studien (S. 199) sind
nicht nur meistens *fortgesetzte Straftaten,* weil das rechtswirksame
Einverständnis fehlt, welches allein eine Operation oder eine Re-
zeptgift-Therapie straflos macht, sondern allein wegen der nicht
ausreichenden Bewertung des Patient-Beweiswissens nichts wert.
Ohne dies gibt es keine akzeptable Beweisführung nach den Regeln
der Ganzheitsmedizin-Wissenschaft. Alle nur aufgrund prospekti-
ver randomisierter Doppelblind-Studien geprüften und zugelassenen Arzneien oder Operationsmethoden müssen den angeblichen
Gesundheitshilfen ohne wissenschaftliche Beweisführung zugeordnet werden, mit allen Konsequenzen.

6 EUBIOS-GESUNDHEITSHILFE – DIE DREI SÄULEN

6.1 VORBEMERKUNG UND ERSTE SÄULE: EUBIOS-HUMANITAS-GELÖBNIS

Eubios – von (griech.) eu = gut, wohl, gehörig, recht, insbesondere aber glücklich, glückverheißend, glückbringend, und bios = Leben, Lebensweise, Lebensart – ist eine eigene Wortkombination, die ich erstmals 1978 in meinem Buch KEINE ANGST VOR KREBS zur Abgrenzung meines Konzeptes für ein Behutsames bzw. Sanftes Krebsbekämpfungsprogramm gegenüber der schulmedizinischen Verstümmelungsstrategie des Totalen Krebskrieges mit RAC-Waffen als Kennwort benutzt habe.

Später wurde EUBIOS dann im Rahmen meiner ärztlichen Tätigkeit zum Markenzeichen für ein Gesundheitshilfeprogramm, das auf folgendes Ziel ausgerichtet ist: bestmögliche Gesundheitshilfe für ein möglichst *glückliches Leben* des Patienten – nicht aber zu einem Leben um jeden Preis – nach seinem höchstpersönlichen Wunschwohl und unter seiner Therapiehoheit. Und auf seiten des Arztes mit dem EUBIOS-Humanitas-Gelöbnis und den Regeln der Ganzheitsmedizinwissenschaft als Gesetz für eine Berufsausübung »von Freund zu Freund«.

Gewachsen ist die EUBIOS-Gesundheitshilfe aus der Überzeugung, daß es bestmögliche Gesundheitshilfe nur unter Schutz und Schirm von *übergesetzlichen Humanitäts-Regeln* geben kann, die sich nicht wie bisher in dehnbaren Allgemeinplätzen für moralisches Verhalten erschöpfen, sondern in Arztpflichten Punkt für Punkt klar festlegen, so wie es in dem aus unserer Arbeit entwickkelten EUBIOS-Humanitas-Gelöbnis geschieht.

Die *praktische Komponente* der EUBIOS-Gesundheitshilfe besteht aus der *Vielfach-Ganzheitsmedizin* als Grundlage und der *Besttechnik nach Maß* als – im Ernstfall notwendige – Ergänzung, wo immer die Errungenschaften der physikochemischen Hochtechnik die Gesundheitshilfe verbessern können.

Ausdrücklich betonen möchte ich, daß die EUBIOS-Gesundheitshilfe keine Flucht vor der herrschenden Schulmedizin in ein anderes Extrem bedeutet. Der vielgehörte Ruf »Zurück zur Natur«

scheint als Leitstern einer Medizin-Strategie ebensowenig brauchbar wie eine moderne »Priestermedizin«, in der Geist und Seele alles, der Leib aber nichts, allenfalls nur unwichtiges Anhängsel ist.

Die EUBIOS-Gesundheitshilfe soll als Konzept für die Schulmedizin der Jahrtausendwende zur Diskussion gestellt werden. Das aus meiner Sicht Beste der Neuzeit-Schulmedizin einerseits und ihrer Alternativen andererseits dazu wurde ausgewählt und so ins Programm eingeordnet, daß alles zu einer harmonischen Einheit zusammenwächst. Die EUBIOS-Gesundheitshilfe ist also weder eine Antischulmedizin noch eine Alternativmedizin, sondern eine Mischung aus moderner Schulmedizin und einer Vielzahl anderer Gesundheitshilfen, die sich stellvertretend oder ergänzend bewährt haben.

Inzwischen befindet sich die EUBIOS-Gesundheitshilfe seit elf Jahren – seit der Eröffnung meiner ersten EUBIOS-Klinik im Frühjahr 1981 – auf dem Prüfstand. Die Grundkonzeption hat sich voll bewährt. Selbstverständlich wurde das Programm immer wieder besseren Erkenntnissen angepaßt.

Im folgenden erläutere ich die drei Säulen der EUBIOS-Gesundheitshilfe: *EUBIOS-Humanitas-Gelöbnis, Vielfach-Ganzheitsmedizin, Besttechnik nach Maß.* Das Konzept von 1981 habe ich für dieses Buch auf den neuesten Stand gebracht.

DER GELÖBNISTEXT

Ich gelobe:

Jeden Patienten wie meinen besten Freund zu behandeln oder gar nicht.

Als Patientenarzt aus Liebe verspreche ich:
    1. Meine Gesundheitshilfe darauf auszurichten, für meine Patienten ein möglichst *glückliches Leben* (eu bios) nach ihrem »Wunschglück« zu erreichen.
    2. Meine Patienten nur nach den Geboten fürsorglicher Nächstenliebe und tätiger Barmherzigkeit mit dem Ziel zu beraten und zu versorgen: *Nicht zu schaden und bestmöglich zu helfen.*

3. Meinen Patienten ein ehrlicher, redlicher und zuverlässiger Partner zu sein, sie über ihre Krankheit, die beabsichtigte Versorgung und auch erwägenswerte andere Versorgungsmöglichkeiten *wahrheitsgetreu und gründlich zu informieren.*

4. Die *Therapiehoheit meiner Patienten* als Auftraggeber der Gesundheitshilfe, insbesondere ihr »Wunschwohl« als Versorgungsrichtlinie zu *beachten, nie gegen ihren Willen* zu handeln und auch ihre Patientenanwalt-Verfügung voll zu akzeptieren.

5. Die Gesundheitshilfe nur auf dem Boden einer Wahrheits- und Erkenntnissuche *nach den Regeln kritischer Ganzheitsmedizin-Wissenschaftlichkeit auszuüben.*

6. In erster Linie die *Gesundheit* meiner Patienten nach besten Kräften *zu schützen und zu stärken,* um Krankheiten vorzubeugen sowie meine Patienten in den *Grundregeln der »Selbst-Gesundheitshilfe«* zu schulen.

7. Bei der Gesund-, Heil- und Nothilfe den *Verhältnismäßigkeitsgrundsatz* in der Auswahl der Mittel zu beachten, insbesondere keine Überdiagnostik und Übertherapie anzubieten oder durchzuführen, ganz besonders strenge Maßstäbe bei der Indikationsstellung zu verstümmelnden Operationen, Bestrahlungen oder dergleichen und zur Verordnung hochgiftiger Mittel anzulegen.

8. Gesundheitshilfe immer nur als *EUBIOS-Ganzheitsmedizin* zu betreiben, d.h. unter Beachtung der Vielfach-Ganzheitsmedizin-Gebote im Hinblick auf die Geist-Leib-Seele-Einheit, die Unterstützung der Selbstheilungskräfte, insbesondere der Heilentzündung und anderer naturgemäßer Gesundheitshilfen.

9. *Meine Patienten* über die Untersuchungsergebnisse und ihre Bewertung *gut zu informieren* und deren *Geheimhaltung zu sichern, nur auf Wunsch und/oder im Einverständnis* der Patienten Auskünfte an Arztkollegen, Krankenversicherer und andere zu geben, soweit keine gesetzliche Offenbarungspflicht besteht.

10. Alles zu tun, um meinen Patienten *körperliche und seelische Schmerzen zu ersparen* und ihre *Leiden, Qualen und Ängste* nach besten Kräften zu *mildern.*

11. Bei hoffnungsloser quälerischer Krankheit *kontrollierbare und kontrollierte Erlösungstodhilfe* nach den Richtlinien der *Sieben EUBIOS-Gebote für eine Tötung aus Mitleid* im Rahmen der gesetzlichen Bestimmungen zu leisten.

12. Nur *maßvolle Gebühren* für die Behandlung zu fordern, dabei den *Arztzeitaufwand, den Schwierigkeitsgrad* und *das persönliche Können* – nicht aber *abstrakte* Gebührenordnungsziffern – zum *wichtigsten Maßstab* zu machen und die Patienten *vor dem Versorgungsbeginn* verständlich über die voraussichtlichen Kosten zu informieren.

13. Mit meinen Patienten einen *Patient-Arzt-Vertrag abzuschließen,* der dieses EUBIOS-Humanitas-Gelöbnis einerseits und das Gegenversprechen des Patienten einer freundschaftlichen Partnerschaft und bestmöglichen Mitarbeit zur Wiederherstellung der Gesundheit andererseits zum Inhalt hat.

14. Die *natürliche Umwelt* gegen Schädigungen und Bedrohungen tatkräftig *schützen* zu helfen.

15. *Medizinforschung* nur nach dem Prinzip zu betreiben, jeden Patienten wie meinen besten Freund zu behandeln, *niemals* meine Patienten *als Versuchsobjekte zu mißbrauchen.* Das heißt auch: keine Versuchsreihen mit doppeltem Blindversuch oder klinische Studien mit Losauswahl und dergleichen durchzuführen.

16. Mich *nie an quälerischen Tierversuchen* zu beteiligen.

17. Für *schuldhafte Arztfehler* (Kunstfehler) zu *haften* und bei ihrer Aufklärung mitzuwirken, auch keine falschen Gutachten zu erstellen, weder zu Lasten von Patienten noch von Arztkollegen.

18. Niemals wider anderes Wissen oder gegen meine Überzeugung, also bewußt, falsches Zeugnis in mündlicher oder schriftlicher Form abzulegen, insbesondere bezogen auf Werturteile über den Gesundheitszustand von Menschen und über angebliche Gesundheitshilfen.

19. Mich weder direkt noch indirekt an Aktionen zur Vernichtung angeblich unwerten Menschenlebens zu beteiligen.

20. *Meinen Versorgungsauftrag sofort zurückzugeben,* falls ich eines dieser Versprechen nicht halten oder nicht mehr erfüllen kann oder will.

Drei im Gelöbnis genannte Schriftstücke bedürfen einer besonderen Erläuterung:

der Patient-Arzt-Vertrag
die Patientenanwalt-Verfügung
die Sieben EUBIOS-Gebote für eine Tötung aus Mitleid

Der Patient-Arzt-Vertrag

Obwohl das Verhältnis zwischen Arzt und Patient oft über Wohl und Wehe eines Menschen in einem Ausmaß entscheidet wie kaum ein Vertragsverhältnis sonst, ist es nicht üblich, darüber einen schriftlichen Vertrag abzuschließen. Darum kommt es immer wieder zu Behandlungen, die der Patient gar nicht oder in dieser Form nicht will, die gegen sein »Wunschwohl« verstoßen.

Bei Fehlen eines Vertrages in Schriftform gelten nämlich die Bestimmungen des § 157 des Bürgerlichen Gesetzbuches. Demnach entscheidet über die Auslegung eines mündlichen Vertrages nur, »wie Treu und Glauben mit Rücksicht auf die Verkehrssitte es erfordern«.

Genau hier steckt das Problem. Die »Verkehrssitte« für die Pflichten und Rechte aus dem stillschweigenden Patient-Arzt-Vertrag sollte sich an den Menschenrechten orientieren, bei uns also am Grundgesetz. Das tut sie aber weithin nicht. Vielmehr sind trotz der durch das Grundgesetz von 1949 in vielfacher Weise veränderten Rechtslage noch immer jene Standes- und sonstigen Gesetze Richtschnur, die aus humaner Sicht längst außer Kraft gesetzt sein müßten. Das gilt für die praktizierte Gesetzesauslegung noch mehr als für die Gesetzestexte selbst, die zum Teil sogar eine Auslegung zulassen, die eine humane Arzthilfe sichern würde.

Die von der Rechtsprechung geduldete Verkehrssitte ist seit Geltung des sogenannten Eides des Hippokrates: das Arztwissen über Gesundheitshilfe vor Patienten und Nichtärzten geheimzuhalten (Schwursatz 1), Heilverfahren arzthoheitlich anzuordnen (Schwursatz 2), Tötung aus Mitleid zu verbieten (Schwursatz 3), die Schweigehoheit zu sichern (Schwursatz 6) und den eidbrüchigen Arzt aus der Kollegengemeinschaft auszustoßen (Schlußsatz).

Es gab zwar in den letzten Jahren ein paar juristische Einbrüche in das Geheimhaltungsrecht und die Therapiehoheit der Ärzte – in den USA stärker als bei uns –, aber im großen und ganzen werden Nichtinformation des Patienten und Therapiehoheit des Arztes zum Nachteil des Patienten in einem Umfange praktiziert und von den Rechtshütern geduldet, wie es aus neuzeitlicher Menschenrechtssicht nur als inhuman zu werten ist, weil es eklatant gegen Menschenwürde und Selbstbestimmungsrecht des Patienten verstößt.

Darum habe ich in meinem ärztlichen Wirkungsfeld einen schriftlichen Patient-Arzt-Vertrag eingeführt. Ich glaube es meinen Patienten schuldig zu sein, sie durch eine schriftlich bindende Vereinbarung in vernünftigen Grenzen gegen ungewollte Behandlungen und manches andere abzusichern.

Die wichtigste Grundlage dieses Vertrages ist das EUBIOS-Humanitas-Gelöbnis. Es enthielt in der Fassung vom Mai 1984 – zum Zeitpunkt der Eröffnung des EUBIOS-Zentrums am Chiemsee – nur acht Einzelversprechen. Aus den Erfahrungen der letzten fünf Jahre heraus wurde das Gelöbnis weiterentwickelt und auf achtzehn Gelöbnisartikel erweitert. In Artikel 13 steht: Ich gelobe, »mit meinen Patienten einen Patient-Arzt-Vertrag abzuschließen, der dieses EUBIOS-Humanitas-Gelöbnis einerseits und das Gegenversprechen des Patienten einer freundschaftlichen Partnerschaft und bestmögliche Mitarbeit zur Wiederherstellung der Gesundheit andererseits zum Inhalt hat«.

Ein wichtiges Anliegen des Vertrages ist die stärkere Einbindung des Patienten in die Gesundheitshilfe für ihn. Ohne seine tatkräftige Mitarbeit und die zuverlässige Befolgung der Verordnungen wird die Erfolgsaussicht jeder Heilhilfe vermindert. Ich hatte zu oft erlebt, daß Patienten andere Ärzte, Heilpraktiker usw. in Anspruch nahmen und sich mit allen möglichen Dingen zusätzlich behandeln ließen, ohne daß dies mit mir abgestimmt worden war. Dadurch wurde in der Vergangenheit wiederholt die Wirkung unserer Heilhilfen geschwächt, ja manchmal völlig zunichte gemacht.

In Artikel 8 des Vertrages wird vereinbart, daß der Regiearzt bei Beschwerden über tatsächliche und angebliche Versorgungsmängel zunächst die Möglichkeit einer Stellungnahme hat, weil dies der beste Weg ist, Mißverständnisse aufzuklären. Selbstverständlich schließt das die versprochene Haftung für schuldhafte Arztfehler (Artikel 17) nicht aus.

Abschließend wird im Vertrag festgehalten, welche Informationspapiere dem Patienten übergeben werden.

Hier nun der Formvertrag unserer Klinik:

Patient-Arzt-Vertrag

_____ als Patient

und

_____ als Regiearzt

vereinbaren folgenden *Patient-Arzt-Vertrag:*

1. Grundlagen dieses Patient-Arzt-Vertrages sind: Das *EUBIOS-Humanitas-Gelöbnis* 1990/91 und das *Gegenversprechen des Patienten,* den Regiearzt auch wie einen Freund zu behandeln, ihm ein redlicher und zuverlässiger Partner zu sein.

2. Der Patient *beauftragt* den Regiearzt bis auf weiteres mit der *Gesundheitshilfe* zur Heilung bzw. Besserung seiner derzeitigen Gesundheitsstörungen.

3. Der Regiearzt hat das Recht, sein *Mitarbeiter-Team,* d. h. seine ärztlichen und nichtärztlichen Mitarbeiter, zur Mitversorgung heranzuziehen, soweit der Patient nicht widerspricht. Für dieses Mitarbeiter-Patient-Verhältnis gelten die Paragraphen dieses Vertrages sinngemäß.

4. Der Regiearzt und sein Team *informieren den Patienten* mündlich und/oder schriftlich ausführlich über das jeweils *geplante Gesundheitshilfe-Programm* sowie seine Erfolgsaussichten und Risiken und machen nach Bedarf Änderungsvorschläge.

5. Der Patient bemüht sich, bei der Erfüllung der einzelnen Programmpunkte *nach besten Kräften mitzuwirken* und zwar sowohl, was die empfohlene *Selbstversorgung* als auch was seine *Mitwirkung sonst* anbetrifft. Er wird die übergebenen Informationspapiere studieren, die Ratschläge beachten und die Verordnungen befolgen sowie Behandlungen durch andere Ärzte etc. nur in Abstimmung mit dem Regiearzt durchführen lassen.

6. Der Patient überwacht die Durchführung des Versorgungsprogramms im einzelnen *auch selbst* mit und *meldet eventuelle Ausfälle und Mängel* möglichst bald.

7. Bestandteil dieses Vertrages ist die Informationsschrift *EUBIOS-Gesundheits-Hilfe 1990* sowie ergänzende EUBIOS-Infos.

8. Bestandteil dieses Vertrages ist auch die Vereinbarung nach § 2 GOÄ. Sie ist deshalb erforderlich, weil die in der GOÄ vorgesehenen Vervielfältigungs-Ziffern des Einfachsatzes zum Teil nicht kostendeckend sind. Zum Ausgleich werden aber nicht alle Positionen bis zur Grenze des Erlaubten, also bis zum 3,5-fachen Satz ausgeschöpft. Maßstab ist der Artikel 12 des EUBIOS-Humanitas-Gelöbnisses mit dem Versprechen, »nur maßvolle Gebühren für die Behandlung zu fordern«.

9. Der Patient wird eventuelle Beschwerden über tatsächliche und/oder angebliche Versorgungsmängel aus diesem Patient-Arzt-Verhältnis als erstes dem Regiearzt und/oder dem zuständigen Mitarbeiter vortragen, um diesen die *Möglichkeit einer Stellungnahme* zu geben.

10. Dieser Vertrag gilt, solange weder der Patient noch der Arzt dieses Patient-Arzt-Verhältnis widerruft.

Übergebene ergänzende EUBIOS-Infos: _____

O   Vereinbarung nach § 2 GOÄ

O   _____

O   _____

* Zutreffendes ist angekreuzt, nicht Zutreffendes gestrichen.

Ort, Datum _____

_____   _____
       als Patient   als Regiearzt

DIE PATIENTENANWALT-VERFÜGUNG

Nach bundesdeutschem Recht bedarf jede ärztliche Versorgung der rechtswirksamen Einwilligung des Patienten oder bei Minderjährigen seines Erziehungsberechtigten. Rechtswirksam ist die Einwilligung nur, wenn der Patient oder sein Erziehungsberechtigter ausreichend über das geplante Versorgungsprogramm sowie dessen Erfolgsaussichten und Risiken aufgeklärt wurden. Ohne Einverständnis des Patienten darf ein Arzt keine Versorgung beginnen. Ausgenommen ist der Fall, daß der Patient bewußtlos oder aus anderem Grund nicht geschäftsfähig ist. Dann darf der Arzt das Versorgungsprogramm – Diagnostik, Therapie usw. – nach eigenem Ermessen durchführen. Er ist lediglich gehalten, die »Regeln der ärztlichen Kunst« zu beachten.

Nicht selten sind Menschen überfordert, wenn sie nach entsprechender Aufklärung über ihre ärztliche Versorgung entscheiden sollen.

Dies gilt nach meinen Erfahrungen öfters für ältere und stark geschwächte Menschen, aber auch für Patienten, die sich bislang für Gesundheitsfragen nicht interessiert haben. Solche Patienten überlassen dann gern die Entscheidung über die ärztliche Versorgung einer Vertrauensperson wie dem Ehepartner, dem Lebensgefährten, einem erwachsenen Kind, einem Freund oder auch einem bestimmten Arzt.

Derartiges ist grundsätzlich zu begrüßen.

Für alle Fälle, in denen ein Patient seine ärztliche Versorgung nicht selbst bestimmen kann oder will, besteht die Möglichkeit, eine Vertrauensperson als *Patientenanwalt* zu bevollmächtigen. Dies muß kein Rechtsanwalt sein, sondern kann jede geschäftsfähige Person sein.

Dabei ist aber dringend zu raten, daß die Vertrauenswürdigkeit und auch die Entscheidungsfähigkeit dieses Bevollmächtigten in Fragen der ärztlichen Versorgung geprüft werden, bevor eine so schwerwiegende Entscheidung wie die Patientenanwalt-Verfügung getroffen wird.

Der Patientenanwalt kann im Gegensatz zu den durch eine Patientenverfügung Bevollmächtigten – wie sie von Gesellschaften für Humanes Sterben erarbeitet wurden – nicht nur im Falle einer Geschäftsunfähigkeit des Patienten (z.B. durch Bewußtlosigkeit) entscheiden, sondern auch in Vertretung eines durchaus geschäftsfähigen Patienten, wenn dies in der Patientenanwalts-Verfügung so bestimmt wird.

Die Patientenanwalt-Verfügung hat den Sinn, über »Patienten-Verfügungen« bzw. »Patienten-Testamente« hinaus im Interesse der Patienten Vorsorge zu treffen, daß die ärztliche Versorgung bestmöglich auf das Wohl des Patienten ausgerichtet ist und den Patientenwillen respektiert. Sie schließt das eventuelle Verlangen nach einer kontrollierten ärztlichen Erlösungstodhilfe ein und ersetzt insoweit ein »Patienten-Testament«. Es dürfte im Interesse eines jeden sein, schon in gesunden Tagen seinen Patientenanwalt zu bestimmen und die Verfügung bei seinen persönlichen Papieren aufzubewahren und stets bei sich zu haben. Spätestens im Falle einer Krankenhausversorgung sollte die Patientenanwalt-Verfügung ausgefüllt und dem für die Versorgung verantwortlichen Arzt übergeben werden.

Wir Ärzte der EUBIOS-Gutspark-Klinik betrachten es keineswegs als einen Mangel an Vertrauen in unser Können und Wollen, wenn ein Patient diese Patientenanwalt-Verfügung ausfüllt, sondern im Gegenteil als eine wichtige Entscheidungshilfe.

Natürlich bleibt es jedem anheimgestellt, die Verfügung zu erlassen oder nicht. Wenn er es nicht tut, gibt er uns einen größeren Entscheidungsspielraum, den wir natürlich nie vorsätzlich gegen sein Interesse benutzen würden und den wir uns gar nicht unbedingt wünschen.

Wenn eine vertrauliche Behandlung dieser Patientenanwalt-Verfügung – aus welchen Gründen auch immer – gewünscht wird, so respektieren wir das natürlich voll, auch gegenüber den nächsten Angehörigen. Denn es kommt öfters vor, daß Patienten jemanden anderen als den Ehegatten oder die Kinder in dieser für sie wichtigen Sache entscheiden lassen wollen.

Hier folgt das in unserer Klinik entwickelte Muster einer *Patientenanwalt-Verfügung*:

Hiermit bestimme ich _____ geb. am _____

Frau/Herrn _____

wohnhaft _____ Telefon _____

bis auf schriftlichen Widerruf zu meinem *Patientenanwalt.*

Im einzelnen gilt Folgendes:

Mein Patientenanwalt hat das Recht und die Pflicht, als mein bevollmächtigter Vertreter für mich im Krankheitsfalle alle Entscheidungen über meine ärztliche Versorgung – das heißt über Diagnostik und Therapie nach Art, Umfang, Zeitpunkt etc. – zu treffen.

Dies gilt grundsätzlich, solange ich seinen Entscheidungen nicht ausdrücklich unter Zeugen oder schriftlich widerspreche.*)

Dies gilt nur für den Fall meiner Geschäftsunfähigkeit – aus welchem Grund auch immer.*)   [* Nicht Zutreffendes ist gestrichen]

Ich verfüge hiermit, daß keine ärztliche Versorgung ohne Zustimmung meines Patientenanwalts durchgeführt werden darf, und bitte nachdrücklich um rechtzeitige und ausreichende Information meines Patientenanwalts über meine Krankheit, die gegebenen Versorgungsmöglichkeiten, das geplante Versorgungsprogramm und eventuelle Änderungen.

Ich entbinde die mich versorgenden Ärzte insoweit gegenüber meinem Patientenanwalt von der Schweigepflicht.

Im Falle einer lebensbedrohenden Erkrankung oder Verletzung oder einer Entwicklung in diese Richtung bitte ich meine Ärzte nachdrücklich, unverzüglich telefonisch oder telegrafisch mit meinem Patientenanwalt Verbindung aufzunehmen.

Alle Unkosten durch Telefongespräche etc. sowie durch stellvertretende »Beratung« meines Patientenarztes gehen zu meinen Lasten, soweit sie nicht von meiner Versicherung gedeckt sind.

Ich unterstelle, daß mein Patientenanwalt seine Entscheidungen über meine ärztliche Versorgung nach bestem Wissen und Gewissen und sorgfältig in meinem Interesse trifft. Sollte sich eine Entscheidung zu meinem Nachteil als falsch herausstellen, stelle ich ihn, auch in bezug auf meine Erben, von jeglicher Haftung frei, sofern die falsche Entscheidung nicht *vorsätzlich* getroffen wurde.

Meine Ärzte haben nicht das Recht, einen von meinem Patientenanwalt erteilten Versorgungsauftrag mit der Begründung zu ändern, daß die Entscheidung des Patientenanwalts falsch sei. Sie können jedoch jederzeit den übernommenen Versorgungsauftrag zurückgeben.

Ich bitte die mich versorgenden Ärzte, die *Patientenanwalt-Verfügung* nicht als Mangel an Vertrauen in ihr persönliches ärztliches Können und Wollen zu werten, sondern als Entlastung in ihrer Verantwortlichkeit, bestmöglich in meinem Interesse zu handeln.

_____, den _____   _____
                                                            Vor- und Zuname

Diese *Patientenanwalt-Verfügung* wurde in meiner Gegenwart unterschrieben:

_____ (als Zeugin/Zeuge)

Anmerkung: Der Patientenanwalt kann nicht als Zeugin/Zeuge unterschreiben.

Die sieben Eubios-Gebote für eine Tötung aus Mitleid

Diese Gebote, die ich in meinem Buch Humanes Leben bis zuletzt ausführlich begründet habe, gelten nur für eine Mitleidstötung aus einem Patient-Arzt-Verhältnis heraus. Ihr Ziel ist, das Menschenrecht auf Humanes Sterben durch ein *Mitleidstötungsrecht für Ärzte* zu verwirklichen, Selbsttötungen, die aus *falschen Gründen* beabsichtigt sind, zu verhindern und *Mißbrauch* durch Kontrollierbarkeit weitgehend auszuschalten.

Der Begriff Mitleidstötung bezieht sich nur auf Tötungen im Zusammenhang mit *Krankheitsleid* als Grund für den Wunsch zu sterben, nicht aber aus anderen Gründen. Im folgenden gilt die Bezeichnung *Patient* für den Kranken, der die Mitleidstötung will, und die Bezeichnung *Arzt* für den Patientenarzt, von dem der Mitleidstötungsakt gewünscht wird.

Jede Beihilfe zur Selbsttötung sollte ebenso wie die Hilfe zur Tötung auf Verlangen unter Strafe gestellt werden, wenn sie sich nicht an die hier aufgeführten sieben Gebote hält.

Erstes Gebot: Erklärter fester Wille

Der Patient muß die Mitleidstötung *fest und unbeirrbar* wollen und diesen Willen schriftlich erklären. Dieses Wollen darf nicht auf einer zu kurzen Vorgeschichte beruhen und muß *beweisbar* sein. Eine Tötung gegen den Willen eines Patienten ist keine Mitleidstötung und muß immer strafwürdig bleiben.

Die Bevollmächtigung eines anderen Menschen, stellvertretend für einen Patienten Willenserklärungen abzugeben – in Form einer Patientenanwalt-Verfügung oder eines Patiententestaments –, ist für den Arzt eine rechtlich gültige Entscheidungshilfe.

Zweites Gebot: End- und hoffnungsloses, quälerisches Krankheitsleid

Der Patient muß nach dem Urteil seines behandelnden Arztes an einer Krankheit leiden, die ihn seelisch, geistig und/oder körperlich *in unerträglichem Maße quält* und für die *keine Hoffnung* auf wesentliche Besserung besteht.

Drittes Gebot: Patient-Arzt-Verhältnis

Mitleidstötung darf nur aus einem bestehenden Gesundheitshilfe-Verhältnis heraus geleistet werden, nachdem vorher nach bestem Wissen und Gewissen versucht wurde, das *Krankheitsleid zu bessern* und *Hilfen zum Weiterlebenwollen* zu geben. Sie darf nur der letzte »Liebesdienst« im Rahmen einer freundschaftlichen Patient-Arzt-Beziehung sein.

Viertes Gebot: Ausreichende Zeugenschaft

Sowohl für die Erfüllung der Gebote 1 bis 3 wie für den Tötungsakt muß es *geeignete Zeugen* geben. In der Regel sollen es mindestens ein Arzt, ein Arzthelfer (Schwester, Pfleger usw.) und ein Nahestehender (Ehepartner, Kind, enger Freund usw.) sein. Eine schriftliche Erklärung der Zeugen ist anzustreben.

Fünftes Gebot: Humaner Mitleidstötungsakt

Human heißt: *Menschlich im guten Sinne*. Dies ist eine Mitleidstötung nur, wenn sie in einem würdigen Rahmen und ohne jede Patientenqual stattfindet.

Würdig ist ein Sterben des Patienten im Bett seines Krankenzimmers – in der Klinik oder zu Haus – sowie in Anwesenheit von nahestehenden Personen und mit der vom Patienten gewünschten Feierlichkeit.

Ohne jede Qual ist ein Sterben, das mit dem Einschlafen beginnt und in der Bewußtlosigkeit eines sich vertiefenden Schlafes zum Tod führt.

Sechstes Gebot: Keine Vergütung

Die Mitleidstötung ist ein Geschenk des behandelnden Arztes für einen Patienten-Freund aus Mitleid, für das eine Vergütung, das heißt eine materielle Gegenleistung, weder gefordert noch angenommen werden darf.

Siebtes Gebot: Meldung an die Behörde

Jede Mitleidstötung muß vom Arzt auf der »Todesbescheinigung« in geeigneter Form – zur Zeit durch Ankreuzen der Rubrik »Unnatürlicher Tod« – gekennzeichnet werden. Außerdem ist ein geeignetes Formular auszufüllen, das der Behörde eine Kontrolle ermöglicht.

6.2 DIE ZWEITE SÄULE: VIELFACH-GANZHEITSMEDIZIN

DIE ZWÖLF LEITSTERNE

Allgemein wird unter *Ganzheitsmedizin* nur die Beachtung der Seele-Geist-Leib-Einheit bei der Gesundheitshilfe verstanden, also psychosomatische bzw. somatopsychische Medizin. Die EUBIOS-Gesundheitshilfe umfaßt eine *vielfache Ganzheit* als Grundlage jeder ärztlichen Patientenversorgung.

Leitstern 1:

Am Anfang jeder Gesundheitshilfe muß die *Ganzheitsuntersuchung* von Kopf bis Fuß durch den Arzt mit Augen, Ohren, Nase, Händen und einfachem Untersuchungswerkzeug und insbesondere unter genauer Mituntersuchung der geistigen Funktionen und des Nervensystems stehen, die man nicht den Neuropsychiatern allein überlassen darf. Diese Ganzheitsuntersuchung ist die zwingende Voraussetzung jedes Versorgungsprogramms, auch bei geringfügigen Krankheitssignalen.

Leitstern 2:

Gesundheit ist Fleiß, Krankheit oft Faulheit, der Erwerb des erforderlichen Grundwissens über die Gesundheit und die Führung eines gesundheitsbewußten Lebens verlangen eine gewisse Disziplin. Die Beachtung der 33 EUBIOS-Gebote für die Gesundheit schützt am zuverlässigsten vor Krankheit (s. S. 243).

Leitstern 3:

Jede Gesundheitshilfe muß gleichzeitig auf *Leib, Geist und Seele des Menschen* ausgerichtet sein. Es gibt keine ausschließlich leibliche oder ausschließlich geistig-seelische Krankheit. Deshalb muß jede Gesundheitshilfe sowohl psychosomatische wie somatopsychische Medizin sein. Einseitige Psychotherapie ist ebenso *ganzheitswidrig* wie einseitig somatische Therapie. Beweise für die Wirksamkeit therapeutischer Maßnahmen unter Ausschaltung von Geist und Seele – wie im doppelten Blindversuch – sind aus ganzheitsmedizinischer Sicht ebensowenig »wissenschaftlich begründet« wie solche unter Vernachlässigung des Leibes.

Leitstern 4:

Jeder Teil des (ganzen) Vielmilliarden-Zellstaates Mensch ist ein Stück Gesundheit. *Jeder Teilverlust bedeutet ein Stück verlorene Gesundheit,* eine Minderung des Gesundheitsgrades und – zumindest auf lange Sicht – Lebensverkürzung. Deshalb muß bei *verstümmelnden* Operationen, Bestrahlungen, Chemotherapien etc. die Indikation stets mit größter Zurückhaltung gestellt werden.

Leitstern 5:

Die *Selbstheilungskräfte zur Abwehr und Reparatur* von Gesundheitsschäden haben einen hohen ganzheitlichen Stellenwert. Der wichtigste Selbstheilungswert ist die *Heilentzündung,* erkennbar an Signalen wie Fieber, beschleunigtem Puls, Vermehrung der Weißen Blutzellen, Schwellungen, Schmerzen etc. Diese Heilentzündung ist fester Bestandteil fast aller Erkrankungen. Sie darf nicht gehemmt werden, sondern muß in ihrem Anteil erkannt und gefördert werden.

Leitstern 6:

Der Mensch ist Teil der Natur, ein in die *ganze Natur* hineingeborenes Lebewesen, das seine Gesunderhaltungs- und Heilkräfte in erster Linie aus dieser Natur schöpfen muß. *Natürliche Lebensweise, naturbelassene Nahrung und naturgemäße Gesundheits- und Heilhilfen* müssen Basisbestandteile jedes Gesundheitshilfe-Programms sein. Wir sind alle *Sonnenkinder.* Licht und Sonne stärken die Gesundheit, sonnengebräunte Haut, mehrmals jährlich, schützt vor ernster Krankheit.

Leitstern 7:

Lebensfreude ist ein wichtiger Gesundheitshelfer. Jeder Mensch braucht ein *tägliches Mindestmaß* an Lebensfreude. Zu den wichtigsten Quellen zählen die natürlichen Genußmittel – im rechten Maß genossen. Die Beschränkung auf das rechte Maß erreicht man in der

Regel besser durch Ratschläge für die richtige Genußmittelkombination als durch Verbote.

Leitstern 8:

Fast alle Krankheiten haben mehrere, alle Chronischen Krankheiten viele Ursachen. Die Ursachen einer Krankheit müssen in ihrer Ganzheit erforscht und *ursächlich* bekämpft werden. Die Unterdrückung von Krankheitssignalen, also Symptombekämpfung, darf immer nur Nothilfe sein. Insoweit sind zum Beispiel reine Schmerzkliniken aus ganzheitsmedizinischer Sicht nicht »wissenschaftlich begründet«.

Leitstern 9:

Bei jedem Gesundheitshilfeprogramm ist gebührend zu berücksichtigen, daß chronische *Vergiftungen und Verschlackungen* – zum Beispiel durch Genußmittelmißbrauch, chemische Medikamente, Harnsäureüberladung – fast immer ursächlich oder mitursächlich an der *Ganzheitskrankheit* beteiligt sind. Entgiftungs- und Entschlackungsprozeduren gehören zu jedem EUBIOS-Programm.

Leitstern 10:

Für den bestmöglichen *Gesundheitsgrad (im ganzen)* ist eine *harmonische Symbiose* der Zellbürger des Vielmilliarden-Zellstaates Mensch mit den Abermilliarden *Kleinstlebewesen* (Mikroben bis Nanoben) von großer Wichtigkeit. Pflege, Schonung und gegebenenfalls Wiederaufforstung der Kleinsthaustier-Flora müssen in jedem Gesundheitshilfeprogramm einen festen Platz haben.

Leitstern 11:

Eine Gesundheitshilfe muß in erster Linie auf eine positive Wirksamkeit für das ganze künftige Leben ausgerichtet werden und nicht vordergründig auf eine Sofort- oder Kurzzeitwirkung zielen. Bei der Erfolgsbewertung einer Heilhilfe ist ihr Ergebnis für das Restleben wichtiger als der Sofort- und Kurzzeit-Erfolg.

Leitstern 12:

Die Wissenschaft von der ganzheitlichen Gesundheitshilfe ist nicht ausschließlich Naturwissenschaft, sondern Teil eines *größeren*

Ganzen, zu dem nicht nur Philosophie und Theologie gehören, sondern auch rechtliches und wirtschaftliches Denken.

Jede Leib/Geist/Seele-Behandlung bleibt ohne Geisteswissenschaft und Seelsorge Stückwerk. Gesundheitshilfe muß auch die erforderliche Rechtsgrundlage haben. Ebenso ist Wirtschaftlichkeit im Bereich beruflicher Tätigkeit unverzichtbar. Das Verhältnis von Nutzen zu Schaden und Risiko wie vom Nutzen zu den Unkosten muß auch in der Gesundheitshilfe sinnvoll sein.

GESUNDHILFE ALS ARZTAUFGABE

»Gesundhilfe« ist der EUBIOS-Oberbegriff für die vorbeugende Gesundheitshilfe. Sie besteht in der umfassenden Information Gesunder – und Kranker – über die Möglichkeiten, selbst für die Erhaltung der Gesundheit tätig zu werden, und bezwecken die Verbesserung des Gesundheitsgrades und die Vermeidung von Risiken. Die von der Schulmedizin stark vernachlässigte Gesundhilfe steht bei der EUBIOS-Gesundheitshilfe an erster Stelle. EUBIOS-Gesundhilfe ist echte Krankheitsvorsorge.

Dies muß deshalb betont werden, weil das Wort »Vorsorge« in der Schulmedizin weithin mißverständlich und damit irreführend benutzt wird. Man versteht darunter Untersuchungen zur Früherkennung bereits bestehender, aber noch nicht entdeckter Krankheitssignale, die zur Langzeit- bzw. Dauerkrankheit (Chronische Erkrankung) und/oder zur Lebensverkürzung führen können. Das Risiko solcher Untersuchungen besteht in einer falschen Bewertung von normabweichenden Signalen als Krankheitssymptomen. Dadurch können Behandlungsprogramme in Gang gesetzt werden, die in ihrer Auswirkung auf den Gesundheitsgrad schlimmer sind als Nichtbehandlung.

Das *Idealziel* der EUBIOS-Gesundheitshilfe ist es, berufliche Gesundheitshelfer als »Behandler« weitgehend entbehrlich und statt dessen die Gesundheitsberatung zu ihrer Hauptaufgabe zu machen. Idealziele sind als Wegweiser gut, auch wenn sie immer unerreichbar bleiben. Nur wer sich unmöglich viel vornimmt, kann das Bestmögliche erreichen. In diesem Sinne möchte ich die Zielsetzung der EUBIOS-Gesundheitshilfe verstanden wissen.

Wenn es gelingen könnte, die Schulmedizinstrategie in erster Linie auf Vorsorge im EUBIOS-Sinne auszurichten, wäre der böse Slogan vom Tisch: Gesunde sind schlecht untersuchte Kranke. Dann erst brauchte man vor der Untersuchung Gesunder nicht mehr zu warnen.

Ärztliche Gesundheitshilfe darf nie nur Not- und Heilhilfe sein, sondern muß immer auch gründliche Information und Ratschläge zur eigenen Gesundheitspflege und eigenen Gesundheitshilfe einschließen.

Um dies zu gewährleisten, wurden die 33 EUBIOS-Gesundgebote erarbeitet. Sie sind aus der täglichen Praxis erwachsen und erheben keinen Anspruch auf höchste Qualität oder gar Vollständigkeit. Seit 1984 gehören die EUBIOS-Gesundgebote zur Routine-Information unserer Patienten. Sie wurden im Laufe der Zeit ergänzt und teilweise geändert. Aus mündlichen und schriftlichen Rückmeldungen vieler Patienten ist zu entnehmen, daß diese Gebote inzwischen für eine große Zahl von Menschen zu einer nützlichen Lebenshilfe geworden sind.

DIE 33 EUBIOS-GESUNDGEBOTE

1. Gib viel Liebe, auch damit Du viel Liebe bekommst. Aber sei hart gegen Böse.
2. Atme bewußt. Nichts brauchst Du mehr zum Überleben als frische Luft. Fliehe aus schlechter Luft. Spül Deine Nasenetage täglich und umsorge Deine Atemwege mit Hingabe.
3. Iß und trink mit Bedacht. Bevorzuge lebendige, naturbelassene Kost. Vergiß das Fasten nicht.
4. Sorge für ausreichende Entschlackung und Entgiftung auf natürliche Weise. Huste Dich aus. Schwitz Dich gesund. Verwöhne sonntags Leber und Nieren.
5. Pflege Deine Abermilliarden Kleinsthaustiere, Deine Freundmikroben auf Haut und Schleimhäuten. Kill sie nicht mit Keimtötern. Forste sie auf von Zeit zu Zeit.
6. Pflege Deine Haut vom Scheitel bis zur Sohle. Bade sie täglich, härte sie ab und verkleistere sie nicht zu sehr. Sie ist Dein wichtigstes Schutzorgan und der Spiegel der Seele.

7. Behüte, übe und pflege Augen und Ohren, verdirb sie nicht. Sie sind Deine wichtigsten Informanten.

8. Bewege, kräftige und dehne Deine Gelenke und Muskeln nach Plan. Aber mach sie nicht vorzeitig durch Überlastung kaputt.

9. Sitz richtig und nicht zu lange, wechsle die Sitzhaltung öfters. Leg Dich tagsüber auch mal lang, mit den Beinen so hoch wie möglich.

10. Häng Dich sonntags kopfüber aus. Lockere so Deine Wirbelsäule. Und treib dadurch das Blut in die Hirnadern, damit sie elastisch bleiben.

11. Treibe Sport, aber halte Maß. Zuviel ist schädlicher als zuwenig, weil es die Abnutzung, d. h. den Alterungsprozeß beschleunigt.

12. Kleide Dich mit Naturstoffen. Verhätschle Dich nicht. Lauf nicht dauernd in Lumpen herum.

13. Tanke viel Sonne und Licht. Sorg, daß Du zweimal im Jahr knackig braun wirst. Nichts hält Dich zuverlässiger gesund. Wir sind alle Sonnenkinder.

14. Denktier Mensch, schul Dich im Denken. Dummheit ist Hirnfaulheit. Streng Deinen Grips an, aber vergiß das Träumen nicht.

15. Genieße Dein Leben bestmöglich, aber über- und untertreibe nichts.

16. Lache jede Stunde mehrmals und mindestens einmal am Tag lauthals. Das Zwerchfell muß hüpfen vor Freude. Weine auch mal, sei nicht zu stolz.

17. Ärgere Dich nicht heimlich, das zerfrißt die Seele. Wehr Dich, wenn nötig.

18. Führ öfters Selbstgespräche, besonders bei Problemen. Rede mit Dir wie mit einem ängstlichen Kind. Alles wird wieder gut, ganz bestimmt.

19. Schlaf täglich acht Stunden. Mach Dich müde, aber nicht mit Schlaftabletten. Hol versäumten Schlaf nach.

20. Wähle Deinen Beruf wie Deine Braut. Ergreif die Flucht vor einem Arbeitsplatz, der Dich nur ärgert.

21. Arbeite mit Hingabe, weil es glücklich macht. Aber mach auch mal Pause und Ferien.

22. Reise mindestens einmal im Jahr für zwei bis drei Wochen ans Meer oder ins Hochgebirge. Schwimme und wandere Dich aus.

23. Heirate nicht überstürzt und trenne Dich notfalls bald.

24. Sei Deinen Kindern Vorbild. Umsorge sie. Aber verdirb sie nicht durch Affenliebe.

25. Lüg und betrüg nicht. Sei freundlich und rücksichtsvoll. Sag oft danke und verzeih.

26. Vertiefe Deine Gesundheitsinformation beizeiten. Lerne Krankheitssignale zu werten. Wisse, daß es auch Heilkrankheiten zur Stärkung der Gesundkraft gibt. Erlerne Nothilfegriffe.

27. Stärke Deine Lebens- und Gesundheitskraft durch regelmäßige Selbstkuren, insbesondere nach den Regeln von Sebastian Kneipp. Zieh alle paar Monate Gesundheitsbilanz und tilge Gesundheitssünden durch Opfer für die Gesundheit.

28. Vorsicht vor Mediziningenieuren, Krankenhausfabriken, Vorsorgeuntersuchungen und ganz besonders Klinischen Versuchsstudien.

29. Vorsicht vor rezeptpflichtigen Arzneien, Vitaminpillen, Lebenskrafttropfen und Wunderbalsamen.

30. Je riskanter, eingreifender und verstümmelnder die vom Arzt empfohlene Diagnostik und Behandlung, um so mehr Ärzte mußt Du fragen.

31. Bedenke bei allem, was Du tust und läßt, daß auch Sünden vererbbar sind. Mach Dich nicht zur Erblast.

32. Beug vor, daß Du nicht qualvoll stirbst. Bestimm einen Patientenanwalt für Dich zum Schutz vor Mediziningenieuren und einem Maschinendasein.

33. Fürchte Dich vor dem Tod, wenn Du als Bösewicht gelebt hast, sonst aber nicht. Denn im Himmel kann es nur schöner sein!

6.3 DIE DRITTE SÄULE: BESTTECHNIK NACH MASS

ÜBERSICHT

Besttechnik nach Maß heißt: Bestmögliche Nutzung aller Gesundheitshilfen, welche die Medizintechnik in Physik und Chemie entwickelt hat, und zwar sowohl in der gesamten handwerklichen Medizin als auch im Bereich der Medikamente sowie der Labor-, Apparate-, Instrumenten- und Ersatzteiltechnik – aber alles streng nach Maß verordnet.

All diese künstlichen und komplizierten Besttechnikhilfen ergänzen in der EUBIOS-Gesundheitshilfe die natürlichen und einfachen Maßnahmen und Mittel, verdrängen sie aber nicht. Dabei mißt sich ihr Einsatz in erster Linie am Verhältnis des zu erwartenden Nutzens zu möglichen Schäden, Risiken und zu den Unkosten.

Zuviel Technik ist oft schlechter als zuwenig. So sind insbesondere Schäden durch unangemessenen Einsatz der Hochtechnik-Medizin in den letzten 40 Jahren Ursache oder Mitursache für viele Chronische Krankheiten, Behinderungen und Lebensverkürzungen.

Die EUBIOS-Gesundheitshilfe durch Besttechnik-Medizin setzt die Bereithaltung aller für das Versorgungsprogramm erforderlichen Medikamente, Labor- und Diagnostikgeräte, physikalisch-technischen Apparate und insbesondere einer leistungsfähigen Operationsabteilung – bezogen auf ein ausgewähltes Operationsprogramm – voraus. Darüber hinaus muß eine enge Zusammenarbeit mit anderen Ärzten, Kliniken und Instituten bestehen, um die notwendige ergänzende Besttechnik-Medizin sicherzustellen.

BESTTECHNIK-DIAGNOSTIK

Auf diesem Gebiet gibt es großartige Erfindungen der Neuzeitmedizin. Die wichtigsten sind:

1. *Endoskopie* (Innereibesichtigung): Entwickelt wurden biegsame »Spähschlangen«, die bis in die entferntesten Organe reichen und mit deren Hilfe auch kleine Operationen durchgeführt werden können.

2. *Sonographie* (Ultraschall-Diagnostik): Sie hat die gefährliche Röntgendiagnostik in vielen Bereichen verdrängt. Ganz ohne Schadenrisiko scheint aber auch die Sonographie nicht zu sein, besonders was die Gefahr einer Schädigung von Keimzellen anbetrifft, die ja auch bei jedem Erwachsenen täglich in Vielmillionenzahl geboren werden und immer wieder neue Keimzellen gebären. Auch gibt es die Gefahr einer Ausstreuung von Krebszellen, die – im Gegensatz zu normalen Zellverbänden – untereinander nur sehr locker verbunden sind und deshalb schon durch kleine mechanische Erschütterungen in Marsch gesetzt werden können. Die Trennwirkung von Ultraschallwellen zeigt sich auf sehr eindrucksvolle Weise beim Reinigen chirurgischer Instrumente im Ultraschallbad.

3. *Fernseh-Röntgenbildverstärker:* Diese Erfindung hat sich in der operativen Unfallchirurgie als sehr nützlich erwiesen, vor allem in Form von fahrbaren Geräten. Für mich war 1971 – also vor zwanzig Jahren schon – die Weigerung des Magistrats der Stadt Lauenburg, ein seit einem Jahr geliehenes Gerät für das Städtische Krankenhaus zu kaufen, ein Grund zur fristlosen Kündigung meines Chefarztverhältnisses auf Lebenszeit. Unfallchirurgie gehörte damals zu den Schwerpunktaufgaben der Klinik für Bedarfschirurgie der Kleinstadt und ihres Umkreises. Nicht-fahrbare Geräte haben mit Hilfe der Kontrastdiagnostik, die mit metallhaltigen Flüssigkeiten und Breien als Kontrastsubstanzen arbeitet – die Röntgendiagnostik erheblich verbessert. Dies gilt sowohl für Durchleuchtungen im Magen-Darm-Bereich wie für Gefäßdarstellungen (Angiographien) und vieles andere.

Die große Gefahr von Röntgen-Durchleuchtungen infolge nicht dokumentierter Strahlenstärken und Strahlenzeiten muß allerdings besonders hervorgehoben werden. Bei Röntgen-*Aufnahmen* kann man die Strahlenbelastung auch nachträglich errechnen, aus der Zahl der Aufnahmen, der Bildqualität etc. Bei *Durchleuchtungen* wird es oft unterlassen, Strahlenstärke und Durchleuchtungszeiten schriftlich festzuhalten. Schon viele Patienten sind auf dem Operationstisch im Rahmen einer vorzüglich gelungenen Knochennagelung ganz oder teilweise *strahlenkastriert* worden.

4. *Röntgen-Computertomographie:* Dieses Verfahren macht es möglich, den Körper bildlich in Scheiben zu schneiden und auf diese Weise Formveränderungen von Organen oder in Organen zu erkennen. Das gelingt inzwischen von Kopf bis Fuß. Durch Kontrastdiagnostik kann die CT-Untersuchung noch verbessert werden. Gefährlich werden kann einerseits die falsche Einordnung gutartiger, nicht behandlungsbedürftiger Befunde, insbesondere bei Krebsverdacht, als krankhaft und behandlungsbedürftig sowie ein Übermaß an Strahlenbelastung durch eine zu große Zahl von Schnittbildern.

5. *Kernspin-Computertomographie:* Sie ist die vorläufige Krönung der Schnittbilddiagnostik. Nicht mit Hilfe von Röntgenstrahlen, sondern durch Magnetfelder werden die Schnittbilder hergestellt. Dadurch ist es möglich, noch bessere Gewebsbilder zu erzielen als mit Röntgenstrahlen. Vor allem gilt das für die »Weichteil«-, im Gegensatz zur »Hartteil«(Knochen)-Diagnostik. Es scheint so, daß die Gefahren der Schädigung durch Magnetfelder kleiner sind als die durch radioaktive Strahlen. Bewiesen ist das aber keinesfalls. Auch nach Entdeckung der Röntgenstrahlen wußte man jahrzehntelang nichts von der Möglichkeit schwerer Strahlenschäden, denn bei normaler Dosierung zur Diagnostik offenbaren diese sich oft erst nach vielen Jahren oder Jahrzehnten, oft als solche gar nicht entdeckt, weil der zeitliche Abstand zu groß ist. Neuere Veröffentlichungen über Schädigungsmöglichkeiten durch starke Magnetfelder lassen bereits Schlimmes befürchten. Insbesondere sehe ich auch hier eine große Gefahr durch die Trennwirkung auf Zellverbände, vor allem bei vorhandenen entdeckten und unentdeckten Krebsherden.

6. *Hochtechnik-Labordiagnostik:* Es grenzt ans Wunderbare, was man inzwischen mit den modernsten Methoden der Laboruntersuchungen an Kleinstem und Allerkleinstem im Blut und anderen Körpersäften wie Lymphflüssigkeit und Gewebspreßsäften (Extrakten) alles entdecken kann. Deshalb bringt eine Hochtechnik-Labordiagnostik nach Maß auch für die EUBIOS-Gesundheitshilfe eine große Bereicherung. Direkt gefahrbringend durch Körperschädigung ist diese Diagnostik kaum, abgesehen von Reinlichkeitsfehlern bei der

Blutentnahme, bei der immer wieder Infektionskrankheiten übertragen werden. Andere Gefahren aber sind kaum zu überschätzen.
Sie liegen in der falschen Bewertung der erhobenen Befunde mit
nachfolgenden falschen Behandlungen, die oft mehr schaden als
nützen.

BESTTECHNIK-THERAPIE

Behandlung ist wichtiger als Diagnostik, wenn auch ein Slogan der
Schulmedizin lautet: »Die Götter haben die Diagnostik vor die Therapie gestellt.« Was bedingt richtig ist, aber nur bedingt. »Risikodia-
gnostik für Nulltherapie« – ein in schulmedizinischer Praxis sehr
verbreitetes Vorgehen – birgt nur Gefahren und hat deshalb keinen
Platz in der EUBIOS-Gesundheitshilfe.

Das Ziel der Diagnostik ist die Behandlung, wo immer sie erfolg-
versprechend ist. Deshalb sind die Hochtechnik-Entwicklungen auf
dem Gebiet der Therapie für den allgemeinen Fortschritt noch be-
deutsamer als die modernen Diagnostikverfahren.

Die hochtechnische Chirurgie erreichte 1967 ihren spektakulä-
ren Höhepunkt mit der ersten Herzverpflanzung durch Christian
Barnard, die wahrscheinlich größte technische Meisterleistung, die
je von einem Chirurgen vollbracht wurde. Sie wird dadurch nicht
geschmälert, daß inzwischen die Indikationsstellung zu dieser Operation viel zu häufig gestellt wird. Abgesehen davon lassen sich
auch allzuoft unberufene »Heldenchirurgen« dazu verführen, sie als
spektakuläre Ruhmestat zu mißbrauchen.

Alles in allem hat die Hochtechnik die Heilhilfemöglichkeiten
der Chirurgen gewaltig verbessert. Deshalb gehört die Ersatzteil-
chirurgie in Form von künstlichen Gelenken und Gefäßen, von Or-
ganverpflanzungen und dergleichen selbstverständlich auch zum
Heilschatz der EUBIOS-Gesundheitshilfe. Auch Ausputzoperationen
von Schlagadern haben wie vieles andere ihre wichtige Bedeutung.

Bei therapeutisch angezeigten Hochtechnikoperationen kann
aber der Indikationszusatz »nach Maß« nicht hoch genug angesetzt
werden. Je größer das Risiko von Sofort- oder Spätschäden, um so
mehr Ärzte müssen vorher unabhängig voneinander zu Rate gezogen werden.

Besttechnik im Rahmen der Arzneiverordnung und -anwendung gehört ebenfalls zur EUBIOS-Gesundheitshilfe. Künstliche Antibiotika, künstliche Hormone wie Cortison und viele »Kunststoffarzneien« sonst sind für bestmögliche Gesundheitshilfe oft unverzichtbar. Gleiches gilt auch für künstlich aufbereitete Impfstoffe gegen Infektionskrankheiten wie Diphtherie, Kinderlähmung und vieles andere.

Dennoch gibt es gerade hier viel Grund zur Warnung vor Maßlosigkeit, und zwar in allen Bereichen. Ich fürchte, daß durch falschen Einsatz von Chemikalien durch die herrschende Schulmedizin insgesamt weit mehr geschadet als genützt wird.

7 EUBIOS-GESUNDHEITSHILFE BEI AUSGEWÄHLTEN KRANKHEITEN

7.1 CHRONISCHE KRANKHEITEN

GRUNDPROGRAMM

Alle Chronischen (Langzeit-)Krankheiten werden nach einem weitgehend gleichen Grundprogramm behandelt, einem Langzeitprogramm für mehrere Jahre mit der *Versorgungs-Trias* 1. Sprechstunde, 2. Klinik-Kompakt-Heilhilfe und 3. Selbsthilfe-Nachsorgeprogramm – alles in planmäßiger Wiederholung.

1. Die erste *Sprechstunde* hat die Aufgabe, eine *Erstdiagnose* der Gesundheitsstörung zu stellen und ein *Gesundheitshilfeprogramm* zu planen. Die weiteren Sprechstunden dienen der *Ergebniskontrolle* und der *Weiterplanung*.

2. Die *Klinik-Kompakt-Heilhilfe* hat das Ziel, ein *Ganztags-/Therapiewochen-Verbundprogramm* mit vielen Gesund- und Heilhilfen durchzuführen. Dieses Heilhilfe-Kompaktprogramm hat *sieben Schwerpunkte:*

– Entschlackungs- und Entgiftungsprozeduren
– (Medikamentöse) Bekämpfung der ursächlichen Schädlinge wie Krankheitskeime, Schlackenstoffe, Streß, Krebsaktivatoren etc.
– Mobilisation der Selbstheilungskräfte
– Regionäre Durchblutungs- und Durchsaftungsverstärkung im Bereich der/des hauptsächlichen Krankheitsherde(s)
– Gesundheitshilfen zur Verkleinerung des psychischen Dauerstresses durch ein Zuwenig der vier wichtigsten Glücksbringer: Liebe und Freude, Glaube und Hoffnung
– Motivation der Patienten zur Gesundheitsselbsthilfe in wiederholten Sprechstunden und durch sonstige Informationen
– Spezielle Gesund- und Heilhilfen in Anpassung an die (spezielle) Chronische Krankheit (Operation, gezielte Strahlentherapie)

3. Die Entwicklung eines *Selbsthilfe-Nachsorgeprogramms* hat das Hauptziel, dem Patienten Informationen und Verordnungen zur

Fortsetzung notwendiger Selbstversorgungen (mit Arzneien usw.) sowie für eine gesundheitsstärkende Lebensführung zu geben und ihn entsprechend zu motivieren.

Dieser dritte Schritt wird bereits während der Klinikversorgung durch Übergabe entsprechender Schriften und tägliche Informationen über Bildschirm und Lautsprecher vorbereitet.

Für die Planung des Klinik-Heilhilfe-Kompaktprogramms bei Chronischen Krankheiten haben sich Verordnungsblätter für Diagnostik und Therapie bewährt, in denen die jeweiligen Versorgungsmöglichkeiten aufgeführt sind und die der Leibarzt dann von Fall zu Fall ändert und ergänzt.

Sie gliedern sich in folgende Versorgungsbereiche bzw. Anwendungen:

1. *Selbstversorgung:* Mund- und Nasenpflege; Atemgymnastik; Aromainhalation; Sonnenbad; Trampolinhüpfen; Wassertreten; Spazieren; Radfahren; Höhentraining; Naturmischkost, Astronautenkost, Stutenmilch; Mineralwässer; ABC-Pflaster

2. *Physiotherapie:* Krankengymnastik; Atemgymnastik; Massage; Lymphdrainage; Sauerstoff-Überflutungsbad; Türkisches Dampfbad; Heublumenpackungen (Leber/Milz/Nieren); Druckstrumpf

3. *Extratherapie:* Magnetfeld; Softlaser; Hyperthermie; Sauerstoff-Überflutungstherapie allgemein oder in speziellen Organbereichen; Dermatomaktivierung

4. *Arzttherapie:* Therapiespritze; Neuraltherapie; Operation

Selbstverständlich sind auch alle sonstigen Verordnungen wie insbesondere die medikamentöse Behandlung auf entsprechenden Blättern erfaßt.

Alle Patienten bekommen die definitiven Verordnungsblätter in Fotokopie mit der Bitte, selbst mit darauf zu achten, daß alle Verordnungen durchgeführt werden.

Im folgenden gebe ich meinen Lesern meine wichtigsten Erkenntnisse in Form von Leitsätzen an die Hand. Es sind Einsichten und Ratschläge – mitgeteilt von »Freund zu Freund«. Wie hier unter dem Stichwort Chronische Krankheiten finden sich am Ende eines jeden Abschnittes über die einzelnen Krankheiten die entsprechenden Leitsätze.

CHRONISCHE KRANKHEITEN – LEITSÄTZE VON FREUND ZU FREUND

1. Alle *Chronischen Krankheiten* – wie Aderenge (Arteriosklerose), Krebs(id), Gelenkärger, Osteoporose, Chronische Infekte – haben *viele Ursachen*. Diese sind wiederum überwiegend die Folge von mangelhaftem Gesundfleiß.

2. Der aktive *Gut Informierte Mitdenkende Patient* (den ich gerne zum GIMP abkürze) wird in der Regel nicht chronisch krank, lebt besser und länger als der inaktive *Schlecht Informierte Medizinblindgläubige Patient* (Kurzform SIMP).

3. Als Richtlinie für den aktiven GIMP eignen sich die 33 EUBIOS-Gesundgebote, deren Beachtung den Gesundheitsgrad stark verbessert und die Selbstheilungskräfte fördert.

4. Bei einer Chronischen Krankheit ist das Wichtigste, durch gründliche Erforschung des Vorlebens das *Ursachenbündel* zu erkennen, um die änderbaren »Sünden« abzustellen, weil ohne dies keine langfristige Besserung erreichbar ist.

5. Jede Chronische Krankheit – wie auch die oft am Anfang stehende Akutkrankheit – ist immer eine Ganzheitserkrankung, deren Signale örtlicher und allgemeiner Art immer eine Mischung aus (ursächlichen) Unheilsignalen der Schädigung und Heilsignalen der Abwehrreaktion sind.

6. Die weithin übliche Strategie der Symptombekämpfung ohne gezielte Förderung der Heilsignalursachen ist falsch und führt zwangsläufig zur Langzeiterkrankung.

7. *Check-ups* zur Entdeckung drohender oder versteckter Chronischer Krankheiten sind nur nützlich, wenn die Ärzte nach den Grundsätzen des EUBIOS-Humanitas-Gelöbnisses handeln, andernfalls drohen schwere unnötige oder unverhältnismäßige Gesundheitsschäden.

8. Viele *Diagnosetechniken*, insbesondere die Röntgendiagnostik, bergen große *Risiken*, oft ohne ein positives Nutzen-Schaden/Risiko/Unkosten-Verhältnis, zumindest auf lange Sicht.

9. Alle rezeptpflichtigen, also potentiell giftigen *Medikamente* dürfen zur Unterdrückung von Symptomen (Schmerzen, Entzündungen, Durchblutungsstörungen) nur als *Notarznei*, nicht aber als Dauermedikament genommen werden.

10. Je aggressiver eine vorgeschlagene Behandlung bei einer

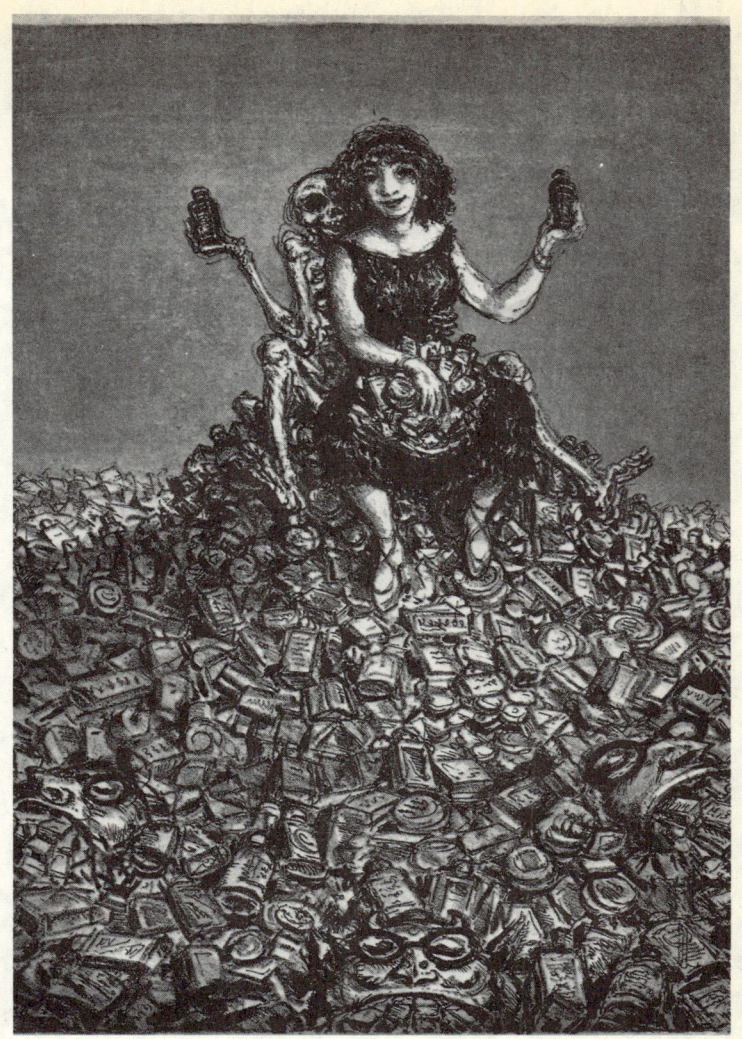

Medikamente

Chronischen Krankheit, um so mehr *Ärzte* müssen unabhängig von einander zu Rate gezogen werden; der Behandlungsbeginn hat immer mehrere Wochen Zeit.

11. Bei jeder Behandlung einer Chronischen Krankheit muß ihre Wirkung auf den *Lebenswert-mal-Zeitfaktor* (Life-Q×T) – bezogen auf das *Wunschwohl* des Patienten, nicht aber nur auf die erreichbare Lebensdauer – der wichtigste Maßstab sein.

7.2 KREBS: BEHUTSAME BEKÄMPFUNG MIT AUGENMASS UND LIEBE

SCHLÜSSELERLEBNISSE

Auf das, was ich an der Krebsbekämpfungs-Strategie der Neuzeit-Schulmedizin zu kritisieren habe, bin ich im 4. Kapitel im einzelnen eingegangen. Dazu muß ich hier bemerken, daß ich mich in den ersten dreißig Jahren meiner ärztlichen Tätigkeit mit Krebs nur praktisch, aber nicht wissenschaftlich beschäftigt habe. Meine Tätigkeit bezog sich auch auf Krebsbehandlungen, insbesondere aber auf Operationen im Rahmen der Allgemeinchirurgie, der Unfallchirurgie und der Orthopädischen Chirurgie.

In den ersten zwanzig Jahren habe ich mich bei Diagnostik und Behandlung streng an die schulmedizinischen Richtlinien gehalten. Ab 1965 – mit Erlangung ärztlicher Selbständigkeit als Chefarzt eines Kleinkrankenhauses – begann ich in der Krebsbehandlung Schritt für Schritt auch eigene Wege zu gehen. Dieses erwuchs aus meiner grundsätzlichen Abneigung gegen verstümmelnde Radikaloperationen, die ich immer nur widerwillig praktizierte.

Ein Schlüsselerlebnis hatte ich 1966. Damals kam mir ein Patient mit einem kindskopfgroßen Dickdarmkrebs auf den Operationstisch. Auch die benachbarten Gewebeteile, vor allem die angeschlossenen Lymphknoten, waren voller Krebs. Ich mußte mich darauf beschränken, nur das Hauptgewächs herauszuschneiden. Eine große Menge Krebs blieb im Bauch zurück.

Nach Ausschneidung des riesigen Krebsknotens nähte ich die Darmenden wieder zusammen und ersparte so dem Patienten einen künstlichen Ausgang.

Von Radikaloperation also keine Spur. Trotzdem erholte sich der Patient relativ rasch, blühte auf. Nach fünf Jahren wurde er Schützenkönig von Lauenburg, einer kleinen Stadt in Schleswig-Holstein, wohin es mich verschlagen hatte. Insgesamt überlebte er die Operation 22 Jahre, bevor ihn 1987 ein Herzschlag, aber nicht sein Krebs, tödlich traf.

In den nächsten zehn Jahren wiederholten sich ähnliche Schicksale. Diese Erfahrung erschütterte meinen Glauben an die angeblich einzig wahre Heilslehre vom Totalen Krebskrieg mit RAC-Waffen (s. S. 75).

Im Sommer 1976 hatte ich mein zweites Schlüsselerlebnis, das mich noch ungläubiger machte. Es war auf einer Wunschtraumreise nach Amerika zum Besuch der MAYO-Klinik. Im Flugzeug las ich nicht etwa in einer Ärztezeitung, sondern im NEW YORK TIMES-MAGAZINE – einen Artikel, den man nur die »Grabrede auf die Krebsvorsorge« nennen konnte, gehalten von einem sehr bekannten amerikanischen Krebsarzt.

Das war fünf Jahre nach dem Inkrafttreten des bundesdeutschen Krebsvorsorgegesetzes, das seither als Jahrhundertgesetz der staatlichen Gesundheitspolitik gepriesen wird.

Nun wollte ich den Krebsdingen wissenschaftlich auf den Grund gehen. Fortan beschäftigte ich mich intensiv mit der Krebsforschung – inzwischen seit mehr als fünfzehn Jahren. Die ersten greifbaren Ergebnisse veröffentlichte ich in meinem Buch KEINE ANGST VOR KREBS. Nur weniges sehe ich heute anders. Manches jedoch schon. Der Weg zum Besseren ist immer mit Forschungsirrtümern und Denkfehlern gepflastert. Nur wer nicht denkt, macht keine Denkfehler!

Zu einer dramatischen Entwicklung kam es zum Jahreswechsel 1985/86. Sie gipfelte in einer Pressekonferenz am 28. Januar 1986. Diese begann mit meinem Vortrag über die »EUBIOS-Heilhilfe bei Krebs, insbesondere mit zusätzlicher Liebeshormon-Blockade«. Es existiert eine streng wörtliche Niederschrift.

Zur Pressekonferenz hatte ich sechs der prominentesten Krebsforscher der Bundesrepublik eingeladen. Es kam keiner.

Nach meinem Vortrag stellte ich eine Reihe von Patienten vor, die zusätzlich nach der neuen Methode, nämlich der Liebeshormon-Blockade, behandelt worden waren – mit sehr eindrucksvollen Besserungen und Stillständen der Krebskrankheit. Mit Bildern illustrierte ich die Befunde vor und nach der Behandlung.

Auf dieser Pressekonferenz trug ich meine fünf Thesen vor:

1. Der Mensch ist ein Vielmilliardenstaat von Zellbürgern, wahrscheinlich nur von Zellweibern in vielen Generationen mit ihren Erzeugnissen.

2. Jedes Zellweib ist ein Mikro-Menschlein mit allen Organsystemen im Nanoformat.

3. Ohne Sexualhormone keine Fortpflanzung, auch nicht der Terroristin Krebszelle.

4. Sexualhormon-Blockade heilt absolut sicher und ohne Verstümmelung Raubtierkrebs, höchstwahrscheinlich alle Zellbürgerrassen um den Preis einer kurzfristigen sexuellen Neutralität.

5. Zur sicheren Heilung sind zusätzlich zur Sexualhormon-Blokkade flankierende Heil- und Gesundheitshilfen notwendig.

Diese vor sechs Jahren aufgestellten Thesen sind bis heute unwiderlegt, aber auch noch nicht voll beweisbar. Das Problem steckt in den Schwierigkeiten, das Hormon zur Liebesblockade an sämtliche Krebszellen heranzubringen und dies in ausreichend hoher Dosierung. Manche Krebszellen werden vom Blut- und Lymphstrom nur begrenzt erreicht. Ein zweites Problem ist das Taubwerden der Krebszellen gegenüber dem Hormon zur Blockade nach unterschiedlicher Zeit. Dies ist die größte Schwierigkeit. All das schließt aber die grundsätzliche Richtigkeit der Thesen nicht aus.

Ich hielt mich damals für verpflichtet, unsere Beobachtungen allgemein bekanntzugeben, um möglichst viele andere Ärzte zur Nachahmung anzuregen. Nur deshalb hatte ich zu der Pressekonferenz eingeladen. Veröffentlichungen in verschiedenen Medien schlossen sich an.

In keinem einzigen Fall habe ich die Unwahrheit über die beobachteten Ergebnisse bei den behandelten Krebspatienten gesagt, aber in meinen Vorhersagen war ich zu optimistisch. Ich glaubte, nun sei das Krebsproblem bald gelöst, und sagte das auch.

Immer habe ich betont, daß von einem bestimmten Stadium an, in dem der Krebs schon in vielen Organen große Zerstörungsherde gebildet hat, nur hinhaltender Widerstand geleistet, aber keine langdauernde Heilung erreicht werden könne. Dies gelte ganz besonders für die mit Großverstümmelungen durch Operation, Röntgenbestrahlung und Zellkiller-Chemotherapie mißhandelten Patienten.

Ich hoffte und glaubte, in der verzweifelten Situation für die Krebspatienten angesichts der verheerenden Folgen des Totalen Krebskrieges der Schulmedizin könnte es eine Bereitschaft der Ärzteführer geben, diese vergleichsweise harmlose Methode aufzugreifen und zu erproben. Dann würden sich in Zukunft die Krebspatienten nicht mehr vor den Ärzten verstecken, sondern frühzeitig zur Behandlung kommen, weil sie keine Verstümmelung mehr befürchten müßten. Eine neue Strategie müsse zu einer behutsamen Frühbehandlung und zum Rückgang der Todesfälle durch Krebs auf breiter Front führen.

Noch heute bin ich überzeugt, daß es dazu gekommen wäre. Aber es folgte unter der Regie der Ärzteführer eine Schmäh- und Rufmordkampagne ungeheuren Ausmaßes. Sie stand der offiziellen Reaktion auf meine Erlösungstodhilfe für die hoffnungslos krebsgequälte Patientin Hermy E. in nichts nach. Ohne den Beistand meiner Frau, der meisten unserer Mitarbeiter und unserer Patienten hätte ich die Zeit nicht durchgestanden.

Rückblickend betrachtet, war meine Zuversicht, mein Glaube daran, daß die Ärzteführer und die Mehrzahl meiner Kollegen bei der verzweifelten Lage unzähliger Krebskranker mindestens zu einer offenen Diskussion und vielleicht auch zu barmherzigem Handeln bereit sein könnten, naives Wunschdenken.

Nachdem mir in der Bundesrepublik keine Möglichkeit zur Diskussion gegeben wurde, folgte ich am 21. Juli 1986 einer Einladung zu einem Vortrag an der University of California, San Diego. Auf deutsch lautete das Thema: »Geschlechtshormon-Blockade als Basistherapie bei Krebs allgemein?« Untertitel: »Vorläufiger Erfahrungsbericht über eine systematische Antikrebs-Therapie bei vielen verschiedenen Krebsarten mit Buserelin (Suprefact) als Hauptarznei bei insgesamt 676 Patienten seit 16.10.84«.

Der Schlußsatz meines Vortrags lautete: »Die bisherigen Beobachtungen lassen es gerechtfertigt erscheinen, bei fortschreitendem Krebs immer zunächst einen Versuch mit der Geschlechtshormon-Blockade plus Zusatztherapie zu unternehmen, bevor verstümmelnde Therapieformen wie Radikaloperation, Massivbestrahlung und/oder aggressive Chemotherapie zum Einsatz kommen. Bei guter Erfolgskontrolle verliert man durch einen Therapieversuch mit der Geschlechtshormon-Blockade nur wenige Wochen, also in der Regel nichts Wesentliches, kann aber viel gewinnen.«

1986 habe ich folgende Entwicklungsthesen aufgestellt:

1. Krebszellen sind Mikro-Menschlein, die sich nach den Naturgesetzen für die Fortpflanzung des Makro-Menschen vermehren.

2. Jede (Krebs-)Zelle hat ihre ureigene Lebenszeit = Reifezeit plus Schwangerschaftsdauer.

3. Die Zellschwangerschaftsentwicklung wird auch biorhythmisch mitgesteuert.

4. Eine Disharmonie des Sexualhormon-Milieus kastriert die Krebszelle, die sich daraufhin nicht vermehren kann.

5. Das die Disharmonie bewirkende Mittel muß nicht nur die Schale, sondern auch den Kern des Krebsherdes erreichen, um alle Krebszellen zu kastrieren.

6. Die Kastration allein genügt nicht, die tauben Krebszellen müssen kleingehackt und weggeräumt werden.

7. Notfalls müssen Kleinsttiere (Mikroben und Nanoben) zum Zerstückeln dieser Zellen miteingesetzt werden.

8. Kraftreserven stärken die Heilkraft.

9. Ohne wesentliche Änderung des Lebensstils ist auch nach einer Krebsheilung der Krebs(id)-Rückfall vorprogrammiert.

Daraus habe ich folgendes Heilhilfeziel abgeleitet:

1. Kastration der Krebszellen für 3–9 Monate

2. Aktivierung der Durchsaftung und der Umblutung der Krebsherde

3. Mobilmachung der Abwehr- und Reparaturkräfte

4. Einsatz von Freund- und Feindmikroben und -nanoben

5. Kraftfütterung mit Heilnahrung

»Eine kastrierte Krebszelle bekommt keine Kinder!« Auf diesen Slogan habe ich 1986 meine Hauptthese zur Krebsbekämpfung gebracht, nachdem große Krebsherde verschiedenen Typs innerhalb weniger Tage nach Behandlungsbeginn mit Sexualhormonblockern im Wachstum stillgestanden und sich vielfach stark verkleinert hatten. Das betraf nicht nur Liebesorgankrebse – also Geschwülste in Brustdrüsen, Gebärmutter, Eierstöcken und Prostata –, sondern auch Erstkrebsherde in anderen Organen, wie zum Beispiel in Magen, Bauchspeicheldrüse, Dickdarm und Lungen.

Schon lange vorher hatte ich vermutet, daß der Teilung von Krebszellen, also der Geburt eines Krebszellzwillings, eine Zell-»Schwangerschaft« vorausgeht, vergleichbar der Schwangerschaft zur Reifung eines Kindes bis zur Geburt. Auch sonst gilt ja weithin, daß Naturgesetze für Großes und Kleines, für Makro- und Mikrokosmos gleich sind. Daraus schloß ich, daß es möglich sein könne,

durch Mittel zur Schwangerschaftsunterbrechung im Großen, sogenannte Abortiva (von lat. abortus = Fehlgeburt) auch Zellschwangerschaften zu unterbrechen.

Seit fünfzig Jahren ist bekannt, daß durch Kastrationsoperationen verschiedener Art, d.h. durch Entfernung sowohl der weiblichen und männlichen Keimdrüsen wie auch von übergeordneten
Sexualhormon-Produktionsorganen wie Hirnanhangdrüse (Hypophyse) und Nebennierendrüse das Wachstum von Sexualorgankrebsen gebremst werden kann, wenn auch in der Regel nur begrenzt und/oder für kurze Zeit.

Mir schien, daß zwischen der Schwangerschaft von Krebszellen
bei den verschiedenen Organkrebsen keine grundsätzlichen, sondern nur graduelle Unterschiede bestehen konnten. Also sollte es
möglich sein, durch Abortiva Krebszellschwangerschaften zu verhindern und zu unterbrechen.

Andererseits ist bekannt, daß sich das Verhalten von Krebsge-
wächsen verschiedenen Typs während einer Schwangerschaft meist
eindrucksvoll ändert. Entweder kommt es zu Stillstand und Rückbildung oder sogar zu stark beschleunigtem Wachstum. Hinterher
ist es dann oft umgekehrt.

All das macht es sehr wahrscheinlich, daß die schwangerschafts-
erhaltende Säftemischung im Blut, insbesondere die Art und Menge
an Sexualhormonen, die Krebsvermehrung wesentlich mitsteuert.

Warum ein scheinbar gleichartiges Geschehen sich in entgegen-
gesetztem Sinne auswirken kann, erklärt sich durch das Schultz-
Arndtsche Gesetz. Dies besagt, daß in biologischen Systemen der
gleiche Stoff in kleinen Mengen die entgegengesetzte Wirkung von
großen Mengen erzielen kann.

Leider wissen wir über die Mengenverhältnisse der im Blut krei-
senden Stoffe zu verschiedenen Zeiten – bezogen auf Stunden,
Tage, Wochen, Monate und Jahre – nur sehr wenig bis nichts. Ver-
trauend auf ein grundsätzlich zweckmäßiges lebensschützendes
und -aktivierendes Verhalten des Organismus beim Gesunden, habe
ich 1981 damit begonnen, bei Krebspatienten täglich Mastdarmein-
läufe mit Schwangerenharn machen zu lassen.

Den Schwangerenharn bezogen wir von einer nahegelegenen
Frauenklinik. Selbstverständlich geschah das nur im Einverständnis
mit den über den Versuchscharakter gründlich aufgeklärten Patien-

ten. Diese Einlauftherapie lief nach einem anspruchsvollen Verfahren ab, um Wirksamkeit und Sicherheit optimal zu gewährleisten.

Als Ergebnis konnten wir sehr eindrucksvolle Stillstände und Rückentwicklungen verschiedener Krebstypen beobachten. Ein Problem war von Anfang an, daß uns nur jeweils wenige Behandlungswochen – in der Regel drei Wochen – zur Verfügung standen und die Patienten die Behandlung zu Hause nicht fortsetzen konnten. Vor allem wohl deshalb waren die Ergebnisse insgesamt nicht überzeugend, zumal begleitend immer auch viele andere Heilhilfen eingesetzt wurden und meist offenbleiben mußte, was wie stark geholfen hatte.

Besonders eindrucksvoll war aber der Heilerfolg bei einem Patienten mit fortschreitendem Blasenkrebs. Dem damals 58jährigen war im Juli 1983 nach der dritten Glühhobelungsoperation eines Blasenkrebses und Zusatzbehandlung mit Mitomycin und Adriblastin-Blasenspülungen, einer örtlichen Chemotherapie, dringend geraten worden, sich die Blase total entfernen und eine Ersatzblase machen zu lassen. Nach dem Bericht über den mikroskopischen Befund handelte es sich um ein Urothel-Karzinom.

Diesen Patienten behandelten wir vom 10. bis zum 30. September 1983 mit täglichen Schwangerenharn-Einläufen. Anschließend setzte er diese Einlauftherapie zu Hause noch sechs Wochen fort. Die Freundin einer Nichte lieferte ihm täglich ihren Harn.

Bereits bei der ersten Kontrolluntersuchung am 7. Januar 1984 fühlte sich der Patient weitgehend gesund. Er hatte 4,5 kg an Gewicht zugenommen. Die Fremdharnbehandlung wurde nochmals für drei Wochen wiederholt. Die früher erhöhten krebsspezifischen CEA-Werte (Carcinoembryonal-Antigen) gingen von 6,6 am 9. Januar auf 2,1 am 24. September zurück. Seither waren sie nicht mehr erhöht.

Bei dem Patienten wurde außer der Schwangerenharn-Einlauftherapie unser übliches Programm der Stufe 1–3 (s. S. 269) mit abwehrsteigernden, durchblutungsfördernden, entgiftenden und anderen Heilhilfen durchgeführt. Damit allein konnten wir aber bei anderen Patienten mit fortschreitendem Krebs nur in Ausnahmefällen einen Stillstand und eine Rückbildung erreichen.

Es kam zur vollständigen Ausheilung des Patienten. Zuletzt habe ich mit ihm am 3. Dezember 1991 telefoniert. Er steht weiterhin bei seinem Urologen unter Kontrolle, der in größeren Abständen Blasenspiegelungen durchgeführt hat. Außer Vernarbungen von den früheren Operationen ist nichts zurückgeblieben.

Gegengeschlechtliche Hormone, wie sie bereits seit den vierziger Jahren zur Behandlung von Sexualorgankrebsen eingesetzt werden, habe ich nicht systematisch benutzt. Für mich ist aus meinem biologischen Verständnis heraus nicht vorstellbar, daß man mit Sexualhormonpräparaten »ungestraft« Frauen vermännlichen und Männer verweiblichen kann. Dafür scheinen mir die biologischen Unterschiede zu groß.

Dieser Hinweis bezieht sich aber nur auf gegengeschlechtliche Hormone in jener hohen Dosierung, wie sie mit rezeptpflichtigen Medikamenten verordnet wird. Im Schwangerenharn ist die Sexualhormonkonzentration so gering, daß eine echte gegengeschlechtliche Hormonbehandlung nicht stattfindet.

Im September 1984 – mehr als ein Jahr nach Beginn meiner Behandlung des Blasenkrebspatienten – kam dann der erste genau dosierbare, übergeordnete Sexualhormonblocker auf den deutschen Markt, und zwar in Form des Suprefact, eines Peptidhormons des Typs Buserelin, für dessen Entdeckung Schally und Guillemin 1983 den Nobelpreis bekommen hatten. Es wurde vom Bundesgesundheitsamt allein zur Behandlung von Prostatakrebs zugelassen.

Dies schien mir auf der Grundlage meiner Überlegungen eine Sternstunde für die Krebsbekämpfung im allgemeinen zu sein. Also beschaffte ich mir das Medikament sofort für unsere Patienten und setzte es nach angemessener Aufklärung zur Mitbehandlung ein. Dabei hielt ich mich streng an die vorgeschlagene Dosierung.

Es gab bei einigen wenigen Patienten Stillstände und Rückbildungen, aber nur im Fall von Sexualorgankrebsen, und zwar sowohl an Erstherden wie an Metastasen. Besonders eindrucksvoll war die Rückbildung von vielen Brustkrebs-Metastaseherden in beiden Lungen bei einer Patientin aus Wien, die im September 1984 in unsere Behandlung kam, nachdem sie von ihren Ärzten aufgegeben worden war. Diese konnten es später nicht fassen, daß auf den Röntgenbildern keine Metastasen mehr sichtbar waren.

Die Patientin hatte den Ärzten der Universitätsklinik verschwiegen, daß sie bei uns behandelt worden war. Sie wurde als »Spontanheilung aus unbekannter Ursache« eingeordnet. Insgesamt lebte die

Patientin noch drei Jahre. Einmal pro Jahr ließ sie sich in Wien nachuntersuchen und als Wunderheilpatientin bestaunen. Ende November 1987 starb sie dann an einem Rückfall. Ich möchte nicht ausschließen, daß dieses Ende eintrat, weil sie das von uns empfohlene Ganzheitsprogramm nicht mehr wiederholt hatte.

Im November 1985 begannen wir damit, die Sexualhormonblocker viel höher zu dosieren, als es laut Beipackzettel für den Prostatakrebs sein sollte. Wir spritzten bis zur fünffachen, später sogar bis zur zwanzigfachen Tagesdosis.

Und plötzlich klappte es bei den meisten Krebspatienten. Innerhalb weniger Tage bildeten sich vorher ausgemessene Krebsknoten um ein Drittel bis zur Hälfte und mehr des Ausgangsvolumens zurück. Vor allem waren es Krebsherde von Sexualorganen, aber auch Magen-, Bauchspeicheldrüsen-, Dickdarm- und Bronchialkrebse.

In der Zwischenzeit gab es weltweit zahlreiche Bestätigungen dafür, daß die Sexualhormonblockade nicht nur bei Prostatakrebs wirkt. Schon 1987 war in fast allen Zeitungen der Bundesrepublik zu lesen, in der Universitätsklinik Essen hätte Prof. Dr. Klaus Höffken »neuentdeckt«, mit Suprefact könne man bei Brustkrebs sowohl Erstherde wie Metastasen zum Verschwinden bringen. Später wurde das Gleiche aus verschiedenen Frauenkliniken der Bundesrepublik berichtet.

Im August 1986 erschien ein Bericht über die erfolgreiche Wirkung von LH-RH-Analoga – ebenfalls vom Typ Buserelin – bei Bauchspeicheldrüsenkrebs in der Ärztezeitschrift DIE NEUE ÄRZTLICHE. Auf dem Internationalen Symposium über Hormontherapie bei Krebs in Rotterdam im Juni des gleichen Jahres hatte P. J. Johnson aus London gleichfalls über positive Wirkungen bei Bauchspeicheldrüsenkrebs und die Einleitung einer prospektiven Doppelblindstudie berichtet.

Auf dem Internationalen Symposium in Genf vom Februar 1988 referierte G. Amons von der Frauenklinik der Medizinischen Akademie Lübeck über die krebshemmende Wirksamkeit eines LH-RH-Präparats bei Eierstockkrebs. Ähnliche Berichte erschienen seither wiederholt, unter anderem auf einem Krebskongreß in Budapest, wo der Nobelpreisträger A. V. Schally und seine Mitarbeiter Vorträge über die Wirksamkeit von LH-RH- bzw. GnRH-Analoga des Typs Buserelin bei verschiedenen Krebsarten hielten. Sie wurde neben dem Prostatakrebs bei Brustkrebs, Eierstockkrebs, Knorpel- und Knochenkrebs sowie Bauchspeicheldrüsenkrebs festgestellt.

In der ÄRZTE-ZEITUNG vom 10. März las ich – kurz vor dem Abschluß der Fahnenkorrekturen für dieses Buch – einen Artikel mit der Überschrift »GnRH-Analoga gewinnen auch in der Tumorbehandlung an Bedeutung«. Darin wird über eine Veröffentlichung von Ulrich Karck von der Universitäts-Frauenklinik Freiburg berichtet, welche für mehrere Krebsarten das bestätigt, was ich bereits im Januar 1986 auf der in diesem Buch zitierten Pressekonferenz bekanntgegeben habe. Endlich hat man auch in der Universitäts-Frauenklinik Freiburg erkannt, daß Liebeshormonblocker vom Typ Buserelin bzw. Suprefact bei Brust-, Eierstocks- und Gebärmutterkörper-Krebs wirksam sind. »In der Therapie des Mamma-Karzinoms hat die endokrine Therapie mittlerweile einen gesicherten Platz, sowohl im palliativen (symptomlindernden) als auch adjuvant im kurativen (heilenden) Therapieansatz.« Mehrere klinische Studien hätten ergeben, »daß nahezu jede zweite Frau auf die Therapie anspricht«.

Sechs Jahre sind seit meinem ersten Hinweis auf diese relativ harmlose Möglichkeit der Krebsbekämpfung vergangen. Diese sechs Jahre Ignorierung der bereits damals anhand eindrucksvoller Patientenschicksale dokumentierten Wirksamkeit haben weit mehr als 100000 Patienten unnötige Verstümmelungs- und Chemotherapie-Qual gebracht, einer großen Zahl davon vorzeitigen Tod. Wäre es nicht Pflicht der Ärzteführer gewesen, längst auf diese neue Möglichkeit der Krebsbekämpfung aufmerksam zu machen?

Auch meine seit 1978 erhobene Forderung, auf Radikaloperationen – wo immer es geht – zu verzichten, setzt sich anscheinend immer mehr durch. Dies gilt vor allem für die Operationen bei Brustkrebs. Dafür sprechen Schlagzeilen wie »Deutlicher Trend zur brusterhaltenden Therapie« (ÄRZTE-ZEITUNG vom 28. Juni 1989), »Die radikale Brustchirurgie ist nicht länger Standard« (ÄRZTE-ZEITUNG vom 2. August 1989), »Beim kleinen Mamma-CA sollte brusterhaltend operiert werden« (Bericht über den X. Krebsnachsorgekongreß in Bad Neuenahr 1989).

Nach einer Langzeitstudie aus Schweden schüren Mammographien nur die Krebsangst, ohne wirklich zu helfen. Schwedischen Ärzten kann man glauben, weil sie Staatsangestellte mit pauschaler Bezahlung sind. Sie verdienen nichts an der Mammographie.

Inzwischen sind – wie erwähnt – seit meiner ersten Veröffentlichung über unser Krebsbekämpfungsprogramm sechs Jahre vergangen. Das Grundprinzip ist seit damals gleichgeblieben. Aber es gibt ein paar Ergänzungen und Verbesserungen unseres EUBIOS-BAKSALI-Programms, unserer Behutsamen Anti-Krebs-Strategie mit Augenmaß und Liebe, wie ich unser Programm genannt habe, um die wichtigsten Voraussetzungen für eine zeitgemäße Krebsbekämpfung deutlich zu machen:

1. *Behutsamkeit* statt Totalem Krebskrieg mit Großverstümmelungen durch Radikaloperationen, Strahlen-Kanonaden und Zellkiller-Chemotherapie

2. *Augenmaß* statt Maßlosigkeit in Form von Überdiagnostik und Übertherapie

3. *Liebe* im Umgang mit Patienten statt der Gnadenlosigkeit von Medizin-Ingenieuren mit Roboterroutine.

Selbstverständlich gibt es aufgrund der Behandlung von mehr als 5000 Krebspatienten mit Sexualhormonblockern weitere Erkenntnisse und auch Fortschritte. So setzen wir inzwischen neben-, mit- und/oder nacheinander verschiedene Sexualhormonblocker ein, wechseln ab, machen Therapiepausen und dergleichen. Die grundsätzliche Richtigkeit der These scheint bewiesen, daß man die Hoffnungen der Krebsbekämpfung nicht auf die Zellkiller, sondern auf die Sexualhormonblocker setzen muß, dies aber immer nur in Kombination mit einer umfassenden Ganzheitsbehandlung.

Fast alle Krebstypen reagierten auf unsere Behandlung mit Stillstand und beginnender Rückbildung. Die Problematik steckt aber noch immer in der begrenzten Wirksamkeitsdauer, falls es nicht gelingt, alle Krebsreste innerhalb der ersten Wochen bis Monate zu beseitigen. Dann kommt es früher oder später – wie auch bei anderen Medikamenten – zu einem »Taubwerden« durch veränderte Ansprechbarkeit nachwachsender Krebszellgenerationen, durch die Bildung von Antikörpern oder andere Vorgänge.

Die Erfolgssicherheit ist auch durch mangelhafte Durchblutung bzw. Durchsaftung von Krebsherden eingeschränkt, so daß die Arzneien am Krebsherd nicht wirksam genug werden können. Dann helfen oft Direkteinspritzungen einer SKP-Lösung, einer Mischung aus Suprefact, Kinetin (zur Gewebsauflockerung) und Procain (zur Gefäßerweiterung) in den Krebsherd, was unter dem Schutz der krebswachstumshemmenden Sexualhormonblockade ungefährlich ist.

Insgesamt gesehen sind die Ergebnisse unseres EUBIOS-BAK-SALI-Programms bei der Krebskrankheit im Anfangsstadium, d.h. nicht nur bei einem Erstkrebsherd unter 20 mm, sondern sogar bis 50 mm Durchmesser je nach Organgröße, sehr gut. Dabei kombinieren wir die nichtoperative Heilhilfe dann, wenn nach ein- bis zweiwöchiger Behandlung Restherde übrigbleiben, immer mit einer Ausschneidungs- oder Vereisungsoperation, wenn dies ohne große Belastung des Gesamtorganismus möglich ist.

Das gilt zum Beispiel für Brustkrebs, Gebärmutterhalskrebs, Hautkrebs und Schleimhautkrebs in Mund und Mastdarm. Andere Krebsarten behandeln wir nicht selbst operativ, sondern überweisen die Patienten an ausgesuchte Operateure, sofern sich der Schweregrad der OP-Belastung und der Verstümmelung in vertretbaren Grenzen hält.

Notfalls lassen wir auch gezielt bestrahlen, d.h. mit möglichst kleinem Bestrahlungsfeld und kleinstmöglicher Strahlendosis.

Vor allen größeren Eingriffen warnen wir dringend. Denn jede Operation und jede Zellkillerbestrahlung führt im Zuge der Heilungsvorgänge durch Aktivierung von Zellschwangerschaften für die Reparatur der Gewebeschäden zu einer massiven Wuchsstoffbildung. Damit werden gleichzeitig auch die restlichen versteckten Krebsherde aller Größenordnungen im Wachstum aktiviert.

Ist nur ein Organ von einem Herd befallen, sind die Abwehrkräfte trotz Störungen noch großenteils intakt. In diesem Stadium gilt in der Schulmedizin die Radikaloperation allein oder in Kombination mit der Bestrahlung weltweit bei den meisten Krebsärzten als Methode der Wahl. Wir beschränken uns auf ein Behutsames Programm und erzielen weit bessere Ergebnisse. Sind bereits Fernmetastasen und mehrere Organe von mehreren Herden betroffen, fühlen sich die Patienten nicht mehr gesund, sondern krank, oft schwerkrank, und ihr Leben ist aktuell bedroht. Das zwingt zu größerer Aggressivität, wobei auch verstümmelnde Folgen gerechtfertigt sein können. Dabei kann aber nur eine stufenweise Steigerung vernünftig sein, auch weil jede Verstümmelungsaktion die Abwehrkraft im ganzen mindert.

Es soll also nicht bestritten werden, daß der Einsatz einer Zellkiller-Chemotherapie mit flankierenden Aggressivmethoden bei bestimmten Blut- und Lymphkrebsarten nützlich und bei manchen behandlungsresistenten, rapid zerstörerisch wachsenden Krebsarten als ultima ratio, als allerletzte Hoffnung, sinnvoll sein kann. Auf keinen Fall ist die Zellkiller-Chemotherapie weiterhin als Metastasen-*Vorsorge* gerechtfertigt, wozu sie immer noch eingesetzt wird.

Aufgrund der notwendigen Differenzierung von Krebsarten und Krankheitsgraden benutzen wir das monolithische Wort so wenig wie möglich, sondern verwenden den Begriff »Krebsid«. Ich habe ihn 1980 erstmals vorgeschlagen. Das Anhängsel -id bedeutet: ähnelt Krebs, sieht aus wie Krebs. Wir sagen dem Patienten, daß Krebs nicht gleich Krebs ist und wir deshalb dieses Wort nicht mehr benutzen, weil die Unterschiede im Bösartigkeitsgrad sehr groß sind. Krebsid ist nicht nur beruhigender, sondern auch korrekter als das Wort Krebs. Die Patienten erschrecken nicht. Sie arbeiten viel besser mit, wenn sie die wahre Diagnose kennen. Vor allem auch verlieren sie ihr Vertrauen zu uns nicht.

Die sechs Säulen der Baksali (*B*ehutsame *A*nti-*K*rebs-*S*trategie mit *A*ugenmaß und *Li*ebe)

1. (Immer zuerst) *Klärung des Artigkeitsgrades* eines entdeckten Krebs(id)-Herdes, also der Frage: Haustierkrebs oder Raubtierkrebs? Je kleiner der Krebs(id)-Herd, um so länger muß gegebenenfalls beobachtet werden.

2. Niemals *Verletzung eines Krebs(id)-Herdes* durch Probepunktion, Probeausschneidung usw., weil dies immer zur Aussaat einer riesigen Zahl von Krebs(id)-Zellen führt.

3. *Gestuftes Heilhilfe-Erstprogramm* in Anpassung an die Ausgangssituation.

Zur Verfügung stehen die Stufen 1–3 oder 1–4.

Zur *Stufe 1–3* gehören zirka drei Dutzend Heilhilfen, die nebeneinander oder im Wechsel ausgerichtet sind auf: Abwehrsteigerung,

Durchblutungssteigerung im Krebs(id)herdbereich, Entgiftung, Entschlackung, Naturmischkost usw.

Stufe 4 heißt: Krebshemmung mit Sexualhormonblocker.

4. *Regelmäßige Wiederholung von Heilhilfe-Kompaktprogrammen,* weil immer die Gefahr eines nichtentdeckbaren örtlichen Rückfalles und/oder von versteckten Metastasenherden besteht, mindestens in Form von Mikrometastasen, und zwar vor allem im ersten und zweiten Jahr. Deshalb ist eine Wiederholung des Heilhilfe-Kompakt-Programms im ersten »Krebsjahr« beim Ein-Organ-Ein-Herd-Krebs(id) nach drei Monaten und nach weiteren sechs Monaten erforderlich. Später vergrößern sich die Zwischenzeiten. Im Stadium des Mehrorgan-Vielherd-Krebs(id)es hängt die Notwendigkeit zur Wiederholung des Kompaktprogramms vom erreichten Besserungsgrad ab. Meist ist die erste Wiederholung schon nach sechs Wochen notwendig. Die Zwischenzeiträume verlängern sich bei erkennbarem Stillstand bzw. Rückbildungszeichen.

5. *Regelmäßige Kontrolldiagnostik,* aber nicht pauschal, sondern höchstpersönlich verordnet und möglichst unter Vermeidung gefahrbringender Methoden wie Mehrfach-Röntgenaufnahmen, Szintigraphien usw. Wichtig ist, daß ein eventuelles »Taubwerden« gegen die Hauptarzneien und/oder eine notwendige Dosiserhöhung frühzeitig erkannt und das Erforderliche getan wird.

6. Immer *Ganzheitsbehandlung* von Leib, Geist und Seele sowie gründliche *Ursachenforschung* mit Hilfestellung zur *Änderung* milieubedingter Ursachen.

Die *Sexualhormonblockade* ist in den meisten Fällen die wichtigste Heilhilfekomponente. Aber sie allein genügt nie. Ein nachweisbar bösartiger fortschreitender Krebs kann mit dieser Therapie nur in weniger als 20 Prozent, meistens also nicht geheilt werden. Es muß Zusätzliches geschehen, von vielen Punkten aus angegriffen werden, um die Krankheit zu bändigen. Steigerung der Abwehrkraft, Aktivierung der Durchblutung im Krebsherdbereich, Förderung der Heilentzündung, insbesondere Vermeidung aller entzündungshemmenden Schmerzmittel usw. sowie umfassende ganzheitsmedizinische Betreuung sind von größter Wichtigkeit. Auch behutsame Ausschneidungsoperationen und/oder gezielte, knapp dosierte Röntgenbestrahlungen gehören zum behutsamen Programm, wenn die Inaktivierung eines Krebsherdes nicht anders

erreichbar und der Eingriff nicht zu groß ist. Unser Programm umfaßt etwa *drei Dutzend Einzelheilhilfen im Wochenverbund!*

Alle EUBIOS-Gesundheitshilfen sind – wenn auch nicht immer
»allgemein anerkannt« – wissenschaftlich begründet. Sie stützen
sich auf wissenschaftliche Veröffentlichungen, oft in riesiger Zahl –
wie u.a. bei der Ozon-Sauerstoff-, Thymus- und Milz-Frischextrakt-
Therapie –, wie auf vieljährige eigene Erfahrungen mit meist über
100000 Einzelanwendungen.

Zusätzlich gilt: Die Notwendigkeit, bessere Heilhilfen zu finden,
zwingt auch zum Ausprobieren neuer Wege im Einverständnis mit
den Patienten. Kritisch betrachtet ist jedes Gesundhilfeprogramm
ein neues Ausprobieren, heilen zu helfen. Gerade weil ein solches
Programm viele Einzelheilhilfen umfaßt und letztlich nicht nur deren isolierte Wirkung, sondern die oft schwer durchschaubare Verbundwirkung über den Erfolg entscheidet, sind Vorhersagen mit
Unsicherheiten belastet. Das größte Vorhersageproblem ist und
bleibt immer die Tatsache, daß jeder Mensch ein einmaliges »Exemplar« der Schöpfung ist. Sogar Placebos (Heilhilfen mit nur geistig-
seelischer Wirksamkeit) haben ihren Platz im Heilschatz der modernen Medizin.

Die EUBIOS-Gesundheitshilfe bei Krebs beginnt damit, daß – wie
erwähnt – zunächst festgestellt wird, ob es sich um einen Haustierkrebs oder um einen Raubtierkrebs handelt. Falls der Befund für
einen Haustierkrebs spricht, bestellen wir den Patienten das erste
Mal nach sechs Wochen wieder. Falls bei der Nachuntersuchung
keine Änderung des Befundes eingetreten ist, hat die nächste Untersuchung drei Monate Zeit, die übernächste sechs Monate und die
folgende ein Jahr. Danach wiederholen wir die Kontrolluntersuchung in Abständen von jeweils zwei Jahren.

Falls die Untersuchung den Verdacht auf einen aktiven Krebs-
(id)herd ergibt, empfehlen wir ein Klinik-Heilhilfe-Kompaktprogramm für drei Wochen. Dazu wird der Patient entweder in unsere
Tagesklinik oder auf unsere Bettenstation aufgenommen.

In der Regel ist bereits eine Sprechstundenuntersuchung vorausgegangen, in der sehr eingehende Erhebungen zur Vorgeschichte
und eine gründliche Ganzheitsuntersuchung von Kopf bis Fuß statt-
gefunden haben. Deshalb kommt es bei der Aufnahmeuntersu-

chung speziell darauf an – außer einer Ergänzung der Vorgeschichte für die Zwischenzeit und einer Befundüberprüfung –, vor allem die sogenannte »Krebsid-Schweregrad-Wertung« durchzuführen. Dafür haben wir ein spezielles Formblatt, das in Tab. 9 abgebildet ist. Es wird hier insbesondere deshalb im vollen Text gebracht, weil mir daran liegt, die Vielzahl der Kriterien zu dokumentieren, die für eine gründliche Schweregrad-Wertung berücksichtigt werden müssen. Nur so ist eine besonders gute Ergebnis-Kontrolle möglich. Besonders verweise ich darauf, daß das Krebsidvolumen möglichst genau errechnet wird. Davon hängt unter anderem die Dosierung des Sexualhormonblockers ab.

Den Behinderungsgrad geben wir mit Hilfe des Umgekehrten Karnowski-Indexes an (s. Tab. 10). Die Umkehr empfiehlt sich hier, weil es nicht um die Feststellung des Gesundheitsgrades, sondern des Behinderungsgrades geht.

Besonders verweisen möchte ich auf die Punkte D–H, mit denen für die Ausgangssituation und auch den Bösartigkeitsgrad besonders wichtige Faktoren erfaßt werden.

Für die ergänzende Diagnostik bedienen wir uns des Diagnostikblattes, auf dem alle ergänzenden Untersuchungsmöglichkeiten aufgeführt sind. Die Schweregrad-Wertung berücksichtigt selbstverständlich die Ergebnisse dieser ergänzenden Diagnostik.

Nach der Aufnahmediagnostik folgt dann die Verordnung des Therapieprogrammes anhand des speziellen Verordnungsblattes. Dabei werden unterschieden: Selbstversorgung, Physiotherapie, Extratherapie, Arzttherapie und Arzneitherapie.

Auf Einzelheiten kann hier nicht eingegangen werden, darum nur ein paar Hinweise:

Die *Heublumenpackungen* finden täglich von 11.45 Uhr bis 12.30 Uhr statt. In dieser Zeit liegen sämtliche Klinikpatienten in ihrer Packung. Die Tagesklinikpatienten bekommen ihre Packung im »Helikon«, einem Großraum mit 25 Liegeplätzen im licht- und sonnendurchfluteten Dachgeschoß. Die stationären Patienten liegen mit der Heublumenpackung in ihren Betten.

Während dieser Anwendung werden die Patienten mit einem hauseigenen *Informationsprogramm* auf dem Bildschirm über Sinn, Zweck und Technik der in der Klinik durchgeführten Heilhilfen wie auch über Gesundheit und Gesundheitshilfen allgemein unterrich-

Name: _____ Beginntag: _____ Aufnahme-Arzt: _____

A. Alter: _____ Jahre Größe: _____ cm Gewicht: _____ kg

B. Beschwerdegrad

    1. Befindlichkeit:
    Kräftezustand?   Vorher?

    Stimmung?   Vorher?

    Allgemein?   Vorher?

2. Schmerzen			
Ruhe-schmerzen:	Wo?	Grad?	Vorher?
	Wo?	Grad?	Vorher?
Bewegungs-schmerzen:	Wo?	Grad?	Vorher?
	Wo?	Grad?	Vorher?

C. Organbefall und Krebsidvolumen

    1. Primärherd _____ (endeckt _____).

    2. Klasse nach TNM/FIGO/ _____ (vor Erstbehandlung).

3. Organe im einzelnen:	Typ	Länge	Breite	Tiefe	Herdvolumen
Hauptkrebsidherd					
1.					ml
2. Region, Lymphstation					ml
Sonstige Krebsidherde					
					ml
					ml
Mikrometastasen wo?					
1.					ml
2.					ml
				Summe	ml

D. Herd-Durchsaftungsmängel (o-Typ? Hauptherd-Durchmesser?)

E. Herd-Durchblutungsmängel (Strahlenkanonade? Wieviel Gy? Wohin? OP-Narben? Haut und Tiefe? Aderenge allgemein?

F. Reparatur-Störursachen (Aggressive Gerinnungshemmer? Blutbildungsmängel? Aggressive Infusionen?)

G. Verteidigungsmängel (Abwehrdefektursachen, Aggressive Chemotherapie? Wie oft? Nasen-Rachen-Operation? Hauterkrankungen?)

H. Wuchsstoffmobilmacher (Operationen? Offene Wunden? Spritzen zur Zeit?)

Tab. 9: Krebsid-Schweregrad-Wertung

			SCHWEREGRAD	
Normale körperliche Aktivität ohne besondere Pflege	0	Normal, keine Beschwerden, kein Hinweis auf eine Erkrankung	Null	0
	10	Normale Aktivitäten möglich, geringe Krankheitssymptome	Gering	10
	20	Normale Aktivität nur mit Anstrengung, mäßige Krankheitssymptome		20
Normale Aktivitäten nicht möglich, aber selbständige Lebensführung noch gewährleistet	30	Selbstversorgung, aber unfähig zu normaler Aktivität oder Arbeit	Leicht	30
	40	Gelegentliche Hilfe, aber noch weitgehende Selbstversorgung		40
	50	Häufige Unterstützung und medizinische Versorgung erforderlich	Mittelstark	50
Unfähig zur Selbstversorgung, dauernde Pflege oder Hospitalisierung erforderlich	60	Überwiegend bettlägerig, spezielle Pflege oder Hilfe erforderlich		60
	70	Dauernd bettlägerig, Hospitalisierung angezeigt, letale Krise steht jedoch nicht unmittelbar bevor	Stark	70
	80	Schwerkrank, Hospitalisierung und aktive unterstützende Therapie erforderlich	Sehr stark	80
	90	Moribund, rasches Fortschreiten der Erkrankung	Extrem stark	90
	100	Exitus		100

Tab. 10: Behinderungsgrad (Umgekehrter KARNOWSKI-Index)

tet. Die Sendung ist ein wichtiger Teil unserer Psychotherapie, aber nur ein kleiner. Das Allerwichtigste sind die *persönlichen Gespräche* mit den Patienten, angefangen von den Arzthelferinnen und den Krankenschwestern über die Leibärzte bis zum Regiearzt.

Die *Frema-Magnetfeld-Bestrahlungen* gehören ebenso wie die *Ultrarot-Hyperthermie* zu den Heilbestrahlungen, welche direkt auf die Krebsidherde gerichtet werden, um sie im Wachstum zu bremsen. Über die SÜT *(Sauerstoff-Überflutungstherapie)* steht das Wichtigste auf S. 306 f.

Die sogenannte *Therapiespritze* gehört bei jedem Krebs(id)patienten dazu. Wir verstehen darunter die Einspritzung von Procain in den Periduralraum, das heißt in den Raum um die Rückenmarkshäute herum, und zwar jeweils in einer Höhe, daß eine Wirkung auf das Schwerpunktorgan stattfindet, in dem der oder die Krebs(id)-herde liegen. Im Bereich aller Krankheitsherde spielen sich immer wieder Gefäßverkrampfungen ab, welche die Durchblutung vermindern. Diese Verkrampfungen sollen durch die Therapiespritze zumindest für mehrere Stunden durchbrochen werden. Nach Bedarf wird eine ergänzende *Neuraltherapie* durchgeführt, insbesondere auch, um Schmerzzustände zu unterbrechen, aber auch, um eine Reizwirkung von Narben usw. auszuschalten.

Bei der *Arzneiverordnung* liegt der Schwerpunkt auf der Sexualhormonblockade. Hier setzen wir in der Regel als erstes das Suprefact ein, das sowohl gespritzt wie auch in Form von Nasal-Spray gegeben wird. Die Dosierung richtet sich nach dem Krebsidvolumen. Sie liegt sehr viel höher als im Waschzettel der Herstellerfirma für die Dosierung von Suprefact bei Prostatakrebs angegeben. Die häufigste Anfangsdosis beträgt $2 \times 1,5$ ml Suprefact subcutan morgens um 9.00 Uhr und nachmittags um 17.00 Uhr sowie zwischenzeitlich um 13.00 Uhr und 21.00 Uhr 2×2 Nasenspray-Stöße. Die Spritzdosis wird bei Bedarf erhöht oder verringert.

In der ersten Woche kommt es durch das Suprefact zunächst sogar zu einem Anstieg des Sexualhormonspiegels. Dieser wird dadurch abgefangen, daß eine Woche lang den Frauen das Antiöstrogen Tamoxifen und den Männern das Antiandrogen Androcur verordnet wird.

Der wichtigste zusätzliche Sexualhormonblocker ist bei uns das Farlutal bzw. MPH-Hexal. Dies sind halbsynthetische Gestagenpräparate. Sie blockieren die Bildung des Gelbkörper-, des Eifollikelsteuerungs- und auch des Nebennierenmarkhormons. Häufig setzen wir sie in Kombination mit Suprefact ein. Gerade mit dieser Kombination haben wir bei bestimmten Krebstypen besonders gute Erfahrungen gemacht.

Der Wechsel der Sexualhormonblocker ist deshalb erforderlich, weil nach einer gewissen Zeit Hormontaubheit eintreten kann. Es ist wichtig, diesen Zeitpunkt frühzeitig zu erkennen und dann eben auf andere Sexualhormonblocker umzusteigen. Es steht noch eine Reihe weiterer Präparate zur Verfügung.

Die deutlichste Nebenwirkung der Sexualhormonblocker sind einerseits die vorübergehende Impotenz bzw. Minderung der Libido sowie andererseits Beschwerden, wie sie auch für die Wechseljahre der Frau typisch sind, nämlich Hitzewallungen. Begleitet sind diese Nebenwirkungen von allgemeiner Muskelschwäche und auch von einer Neigung zu Depressionen.

Das alles wird verständlich, wenn man sich die Sexualhormonblockade als Umkehr der Liebeshormonaktivierung vor Augen führt. Und da die Gabe von Sexualhormonen zu den Doping-Mitteln für Hochleistungssportler gehört, weil die Muskelkraft dadurch verstärkt wird, ist es auch einleuchtend, daß bei einer Sexualhormonblockade eine gewisse Muskelschwäche eintritt. Sie führt aber keineswegs zu irgendwelchen Lähmungszeichen.

Was die Impotenz anbetrifft, so sind ja nur Männer betroffen. Frauen haben es in dieser Beziehung leichter. Bei ihnen ist nur die Libido herabgesetzt. Beides bessert sich nach Absetzen der Sexualhormonblocker innerhalb weniger Wochen, und zwar mindestens bis zu der Größenordnung vor Beginn der Blockade. Falls bei Männern die Potenz vorher abgeschwächt war, ist sie hinterher oft etwas stärker als vorher. Jedenfalls bewirkt die Therapie keine dauerhafte Impotenz. Und gerade in diesem Punkt liegt der gewaltige Unterschied zu den »Kastrationsoperationen«. Denn die Hormonblockade ist immer nur für begrenzte Zeit notwendig: für ein paar Monate, selten länger als ein halbes Jahr.

Bei hoher Dosierung wegen fortgeschrittenen Stadiums kann es zu Schwellungen durch Wasseransammlungen (Ödeme) kommen. Dann beobachten wir auch Blutbildungsstörungen mit Rückgang der Blutzellen, wenn auch nicht entfernt in dem bei Zellkiller-Chemotherapie bekannten Ausmaß. Gerade diese Nachwuchshemmung von Blutzellen beweist die hemmende Wirkung auf die Zellvermehrung. Von den übrigen in unserer Verordnungsliste aufgeführten Medikamenten wirken die *Mistel-Kräutertabletten* direkt krebshemmend, allerdings nur in geringem Umfang, wie es auch für die spritzbaren Mistelpräparate gilt. Durch eine besondere Hülle um die Mistelsubstanz herum wird sie erst im Dünndarm freigegeben und entfaltet dadurch eine intensivere krebshemmende Wirkung. Nach neueren Untersuchungen darf man davon ausgehen, daß Mistel in sehr niedriger Dosierung eher besser wirkt als in höherer Dosierung. Deshalb beschränken wir uns auf die Verordnung von Mistel-Kräutertabletten mit dem säurefesten Überzug.

Lebertrankapseln sind zur Aufbesserung des Vitamin D-Haushaltes wichtig. Sie wirken aber, wie an anderer Stelle schon erwähnt, nur gemeinsam mit den Sonnenbädern. Man hat übrigens inzwischen festgestellt, daß eine Aktivierung des Vitamin D 3 auch direkt krebshemmend wirkt, besonders bei Brustkrebs.

Bei *Operationen* wenden wir eine ganz bestimmte eigene Taktik an, welche einerseits darauf ausgerichtet ist, die operative Verletzung so klein als irgend möglich zu halten, und andererseits, die Ausstreuung von Krebszellen zu beschränken.

Kein örtlicher Eingriff wird ohne eine mindestens ein- bis zweiwöchige Vorbehandlung gemacht, ausgenommen Minioperationen. Die Vorbehandlung führt in der Regel zu einer Verkleinerung der Krebsidherde und damit dann auch zu einer Verkleinerung der eventuell notwendigen Operation. Vor allem aber werden die Abwehrkräfte maximal mobilisiert und dadurch ganz besonders günstige Ausgangsbedingungen dafür geschaffen, daß sich die zwangsläufigen Operationsschäden in Grenzen halten.

Wo immer es geht, wird in örtlicher Betäubung operiert – und es geht fast immer. Keine Krebsoperation soll länger als eine Stunde dauern. Notfalls wird sie auf zwei »Sitzungen« verteilt.

Einen hervorragenden Platz hat sich bei uns die *Vereisungsoperation* erworben, auch Kryooperation genannt – von (griech.) kryos = Kälte, Eis. Man kennt sie seit etwa hundert Jahren. Es begann mit dem Aufspritzen von Kältemitteln wie Chloräthyl auf die Haut, um Warzen, Leberflecke oder andere Kleingewächse zu erfrieren. Mit dem technischen Fortschritt allgemein wurden dann Geräte entwickelt, in denen hohe Kältegrade erzeugt und über Schläuche mit Kryosonden am Ende an das zu vereisende Gewebe herangebracht werden konnten. Am gebräuchlichsten sind als Kälteerzeuger Lachgas und flüssiger Stickstoff.

Beim Friervorgang bilden sich in den Zellen Eiskristalle, die während des Frierens, aber auch beim Auftauvorgang, zu einer Schädigung und zum Tod dieser Zellen führen. Je schneller der Friervorgang stattfindet und je tiefer die Temperaturen sind, desto sicherer ist der gewollte Zelltod und damit der Erfolg des kryochirurgischen Eingriffes.

In der Praxis gilt es, durch ein geeignetes Gerät möglichst schnell tiefe Temperaturen zu erreichen und für einige Minuten aufrechtzuerhalten. Durch den Gefriervorgang wird im Gegensatz zu anderen Operationsmethoden das Ausschwemmen von Krebsidzellen in den Kreislauf verhindert. Es kommt sowohl zur Lähmung der Krebsidzellen, die ja vielfach eine Eigenbeweglichkeit haben, wie vor allem auch zum Verschluß der Blut- und Lymphgefäße durch die Verkrampfung der Gefäßmuskulatur.

Die Erfahrung hat gezeigt, daß die Wundheilung nach einem kryochirurgischen Eingriff rascher und komplikationsloser verläuft als bei einer Operation mit dem Messer oder mit dem Glüheisen bzw. der Elektrokaustik. Ein zusätzlicher Vorteil ist die betäubende Wirkung tiefer Temperaturen.

Zu den Hauptindikationen der Kryochirurgie gehören bei uns fast alle kleinen Gewächse der Haut und auch der erreichbaren Schleimhäute, hier insbesondere im Mund und im Mastdarm, sowie auch größere Gewächse, soweit nicht eine Ausschneidungsoperation zweckmäßiger ist, was aber nur ausnahmsweise der Fall ist.

Wir haben in den letzten Jahren eine sehr große Zahl von Hautkrebsiden aller Art – vom Basaliom über das Plattenepithel-Krebsid bis zum Schwarzen Hautkrebsid – mit Erfolg vereist. Hinzu kommen viele Kryooperationen gegen Warzen, Blutschwämmchen, Pigmentflecke und andere Haut- und Schleimhautveränderungen.

Zur Verhinderung von Rückfällen und/oder des Auswachsens von Streuherden (Metastasen) ist es besser, nur von Zeit zu Zeit Heilhilfe-Kompaktprogramme durchzuführen, als die Patienten fortlaufend mit irgendwelchen Heilhilfen zu »traktieren« – von der Arzneibehandlung abgesehen. Der Körper braucht auch immer wieder längere Therapiepausen, um anstrengende Behandlungsprogramme zu verarbeiten. Auch die BAKSALI ist trotz aller Behutsamkeit anstrengend. Die Mobilmachung der Abwehrkräfte kostet Kraft, und die Sexualhormonblockade schwächt zusätzlich.

EUBIOS heißt »glückliches Leben«. Falkenstrategie aus Prinzip und um jeden Preis vereinbart sich nicht mit den Zielen der EUBIOS-Gesundheitshilfe. Wir bieten einem Patienten die BAKSALI nur an, wenn wir uns dadurch eine echte Heilhilfe versprechen, also eine Besserung der Beschwerden, Stillstand oder Bremsung der Krebs-

(id)-Aktivität und/oder eine zumindest teilweise Rückbildung. Es ist aber niemals möglich, eine zuverlässige Vorhersage über das Heilergebnis zu machen, schon deshalb nicht, weil das weitere Schicksal eines Krebs(id)-Kranken sehr weitgehend in der Hand des Patienten selbst liegt, insbesondere auch davon abhängt, wie weit er den Rat des Arztes befolgt. Kein Arzt der Welt kann einem Kranken mit Raubtierkrebs sichere Heilung versprechen, auch wir können es nicht. Was wir aber versprechen können, ist: daß wir uns bei jedem unserer Patienten sehr anstrengen werden, so wie bei unserem besten Freund!

Krebs – Leitsätze von Freund zu Freund

1. Auch für Krebs(id) gelten die 11 Leitsätze für *Chronische Krankheiten*.

2. Krebs(id) ist nicht gleich Krebs(id). Die Entdeckung von Krebs(id-)Zellen und auch eines Krebs(id)-Herdes beweist noch *nicht* das Vorliegen einer *Krebskrankheit*.

3. Das Wichtigste nach der Entdeckung eines Kleinen Krebs(id)-Herdes ist die *Unterscheidungsdiagnose* zwischen inaktivem (Haustier-)Krebs(id) und aktivem (Raubtier-)Krebs(id).

4. Ein Kleiner Krebs(id)-Herd ist öfter ein inaktiver, nicht behandlungsbedürftiger *Haustierkrebs* als das Signal einer Krebskrankheit.

5. Die *Krebskrankheit* ist Bürgerkrieg im Billiardenzellstaat Mensch zwischen Krebszellen und dem Zellstaat mit all seinen Folgen – aber *keine nur örtliche Krankheit*.

6. Die *Ganzheitskrankheit* muß ganzheitlich behandelt werden, und zwar in *Kombination* von *sanften* Heilhilfen zur Stärkung der Selbstheilungskräfte und von *aggressiven* Heilhilfen wie rezeptpflichtiger Arznei, Operation und Strahlentherapie.

7. *Probeentnahmen* von Gewebe aus einem möglichen Krebs(id)-Herd durch (Fein-)Nadel, Stanze, Zange oder Teilausschneidung führen immer zu *massiver Krebszellaussaat* und sind für die Unterscheidungsdiagnose zwischen inaktivem und aktivem Krebs(id)-Herd nicht notwendig, meist sogar irreführend.

8. *Aggressive,* insbesondere verstümmelnde Heilhilfen zur Be-

kämpfung örtlicher Krebs(id)-Herde wie Operation und Strahlentherapie müssen immer *so behutsam und klein als möglich* eingesetzt werden, weil sonst die Ganzheitskrankheit verschlimmert wird.

9. Die *Zellkiller-Chemotherapie* schadet meistens viel mehr, als daß sie nützt. Sie ist nur bei zirka fünf aller (mehr als 100) Krebskrankheitsarten oder als *ultima ratio* (letzter Versuch) bei höchstaktivem Verlauf zweckmäßig und erlaubt.

10. *Periodische Klinik-Heilhilfe-Kompaktprogramme* mit jeweils 2–3 Therapiewochen in Abständen während der ersten 4–5 Jahre nach Behandlungsbeginn sichern die Heilung der Krebskrankheit am zuverlässigsten.

7.3 ADERENGE – HERZENSBRECHER STRESS UND CO. – SCHURKE CHOLESTERIN FREIGESPROCHEN

DIE BEGRIFFE

Das Wort *Aderenge* benutze ich als Oberbegriff für alle Arten von Beengungen der Schlagadern (Arterien), nicht von Blutadern (Venen), die man besser Rückblutadern nennen sollte. In Venen gibt es zwar auch Beengungen, aber beachtenswerterweise nur durch akute (sich rasch entwickelnde) Thrombosen – von (griech.) thrombos (die geronnene Masse, der Klumpen) – und deren Folgen. Thrombosen bilden sich zwar auch in Schlagadern, aber im Gegensatz zu den Venenthrombosen, ist die Ursache eine Gefäßwandveränderung, während es bei den Rückblutadern meistens umgekehrt ist: erst die Thrombose, dann der Gefäßwandschaden.

Allein diese Beobachtung weist darauf hin, daß die Gefäßmuskulatur bei der Aderenge eine überragende Rolle spielt. Denn der Hauptunterschied in der Wandbeschaffenheit von Venen und Arterien besteht darin, daß die Adermuskulatur sehr viel stärker ausgebildet ist. Sicher unterscheiden sich Venen und Arterien auch durch ihren Inhalt, den Gehalt des Blutes an verschiedenen Stoffen. Das Venenblut ist sauerstoffarm und verschmutzt durch Stoffwechselschlacken, das Schlagaderblut dagegen gereinigtes, frisches Blut, sauerstoffreich und mit Nährstoffen beladen. Dieser Umstand müßte eigentlich für die Beatmung und Ernährung der Schlagaderwände – die ja durch das in ihnen fließende Blut geschieht – eher vorteilhaft sein. Und wenn tatsächlich, wie die herrschende Schulmedizin behauptet, die Blutfette – allen voran das Cholesterin – die Hauptursache für die Aderwandveränderung wären, müßte es auch eine Venosklerose – von (griech.) skleros = trocken, spröde, hart, starr, auch uneben, rauh – als häufige Chronische Krankheit geben und nicht nur eine Arteriosklerose. Denn die Blutprobe zur Kontrolle des Blutes auf seinen Blutfettspiegel stammt ja aus dem Venenblut.

Deshalb gibt es für mich keinen Zweifel: Die Hauptursache für

die Aderenge, die Arteriosklerose, sind Verkrampfungen der Schlagadermuskulatur in häufiger, in zu häufiger Wiederholung. Und wer
trägt die Schuld daran? *Streß* im Übermaß!

Dies möchte ich am Beispiel der Herzaderenge deutlich machen
und an seiner schlimmsten Folge, dem Herzinfarkt – von (lat.) infar-
cire = hineinstopfen, verstopfen.

Streß ist der Hauptübeltäter, aber er hat Kompagnons. Die Rede
ist von Streß in seiner negativen Form als Ärger, Sorge, Zorn, Wut,
Panik usw., als geistig-seelische Anstrengung in Kombination mit
Unlustgefühlen. Der Schöpfer des Krankheitsbegriffes Streß, Hans
Selye, unterschied zwei Arten von Streß und nannte sie: Dis-Streß =
negativer Streß und Eu-Streß = positiver Streß. In unserer Umgangs-
sprache meint das Wort immer Dis-Streß. Für Eu-Streß haben wir
andere Vokabeln: Freude, Erfolgserlebnis, Guter-Hoffnung-Sein. Ich
möchte mich hier gern an die volkstümliche Bedeutung des Wortes
Streß halten.

Herzinfarkt – was ist das eigentlich?

Kurz und bündig: plötzlicher Maschinenschaden der Muskel-
pumpe durch Herzaderenge unterschiedlichen Grades bis hin zum
totalen Stopp, schwere feldartige Durchblutungsstörung eines
Herzmuskelabschnittes, weil nicht genügend Nachschub an fri-
schem Blut kommt. Die langfaserigen Herzmuskelzellen brauchen
viel frisches Blut, nicht nur die Muskelzellen, sondern vor allem
auch ihre Kommandeure, die Herznervenzellen. Wenn der Blutstrom zu einem Herzmuskelstück zu gering wird, ersticken dort die
Nerven- und Muskelfasern. Es passiert dem betroffenen Herzteil
dasselbe wie einem Menschen im Ganzen, wenn man ihm die Kehle
zuschnürt. Eine halbe Minute Ausfall an Frischblut kann infolge der
Zündstörung durch Sauerstoffnot großes Durcheinander in der lebenserhaltenden Pumpstation anrichten. Aus dem geordneten Pum-
pen wird ein ungeordnetes Wühlen. Die Herzmuskelfasern zucken
wild durcheinander. Kammerflimmern nennen wir Mediziner dieses Chaos. Im ungünstigsten Fall steht das Herz schon innerhalb
der ersten Minute still.

Es ist dann zwar bei normaler Körpertemperatur eine halbe
Stunde lang wieder belebbar, bei Unterkühlung – wie sie bei manchen Herzoperationen geschieht – länger. Aber das Schicksal des

Patienten steht und fällt mit den Folgen des Herzstillstandes für das
Gehirn. Die Hirnzellen sind die blutdurstigsten von allen Zellen.
Nur zwei bis drei Minuten Frischblutstopp im Gehirn bewirken
meist einen schweren Hirnschaden für immer.

Für die zum Herzinfarkt führende Aderenge gibt es drei Ursachen: Die *erste* Ursache ist die *Verkrampfung* einer Herzkranzader

Abb. 1 Das Herz (skizziert nach Rauber-Kopsch, ANATOMIE DES MENSCHEN, Stuttgart 1987).
1: Obere Hohlvene, 2: Aorta, 3: Stamm rechte Herzkranz-Schlagader, 4: Rechter Vorhof, 5:
Rechtes Herz, 6: Scheidewandlinie, 7: Untere Hohlvene, 8: Aorta, 9: Linkes Herz, 10: Vorderer Ast, 11: Stumpf Lungen-Schlagader, 12: Ringsum-Ast, 13: Stamm linke Herzkranz-Schlagader als Hauptsitz der streßbedingten Aderenge, 14: Linker Vorhof.

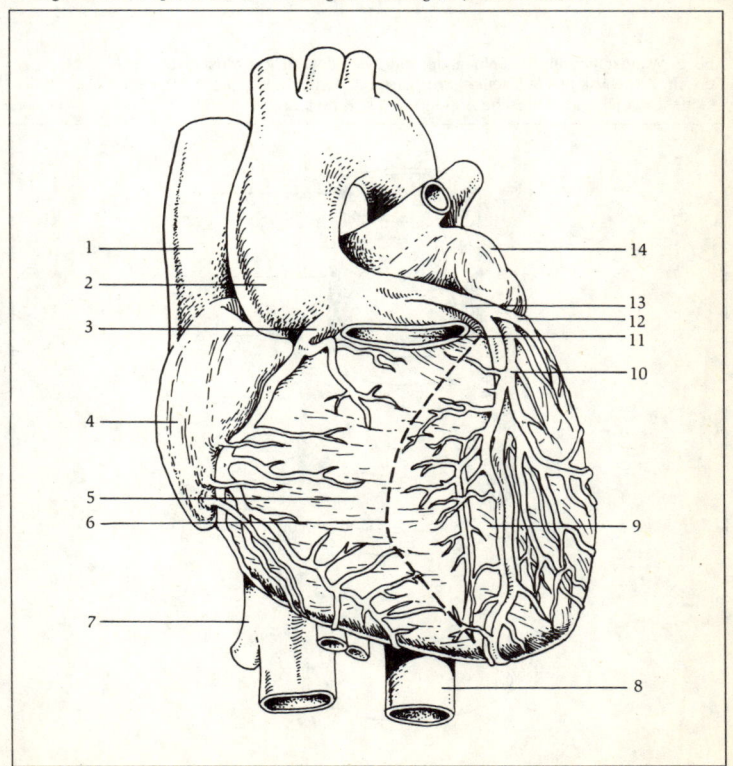

im Stammteil oder im Bereich ihrer Äste. Man nennt diese Adern Herzkranzgefäße, weil sie sich teilweise wie ein Kranz um das Herz ziehen (s. Abb. 1). Es gibt eine kräftigere linke und eine weniger kräftige rechte Herzkranzader, beide ausgestattet mit einer starken Muskelschicht. Diese Schlagadermuskeln können sich verkrampfen und zu plötzlicher, qualvoller Brustenge führen (Angina pectoris). Aber nicht jeder Koronarkrampf bereitet Schmerzen.

Es gibt den – Gott sei Dank seltenen – Sekunden-Herztod allein durch Gefäßverkrampfung, meist verursacht durch panikartiges Erschrecken. Auf dem Sektionstisch findet man in solchen Fällen keine Spur von Aderenge.

Abb. 2 Wandschichten der Schlagader mit besonders dicker Muskelschicht (nach Rauber-Kopsch, ANATOMIE DES MENSCHEN, Stuttgart 1987). 1: Innenhaut, 2: Elastische Innenhülle, 3: Muskelschicht, 4: Elastische Außenhülle, 5: Außenhaut.

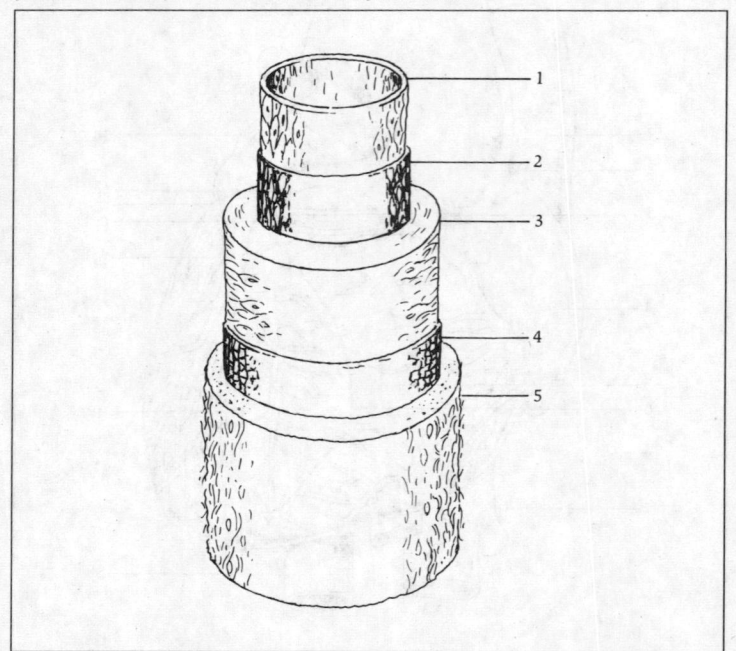

Die *zweite* Ursache der Aderenge ist die Chronische *Aderstarre* (Arteriosklerose). Diese Arterienverhärtung bewirkt eine Dauerverengung und die Unfähigkeit der Herzschlagadern, den Blutstrom in ihnen elastisch dem wechselnden Bedarf anzupassen.

Die Aderstarre beruht auf Verkrampfungen der Schlagadermuskulatur in häufiger Wiederholung mit Schrumpfung und späterer Kalkeinlagerung. Eine ihrer Folgen ist erhöhter Blutdruck im verengten Bereich, der durch die übliche Blutdruckmessung erst erfaßbar ist, wenn viele Adern des Gesamtorganismus betroffen sind.

Erst die *dritte* Ursache schließlich ist die *Gefäßrohrbeengung* durch Barrieren aus Fett, Eiweiß und Sand – vor allem aus Kalksand –, die sich auf der Innenhaut und/oder zwischen Innen- und Außenwand der Schlagadern bilden (zum Aufbau der Schlagader s. Abb. 2). Weil diese Plaques vor allem aus verkalktem Cholesterin und anderem Fetteiweiß bestehen, muß das, so folgern die meisten Ärzte, die Folge einer Blutverschlammung mit denselben Stoffen sein. Diese Annahme führte zu der panikartigen Angst vor Blutfett und Cholesterin, in der wir heute leben. Normalerweise neigen wir Mediziner nicht zu besonders einfachen Erklärungen, die Aderenge aber macht eine Ausnahme. Die scheinbar naheliegende Erklärung leuchtet sowohl dem kleinen Fritz wie dem großen Manager ein. Tatsächlich ist das aber ein bißchen zu einfach gedacht.

Unsere Gefäßinnenwände bestehen nun mal großenteils aus fettähnlichen Substanzen und Cholesterin, die ständig auf- und abgebaut werden. Wenn es irgendwo Schadstellen gibt, werden diese mit körpereigenen Fetteiweißstoffen und Cholesterin repariert. Ihr Vorkommen ist also völlig natürlich.

Sicher gibt es extrem hohe Blutfettspiegel von über 1000 Milligramm pro Deziliter und dadurch bedingt verstärkte Neigung zur Aderverschlackung. Aber solch böse Mitgift aus elterlichem Erbgut ist sehr selten und spielt als Gefährdungsfaktor der Volkskrankheit Aderenge praktisch keine Rolle.

Die drei Aderenge-Ursachen Verkrampfung, Aderstarre und Fett-Eiweiß-Kalkbänke entwickeln sich, wie es scheint, in der Regel in ebendieser Reihenfolge.

Wenn die Aderenge zu groß wird, steht das Blut im Gefäß still und gerinnt. Es bildet sich ein Blutpfropf, ein Thrombus. Das nennt man Schlagaderthrombose. Diese erst macht oft den Blutstopp komplett. Deshalb werden bei einem Herzinfarkt auch Arzneien eingesetzt, welche solche Thromben auflösen. Und deshalb gibt man Herzinfarktpatienten hinterher eine Zeitlang blutgerinnungshemmende Medikamente. Die Thrombose ist die Folge der Aderenge, aber nicht ihre Ursache. Von den Ursachen steht die Verkrampfung an erster Stelle.

Die Herzaderenge ist von Haus aus eine Streß-, aber keine Freß-Krankheit.

Sie ist die Folge eines ständigen Bombardements des Nervensystems mit Unlustgefühlen, mit Ärger, Demütigung, Angst, Alpträumen und vielem anderen. Davon sind keineswegs nur Manager geplagt, sondern auch die ruh- und rastlosen Überfleißigen sonst, und sogar eine bestimmte Sorte von Faulenzern, denen ihre Faulheit dadurch zum Dauerstreß wird, daß sie den Fleißigen ihren Erfolg neiden, manchmal so sehr, daß sie aus Neid fleißig werden und einen förmlichen Zerstörungsfleiß gegen sich selbst entwickeln. Trotzdem: Manager und Überfleißige marschieren den Faulenzern im Infarktrisiko weit voran.

Karoshi nennen die Japaner den schnellen Tod der Superfleißigen durch Herz- oder Hirnschlag – das Schreckgespenst japanischer Unternehmer der letzten Jahre. Innerhalb von nur einem Jahr – von Juli 1988 bis Juli 1989 – sollen 800 japanische Manager in ihren Büros oder Betrieben unter ihrer Arbeitslast zusammengebrochen sein. Die Mehrzahl der Opfer waren Männer im Alter zwischen 40 und 55 Jahren. Nicht nur Manager waren betroffen, sondern auch Börsenmakler, Taxifahrer, Verkäufer, Fabrikarbeiter und andere Superfleißige.

Daß in Japan die Manager mehr arbeiten als bei uns, darf bezweifelt werden. Aber Japans Beschäftigte insgesamt arbeiten im Jahr durchschnittlich 500 Stunden mehr als ihre deutschen Kollegen. Sie nehmen meist nur die Hälfte ihres bezahlten Urlaubs von 15 Tagen jährlich.

Also doch die 35-Stunden-Woche? Noch ein paar Feiertage mehr und ein paar Urlaubswochen zusätzlich im Jahr zur Herzinfarkt-Prophylaxe? Wer auf diese Idee kommt, der sei daran erinnert, daß die Japaner weltweit trotzdem die höchste Lebenserwartung haben. Sie werden im Durchschnitt deutlich älter als die Bundesbürger. Und das trotz Karoshi, dem Damoklesschwert über der Super-Leistungsgesellschaft. Es gibt also eine ausgleichende Gerechtigkeit für ein Volk von Fleißigen.

Herzinfarkt ist in erster Linie eine psychosomatische Krankheit. Für Geist und Seele hatten die alten Griechen das Wort *psyche*. Körper hieß *soma*. Psychosomatische Krankheit bedeutet: Aus einem Übermaß an geistig-seelischer Not, dem Streß, wird eine Körperkrankheit, zum Beispiel Herzaderenge.

Die Schulmedizin ist gerade dabei, Geist und Seele als Bestandteil des menschlichen Organismus wiederzuentdecken. Obwohl man Geist und Seele weder im Elektronenmikroskop sehen noch durch High-tech-Laboruntersuchungen darstellen kann, diskutieren die Schulmedizinführer immerhin in zunehmendem Maße die Möglichkeit, daß Geist-Seele-Nöte doch eine wichtige Krankheitsursache sein können. Wir heißen Euch hoffen!

DAS CHOLESTERIN-MÄRCHEN

Ich wiederhole: Die Hauptursache für Herzaderenge und Herzinfarkt ist Streß, aber nicht Blutverfettung bzw. Blutverschlammung durch Fetteiweiß. Bewiesen haben dies Wissenschaftler, an deren Kompetenz und Unabhängigkeit es nicht den geringsten Zweifel gibt.

Ganz vorn marschiert bei uns Prof. Dr. med. Hans Glatzel, jahrzehntelang Leiter des Instituts für Ernährungsphysiologie der Max-Planck-Gesellschaft.

Die mit großem Aufwand betriebene, staatlich geförderte Kampagne gegen das tierische Fett, insbesondere gegen die gesättigten Fettsäuren (LDL = Low Density Lipoproteins), insbesondere gegen das Cholesterin, entbehrt nach seinen Erkenntnissen jeder exakt-wissenschaftlichen Grundlage.

Ich zitiere aus einem Aufsatz, den der international renommierte Wissenschaftler Anfang Januar 1989 veröffentlicht hat:

»Es gibt weder klinische noch epidemiologische Beweise für die Behauptung, durch diätetische Maßnahmen, insbesondere durch Senkung der Cholesterin-Zufuhr oder durch Vitamin-C-Präparate, könne man die Entstehung einer koronaren Herzkrankheit verhindern oder eine bestehende koronare Herzkrankheit überwinden.«

Wenn es auch inzwischen aus aller Welt vielfache Bestätigungen seiner Erkenntnisse durch andere Wissenschaftler gibt, so ist Glatzel doch skeptisch im Hinblick auf die Dauer des notwendigen Umdenkprozesses. Dazu zitierte er Max Planck, den Namengeber seines ehemaligen Forschungsinstituts: »Irrlehren der Wissenschaft brauchen fünfzig Jahre, bis sie durch neue Erkenntnisse abgelöst werden, weil nicht nur die alten Professoren, sondern auch deren Schüler aussterben müssen.«

Nach dem Postulat unserer professoralen Margarinepäpste sind Herzblut-Gesunde in Wahrheit falsch ausgewertete Cholesterinkranke. Man braucht nur den Grenzwert zu verschieben. Als neueste Schwelle zur Krankheit haben sie 200 Milligramm Cholesterin pro Deziliter Blut festgelegt, nachdem es bis vor kurzem noch 260 Milligramm waren. Nach neueren Statistiken liegt in der zweiten Lebenshälfte der Deutschen der Durchschnittswert des Cholesterinspiegels bei 261, in den USA bei 280 und in Finnland bei 300 Milligramm Cholesterin pro Deziliter.

Mit anderen Worten: Die Bevölkerung dieser Länder ist im Durchschnitt cholesterinkrank, also behandlungsbedürftig. Sie braucht natürlich nicht nur eine Spezialmargarine, sondern vor allem eine ärztliche Dauerbetreuung: blutfettsenkende Medikamente, ständige Laborkontrollen, häufige Zusatzuntersuchungen usw.

Bei der »Bayerischen Cholesterin-Aktion« 1990 ließen 80000 Menschen aus allen Altersgruppen ihren Cholesterinspiegel kontrollieren. Fast die Hälfte hatte Werte über 240 Milligramm mit ständig steigender Tendenz.

Eine Schreckensmeldung jagt die andere. So stand im MÜNCHNER MERKUR anläßlich einer Tagung des Internationalen Kongresses über Fettstoffwechselstörungen die Schlagzeile: »Täglich 35 Herzinfarkt-Tote in Bayern. Mediziner warnen: Deutsche essen zuviel Fett. Ärzten macht ›schlechtes‹ Cholesterin Sorge«. Als ob uns Ärzten mangelnde Gesundheit der Bevölkerung Sorge bereiten könnte!

Herzzerreißend, aber auch verwirrend: »Besonders zuviel ›schlechtes‹, *vom Körper benötigtes* LDL-Cholesterin macht vielen Ärzten große Sorgen«. Hervorhebung von mir.

Der Präsident der Arteriosklerose-Gesellschaft sei bei seinem Besuch in München »entsetzt« gewesen. »Noch nie habe ich auf der ganzen Welt soviel Fett, Schmalz und Speck gesehen«, soll er laut gestöhnt haben. Mein Gott, was er wohl gedacht haben mag, als er in den Schnapsläden die vielen Spiritussorten gesehen hat?!

Hoffentlich hat ihn ein Kollege mit dem Hinweis getröstet, daß in der ROTEN LISTE, unserer Rezeptbibel, unter dem Stichwort »Lipidsenker« immerhin 43 rezeptpflichtige Medikamente aufgeführt sind.

Die allerneueste Hiobsbotschaft stammt aus dem Munde des Wiener Sozialmediziners Dr. Haidinger. Im Tiroler Skidorf Sölden, so berichtet er, seien drei Viertel aller Schulkinder von 6 bis 15 Jahren cholesterinüberladen. Fast die Hälfte der Kinder rechnet er zu den Hochrisikopatienten. Sein Kunstgriff: Als Grenzwert wurden bei den Kindern einfach 160 Milligramm angesetzt und als unterer Hochrisikowert 190 Milligramm. Gesättigte Fett-Aussichten für Österreichs ungesättigte Kinderarzt- und Internistenräume!

Aber auch bei uns wird bereits mehr gemacht, damit die Kinderärzte bei dem Kampf gegen das »schlechte Cholesterin« auch mit absahnen können. Fette Überschrift in DIE WELT vom 20. Dezember 1991: »Wissenschaftler denken über ein Cholesterin-Screening in den ersten Lebensjahren nach«. Ich zitiere weiter: »Die fälschlich als Arterien-›Verkalkung‹ bezeichnete Verhärtung, Verdickung und Einengung der Blutgefäße ist eine Erkrankung des mittleren und vor allem höheren Alters. Sie ist – noch vor Krebs – in Europa und den USA Killer Nr. 1 und Wegbereiter zu Frühinvalidität – bei Männern vor dem 40. Lebensjahr, bei Frauen nach den Wechseljahren. Rund 20000 Menschen in der Bundesrepublik sind jedes Jahr neu davon betroffen. Wichtigster Risikofaktor für die Arteriosklerose ist ein gestörter Fettstoffwechsel mit einem Überschuß an Cholesterin. Zunächst wird die Gefäßwand nur geringfügig angegriffen; an den winzigen schadhaften Stellen lagern sich Fette, Eiweiß und Blutplättchen ab. Dies geschieht zunächst als Fettstreifen (›fatty streaks‹), später als aufquellendes Depot an der Gefäßinnenwand (Fibröse Plaques), und schließlich kommt es zu massiven Wandveränderungen.«

Nun folgt der Hammer: »Und diese haben bereits Kleinkinder: Schon bei Dreijährigen, vorwiegend aber bei vielen zehn- bis zwanzigjährigen Unfallopfern, die obduziert wurden, entdeckte man die ›fatty streaks‹. Rund die Hälfte der Kinder mit erhöhten Cholesterinwerten hatte eine erhebliche schwere Fettstoffwechselstörung.

Im Bezirk Zehlendorf (Berlin) wurden rund 1800 Schulkinder und Jugendliche zwischen 1988 und 1991 auf ihren Cholesterinspiegel untersucht. Mädchen hatten einen leicht höheren Wert als Jungen. Rund 60 Prozent der Studienteilnehmer lagen über dem mittleren Normwert von 167 mg pro Deziliter. Etwa 15 Prozent hatten um 200 mg pro Deziliter, 6 Prozent sogar über 220 mg pro Deziliter.

In erster Linie ist die Hypercholesterinämie durch falsche Ernährung bedingt, erklärt Frau Prof. Dr. Steinhagen-Thiessen von der Freien Universität Berlin. Die bei Patienten nicht gerade beliebte Diät vermag den hohen Cholesterinspiegel um 10 Prozent zu senken, aber nur wenn keine angeborene Hypercholesterinämie vorliegt.«

An dieser Stelle folgt der entscheidende Satz: »*Hier muß der massiv erhöhte Blutspiegel mit Medikamenten verringert werden.*«

»Zur Verfügung stehen«, fährt der Bericht fort, »unterschiedliche Substanzen, etwa Ionenaustauscharze, Beta-Sitosterin oder die neuen HMG-CoA-Reduktase-Inhibitoren, deren Anwendung bei Kindern bislang mangels Langzeiterfahrung umstritten und nicht in allen Fällen erlaubt ist.

So gibt es bereits eine Initiative, die auf ein Cholesterin-Screening im Rahmen der Vorsorgeuntersuchung bei Kindern drängt. Es soll in die U 9 für Fünfjährige aufgenommen werden. Doch dies müßte von den Sachverständigengremien erst noch beschlossen werden.«

Man kommt aus dem Staunen über solchen Unsinn nicht heraus. Völlig verschwiegen wird, daß die übliche Cholesterinbestimmung sowohl das angeblich die Arteriosklerose fördernde HDL-Cholesterin, wie das entgegengesetzt wirkende LDL-Cholesterin in der Summe erfaßt. Allein das schon führt die zitierten Aussagen ad absurdum. Es lohnt nicht, sich hier mit den Fehlschlüssen sonst auseinanderzusetzen.

Immerhin habe ich die Hoffnung, daß es vielleicht doch keine fünfzig Jahre dauert, bis die Irrlehre von der Cholesterinpest ausgerottet ist, Cholesterin muß nur in seiner wahren Bedeutung erkannt werden. Es ist einer der wichtigsten Grundbaustoffe unseres Körpers. Jede Zelle enthält diesen lebenswichtigen Baustoff. Das Nervengewebe im Gehirn und im Rückenmark ist besonders reich an Cholesterin. Ebenso sind es die für die Kreislaufregulation und andere Funktionen wichtigen Nebennieren. Aus Cholesterin entstehen die Steroid-Hormone, die Regiesäfte des inneren Milieus, auch unserer Keimdrüsen.

Der Cholesterin-Blutspiegel unterliegt großen Normalschwankungen. Hohe Werte haben eine Schutzfunktion gegen vielerlei, zum Beispiel gegen Krebs. Auch im Bereich der Aderenge scheinen sie für eine Schutzfunktion des Cholesterins zu sprechen, wenn man einem neueren Forschungsbericht aus den USA Glauben schenken darf. In der Ärzte-Zeitung vom 10. Mai 1989: »Hohe Cholesterinwerte schützen vor tödlichen Hirnblutungen.«

An 350000 Männern in 18 Kliniken hatte man eine Doppelblindstudie durchgeführt: »Patienten mit den niedrigsten Cholesterinwerten im Serum (unter 160 mg/dl) hatten die höchste Todesrate an Hirnblutungen.«

Cholesterin medikamentös aus dem Blut zu treiben heißt dem Zellmaurer den Zement stehlen und in einen der lebenswichtigsten Regulierungsvorgänge eingreifen.

Sterine sind eine der wichtigsten Naturstoffklassen, Bausteine der Steroide, ohne die es kein Leben gibt. Cholesterin ist der Grundbaustein von Gallensäure, dem wichtigsten Verdauungssaft, der Nebennierenrinden und der Liebeshormone von Frau und Mann. Ohne Cholesterin läuft nichts. Weder im Kopf noch in der Liebe. Unser Geist wächst aus dem Cholesterin, dem unentbehrlichen Baustoff der Nervenzelle und ihrer Fortsätze. Der Geist ist nur willig, wenn im Nervenfleisch Cholesterin steckt. Nur wer zu viel Geist hat, sollte sich cholesterinarm ernähren.

Es geht hier nicht um die Frage, ob man durch vernünftige Ernährung, d. h. auch unter Vermeidung von *zuviel* Fleisch und Fett, von *zuviel* Fetteiweiß also, aber auch von *zuviel* Industriezucker, der zu Fett umgebaut wird, Aderengen und ihre bösen Folgen verhüten oder bessern kann oder nicht. Man kann!

Die Problematik steckt vielmehr darin, daß man Laborwerte, im Fall der Aderenge den Blutspiegel an bestimmten Fetteiweißstoffen, zum zwingenden Indikator für rezeptpflichtige Medikamente machen will. Rezeptpflichtig heißt ja: in kleinster Menge potentiell giftig bis hochgiftig. Rezeptpflichtige Präparate enthalten hochkonzentrierte Wirkstoffe auf engstem Raum zusammengepackt. Pillen

und Kapseln muß man ja recht klein halten, damit man sie schluk-
ken kann. Wegen ihrer Giftigkeit dürfen solche rezeptpflichtige Arzneien von den Apotheken nur auf ärztliche Verordnung herausgegeben werden.

Zum Wirksamkeitsbeweis nach schulmedizinischen Anforderungen gehört in der Regel, daß die Wirkstoffe im Tierversuch in relativ kleiner Menge tödlich wirken. Die sogenannte LD 50 gilt als
wichtiger Wirksamkeitsbeweis: LD steht für Letal-Dosis (tödliche
Menge), und 50 bedeutet: Bei dieser Dosis sterben 50 Prozent der
Versuchstiere.

Als Ganzheitsarzt halte ich es aus zwei Gründen für sehr bedenklich, Laborwerte zum Indikator für die Verordnung rezeptpflichtiger Arzneien zu machen:

1. Ein abnormer Laborwert bedeutet noch lange nicht Gesund-
heitsgefährdung oder gar Krankheit. In unserem Organismus steckt
eine starke Selbstheilungskraft. Durch Verschiebungen von Stoffen
und Stoffgruppen zwischen Blut und Geweben bringt er bei fast allen Gesundheitsstörungen Reparatur- bzw. Heilungsprozesse in
Gang. Abnormsignale sind sehr oft Heilsignale, die man nicht unterdrücken darf. Gewaltsame Kosmetik von Laborwerten zur Norm hin
ist deshalb eine höchst zweischneidige Angelegenheit.

2. Selbst wenn alles dafür spricht, daß bei einem Patienten der
abnorme Laborwert eine Gefahr signalisiert und man etwas Gezieltes tun sollte, um den Wert zu normalisieren, und dies mit einer bestimmten Arznei möglich wäre, bleiben mögliche schädliche Nebenwirkungen auf andere Teilstücke der Ganzheitsgesundheit eine
große Unbekannte. Vielfach wird der Teufel mit dem Beelzebub ausgetrieben. Man braucht nur einmal den Waschzettel eines Lovasta-
tin-Präparates lesen, das zur chemischen Blutreinigung besonders
empfohlen wird. Vor 48 bösen Nebenwirkungen und fünf zusätzlichen Wechselwirkungen wird gewarnt. Potenzstörungen und Nierenschäden als weitere Zugabe wurden vergessen. Macht zusammen 55 Einzelrisiken! Ein bißchen lebensmüde muß wohl sein, wer
das trotzdem schluckt.

Ich traue fast keinem einzigen rezeptpflichtigen Medikament
eine positive Langzeitwirkung zu, so segensreich es auch im akuten
Fall zur Abwehr unmittelbarer Lebensbedrohung sein kann.

Rezeptpflichtige Medikamente bei lebensbedrohender Akutkrankheit sind unverzichtbar. Da gibt es so großartige Fortschritte, daß man der Pharmaindustrie dafür nur höchstes Lob zollen kann – auch und gerade als Ganzheitsarzt. Aber bei fast keiner Chronischen Krankheit haben sie uns wirklich weitergebracht: Weder bei Krebs, noch bei Rheuma, Gicht, Arthrose oder Osteoporose, und schon gar nicht bei Aderenge. Es spricht im Gegenteil sehr vieles dafür, daß rezeptpflichtige Medikamente im Langzeitgebrauch, über Monate und Jahre genommen, die Hauptursache für die ständige Zunahme von Chronischen Krankheiten und die Erfolglosigkeit ihrer Behandlung sind.

Naturgemäße Gesundheitshilfen sollten bei allen Chronischen Krankheiten, auch bei Aderenge, wo immer es geht, an erster Stelle stehen.

Im März 1990 wurde in der Ärzte-Zeitung gegen die Kritiker des »Cholesterinmythos« ein förmlicher Mordvorwurf erhoben. Wörtlich hieß es: »Hunderttausende von Herzinfarkttoten auf dem Gewissen ...« Auch ich mußte mich angesprochen fühlen.

Mit dem bewährten Anklagewort »Verunsicherung« wird von Prof. Dr. Siegfried Heyden auf die Kritiker der Cholesterin-Panik eingeschlagen. Was dann als Beweis für die Mordanklage vorgebracht wird, kann nur leichtgläubige Outsider überzeugen, aber keinen, der als Insider die Verführung kennt, nur die statistischen Werte zur Kenntnis zu nehmen, die einem in den Kram passen. »Ich glaube nur *den* Statistiken«, soll Churchill einmal gesagt haben, »die ich selber gefälscht habe.«

Es ist hier nicht der Ort, sich mit der zum Hauptzeugen gemachten MRFIT-Studie (Multiple-risk-factor-interventions-trial) und anderen Doppel- bzw. Dreifachblindstudien ausführlich auseinanderzusetzen. Nur soviel sei gesagt: Für die Gretchenfrage nämlich, ob das mit gezielter Strategie zur Senkung des Cholesterin-Blutspiegels traktierte Patientenkollektiv weniger Herzinfarkte bekam als die unbehandelte Kontrollgruppe, blieb man den positiven Beweis schuldig. Es gab keine signifikanten Unterschiede. Aber Beweisnot macht erfinderisch. Man deutete es als Beleg für die Nützlichkeit von Anticholesterinmedikamenten, daß in beiden Vergleichsgruppen die Zahl der Herzinfarkttoten gesunken war. Die Begründung: Die Tatsache, daß alle Versuchspersonen auf die Risikofaktoren aufmerksam gemacht und damit motiviert wurden, habe zu einer Senkung des Cholesterinspiegels und dadurch der Herzinfarktrate geführt. Auf die naheliegende Idee, daß die gesündere Lebensweise im Ganzen ursächlich dafür war und es der »Fetteiweiß-Ebbe-Theorie« zur Begründung gar nicht bedurfte, wollte man nicht kommen.

In diesem Zusammenhang ist eine andere brandheiße Botschaft zum Thema interessant, nachzulesen in der MÜNCHNER MEDIZINISCHEN WOCHENSCHRIFT vom 15. Oktober 1990. Dort wird über eine Langzeitstudie der Pittsburgh University berichtet. Rund 25000 Männern im zweitbesten Mannesalter – Durchschnittsalter 47,5 Jahre – wurde das Cholesterin gewaltsam aus dem Blut getrieben. Ergebnis: An Herzinfarkt starben tatsächlich weniger als bei den unbehandelten Kontrollpersonen. Aber: Die Gesamtsterblichkeit war in beiden Gruppen gleich.

Wer nicht am Herzinfarkt starb, war an anderen Gesundheitsstörungen unter Mitwirkung der Anticholesterin-Medikamente verstorben. Ob ein Herzschlag ein weniger gnädiger Tod ist als tödliches Dahinsiechen durch die Arzneivergiftung von Leber, Nieren oder anderen Organen?

Kürzlich stieß ich in einer Arztzeitschrift auf die Überschrift: »Nicht jede mäßige Hypercholesterinanämie muß medikamentös behandelt werden.« Da schlägt das Herz eines Anti-Cholesterinhysterikers gleich höher. Aber nicht lange. Denn darunter steht, daß für den Autor Prof. Dr. Heiner Greten von der Universität Hamburg die mäßige Cholesterin-Blutüberladung bis zum Grenzwert von 200 Milligramm pro Deziliter geht. Der Durchschnittswert der Bundesdeutschen liegt aber bei 261! Noch einmal: Es gibt demnach keine Blutfett-Gesunden, nur falsch bewertete, blutverfettete Hochrisiko-Infarkt-Kandidaten!

Der Streit um den Stellenwert des Blutfettgehaltes für die Aderenge ist keineswegs nur eine Kontroverse zwischen Schulmedizinern und Außenseitern. Nein, er tobt auch innerhalb der Schulmedizin. Leider jedoch nicht so vernehmlich, daß es alle Patienten hören können.

Im Mai 1990 fand in Düsseldorf eine sogenannte Non-Konsensus-Konferenz mit internationaler Besetzung statt. Die britischen Professoren Michael F. Oliver – als Kardiologe – und P. Skrabanek – als Epidemiologe – bezogen eine engagierte Gegenposition gegen die der Europäischen Arteriosklerose-Gesellschaft. Das DEUTSCHE

ÄRZTEBLATT vom 7. Januar 1991 faßte den unorthodoxen Standpunkt zusammen: »Für Messungen der Blutfette und ggf. entsprechende therapeutische Interventionen gäbe es in höherem Lebensalter keinesfalls auch nur die geringste Begründung.«

GESUNDE ERNÄHRUNG

Natürlich spielt bei der Infarktgefahr falsche Ernährung als Risikofaktor eine Rolle. Für welche Krankheit gälte das nicht? Wer zu dick ist, muß abnehmen. Nicht in erster Linie deshalb, weil zuviel LDL-Fetteiweiß im Blut ist, sondern weil bei Übergewicht Herz und Kreislauf übernormal belastet werden. Wer bei einer Körpergröße von 1,80 m 100 Kilo durch die Gegend schleppt, trägt die gleiche Zusatzlast wie ein gleich großer Mensch von 80 kg Körpergewicht, der ständig 20 Kilo im Rucksack mit sich herumschleppt: fast ein halber Zentner Speck! Da werden nicht nur Herz und Kreislauf schneller müde und lahm. Man wird auch bewegungsfaul. Die überfetteten Organe leisten allgemein weniger und werden zum Stoffwechselproblem.

Wie schwer darf man denn sein? Ein Idealgewicht für alle gibt es nicht, wohl aber ein Persönliches Optimalgewicht (POP-Gewicht). Mein Merkvers für Männer lautet:

100 weg von der Längsstatur,

10 plusminus: POP-Figur!

Wer also 179 cm groß ist, darf 79 kg plus/minus 10 Prozent wiegen, maximal 87 Kilo. Er wird selber herausfinden, bei welchem Gewicht zwischen der Unter- und Obergrenze er sich wohl und fit fühlt. Wer zu mollig ist, wodurch auch immer, muß ab-, und wer zu mager ist, muß zunehmen! Das ist die einzige gesicherte Erkenntnis der weltweiten Studien zur Frage einer herz- und aderschonenden Ernährung. Essen Sie also bitte weiter (oder ab morgen wieder) Ihr kleines Stück gute Butter aufs Vollkornbrötchen und Ihr ungesalzenes gepfeffertes Frühstücksei. Auch etwas Speck dazu darf sein. Trinken Sie 1 bis 1 ½ Tassen guten Kaffee mit etwas Sahne und einem Teelöffel Honig statt raffiniertem Industriezucker. Das wird den Tag gut einläuten, die Stimmung aufhellen, dem Streß keine Chance lassen! Und interessieren Sie sich bitte überhaupt nicht für

Ihre Blutfett- und Cholesterinwerte. Ich bin noch nie auf die Idee gekommen, diese bei mir kontrollieren zu lassen.

Mißtrauen Sie aber allen Fabrikfetten und Fabrikölen ebenso wie dem Fabrikzucker. Beim Kleinhacken und Verdünnen der Naturprodukte in den Kunstmühlen der Fabriken geht zuviel natürlicher Verbund in die Brüche.

Und mit dem Zugeben von Kunstvitaminen hat es auch seine Tücken. In unserer Überflußgesellschaft ist die Synthetik-Übervitaminose zu einem größeren Risikofaktor geworden als es die Vitaminmangelernährung der Kellerkinder und der christlichen Seefahrer vor knapp einhundert Jahren war. Zu viele Vitamine sind oft gefährlicher als zu wenig. Wer sich vernünftig ernährt, ist weder in Vitaminvergiftungsgefahr, noch braucht er Apothekenvitamine zusätzlich.

Vollwertkost ist das Schlagwort der Ernährungsmode seit gut zehn Jahren. Das war es bis vor kurzem auch in unserer Klinik. Inzwischen haben wir umgesattelt. Zu viele unserer Patienten haben sich in den letzten Jahren bei klassischer Vollwertkost zu wenig auf das gefreut, was wir Deutschen so sehr lieben, daß wir es zum Grußwort gemacht haben: auf die Mahlzeit. Körnerfutter frisch aus der Mühle, notfalls eingeweicht, wenn's am Biß fehlt, Rohkost pur als Hauptanteil der Vollwertkost kommt uns nicht mehr auf den Tisch. Schon weil der Magensaft bei vielen auch nicht mehr das ist, was er einmal war, bei unseren Ururahnen nämlich, den Allesverdauern. Da liegt dann das Schwer- bis Unverdauliche im Bauch wie die Backsteine beim Wolf der sieben Geißlein. Und der letzte Pfiff an Gaumenlust ist auch schwer reinzubringen in die klassische Vollwertkost.

Sicher ist die Vollwertkost ein großer Fortschritt in unserer Ernährung. Aber es gibt Besseres. In unserer Klinik sind wir auf »Naturmischkost-plus« umgestiegen: frische Nahrung, so naturbelassen wie *vernünftig* – nicht wie *möglich* –, bunt gemischt, überwiegend Pflanzliches, aber auch öfters Fisch, ein wenig Fleisch, und das alles plus jene raffinierten Zutaten, die das Wasser im Munde zusammenlaufen lassen.

Denn Essen und Trinken müssen mehr sein als rationelle Gesundfütterung. Der Zungen-Gaumen-Orgasmus ist nicht für Senioren, sondern auch für manchen »Midlife-Krisler« eine wichtige Lustquelle. Und selbst wenn er nur eine Ersatzbefriedigung bietet, so baut er doch Streß ab.

Naturmischkost-plus hat alles reichlich an Vitaminen, Mineralien, Enzymen, Hormonen und Vor-Hormonen – kurz: alles, was der Körper braucht, vor allem auch in der richtigen Mischung.

Fleisch und Fisch – möglichst frisch – müssen auch dabeisein. Wir sind fleischfressende Pflanzen. Vegetarier sind nur gesünder als *instinktlose* Allesfresser, aber nicht als disziplinierte Naturmischkost-plus-Genießer.

Fleisch ist aber nicht gleich Fleisch. Schlechte Fleischqualität durch Überzüchtung, Massentierhaltung, Hormonspritzerei und andere Schadstoffzufuhr hat das Fleisch als Lebensmittel in Verruf gebracht. Hier sind noch bessere Kontrollen unbedingt nötig.

Aber gutes Fleisch ist überreich an lebensnotwendigen Nährstoffen. Es enthält Eiweiß von hoher biologischer Wertigkeit, viele wertvolle Vitamine und Mineralstoffe, die man mit pflanzlicher Nahrung allein zum Teil gar nicht oder in zu geringer Menge bekommt.

Auch die Verteufelung von Schweinefleisch, wie sie von einigen fanatischen Ernährungsaposteln betrieben wird, hat keine Berechtigung. Es gibt auch Schweine aus gutem Haus – wie man weiß. Und weil es in diesem Falle weniger auf den Charakter als auf den fleischigen Leib ankommt, sind solche Schweine manchen weitgereisten Rindviechern mit dubioser Vorgeschichte vorzuziehen.

In den Bereich der Ernährung gehören auch die Genußgifte Tabakrauch und Alkohol – im Übermaß genossen, können sie die Infarktgefahr erhöhen. Daß ein kleiner Schnaps herzadererweiternd wirkt, aber ein ganz großer das Gegenteil bewirkt, wissen wir alle, ohne uns immer daran zu halten. Schwarzer Kaffee und schwarzer Tee, in dem der Löffel wie einzementiert steht, bringen – zu oft und in großer Menge getrunken – mindestens soviel Infarktrisiko mit sich wie übermäßiger Zigarettenkonsum.

VORSORGE UND EUBIOS-PROGRAMM

Zur Herzadervorsorge gehört immer ein maßvolles *Bewegungstraining*. Ein gezieltes Aufbautraining, langsam gesteigert, bis der Schweiß in Strömen fließt. Das frißt den Speck weg und stärkt die

Kreislauffunktionen. Wer rastet, dessen Adern rosten, aber übertreiben sollte man es nicht. Untrainiertes Joggen mit Rekordversuchen kann das Herz tödlich überfordern.

Zur Gesundheitsvorsorge gehört auch eine planmäßige *Hautpflege*. Die Haut ist nicht nur der Spiegel, sondern auch die Eingangspforte der Seele. Zwischen Haut, Herz und Kreislauf bestehen allerengste Verbindungen. Wichtig ist das Sonnenbad. Ohne Sonne entsteht kein wirksames Vitamin D zum reibungslosen Blutfluß.

In der MÜNCHNER MEDIZINISCHEN WOCHENSCHRIFT war ein Bericht mit der Überschrift:»Rückbildung von Koronarstenosen durch rechte Lebensart« über eine Studie eines Kalifornischen Vorsorge-Forschungsinstituts zu lesen. Ergebnis der Untersuchung: Ohne Medikamente, allein durch Änderung der Lebensweise bilden sich sogar schwere Aderengen der Herzkranzgefäße meßbar zurück. Bei der Lektüre hatte ich zunächst höchst gemischte Gefühle: Da wurden 48 Patienten, genannt »Studienteilnehmer« – unmißverständlich ausgedrückt: 48 menschliche Versuchskaninchen –, wiederholt der hochriskanten Herz-Katheter-Röntgen-Untersuchung unterzogen, um zu einem Forschungsergebnis zu kommen. Sieben davon konnten nach der Ausgangsuntersuchung nicht mehr angiographisch nachkontrolliert werden. Warum nicht, wird seltsamerweise verschwiegen.

Ich hoffe nicht, daß die unvermeidlichen Schädigungen auch nur einen einzigen von ihnen das Leben gekostet haben. Darf man die Ergebnisse solch inhumaner Studien überhaupt verwerten? Ganz sicher bin ich mir da nicht. Aber ich tue es zur Ehre der Versuchskaninchen: Die verengten Herzkranzadern von 48 Patienten wurden innerhalb eines Jahres im Vergleich zur Kontrollgruppe um fast sechs Prozent weiter. Dieser Besserungsgrad ist durchaus beachtlich. Das bedeutet, daß es in fünf Jahren 30 Prozent und in zehn Jahren 60 Prozent sein könnten. Es lohnt sich also! Übrigens besserten sich auch die Beschwerden der Lebensstil-Änderer.

Wie wurde der Lebensstil geändert? Nur so, wie es auch aus meiner Sicht vernünftig ist. Vier Dinge standen im Vordergrund:

1. Psychohygiene zum Streßabbau (mit ein paar Übertreibungen wie einer Stunde Meditation und konzentrierte Entspannung täglich) unter Kontrolle von Psychologen

2. Bewegungstraining

3. Ernährungsumstellung: Gewichtsabnahme durch maßvolles Essen mit ausschließlichem Schwerpunkt auf ovolaktovegetabiler Kost, auf deutsch: Ei-Milch-Grünfutter-Diät

4. Verzicht aufs Tabakrauchen.

Wie erkenne ich den Grad meiner Herzinfarktgefährdung? Es gibt leider die stummen Herzaderengen, von denen niemand etwas weiß und die eines Tages sogar tödlich zuschlagen können, insbesondere bei den Streßberuflern und sonstigen Streßgeplagten. Deshalb sollte man schon darüber nachdenken, ob man sich nicht einmal durchchecken lassen sollte!

Ein Gesundheits-Check-up auf Aderenge kann sehr nützlich sein, denn bei der Diagnose »Starke Herzaderenge, drohender Herzinfarkt« läßt sich doch sehr viel mehr tun, als in schulmedizinischen Lehrbüchern steht. Unblutig wohlbemerkt, d.h. ohne Operation.

Ungeachtet schulmedizinischer Verdammnisurteile habe ich mich schon sehr früh für die *Chelat-Therapie* interessiert. Sie wurde Ende der siebziger Jahre in den USA erfunden und zur »Rohrreinigung« verengter Adern empfohlen. Es handelt sich dabei um die Infusion einer kalklösenden Flüssigkeit in das Adersystem, mit der eindrucksvolle Besserungen, insbesondere von Beschwerden durch Herz- und Beinaderenge, erreicht werden können. Ich habe Anfang der achtziger Jahre einen der führenden Chelat-Forscher in Los Angeles besucht und mich mehr für das Urteil seiner Patienten – die ich in großer Zahl allein befragen konnte – als für seine Wirkungstheorien interessiert.

Seither gehört die Chelat-Infusion mit zu unserem EUBIOS-Programm gegen Aderenge. Sie ist eine von zwei Dutzend Ganzheitshilfen unseres Programms zur Durchblutungsaktivierung. Dabei geht es nicht nur um die »Rohrreinigung«, sondern auch um eine Verbesserung des Umgehungskreislaufs.

Wir führen die Chelat-Infusion inzwischen meistens im Rahmen einer Tagesklinikversorgung durch. Es dauert beim ersten Mal drei Wochen, später dann zwei. Ohne Wiederholung geht es nicht. Was sich in vielen Jahren an Durchblutungshindernissen angesammelt hat, kann nicht im Handumdrehen wegbehandelt werden, vor allem auch nicht ohne anhaltende Gesundheits-Selbsthilfe.

Gefäßersatz- und Bypassoperationen können sehr nützlich sein, werden aber zu häufig unnötigerweise gemacht. Bagger- und Sprengoperationen im Miniformat zur Adererweiterung mit Laser, Mini-Ballons usw. sind zwar vielversprechend, aber doch operatives Neuland. Ihr Langzeitnutzen muß zur Zeit noch offenbleiben.

Sicher ist es einleuchtend, wenn einem nach einer Koronarangiographie – der Gefäßdarstellung der Herzkranzadern mit dem Befund, daß alle drei Äste der linken Arterie verstopft seien – verkündet wird, da könne nur eine Operation helfen.

Der Befund allein aber besagt sehr wenig.

In Vietnam haben die amerikanischen Militärärzte ihre toten Soldaten planmäßig auch auf Herzkranzaderverengungen kontrolliert. Darunter war ein sehr hoher Prozentsatz mit hochgradiger Verstopfung von Herzkranzadern und ihren Ästen. Der Grund: extreme Angst als Streßfaktor. Trotzdem waren alle voll einsatzfähig und klagten nie über Herzbeschwerden.

Wie erklärt sich das? Unser Körper hat eine starke Selbstheilungskraft. Wenn sich Adern irgendwo verstopfen, bilden sich Umgehungsadern in großer Zahl, die meistens für eine ausreichende Durchblutung sorgen. Auch hier liegt die Chance einer natürlichen Besserung bei Verminderung des Streßfaktors und Änderung der Lebensweise.

Welche *Soforthilfe* ist bei einem unmittelbar drohenden oder frisch eingetretenen Herzinfarkt möglich?

Entscheidend ist, daß Hilfe schnell geleistet wird. Wie eben schon dargelegt, vollendet oft die Entwicklung einer Thrombose in der verengten Herzschlagader das Blutnotdrama zum Herzinfarkt. Durch rasche Auflösung des Blutgerinnsels kann der Flurschaden in der Herzmuskelpumpe erheblich verkleinert werden. Da kommt es aber auf jede Viertelstunde an. Je früher nach den ersten Alarmsignalen der gerinnselauflösende Infusionstropf fließt, um so besser sind die Aussichten. Innerhalb der ersten Stunde sind die Chancen am größten. Danach werden sie von Viertelstunde zu Viertelstunde kleiner.

Am meisten bewährt hat sich der Arzneistoff Streptokinase. Leider birgt er ein hohes Embolierisiko. Deshalb muß die Indikation zu dieser Infusion sehr kritisch gestellt werden.

Es gibt typische Alarmsignale, die jeder kennen sollte: vernichtender Schmerz in der Brust, oft mit Ausstrahlung in den linken Arm, starkes Engegefühl hinter dem Brustbein – daher der Name Angina pectoris –, Luftnot, starke Pulsbeschleunigung, kalter Schweiß, Todesangst. Öfters fehlen allerdings solche Angina-pectoris-Symptome, und der Infarkt äußert sich nur in Unwohlsein mit Übelkeit, Sodbrennen, Rumoren im Bauch usw.

Erste Hilfe bei solchen Herzanfällen muß immer ein krampflösendes Medikament sein, am besten inhaliert, weil es dann sofort ins Blut kommt. Hier haben sich Nitro-Sprays besonders bewährt. Auch mit Nitro-Kapseln, die man im Mund zerbeißt, wird rasche Wirkung erzielt. Solche krampflösenden Medikamente führen vor allem auch zu einer starken Erweiterung der Umgehungsadern und damit zu einer besseren Durchblutung.

Ich fasse zusammen:

1. Herzinfarkt ist in der Regel die Folge von unverarbeitetem *Streß* in vielfacher Wiederholung.

Wer diesen Streß nicht abstellt, stirbt daran, auch wenn er täglich kalt duscht, danach einen Waldlauf macht, Margarine aufs Frühstücksbrötchen schmiert, auf Linie hält und Nichtraucher geworden ist.

Die meisten sind an ihrem Streß selbst schuld. Liebe, Zuneigung, Sympathie sind immer Echo. Wer keine gibt, bekommt keine! Glücklichsein kann man lernen, die Regeln sind nicht schwer zu merken: Glück beginnt mit der Liebe, die du gibst, seelisch und körperlich. Trenne dich von Leuten, die dich nur ärgern – von deinem Partner, deinem Arbeitgeber, oder wer es auch sei. Ärgere dich nicht heimlich. Lache, sooft du nur kannst. Kurz und knapp: Genieße Dein Leben bestmöglich, mit Maßen, nicht nur nach oben begrenzt. Jeder braucht ein tägliches Mindestmaß an Lustgewinn, sonst wird er krank, herzkrank vor allem.

Apropos Liebe: Was hoffentlich viele auch interessiert, ist die Frage, wie gefährlich denn das Liebemachen ist, wenn die Herzadern enger geworden sind.

Dazu kann ich ein ermunterndes Forschungsergebnis mitteilen: Eine aufregende Fernsehsendung bringt sehr viel mehr Herzinfarkt-Gefährdung als ein Betthupferl.

Rekorde sollte man allerdings bei dieser Gelegenheit nicht aufzustellen versuchen. Es glaubt sie einem ja doch keiner.

2. *Bewegungsmangel* ist die zweitwichtigste Ursache der Herzinfarkt-Gefährdung, weil er die Gefäße rosten läßt. Mäßig, aber regelmäßig! heißt die Devise.

3. *Falsche Ernährung* hat mit Herzinfarkt zweifellos zu tun, weil undiszipliniertes Essen und Trinken zu Übergewicht und Vitalstoff-Disharmonie führt. Tierisches Fett ist genauso gesund und ungesund wie pflanzliches. Die Dosis macht daraus die Kraft oder das Gift.

Ein hoher Cholesterinspiegel hat fast immer eine Ausgleichsfunktion. Seine gewaltsame Senkung mit Anti-Cholesterin-Chemikalien scheint mir – von seltenen Ausnahmefällen abgesehen – viel gefährlicher als der Verzicht auf solche Medizin. Ich erinnere an die Unzahl von Medikamenten, die bei anderen Erkrankungen im Tierversuch und in Doppelblindstudien für tauglich befunden und dann wegen böser Nebenwirkungen aus dem Verkehr gezogen werden mußten.

Industriezucker wie in Schokolade und Pralinées ist viel gefährlicher als Butter, Ei und Speck zum Frühstück.

4. *Aufputscher* wie Tabak, Kaffee und Tee im Übermaß oder gar Drogen wie Pervitin usw. bedeuten ein Infarktrisiko. Auch Schlaf- und Pausenmangel sind es.

5. *Betäubende Medikamente* in Form rezeptpflichtiger Beruhigungs- und Schlafmittel halten die Kräfte zur Abwehr von Aderstarre und zum Abbau von Fettkalkbänken in Dauernarkose. Sie zerstören darüber hinaus Geist und Seele und erhöhen damit die Infarktgefahr.

6. *Gesundheits-Check-ups* auf Herzinfarkt-Gefährdung von Zeit zu Zeit durch Ganzheitsuntersuchungen mit modernstem Gerät schützen den Manager, vor allem seine Angehörigen vor versteckten Infarktrisiken.

7. Mit *Aderreinigungsprogrammen* und anderen Therapien zur langfristigen Durchblutungsverbesserung kann man sehr viel erreichen, wenn ein Infarktrisiko rechtzeitig entdeckt wird. Die Hiobsbotschaft »Plötzlich und unerwartet« in schwarzumrandeter Anzeige sollte es im beginnenden Zeitalter des gutinformierten, mitdenkenden Patienten von Monat zu Monat weniger geben.

Soviel zum Thema Herzaderenge. Für alle *Aderengen sonst* gilt im wesentlichen das Gleiche, also für die Hirnaderenge und die Bein-aderenge als wichtigste regionäre Aderengen.

Auch für die allgemeine Aderenge, die das Schlagadersystem im Ganzen betreffende *Arteriosklerose,* scheinen die gleichen Ursachen verantwortlich. Sicher sind hier auch Altersveränderungen in Form von Schrumpfungsprozessen eine wesentliche Teilursache, in hohem Alter wahrscheinlich sogar die Hauptursache. Auch Stoff-wechselkrankheiten, insbesondere Diabetes (Zuckerkrankheit), können mitverantwortlich sein. In solchen Fällen muß natürlich die Behandlung dieser Grunderkrankung im Vordergrund stehen.

Groß in Mode bei der Behandlung der Arteriosklerose mit ihren wichtigsten Zeichen, dem *Bluthochdruck,* ist die Verordnung blut-drucksenkender Medikamente – eine reine Symptombehandlung. Sicher besteht hierin eine Möglichkeit, der Gefahr des Hirnschlags vorzubeugen, der eintreten kann, wenn ein Schlagäderchen platzt, weil der Druck allzu hoch ist. Diese Gefahr besteht aber wahr-scheinlich erst bei einem oberen Blutdruckwert von über 200 mm Hg RR. Der Normalwert beträgt RR 120/80. RR heißt es nach Riva Rocci, dem Erfinder des Blutdruckmeßgeräts. 120 mm Hg ist der systolische Wert, d. h. der Druck in der Systole, der Zusammen-ziehungsphase der Herzmuskelpumpe. 80 mm Hg bezeichnet den diastolischen Wert, d. h. den Druck in der Diastole, der Erschlaf-fungsphase des Herzens.

Angesichts unserer gegenwärtigen Unwissenheit ist das Scha-den-Nutzen-Verhältnis der Behandlung von milder bis mäßiger Hy-pertonie durch rezeptpflichtige Medikamente negativ, das heißt, die Wahrscheinlichkeit eines Schadens überwiegt die Möglichkeiten des Nutzens. Keinesfalls ist es gerechtfertigt, solche Medikamente zur Blutdrucksenkung als *Dauerarznei* für den Rest des Lebens zu verordnen, wie es bei alten Menschen eher die Regel als die Aus-nahme ist. Vielmehr darf dies nur eine Notarznei gegen eine akute Blutdrucksteigerung auf über 180 mm Hg systolisch sein. Die wich-tigste Verordnung für einen Patienten mit Hochdruck ist darum das Blutdruckmeßgerät.

Ich rate jedem Patienten, dem ein Medikament gegen Bluthoch-druck verordnet wurde, sorgfältig den Beipackzettel zu lesen. Wer das giftige Zeug danach noch routinemäßig zwei- bis dreimal täg-

lich einnimmt, ist an seiner Impotenz und allen möglichen Geistes-
und Körperschäden sonst selbst schuld.

Die bereits mehrfach zitierten Autoren Skrabanek und McCormik haben sich in ihrem Buch TORHEITEN UND TRUGSCHLÜSSE IN DER
MEDIZIN mit dem Bluthochdruck auseinandergesetzt. Darin schreiben sie:

»Hypertonie oder Bluthochdruck ist vielleicht die am weitesten
verbreitete und schädlichste der heutigen Nicht-Krankheiten. Die
einzig brauchbare Definition von Bluthochdruck ist ›behandlungsbedürftiger Blutdruck‹.«

Die Autoren verweisen auf die Ergebnisse einer Untersuchung
der Medical-Research-Council-Studie über die Behandlung von Pa-
tienten mit einer milden bis mäßigen Hypertonie (diastolischer
Blutdruck zwischen 90 und 109 mm Hg) mit dem Beta-Blocker Pro-
pranolol oder dem Diuretikum Bendroflumethiazid. »Verglichen mit
Placebo, ergab sich bei der aktiven Behandlung keine Reduktion der
Gesamtsterblichkeit … Als Nebenwirkung dieser Therapie wurden
Gicht, Diabetes und Impotenz beschrieben.«

Wir haben in unserer Klinik ein *Klinik-Heilhilfe-Kompaktprogramm*
gegen Aderenge entwickelt. Es besteht aus zirka drei Dutzend Heilhilfen, die neben- und nacheinander innerhalb einer Therapiewoche zur Anwendung kommen. Sie ist einerseits darauf ausgerichtet,
die Schlagadern zu entschlacken, also eine Art Rohrreinigung
durchzuführen, andererseits darauf, das Blut flüssiger zu machen
und schließlich den Umgehungskreislauf verengter Adern zu verbessern.

Die bereits erwähnte und seit fast zehn Jahren bewährte *Chelat-
Therapie* zur »Rohrreinigung« verbinden wir mit anderen Infusions-
lösungen. Auch Aderlaß und Blutegel zur Blutverdünnung und Ge-
rinnungshemmung wenden wir an.

Eine besonders wichtige Rolle spielt die *Sauerstofftherapie,* die
auch bei anderen Chronischen Krankheiten seit eh und je zu den
Hauptsäulen unserer Klinik-Heilhilfe-Kompaktprogramme gehört.
An seiner überragenden Wirksamkeit zur Verbesserung der Ganzheitsgesundheit gibt es nicht den geringsten Zweifel. Denn kein
Bewertungsmaßstab kann die Wirksamkeit einer Behandlung zuverlässiger beweisen als die »Abstimmung mit den Füßen« der

Patienten dafür oder dagegen. Es gibt einen gewaltigen Zustrom von Patienten zu Ärzten und Heilpraktikern, welche eine Sauerstofftherapie anbieten.

Warum? Weil eine enorme Zahl von Patienten die heilsame Wirkung an sich selbst beobachtet hat. Für den Gesundheitsgrad im ganzen ist die persönliche Empfindung der bessere Beweis als jedes Arztwissen, das sich nur auf Beweissignale stützen kann, die für den Grad der Ganzheitsgesundheit – und nur darauf kommt es letztlich an – nichts oder zu wenig beweisen können.

Als *Nothilfe* ist die Gabe von hochkonzentriertem Sauerstoff in der Schulmedizin »wissenschaftlich allgemein anerkannt«, denn ihre Unterlassung gilt in bestimmten Situationen mit Recht als Kunstfehler. So ist die Sauerstoffbeatmung unverzichtbarer Bestandteil fast jeder Allgemeinnarkose. Aber als einer *Gesundheitshilfe allgemeiner Art* versagt die Schulmedizin der Sauerstofftherapie nach wie vor das Prädikat »wissenschaftlich allgemein anerkannt«.

Meine positiven Erfahrungen während der letzten zehn Jahre stützen sich auf die Auswertung von weit über 100000 Einzelanwendungen in Form der Infusionstherapie mit Ozon-Sauerstoff-Eigenblut und der Beatmungstherapie mit hochkonzentriertem Sauerstoff.

Die Sauerstofftherapie hat eine Vorgeschichte von weit mehr als hundert Jahren. Sie begann mit der Möglichkeit, hochkonzentrierten Sauerstoff in Flaschen abzufüllen und über ein Schlauchsystem mit eingebautem Meßgerät zur Kontrolle von Druck- und Durchfließgeschwindigkeit dosiert abzugeben. Seit Anfang der vierziger Jahre haben sich die Möglichkeiten der Sauerstofftherapie stark verbessert. Als hilfreiche Neuerung hat sich die Entwicklung von Sauerstoffgeneratoren erwiesen. Sie produzieren »reinen« (hochkonzentrierten) Sauerstoff (98 %) aus normaler Raumluft mit einer Fließgeschwindigkeit von 15 Litern pro Minute. Das macht von den Sauerstoffflaschen, ihrer Nachfüllung und insbesondere auch von Sauerstoffleitungen mit ihren Infektionsgefahren unabhängig.

Es gibt inzwischen zahlreiche unterschiedliche Arten der Sauerstofftherapie. Stark propagiert wurde insbesondere die sogenannte Sauerstoff-Mehrschritt-Therapie von Prof. Dr. Ing. Manfred von Ardenne. Sie ist nichts anderes als eine Sauerstoff-Überflutungs-Therapie (SÜT) durch Beatmung mit und ohne Krafttraining, die mit der Gabe von drei Medikamenten »schrittweise« kombiniert ist. Nach den Erfahrungen anderer – auch meiner eigenen – kommt es auf diese medikamentösen Schritte nicht wesentlich an.

Die Sauerstoff-Überflutungs-Therapie hat sich in den letzten Jahren als Gesundbrunnen unter der Bezeichnung »Sauerstoff-Aktiv-Regeneration« einen Namen gemacht. Mit Großanzeigen wird dafür geworben. Durch Fünf-Tage-Kuren kann man sogar als Gesunder seinen Allgemeinzustand spürbar verbessern.

In unserer Klinik gibt es die SÜT in vier Formen, und zwar als

1. Infusionstherapie eines Ozon-Sauerstoff-Eigenblut-Gemisches,
2. Beatmungstherapie mit reinem Sauerstoff im 4 l/min-Fluß während eines ansteigenden heißen Teilbades.
3. Beatmungstherapie mit reinem Sauerstoff im 7,5 l/min-Fluß über Nasensonde als Maske, und zwar
   – als A-SÜT = Allgemeine SÜT ohne Verbund-Dermatom-Aktivierung, also zur gleichmäßigen Sauerstoff-Verteilung über den ganzen Kreislauf – mit oder ohne Krafttraining per Fahrrad oder Lauftrainer – und
   – als O-SÜT = Organbereich-SÜT mit Verbund-Dermatom-Aktivierung zur Schwerpunkt-Überflutung eines bestimmten Organbereiches.
4. Infusionstherapie mit Singulett-Sauerstoff.

Verbund-Dermatom-Aktivierung heißt: Durch einen flächenhaften Reiz auf ein bestimmtes Hautfeld wird eine Wirkung auf das Organ oder die Organe in der Tiefe ausgeübt, zu denen eine nervliche Verbindung besteht. Man nennt solche Hautabschnitte *Dermatome*, von (griech.) derma = Haut und tomos = Abschnitt.

Man kennt inzwischen viele Dermatom-Organ-Verbundeinheiten. Die vielfältigen Hautbehandlungen in Form von Massagen, Einreibungen, Stichelungen (wie Akupunktur), Packungen, Teilbädern usw. wirken letztlich über eine solche Verbund-Dermatom-Aktivierung.

Eine der wichtigsten, aber nicht die einzige Dermatom-Aktivierungs-Folge ist die *Mehrdurchblutung* eines Organbereichs, beispielsweise der Beckenorgane durch ein heißes Sitzbad. Es kommt zu einer Erweiterung der Kleinstgefäße, der (haarfeinen) Kapillaren, welche das Gewebe ver- und entsorgen. Das führt zu einer Umverteilung der Gesamtblutmenge von zirka sechs bis sieben Litern beim Erwachsenen in der Art, daß ein größerer Teil als sonst durch den Beckenbereich fließt. Damit werden dann nicht nur der zugeführte Sauerstoff, sondern auch die Medikamente diesem Organbereich vermehrt zugeführt. Die Verbund-Dermatom-Aktivierung ist auch deshalb nützlich, weil damit Verkrampfungen von Kleinstgefäßen und ihren Vor- und Nachadern – wie sie sich an kranken Stellen häufig finden – gelöst werden.

Für die Beatmungs-SÜT mit 7,5 l/min bekommen unsere Patienten einen grünen EUBIOS-SÜT-PASS. In diesen werden die Meßwerte des sogenannten Sauerstoff-Partialdruckes (PO_2) eingetragen, und zwar getrennt nach PO_2 art = Partialdruck im arteriellen (Schlagader-)Blut und nach PO_2 ven = Partialdruck im venösen (Venen-)Blut, und alle Einzelbehandlungen genau dokumentiert.

Worauf die Heilkraft der SÜT beruht, weiß man nicht genau. Am wahrscheinlichsten ist die Verstärkung der Arbeitskraft der Zellen durch ein Luxusangebot des Brennstoffes Sauerstoff mit verstärkter Bildung und Speicherung der Zellprodukte in Form von Geistes- und Muskelkraft und von Stoffen aller Art zur Belebung der Zellfamilien, der Organe und Organsysteme sowie des Billiarden-Zellstaates Mensch insgesamt.

ADERENGE – LEITSÄTZE VON FREUND ZU FREUND

1. Auch für die Aderenge gelten die *11 Leitsätze* für Chronische Krankheiten.

2. Hauptursache für die Aderengekrankheit ist die *Schlagader-Muskelstarre* (Arteriosklerose), welche verhindert, daß sich die Adern durch Erweiterung und Verengung dem wechselnden Blutbedarf der Gewebe anpassen können.

3. Vorgeschaltete Hauptursachen der vielörtlichen Adermuskelstarre sind *negativer Streß und Ko-Faktoren* wie Alterung, Fehlernährung, Rauchen im Übermaß, Bewegungsmangel und Zuckerkrankheit.

4. Bei *Herzaderenge* und seiner schlimmsten Folge, dem Herzinfarkt, überwiegt der *negative Streß* die Ko-Faktoren bei weitem.

5. *Allgemeine Aderenge*, Hals- bzw. Hirnaderenge und Beinaderenge werden in den meisten Fällen hauptsächlich durch die *Ko-Faktoren* verursacht.

6. *Zuviel Blutfett* – wie Cholesterin und andere Lipide – sind *nicht* die vielörtliche oder vorgeschaltete Hauptursache einer Aderengekrankheit, sondern eine *Begleiterscheinung oder Folge*, ausgenommen die seltene Erbkrankheit Hypercholesterinämie.

7. *Laboruntersuchungen auf Blutfett* führen nur irre, bringen *nichts* für eine hilfreiche Behandlung der Aderengekrankheit.

8. Der *Ko-Faktor Fehlernährung* kann Über-, Unter- und Wirkstoffmangelernährung sein. Wer zuviel oder zuwenig wiegt, muß ab- oder zunehmen. Gegen Wirkstoffmangel hilft Naturmischkostplus.

9. Jedes *rezeptpflichtige* Medikament zur Senkung des Blutfettspiegels bei der Aderengekrankheit *verbietet sich* – ausgenommen bei Hypercholesterinämie.

10. Bei allgemeiner Aderenge (Arteriosklerose) mit *Bluthochdruckneigung* ist größte Zurückhaltung mit rezeptpflichtigen Dauermedikamenten angezeigt.

7.4 ERKÄLTUNGSKRANKHEIT ZUM GESUNDWERDEN

EINE MISSVERSTANDENE KRANKHEIT

Die Erkältungskrankheit gehört zu den am meisten von der Schulmedizin, aber auch von der naturheilkundlichen Medizin unverstandenen und mißhandelten Krankheiten. Es wurde weitgehend noch nicht begriffen, daß mit jeder Erkältungskrankheit ein starkes Abwehrmanöver des Körpers stattfindet, mit dem Ziel, sich von Schadstoffen aller Art zu reinigen und gesund zu werden. Man erkältet sich fast nur, wenn man versteckt krank ist, wenn sich im Inneren so viele Schadstoffe angesammelt haben, daß eine leichte Unterkühlung durch Luftzug oder dergleichen genügt, um die Erkältungskrankheit auszulösen.

Während ich an diesem Buch schrieb, habe ich eine Erkältungskrankheit durchgemacht und zehn Tage nach Beginn unter dem frischen Eindruck dieser Erkrankung meine Erlebnisse und Gedanken dazu niedergeschrieben. Hier mein Protokoll:

Seit zehn Tagen ist es mal wieder soweit: Ich niese, schniefe, spucke und huste »Rotz und Wasser«. Der Verbrauch an Küchenpapierrollen, Tempo- und anderen Taschentüchern geht ins Unermeßliche, obwohl ich reichlich davon Gebrauch mache, die Auswurfportionen aus Nase und Rachen unmittelbar in den Ausguß zu entleeren und wegzuspülen.

Schätzungsweise ein Viertelliter mindestens ist es, den ich in 24 Stunden auswerfe. Insgesamt waren es bis heute zwei bis drei Liter, wenn nicht mehr.

»Lieber Gott, ich danke Dir, daß Du sie mir geschickt hast, die überfällige Erkältungskrankheit zum Gesundwerden.« Dieses mein Dankgebet seit zehn Tagen wieder einmal empfehle ich seit langem allen meinen Patienten, wenn sie stöhnen: »Ich habe mich böse erkältet.«

In jeder ausgeworfenen Eiterschleimportion stecken viele Millionen Abwehrzellen und eine riesige Menge Abwehrkräfte anderer

Art. Eiter besteht ja vor allem aus Weißzellen = (med.) Leukozyten, weißen Blutkörperchen.

Da ist also ein innerer Abwehrkrieg im Gange, bei dem unter anderem eine Unmenge von Weißzellen gebildet und mit dem Schleim nach außen abgesondert wird.

Darin stecken immer auch große Mengen von Kleinstlebewesen, Mikroben – zirka 1 bis 10 Mikrometer groß – und Nanoben – kleiner als 1 μ – insbesondere Viren. Außerdem transportiert der Schleim Kleinstmüll verschiedenster Art zur Reinigung von Schlacken, Giften, entarteten und toten Zellen und dergleichen.

Eine solche Erkältungskrankheit ist immer begleitet von einer Mobilmachung des Abwehr-, Reinigungs- und Reparatursystems, dessen Auswirkungen weit über eine Atemwegsentzündung hinausgehen und gleichzeitig einer Stärkung der Gesundheit insgesamt dienen.

Man erkältet sich nur, wenn man reif zum Krankwerden ist, lautet meine Hypothese. Krank heißt hier: Die versteckt tätigen Abwehrkräfte gegen angestaute potentielle Schädlinge und/oder Schadstoffe reichen nicht mehr aus. Es muß mehr sein, ein Abwehrkrieg. Dann genügt sogar die Unterkühlung eines Hautabschnittes durch Zugluft oder dergleichen, um die allgegenwärtigen Kleinsthaustiere auf der Schleimhaut der Atemwege aggressiv werden zu lassen. Die Ursache dafür ist vor allem die durch den Kältereiz reflektorisch erzeugte Verengung der Kleinstgefäße und die dadurch bedingte Mangeldurchblutung. Ohne ständige Frischblutzufuhr schwindet mit der Lebenskraft aller Zellen auch deren Abwehrkraft.

Erkältungskrankheit ist Schleimhautentzündung der Atemwege, von der Nase mit ihren zahlreichen Nebenhöhlen über Rachen, Kehlkopf, Luftröhre bis zu den Bronchien, den Luftröhrenästen, abschnittsweise oder im ganzen.

Entzündung nennt man die Blutüberflutung eines Gewebsbereichs, eines Krankheitsherdes. Das Kleinstadernetz, das die Zellen und Zellfamilien umspinnt und durchblutet, erweitert sich. Die Feinstaderporen für den normalen Stoffwechsel zwischen Gewebe und Blut öffnen sich weit. Weißes Blut fließt ins Gewebe, Blutsaft mit den quallenartigen Weißzellen (Leukos oder Leukozyten) und den winzigen Blutplättchen (Thrombozyten), aber ohne die Rotzellen (Erys oder Erythrozyten). Letztere kommen nicht durch die Poren, weil sie sich nicht durchschlängeln können, von Ausnahmefällen abgesehen.

Die Überflutung führt zu den typischen fünf Signalen, die schon Aulus Celsus (25 v. Chr. – 50 n. Chr.) beschrieben hat: Rötung (rubor), Erwärmung (calor), Schwellung (tumor), Schmerz (dolor) und gestörte Arbeitsfähigkeit bzw. Funktion (functio laesa).

Der Schmerz entsteht durch die schwellungsbedingte Überdehnung des mit Schmerznerven versorgten Gewebes und auch durch direkten Druck des weißen Blutes auf die Nervenenden.

Alles zusammen behindert die normale Gewebsarbeit im Bereich des örtlichen Krankheitsherdes. Der Entzündungsgrad kann in weiten Grenzen schwanken, gering bis hochgradig sein. Je aggressiver der Schädling, um so heftiger in der Regel die Abwehrentzündung. Bei starker Entzündung bilden sich Pfützen aus weißem Blut, genannt Eiter. Seine Farbe wird vielfach von den Schädlingen bestimmt. Meistens sind es Mikroben, in der Regel Bakterien, weniger häufig Pilze. Die Kugelkokken (Staphylokokken) erzeugen goldgelben, die Fadenkokken (Streptokokken) wäßrigen, andere Bakterien grünen Eiter. Manchmal sind es auch Nanoben, d. h. die noch wesentlich kleineren Viren.

Pus bonum et laudabile nannten die alten Ärzte den Eiter: guter und lobenswerter Eiter, Heil-Eiter. Sie unterstützten deshalb die Eiterbildung durch Förderung der Entzündung mit heißen Umschlägen, Wärmflaschen und dergleichen.

Ein örtlicher Entzündungsherd wird immer von einer Allgemeinreaktion begleitet. Das eine geht nicht ohne das andere. Der Schädling verursacht einen Reiz, der nicht nur in die unmittelbare Nachbarschaft, sondern auch in die weitere Umgebung (Region) und zur Abwehrzentrale des Gehirns gefunkt wird. Die Abwehrzentrale ordnet die allgemeine Mobilmachung an, per Funk und durch Schnellboote im Blutstrom zu den Abwehrorganen. Die allgemeine Körpertemperatur steigt, insbesondere durch eine Mehrdurchblutung der Haut und der Schleimhäute, also der Außen- und Innenhäute. Die Erweiterung der Stromwand führt zu erhöhtem Blutbedarf. Die Blutdepots werden ausgeschüttet, das Blut rascher durch das Adersystem gepumpt. Das äußert sich in schnellerem Herz- bzw. Pulsschlag.

Das Gewebe wird lufthungriger, die Luft im Gewebe rascher verbraucht. Das führt zu einer beschleunigten Atmung. Im Blut findet man mehr Leukos als sonst. Normalerweise sind es 5000 bis 7000 im Kubikmillimeter. Durch die Mobilmachung der Abwehr steigt die Zahl rasch an – auf 9000, 12000 und mehr. An dieser »Leukozytose« sind nicht nur die großen Weißzellen, sondern auch die kugeligen kleinen Lymphzellen beteiligt. Die Nachschuborgane für das Weißblut arbeiten auf Hochtouren, ganz besonders das Knochenmark und die Lymphknoten. Auch die auf Abwehr programmierten Hormondrüsen, insbesondere Nebennieren, Schilddrüsen und Thymusdrüse machen Überstunden.

Schon bald nach Entzündungsbeginn wachsen die Endothelzellen (Innenhautzellen) des Kleinstadernetzes an den Entzündungsherd heran und bringen neue Haargefäße ins Schlachtfeld.

Alles steht unter der Regie der Abwehrzentrale im Zwischenhirn und in dessen doppelstöckigem Thalamus – von (griech.) thalamos = Kammer, Schlafzimmer – mit dem daruntergelegenen Hypothalamus. Warum die Anatomen die Kommandozentrale des Generalstabs Schlafzimmer bzw. Frauengemach genannt haben, kann man nur vermuten. Auch Napoleon sollen seine wichtigsten Feldzugspläne im Schlafzimmer eingefallen sein.

Unmittelbar an der unteren Kammer hängt die Super-Hormondrüse für die Hypophyse. Hier ist die Schnellbootzentrale im Blutstromhafen für die untergeordneten Abwehrhormondrüsen.

Die Entzündung ist der wichtigste Abwehrvorgang des menschlichen Organismus. Auch er wird vom Geist gelenkt. Das haben inzwischen auch schulmedizinische Forscher anhand von Tierversuchen »wissenschaftlich nachgewiesen«. Man fand Änderungen blutchemikalischer Normwerte als Folge positiver und negativer Streßfaktoren. Was man sich auch ohne große »wissenschaftliche Beweise« denken konnte.

Jede Heilentzündung ist eng gekoppelt an Abräum- und Reparaturvorgänge zum Wegschaffen und Aufräumen der auf dem Schlachtfeld entstandenen Trümmer und zum Wiederaufbau der Gewebsgebäude, zumindest in Form eines narbigen Ersatzes. Für diese Reparaturvorgänge spielen die kleinsten der (weißen) Blutzellen, die Thrombozyten, eine Schlüsselrolle. Sie sind die Zünder für die Umwandlung der im Blutsaft gelösten Faserstoffvorstufe (Profibrin), aus der dann jene Fäserchen entstehen, welche Gewebslücken netzartig ausfüllen. Die Schlingen der Kleinstgefäße wachsen von allen Seiten in die entstandene Gewebslücke hinein. Das sieht bei starker Vergrößerung aus wie die gekörnte Oberfläche einer Himbeere. Medizinisch nennt man es deshalb Granulationsgewebe von (lat.) granulum = das Körnchen, die kleine Beere.

Aus den Poren der Kleinstgefäßschlingen treten bei der Heilentzündung alle die Blutstoffe aus, die zusätzlich zum Wiederaufbau benötigt werden. Außerdem wachsen aus der Nachbarschaft auch (begrenzt) neue Nervenfasern aus den Enden von Nervenästen im Nachbargewebe.

Woher kommen die Abwehr- und Reparaturzellen und -säfte?

Sie werden im Zwischengewebe gebildet, auch Bindegewebe genannt, dessen Verbundfunktion in Form von Zusammenhalten und Stützen nur *eine* seiner vielen Aufgaben ist. Deshalb scheint mir der Begriff »Zwischenzellen« für jene Art von Zellen und Zellprodukten, die immer zwischen den Zellen aller anderen drei Zellrassen – nämlich Deck- bzw. Epithel-, Muskel- und Geistzellen – liegt, noch besser als die Bezeichnung »Bindezellen«. Vor allem aus Zwischenzellen bestehen das Knochenmark, die Blutfabrik für Rotzellen, Weißzellen und Plättchenzellen, und die »Lymphatischen Organe«. Zu den letzteren gehören: Bries (Thymus), Lymphknoten, Milz, Zungen-, Gaumen-, Rachenmandeln, Wurmfortsatz des Blinddarms und der Lymphknötchenteppich in allen Schleimhäuten, besonders des Atmungs- und Verdauungssystems.

Erkältungskrankheiten entstehen nicht immer durch Erkältung. Häufig ist eine massive Überschwemmung der Atemwege mit Infektionserregern die Ursache für eine »Pseudo-Erkältungskrankheit«, die nur das gleiche Erscheinungsbild, nicht aber den gleichen Verursacher hat. Grippe oder grippaler Infekt wäre hier die korrektere Bezeichnung.

Klimaanlagen sorgen nicht nur für einen raschen Luftwechsel, sondern oft genug auch für massive Ausstreuung von Mikroben und Nanoben in die Atemwege der Insassen von Hotelzimmern, Büroräumen und Flugzeugkabinen!

Die Erkältungskrankheit ist letztlich nur eine besondere Art der *Heilentzündung*, jenes Prozesses, ohne den nichts heilt. Denn ein biologisches Gesetz lautet: ohne Heilentzündung gibt es keine Heilung.

Trotzdem sucht man dieses Wort in den schulmedizinischen Lehrbüchern vergeblich. Im Gegenteil: Entzündung gilt als Unheil, das immer und überall bekämpft werden muß. Der hohe Verbrauch an antiphlogistischen (entzündungswidrigen) und antirheumatischen Medikamenten sowie insbesondere auch von Schmerzmitteln mit einer solchen Komponente, spricht eine erschreckende Sprache.

Die Zulassung rezeptpflichtiger Medikamente dieser Art ist relativ einfach zu erreichen. Deshalb gibt es sie in riesiger Zahl. Als wichtigster Beweis gilt die Enzündungsdämpfung im Bereich einer Ratten- oder Mäusepfote. Die Entzündung läßt sich leicht durch Chemikalien oder Verbrennungen erreichen und eindrucksvoll demonstrieren. Ebensoleicht kann man dann zeigen, daß bestimmte Medikamente zu einem rascheren Rückgang der Entzündungszeichen in Form von Rötung, Schwellung, Erwärmung, Schmerz und gestörter Funktion führen.

Da sehr viele Erkrankungen von Entzündungen begleitet sind, gibt es ein riesiges Indikationsfeld für die Verordnung entzündungshemmender Medikamente. Der Anfangserfolg ist für die Patienten in der Regel recht eindrucksvoll. Auf lange Sicht gesehen schadet man in der Regel damit mehr, als man hilft.

Die Heilentzündung ist eine wichtige Teilkomponente sehr vieler Erkrankungen. Das gilt beispielsweise auch für Krebs. Ohne Heilentzündung heilt keine Krebskrankheit. Deshalb gehört es zu unseren wichtigsten Heilhilfen, zuvor verordnete entzündungshemmende Medikamente oder Schmerzmittel abzusetzen.

Ein Beispiel der Wirksamkeit von Heilentzündungen habe ich am eigenen Leib erfahren: Im Herbst 1991 entwickelte sich an der Haut meines rechten Handrückens ein Knötchen gleicher Art, wie ich es 1985 schon einmal im Bereich der rechten Stirnhaut hatte. Damals habe ich es (leider) mit einer Radiummünze dreimal gezielt bestrahlen lassen, weil das Ausschneiden ohne Hautplastik nicht möglich war. Von der aber befürchtete ich eine zu große Narbenbildung. Seither habe ich eine Delle in der Stirnhaut. Da wäre mir die Narbe lieber gewesen. Nun gut. Das Knötchen an der Daumenseite des Handrückens genau gleichen Aussehens und Härtegrades wurde gut erbsgroß. Da habe ich es in örtlicher Betäubung von meinem Vize ausschneiden lassen. Histologischer Befund: Keratoakanthom (=Hornzellengewächs ohne Krebszeichen). Beim Ausschneiden wurde wohl ein Zellkomplex an das rechte Schnittende verschleppt. Denn es wuchs innerhalb der nächsten Wochen ein erbsgroßes gleichartiges Knötchen heran.

Ich wollte es schon herausschneiden lassen. Da bekam ich die oben beschriebene Erkältung. Und gegen Ende der Erkältungskrankheit begann das Hornzellengewächs kleiner zu werden. Innerhalb von drei Wochen verschwand es vollständig. Parallel dazu haben sich übrigens noch ein paar Alterswarzen an der linken Lendenhaut sowie am linken und rechten Oberarm abgestoßen.

Mir scheint, insbesondere auch auf Grund gleicher Beobachtungen bei Patienten, daß die massive Aktivierung der Abwehrkräfte im Rahmen einer Infektionskrankheit an Schadstellen überall im Körper Reparaturprozesse in Gang setzt, und zwar bis hin zum Abbau von Gewächsen.

ERKÄLTUNGSKRANKHEIT – LEITSÄTZE VON FREUND ZU FREUND

1. »Erkältungskrankheit« ist die volkstümliche Bezeichnung für eine *Schleimhautentzündung der Atemwege*, weil sich diese häufig nach einer Erkältung bzw. Unterkühlung durch Zugluft, durchnäßte Kleidung usw. entwickelt.

2. An jeder Atemweg-Schleimhautentzündung sind *Infektionserreger* in Form von Mikroben (Bakterien, Kokken usw.) oder Nanoben (Viren) beteiligt, in der Regel als Mischinfektion verschiedenste Arten dieser Kleinstlebewesen.

3. Dieser Atemwegsinfekt kann durch wild gewordene *Eigenkeime* – wie bei der echten Erkältungskrankheit – oder durch *Fremdkeime* aus der Atemluft anderer und aus (den häufig keimbesiedelten) Klimaanlagen kommen.

4. Die gebräuchlichsten *medizinischen Bezeichnungen* für die Erkältungskrankheit sind: Grippe, Grippaler Infekt, Influenza oder – bei örtlicher Begrenzung – Rhinitis (Nasenschleimhautentzündung, Schnupfen), Sinusitis (Nasennebenhöhlenentzündung), Pharyngitis (Rachenentzündung), Tonsillitis (Mandelentzündung),

Laryngitis (Kehlkopfentzündung), Tracheitis (Luftröhrenentzündung) und Bronchitis (Luftröhrenastentzündung).

5. Jeder Atemwegsinfekt führt zu einer allgemeinen Mobilmachung des *Abwehrsystems* und damit zu einer Aktivierung der *Selbstheilungskräfte*, je stärker, um so mehr, und damit gleichzeitig mit der Abwehr der Infektionskrankheit zu vielerlei Selbstreinigungsprozessen und Schadstellenreparaturen im gesamten Organismus.

6. Höchstwahrscheinlich spielen Erkältungskrankheiten bei der *Abwehr* und *Heilung* von krebsigen und nichtkrebsigen *Gewebsneubildungen* eine positive Rolle. Krebskranke haben oft viele Jahre vor Ausbruch der Krankheit keinen stärkeren Atemwegsinfekt.

7. Erkältungskrankheiten müssen als Aktivator der Selbstheilungskräfte und potentielle Heilkrankheit »ausgekocht« werden, unterstützt durch naturgemäße Hilfen wie Schwitzprozeduren, heiße Milch mit Honig, heißen Fliedertee, Glühwein, viel frisches Obst, insbesondere Südfrüchte.

8. *Rezeptpflichtige* symptomunterdrückende *Medikamente verbieten sich* in aller Regel, insbesondere Antiphlogistica (entzündungshemmende Pillen und Nasentropfen) sowie Antibiotika gegen Bakterien oder Viren, auch als Halstabletten. Verschleppte und rasch rückfällige Atemwegsinfekte beruhen meistens auf derartiger Falschbehandlung.

9. Auch *Impfungen gegen Grippe* sind meistens *nicht* indiziert, weil sie erstens nur gegen einen Bruchteil der am Erkältungsinfekt beteiligten Erreger wirken, zweitens der Körper durch zu viele Impfungen überfordert werden kann und drittens dadurch möglicherweise ein wichtiges Abwehrmanöver verhindert wird.

10. Schlafen mit geschlossenen Fenstern und Türen *aus Angst vor Zugluft* und vielschichtiges Einpacken der Haut von Kopf bis Fuß in Wolle oder Pelze *aus Angst vor Unterkühlung* ist ungesund. Beides schützt nicht vor Erkältung, sondern verschiebt sie nur und macht sie dadurch eher schlimmer.

7.5 PROSTATAKROPF –
OPERATION: DAS LETZTE VOM LETZTEN

Bau und Arbeitsweise der Prostata

Prostatakropf nennen wir das, was die Mediziner Adenom oder Adenomatose, Hypertrophie der Vorsteherdrüse, in schlechtem Deutsch Vorsteherdrüsenvergrößerung und gutartige Prostatavergrößerung nennen. Es bestehen viele Parallelen zum Kropf der Schilddrüse. Unter Kropf kann sich jeder etwas vorstellen. Deshalb scheint es mir die bessere Bezeichnung zu sein.

Die Prostata gehört zu den von der Schulmedizin am häufigsten unnötig verstümmelten Organen. Nach meinen Beobachtungen in Praxis und Klinik sind zwei Drittel aller praktizierten Prostataoperationen bei uns und wahrscheinlich weltweit unnötig und schädlich. Die Patienten sind zur Operation vor allem deshalb leicht zu überreden, weil sie befürchten, es könne sich aus ihrem Prostatakropf ein Krebs entwickeln. Von den Urologen wird ihnen das oft eingeredet, zumindest werden sie in diesem Irrglauben belassen. Die Situation ist ähnlich wie bei dem »Gebärmutterkropf«, der Gebärmuttervergrößerung durch Muskelverknotung – (med.) Gebärmuttermyom bzw. -myomatose. Auch hier erzählen mir die Patientinnen regelmäßig, daß ihnen eingeredet worden sei, daraus könne ein Krebs entstehen.

Aus einem Prostatakropf wird nie ein Krebs, ebensowenig wie aus einem Gebärmutterkropf. Die Anfälligkeit des gutartig gewucherten Gewebes aus Drüsen-, Muskel- und Bindezellen ist eher kleiner als die gesunder Zellverbände.

Zum besseren Verständnis dessen, worum es hier geht, möchte ich einige Bemerkungen über Bau- und Arbeitsweise der Prostata vorausschicken (s. Abb. 3 und 4).

Die Vorsteherdrüse ist eines von vielen Organen des männlichen Liebesorgansystems, zu dem äußerlich die beiden Hoden und Nebenhoden mit den Samensträngen und dem Hodensack und innerlich – neben der Prostata – die Ampullen der Samenleiter, die Bläschendrüsen und die beiden Cowperschen Drüsen unterhalb des äußeren Prostataschließmuskels gehören. Besonders zu erwähnen ist die Zentrale der Liebesorgane im Großhirn und in darunterliegenden Hirnabschnitten sowie im Rückenmark. Das muß deshalb hier gesagt werden, weil ein weithin verbreiteter Irrglaube besteht, daß die Manneskraft, genannt Potenz, in erster Linie von den Sexualorganen abhängt. Diese sind – nicht allein, aber weitgehend – sozusagen nur die Vollstrecker der aus der Zentrale kommenden Befehle.

A propos Potenz: Hier muß man zweierlei unterscheiden: die Härtepotenz, das heißt die Fähigkeit des Penis zum Steifwerden (Erektion), und die Spritzpotenz, das heißt die Fähigkeit, den Samen aus der Harnröhre nach außen zu spritzen (Ejakulation). An diese Spritzpotenz ist die Fähigkeit zur Befruchtung gekoppelt.

Abb. 3 Lage der Prostata, Seitenansicht. 1: Bauchmuskeln, 2: Bauchhöhle, 3: Samenleiter, 4: Blase, 5: Schambein, 6: Penis, 7: Hoden, 8: Nebenhoden, 9: Cowper-Drüse, 10: After, 11: Mastdarm, 12: Prostata, 13: Bläschendrüse, 14: Kreuzbein, 15: Lendenwirbelsäule.

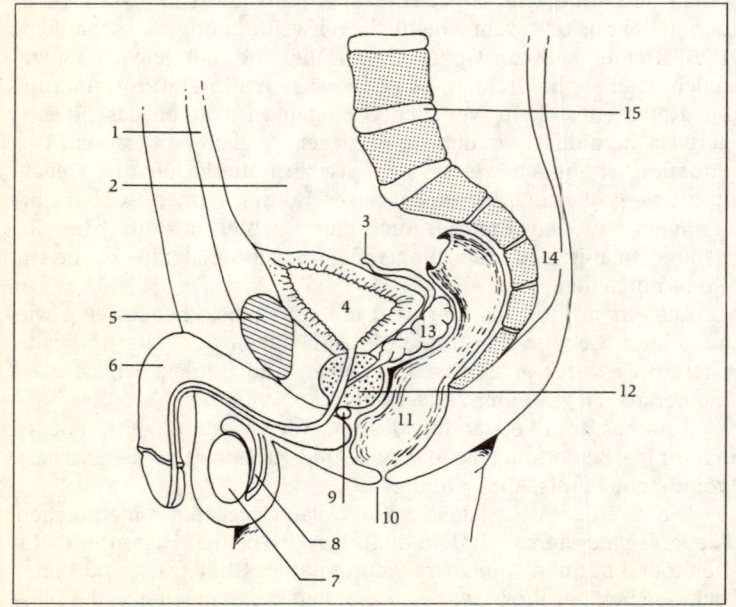

Die Prostata gehört zu den Anhangsdrüsen der Samenwege. Diese beginnen in den Nebenhoden, den Hodensaftspeichern. Das sind im Grunde nichts anderes als stark geschlängelte erweiterte Ausführungsgänge der Hodenkanäle, die in einer gemeinsamen Hülle verpackt sind.

Die 7 bis 15 Kanälchen des Nebenhodenkopfes münden in den ebenfalls stark gewundenen Nebenhodengang, der sich in den geraden, etwa stricknadeldicken Samenleiter fortsetzt. Der rechte und linke Samenleiter verlaufen im Samenstrang, der außerdem aus Begleitgefäßen und -nerven, Bindegeweben und Muskelfasern besteht, auf dem Umweg über den Leistenkanal zur Harnröhre. Vor der Harnröhre erweitern sie sich jeweils zur Samenleiterampulle, die etwa genauso lang, aber etwas weniger dick ist als die außen anliegende Bläschendrüse.

Samenleiterampulle und Bläschendrüse münden in einen gemeinsamen Ausführungsgang, den Spritzgang bzw. Ejakulationsgang (Ductus ejaculatorius). Diese Bezeichnung ist insoweit irreführend, weil zum Ejakulat auch der Prostatasaft gehört, der eigene Ausführungsgänge hat. Der Spritzgang durchzieht die hinteren Drüsenlappen der Prostata rechts und links schräg in etwa 2 cm Länge und mündet in einer winzigen hügelartigen Ausbuchtung der Harnröhrenrückwand, den Samenhügeln.

Zum Orgasmus, dem größten aller Lustgefühle, kommt es durch die explosionsartige Entleerung von Nebenhoden, Bläschendrüsen und Prostata gemeinsam in die Prostataharnröhre und von hier durch die Penisharnröhre nach außen.

Früher nahm man irrtümlich an, die an der Prostata hängenden Bläschendrüsen seien Samenspeicher, und nannte sie deshalb Samenblasen. Leider hält sich diese falsche Bezeichnung auch in den urologischen Lehrbüchern und sorgt so für die Beständigkeit dieses Irrtums. Tatsächlich würden die Samenfäden in einem solchen Depot an Hitzschlag sterben, weil sie die Bauchwärme nicht vertragen. Deshalb liegen sie ja draußen, und deshalb sind Leistenhoden (im Leistenkanal liegende Hoden) immer funktionsunfähig. Und sie bleiben es, solange sie nicht in den Hodensack gelangen – von selbst oder durch eine Operation.

Außer der unpaaren Prostata und den paarigen Bläschendrüsen gehören die Cowperschen Drüsen, an der Peniswurzel gelegen, zu den Anhangdrüsen der Samenwege. Aus den zwiebelförmigen Cowperschen Drüsen stammt der »Wonnetropfen«, jener glasige, klebrige farblose Stoff, der als Erstprodukt geschlechtlicher Erregung aus der Harnröhre kommt, unabhängig vom Orgasmus.

Die Prostata gleicht einer Edelkastanie, genauer gesagt ihrem Kern. Ihre Durchschnittsmaße beim erwachsenen Mann: 40 mm lang bzw. hoch, 40 mm breit, 25 mm dick (von vorn nach hinten gesehen) und 20 bis 25 g schwer.

Die Prostata hat innige Beziehungen zur Harnröhre, deren Anfangsteil sie über eine Länge von 3 bis 4 cm voll umschließt. Diese *Prostata*harnröhre setzt sich in die *Penis*harnröhre fort. Das obere und untere Ende der Prostataharnröhre wird von je einem Schließmuskel (Sphinkter = Pförtner) umgeben. Der obere schließt die Blase, der untere die Prostataharnröhre (s. Abb. 4a und 4b).

Diese Schließmuskeln bestehen aus glatter Muskulatur und arbeiten automatisch aufgrund innerer Reflexe. Sie sind vom Willen unabhängig. Es sind nicht die einzigen Pförtner von Blase und Harnröhre, aber die wichtigsten. Es gibt auch willkürliche Blasenschließmuskeln, aus quergestreifter Muskulatur. Mit deren Hilfe kann man den Harnstrahl unterbrechen. Die quergestreifte Muskulatur ermüdet aber sehr rasch. Es ist nicht möglich, bei Ausfall der glatten Schließmuskeln den Harnabfluß länger als einige Minuten willkürlich zu stoppen.

Blasen-Sphinkter und Prostata-Sphinkter arbeiten nach eigenen Gesetzen. Teils geschieht das gemeinsam, wie beim Urinieren, wo sich natürlich beide nacheinander öffnen müssen. Teils arbeiten sie entgegengesetzt, wie bei der Ejakulation, dem gleichzeitigen Ausstoß der zahlreichen Liebesorganprodukte.

Bei der Ejakulation bleibt der Blasen-Sphinkter geschlossen und verhindert, daß gleichzeitig Urin entleert wird. Wenn ein Defekt des Blasenschließmuskels besteht, funktioniert im übrigen der Prostata-Sphinkter als Ersatzschließmuskel der Blase. Nur wenn beide Pförtner beschädigt sind, kommt es zur Inkontinenz, zum Dauernässen.

Der typische und wichtigste Baustein der Prostata sind die etwa 30 bis 50 Prostatadolden mit den Drüsenbeeren, die ringsum am Doldengang hängen. Der Doldengang mündet direkt in die Prostataharnröhre, um den Samenhügel herum (s. Abb. 4a und 4b).

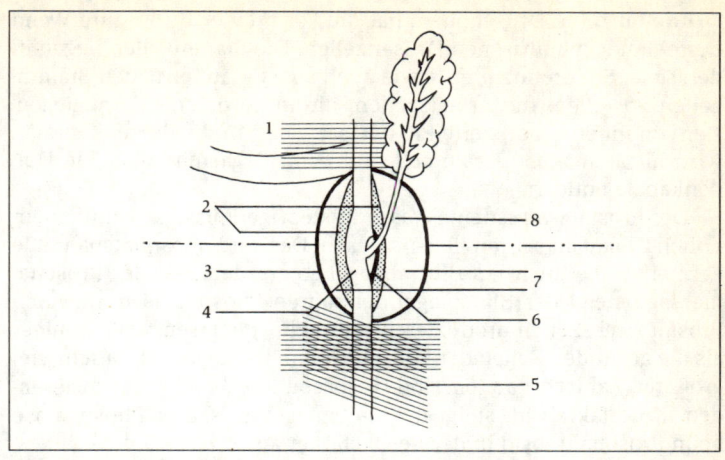

Abb. 4a Prostata, Seitenansicht. 1: Blasenschließmuskel, 2: Innendrüse, 3: Kapsel, 4: Harnröhre, 5: Harnröhrenschließmuskel, 6: Samenhügel, 7: Außendrüse, 8: Ejakulatgang.
Abb. 4b Prostata, Ansicht von vorn. 1: Blasengrund, 2: Blasendreieck, 3: Harnleitermündung, 4: Blasenschließmuskel, 5: Samenhügel mit Einmündung der Ejakulatgänge und rings um den Poren der Drüsendoldengänge, 6: Prostataharnröhren-Schließmuskel.

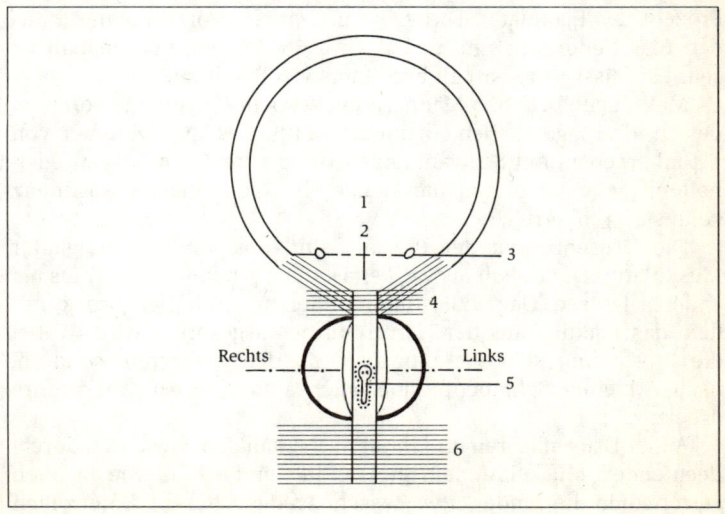

Die einzelne Drüsenbeere hat die Form einer Birne. Ihre Wand besteht aus zylindrischen Drüsenzellen. Die Stammzellen liegen in der Tiefe. Sie produzieren – wie auch sonst – außer neuen Stammzellen vor allem die Arbeitszellen, die in vorderster Front liegen. Der von ihnen produzierte Prostatasaft fließt in die Beerenkammer, wird hier zunächst gesammelt und beim Orgasmus über die Doldenkanäle entleert.

Der Prostatasaft ist eine wässerig-klebrige Flüssigkeit mit einem hohen Gehalt an sauren Phosphatasen. Das sind phosphatspaltende Fermente, die auch ins Blut abgegeben werden. Bei der Prostatamassage steigt der Blutspiegel der sauren Phosphatasen an. Auch Prostatakrebszellen produzieren saure Phosphatasen, aber weniger als die gesunden Zellen der Drüsenbeeren. Da sie jedoch in sehr viel größerer Zahl vorhanden sind, insbesondere beim metastasierenden Prostatakrebsid, steigt der Blutspiegel an saurer Phosphatase beim Prostatakrebsid in der Regel stärker an.

Der Prostatasaft macht etwa ein Viertel des Spritzvolumens aus. Er ist die erste von den drei Ejakulatsportionen. Die Mittelportion besteht aus dem Hodensaft mit den Spermien und Absonderungen der Innenwandzellen von Nebenhoden und Samenleitern (etwa 10 Prozent des Ejakulats). Die letzte und größte Portion stammt aus den Bläschendrüsen und macht etwa 60 Prozent aus. Ihr Saft ist sehr zähflüssig und enthält besonders viel Fruchtzucker.

Messungen bei 1000 Männern mit sexueller Abstinenz von mindestens drei Tagen haben ein durchschnittliches Spritzvolumen von 3,4 ml ergeben, mit Schwankungen von 0,2 bis 6,6 ml. Bei wiederholtem Liebesakt nimmt die Menge ab. Nach längerer Abstinenz kann sie 13 ml erreichen.

Die Drüsenbeeren der Prostata sind umsponnen von glatter Muskulatur. Der Gehalt an Muskelfasern ist erheblich größer als bei anderen Drüsen. Das erklärt unter anderem den hohen Druck, mit dem das Ejakulat aus der Harnröhre herausgespritzt wird. Wobei die Prostatamuskeln nicht nur auf die Drüsenbeeren, sondern nach Art einer Schlauchpumpe, auch auf die Prostataharnröhre drücken.

Außer Drüsenbeeren und ihren Abflußkanälen sowie sich durchflechtenden Muskelbündeln gibt es in der Prostata wie in allen Festorganen die Binde- bzw. Zwischenzellen. Wie die Bindezellen sonst haben sie die Aufgabe, die Versorgung und Entsorgung der Prostata von Stoffen aller Art sicherzustellen, Schädlingsabwehr im weitesten Sinne des Wortes zu betreiben, Schlacken abzuräumen und Defekte zu reparieren.

Die kastaniengroße Prostata wird von einer derben Bindegewebskapsel umgeben. Sie besteht aus einem größeren Hinterlappen und einem kleineren Vorderlappen. Der Hinterlappen ist in eine linke und eine rechte Hälfte getrennt. Die Trennfurche kann man bei der rektalen Untersuchung, also vom Mastdarm aus, mit dem Finger tasten.

PROSTATAKROPF UND HARNENTLEERUNG

Für das Verständnis des *Prostatakropfes* ist es wichtig, darauf hinzuweisen, daß die Prostata aus zwei funktionell verschiedenen Teilen besteht, nämlich aus der Außen- und der Innendrüse (s. Abb. 5). Der größere Teil der Prostata ist die Außendrüse, welche die Innendrüse umgibt. Die Ausführungsgänge der Außendrüsenbeeren ziehen durch das Gewebe der Innendrüse und münden neben deren Doldengängen. Die obere Hälfte der Prostata wird rechts und links von den Spritzgängen durchbohrt.

Abb. 5 Entwicklungs-Schema zum Prostatakropf. a: Normale Größenverhältnisse mit schlauchartiger Innendrüse und beerenartiger Außendrüse. b: Gewucherte Innendrüse mit Vergrößerung der Prostata im Ganzen, wobei die Außendrüse plattgedrückt und die Harnröhre eingeengt wird.

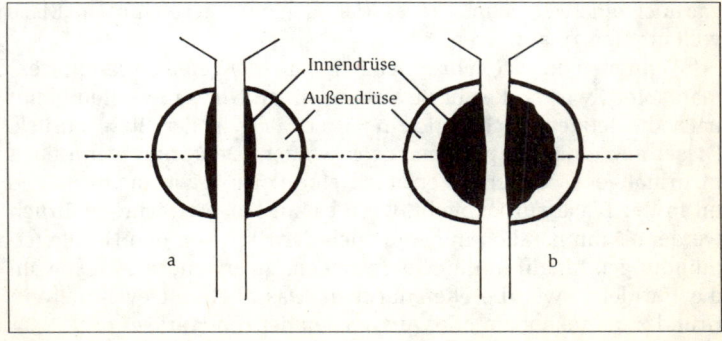

Der Prostatakropf ist eine gutartige Wucherung nur der *Innendrüse*. Sie entwickelt sich im Alter bei fast allen Männern zwischen 40 und 45 Jahren. Die vielknotige Wucherung betrifft – im Gegensatz zum Krebs – nicht nur die Drüsenbeeren, sondern vor allem auch die Muskel- und die Bindezellen. Neben- und durcheinander findet man Drüsenzellherde, Muskelzellherde und Faserzellherde, alles in winzigen Ausmaßen.

Der Prostatakropf ist keine Krankheit, und in den allermeisten Fällen entwickelt sich daraus auch keine. Denn die eventuell dadurch hervorgerufene Beengung der Prostataharnröhre hält sich meistens in Grenzen, so daß es nur zu leichteren Harnabflußstörungen kommt. Ihre Auswirkungen, wie verzögerte Harnentleerung und verlängertes Nachträufeln, stören das Gesundheitsgefühl ebensowenig wie viele andere altersbedingte Veränderungen.

Von der Diagnose Prostata-Adenom bzw. Prostatakropf sollte sich also kein Mann irritieren lassen. Wichtig ist nicht die Größe des Prostatakropfes, sondern nur die Frage, ob in der Blase nach dem Harnen größere Reste, d.h. wesentlich mehr als 100 ml zurückbleiben, und zwar nicht einmal, sondern über Wochen und Monate hinweg immer wieder.

Wie merkt man das? Es läßt sich an der Menge des Restharnes feststellen, der beim Nachurinieren austritt. Ältere Männer sollten sich angewöhnen, stets einen zweiten Pinkelakt zu vollziehen, das heißt nachzuurinieren. Sobald die erste Portion entleert ist, muß eine viertel bis eine halbe Minute, selten länger, gewartet werden. Dann entleert sich die Restpfütze. Manchmal ist es notwendig, sogar noch ein zweites und drittes Mal nachzuurinieren, um die Blase vollkommen zu entleeren.

Wenn man die Nachportionen in einem Meßgefäß auffängt, weiß man sofort, wieviel Restharn vorhanden ist. Nur ganz selten bleibt nach der letzten Nachportion noch ein Rest in der Blase zurück. Dieser allein könnte problematisch werden. Denn nur, wenn nach mehrmaligem Nachurinieren noch eine Portion von mehr als 100 ml in der Blase zurückbleibt, kann es auf längere Sicht gefährlich werden. Dann nämlich nur staut sich der Harn von den Harnleitermündungen hinauf in die Nierenbecken. Es erweitern sich sowohl die Harnleiter wie die Nierenbecken. Das allein ist eventuell ein Grund zum Aushobeln oder Ausschälen der Innendrüse.

Die schlimmste Unart der Urologen besteht darin, alles als »Bösen Restharn« – wie ich es nenne – zu bewerten, was nach dem ersten Pinkelakt in der Blase zurückbleibt. Dies sind oft 50 ml und weit mehr. Bei mir sind es seit mehreren Jahren schon mehr als 100 ml. Die stören mich deshalb nicht, weil ich sie mit dem zweiten und dritten Pinkelakt restlos entleeren kann. Die Weite meiner Nierenbecken lasse ich gelegentlich per Ultraschall kontrollieren. Sie ist bislang normal, obwohl meine Prostata beinahe tennisballgroß ist – kein Grund zum Prahlen, aber auch kein Grund zur Beunruhigung. Für mich steht fest: An meine Prostata kommt kein Hobler oder Ausschäler heran, solange keine dauerhafte Harnverhaltung auftritt. Auch eine leichte Erweiterung meines Nierenbeckenkelchsystems im Ultraschallbild wäre für mich kein Operationsgrund. Vielleicht wäre sie das, wenn sie bereits mit sechzig festgestellt worden wäre.

Falls sich Entleerungsstörungen der Blase bemerkbar machen, empfiehlt es sich, auch abwechselnd im Stehen und Sitzen zu urinieren. Öfters entleert sich nur in der anderen Haltung noch einmal eine Nachportion.

Entscheidend für die vollständige Entleerung der Blase ist die Kraft der Blasenmuskulatur. Solange die Kraft groß genug ist und sich die Prostataharnröhrenenge in Grenzen hält, überwindet eine kräftige Harnblasenmuskulatur diese Enge, und es bleibt kein Restharn zurück. Es gibt Ausnahmen, und zwar dann, wenn ein ventilartiger Verschluß der Prostataharnröhrenmündung durch einen sogenannten Mittellappen verursacht wird, der sich nach oben in die Blase hineinentwickelt und sich dann eventuell vor die Prostataharnröhre legt. Dann hilft auch starkes Pressen nichts, im Gegenteil.

Die eleganteste Art zur Kontrolle des Bösen Restharnes, also jener Menge, die auch nach mehrmaligem Nachurinieren noch übrigbleibt, ist die Ultraschalluntersuchung. Früher war es notwendig, einen Katheter von der Harnröhre aus in die Blase zu schieben und die abfließende Harnmenge zu messen. Dies ist auch bei angemessener Betäubung kein reines Vergnügen und birgt im übrigen eine Infektionsgefahr. Diese ist zwar gering, falls man auf peinliche Reinlichkeit beim Katheterisieren achtet. Aber vollkommen vermeidbar ist sie schon deshalb nicht, weil manchmal mit dem Katheter in der Harnröhre vorhandene Keime erst in die Blase hochgeschoben werden.

Nicht jeder Arzt, der kathetert, kann es. Es gehört Übung und Fingerspitzengefühl dazu. Der sterilste Katheter nützt nicht, wenn er durch ungeschicktes Hantieren unsteril gemacht wird.

Vor Einführung des Katheters muß ein Anästhesie-Gel in die Harnröhre gedrückt und ein paar Minuten gewartet werden, bis die Schleimhautbetäubung vollständig ist. Katetern darf nicht mehr weh tun. Man braucht sich also nicht vor dem Schmerz *beim* Kathetern, sondern nur vor dem Schmerz *hinterher* fürchten. Wenn die Betäubung nachläßt, brennt es oft stundenlang, manchmal ein bis zwei Tage lang nach. Schon deshalb muß man mit der Katheterung zurückhaltend sein.

Die Gefahren einer falschen Katheterung sind einerseits Infektionseinschleppung in die Blase und andererseits Verletzungen der Prostataharnröhre mit Beengung durch Schwellung und/oder Vernarbung. Eine einzige falsche Katheterung kann den Patienten für den Rest des Lebens zum Blasenkrüppel machen.

Sinngemäßes gilt natürlich ebenso für Blasenspiegelungen, bei denen Infektions- und Verletzungsgefahr noch größer sind. Zu viele, die mit dem Blasenspiegelungsgerät, dem Zystoskop, umgehen, haben nicht das richtige Fingerspitzengefühl, sind zu grob oder in zu großer Eile. Man kann die Gefahr einer Blasenruine durch instrumentelle Kunstfehler mit Katheter und Zystoskop gar nicht überbewerten.

Nicht selten kommt es bei Prostatakropf ohne markante Vorzeichen zu einer akuten Harnverhaltung, zur plötzlichen Unfähigkeit, Urin zu lassen. Das geschieht öfters nach einem Bierabend. Im leichten Alkoholrausch füllt sich die Blase übermäßig. Das rechtzeitige Urinieren wird verschlafen und die Blasenmuskulatur durch mehr als einen halben Liter Inhalt überdehnt. Dann fehlt es an der Möglichkeit eines »Anlaufs« zur Zusammenziehung der Blase.

Das Fassungsvermögen der Blase ist unterschiedlich. Beim Mann beträgt es in der Regel mehr als 500 ml, bei der Frau knapp 500 ml. Es gibt Männerblasen, aus denen sich bei einer Harnverhaltung zwei Liter Urin entleeren lassen. Das ist allerdings selten.

Die meisten Urologen werten bereits die einmalige akute Harnverhaltung als dringenden Operationsgrund und drängen die Pa tienten entsprechend. Das ist falsch. Jede akute Harnverhaltung kann nach behutsamer Katheterung folgenlos abheilen. Insbesondere gilt das, wenn der Betroffene in Zukunft »blasenbewußt« lebt, d.h. sich nach dem Stammtisch nachts den Wecker stellt, die morgendliche Mehrfach-Harnung – im Sitzen und im Stehen mit »Kaltwasser-Anschub« – nicht vergißt und sich vor Gesäßunterkühlung schützt. Dazu gehört auch die regelmäßige Ejakulation. Denn eine Stauung des Prostatasaftes führt zur Schwellung und kann jener ursächliche Tropfen sein, der das Faß zum Überlaufen bringt, d.h. die Blase zur Überdehnung.

Akute Harnverhaltung gibt es sehr oft nach Operationen, bei Männern und Frauen. Schuld sind die Nachwirkungen der Narkose, auch in Form einer Schwäche der Unterleibsmuskulatur. Besonders stark ist diese nach einer Spinalanästhesie, d.h. einer Einspritzung der Betäubungslösung in den Rückenmarkskanal.

Diese akuten Harnverhaltungen nach Operationen erfordern oft eine Katheterung. Sie werden vielfach von nicht ausreichend geschulten Nachtschwestern und Pflegern gemacht, und das Blasendrama für Männer mit einem Prostatakropf beginnt.

Bei akuter Harnverhaltung kann es zur Überlaufblase kommen. Dann entleeren sich jeweils nur wenige Tropfen Urin, die Blase schwappt quasi über. Dies täuscht den Betroffenen nicht selten über die wahre Situation. Er hält Harndrang und Blasenschmerz für die Folge einer Blasenentzündung. Jeder Mann muß wissen, daß eine akute Harnverhaltung besteht, wenn er innerhalb mehrerer Stunden nicht mindestens 100 ml auf einmal aus der Blase entleeren kann. Dann ist Holland in Not, und es muß schnell kathetert werden.

OPERATION: DIE ULTIMA RATIO

Die übliche Urologenregel, bei einem Restharn von mehr als 100 ml müsse operiert werden, gilt nicht. Es gibt nur eine einzige zwingende Operationsindikation, und das ist der diagnostizierbare Harnstau in Harnleiter und Nierenbecken hinein. Dieser äußert sich meistens auch in einem Anstieg des Kreatininspiegels im Blut. In höherem Alter ist auch das kein Operationsgrund. Ich wiederhole:

An meine Prostata kommt auch dann kein Urologe heran, wenn sich eine mäßige Erweiterung der Harnleiter und Nierenbecken einstellen sollte. Und ich bin über siebzig.

Ich rate dringend jedem, dem bei einem Prostatakropf eine Hobelungs- oder Ausschälungsoperation vorgeschlagen wird, mindestens zwei weitere Urologen unabhängig voneinander zu konsultieren. Die Operation darf immer erst *das Letzte vom Letzten* aller Heilhilfeversuche sein.

Eine Hauptursache für die Wucherung der Innendrüse scheint ein Anstieg des Stoffwechselproduktes vom männlichen Hormon Androgen, genannt Dehydrotestosteron (DHT), zu sein, das in der Prostata selbst gebildet wird. Die Konzentration dieses DHT ist in der Innendrüse, wenn sie gewuchert ist, oft fünfmal höher als normal. Auch eine Verschiebung im Verhältnis zwischen männlichen und weiblichen Keimdrüsenhormonen, also zwischen Androgenen und Östrogenen, wird als Miturursache angenommen. Jeder Mann hat ja in sich auch weibliche Hormone, ebenso wie jede Frau auch mit männlichen Hormonen leben muß. Unter einem Alter von fünfzig Jahren liegt bei Männern der DHT-Spiegel zwischen 33 und 74 ng/100 ml, im Durchschnitt 49 ng/100 ml. Ab fünfzig beträgt der Durchschnittswert 89 ng/100 ml, bei Schwankungen zwischen 53 und 152 ng/100 ml.

Eine Verschiebung des Androgen-Östrogen-Blutspiegels zugunsten des Östrogens führt zu einem Wachstum der Innendrüse und einem Kleinerwerden der Außendrüse.

Es gibt neuere harmlose Möglichkeiten, mit Hilfe von Arzneien direkt auf die Wucherung der Innendrüse einzuwirken, zumindest ein Fortschreiten zu bremsen. Dazu gehört das Strogen, auch in seiner Form als Strogen-forte. Es ist ein harmloses Medikament, mit dem man, wie es aussieht, nichts verderben kann, auch nicht die Potenz.

Die Zahl sonstiger Arzneien, die gegen die Innendrüsenwucherung empfohlen werden, ist riesig. Ich habe noch keine davon eingenommen. Nur das Strogen-forte habe ich einmal für meine Patienten ausprobiert. Es scheint so, daß ich danach besser Harn lassen konnte. Strogensüchtig bin ich davon nicht geworden!

In letzter Zeit wird immer wieder davon gesprochen, die Prostata durch Hitzestrahlen zu zerstören. Dafür gibt es sehr teure Apparate. Ich habe eine Zeitlang überlegt, ob ich mir einen solchen anschaffen soll. Nachdem mir aber später einige Patienten berichteten, daß diese Methode bei ihnen nur eine vorübergehende Besserung gebracht hatte, verzichtete ich auf diese Ausgabe zur technischen Verbesserung unserer klinischen Ausrüstung. Mir scheint, daß – von wenigen Ausnahmefällen abgesehen – notfalls immer noch die Operation die vernünftigste, weil bessere Methode ist.

Das wichtigste Instrument zur Diagnose eines Prostatakropfes ist die nicht verhornte Zeigefingerbeere des Arztes. Als ich mein Buch KEINE ANGST VOR KREBS schrieb, hatte ich zwar auch schon mehr als 1000 Tastuntersuchungen der Prostata durchgeführt, habe aber die Diagnosesicherheit des Tastbefundes unterschätzt. Ich hielt es für wahrscheinlich, daß viele Prostatakrebsherde so tief liegen können und so klein sind, daß man sie durch Betastung von hinten nicht fühlen kann. Inzwischen bin ich durch Erfahrung eines Besseren belehrt worden. Ich schätze die Zahl der Tastuntersuchungen, die ich in den letzten zehn Jahren gemacht habe, auf weit über 10000 – etwa 20 bis 40 pro Woche. Es gibt kein zuverlässigeres Verfahren, einen Prostatakrebs auszuschließen oder zu entdecken.

Ich habe ein spezielles System entwickelt, die ertasteten Härtegrade an den unterschiedlichen Stellen zu bewerten und den Tastbefund in einer Schemazeichnung nach Größe und Härtegrad dreidimensional festzuhalten. Je weicher die Prostata im ganzen, um so eher handelt es sich um eine Chronische Prostataentzündung. Derbharte und knorpelharte Knötchen in der Prostata sprechen für Krebsid. Dann ist am wichtigsten die Unterscheidungsdiagnose zwischen inaktivem (Haustier-)Krebsid und aktivem (Raubtier-)Krebsid. Es gehört eine größere Erfahrung dazu, den Tastbefund zutreffend zu deuten. Entscheidend ist die richtige Untersuchungstechnik.

Je behutsamer man tastet, um so mehr fühlt man. Abgesehen davon ist die Gefahr einer Krebszellenverschleppung um so geringer, je vorsichtiger man abfühlt. Bei inaktivem Krebsid darf man diese Gefahr total vernachlässigen, weil er ortsfest ist, in der Regel von einer Kapsel umschlossen. Bei aktivem Krebsid kommt es sicher auch bei der behutsamsten Tastuntersuchung zu einer Ausstreuung von Krebsidzellen. Da aber anschließend ohnehin ein

Behandlungsprogramm durchgeführt werden muß, werden die ausgestreuten Zellen dadurch in aller Regel unwirksam.

Das Ziel der Prostataoperation besteht darin, die Innendrüse im Ganzen auszuschälen oder auszuhobeln. Die Ausschälungsoperation vom Bauch her war zeitweise aus der Mode gekommen, inzwischen findet sie wieder zunehmend mehr Anhänger. Ich habe sie selbst oft genug durchgeführt, um zu wissen, wo die Vorteile gegenüber der Hobelungsoperation liegen. Das wichtigste ist, daß man die Grenze zwischen überwucherter Innendrüse und erhaltenswerter Außendrüse viel zuverlässiger bestimmen und sich beim Ausschälen an diese Grenze halten kann.

Durch die Ausschälungsoperation wird mit Sicherheit nur die Innendrüse entfernt, die zwar nicht ganz entbehrlich ist, aber weil sie inzwischen weitgehend ihre Funktion verloren hat und mehr Ärger bereitet als nützt, darf dieser kleine Verlust in Kauf genommen werden.

Der Nachteil gegenüber der Glühhobeloperation mit Hilfe eines Blasenspiegelgerätes von der Harnröhre aus ist die Notwendigkeit eines Bauchschnitts. Die damit verbundenen Probleme werden aber weithin überbewertet. Tatsächlich ist die – gekonnte – Ausschälungsoperation mit weniger Komplikationen verbunden als eine große – gekonnte – Hobelungsoperation.

Leider führt jede Prostatakropfoperation zur Verkrüppelung des Patienten. Ich verwende diese Bezeichnung ganz bewußt, um der Verniedlichung der Operationsfolgen entgegenzutreten. Denn mit der Innendrüse wird nicht nur die normale Prostataharnröhre, sondern in aller Regel auch der Blasenschließmuskel beschädigt. Das hat dann den Verlust der Spritzpotenz zur Folge und damit eines wesentlichen Teils des Lustgefühls beim Orgasmus. Auch wird der Mann zeugungsunfähig, weil sich in Zukunft die Samenflüssigkeit in den Urin entleert, der die durch die Operation entstandene Prostatahöhle ausfüllt. Es kommt zum sogenannten trockenen Orgasmus. Über diese Tatsache werden zu wenige Patienten in einer Weise aufgeklärt, daß sie auch verstehen, um was es geht. Das böse Erwachen kommt dann hinterher.

Es gibt elegante Operateure, die es fertigbringen, nur die Innendrüse mit dem Zeigefinger auszuschälen und dabei den Blasenschließmuskel zu schonen. Manche Urologen bewerten es allerdings als Kunstfehler, nicht bis in die Blase hineinzuhobeln und damit einen vorhandenen Mittellappen im Ganzen zu entfernen. Ich sehe das eher umgekehrt.

Bei der Glühhobeloperation wird das Auge des Harnröhren-Blasen-Spiegelungsgerätes bis in die Prostataharnröhre geführt. Dann wird Scheibe für Scheibe abgehobelt, wobei die Scheiben mehrere Millimeter dick sind. Zunächst muß die Prostataharnröhre weggehobelt werden, an deren Außenwand die Innendrüse liegt (s. Abb. 5). Dabei werden die Ejakulationsgänge der Bläschendrüse mit abgeschnitten. Das führt nicht selten zu Vernarbungen mit entsprechenden Behinderungen, so daß auch der Hodensaft sich beim Trockenorgasmus nicht mehr in die Blase entleeren kann.

Beim Glühhobeln kann man die Grenze zwischen Innen- und Außendrüse nicht zuverlässig erkennen. Öfters wird dann auch sehr viel von der Außendrüse weggehobelt. Diese ist zwar durch die vergrößerte Innendrüse plattgedrückt, erholt sich jedoch, wenn der Druck von der Innendrüse her aufhört. Je mehr von der Außendrüse weggehobelt wird, um so weniger erholungsfähiges Außendrüsengewebe bleibt zurück, das die bekannten Inhaltstoffe des Prostatasaftes und anderes bildet.

Wenn bei einem operierten Prostatakropf-Patienten in dem ausgeschälten oder ausgehobelten Prostatagewebe Krebsidzellen gefunden werden, machen viele Urologen die ernsteste Miene, zu der sie fähig sind. Sie erklären mit beängstigendem Unterton, leider sei ein Prostatakrebs entdeckt worden und nun müsse unbedingt Weiteres geschehen. Die radikalen Urologen schlagen eine erneute Operation vor, nämlich die totale Ausschneidung der restlichen Prostata mitsamt den anhängenden Bläschendrüsen und Samenleiterampullen sowie die Ausräumung der hinter der Bauchhöhle gelegenen Lymphknoten. Andere drängen die Patienten zu einer Kastrationsoperation und zusätzlich zur Sexualhormon-Blockade bis zum Lebensende.

In der Regel sind die im Operationspräparat gefundenen Krebsidherde inaktiv. Eine vorübergehende Antikrebsbehandlung ist nur deshalb zweckmäßig, weil diese Haustierkrebsherde bei der Operation verletzt worden sind und deshalb wild werden können. Das ist aber nur für kurze Zeit notwendig und immer ohne jede weitere Operation möglich.

Ich rate allen Betroffenen dringend dazu, sich niemals zu einer Radikaloperation oder auch Kastrationsoperation überreden zu lassen. Im Zeitalter der Sexualhormonblockade-Therapie müssen diese Verstümmelungsoperationen endgültig der Vergangenheit angehören. Denn die Prostata gehört zu den wichtigsten Lustorganen für Mann und Frau. Jedes Stück, das weggehobelt wird, ist ein Stück verlorene Gesundheit und verlorene Lebenslust.

Die Stimmlage der Männer verändert sich nicht nur bei Hodenentfernungen, sondern auch bei den Verstümmelungsoperationen an der Prostata. Stimme und Stimmung hängen sehr eng zusammen. Die Zahl der Operierten, welche sich in einem Anfall von Schwermut selbst töten, ist sehr groß. Das allein ist Grund genug, größte Zurückhaltung bei der Zustimmung zu jeder Prostataoperation zu üben.

Es gibt keine bessere Prostatakrebsidbehandlung als die Sexualhormonblockade in Verbindung mit flankierenden Heilhilfen, wie ich sie im Kapitel 7.2 beschrieben habe. Verstümmelungsoperationen tragen meistens überhaupt nicht zur Verbesserung der Lebenserwartung bei. Im Gegenteil, sie verschlechtern die Lebensqualität ganz erheblich und verkürzen darüber hinaus die Restlebenszeit.

Zu unseren Klinik-Heilhilfe-Kompaktprogrammen gehört auch ein Programm gegen Prostatakropf. Es erweist sich dann als notwendig, wenn die Arzneibehandlung allein nicht genügt, um den »bösen Restharn« zu verhindern.

Unser Programm gegen Prostatakropf ähnelt dem gegen das Prostatakrebsid. Dazu setzen wir öfters auch eine vorübergehende Behandlung mit Sexualhormonblockern ein, weil diese immer auch zur Rückbildung des Prostatakropfes führt. Das genügt oft, um einen fehlerhaften Kreislauf zu durchbrechen. Nach der in der Regel nur zweiwöchigen Klinikbehandlung muß die Sexualhormonblockade zu Hause noch ein paar Wochen, aber nicht länger, fortgesetzt werden. Danach wird der Sexualhormonblocker abgesetzt, und die vorübergehende Potenzstörung verliert sich vollständig.

Übrigens ist ein Hauptvorteil der Sexualhormonblockade bei Prostatakrebs der, daß auch diese Blockade in der Regel nach drei bis sechs Monaten abgesetzt werden kann. Nur selten mußten wir sie länger geben. Aber eines Tages darf und sollte sie zumindest abgesetzt werden. Es kann danach zwar zu einer erneuten Aktivität des Prostatakrebsids kommen, jedoch ist es besser, dies in Kauf zu nehmen, als die Sexualhormonblockade ständig fortzusetzen. Unsere Erfahrungen reichen inzwischen aus, um das sicher genug beurteilen zu können.

Prostatakropf – Leitsätze von Freund zu Freund

1. Auch für den Prostatakropf (= Prostata-Vergrößerung, -Adenomatose, -Hypertrophie) gelten die 11 Basis-Leitsätze für *Chronische Krankheiten.*

2. Der Prostatakropf ist eine altersbedingte gutartige Wucherung der *Innendrüse* mit oder ohne Vergrößerung, die zum Harnstau durch Harnröhrenverengung führen kann, aber nicht muß.

3. Ein *Harnstau* in der Blase hat in der Regel zwei Ursachen: 1. die Verengung des durch die Prostata ziehenden Harnröhrenteils, 2. eine Blasenmuskelschwäche (oft die Hauptursache).

4. Jeder »ältere Herr« sollte sich das »*Nachurinieren*« angewöhnen, d.h., nach dem Wasserlassen bis zu einer Minute warten und versuchen, den Rest auch zu entleeren.

5. »Prostatiker« müssen ihre untere Körperhälfte vor *Unterkühlung* schützen, weil diese zu einer Blasenentzündung mit Schleimhautschwellungen führen und dadurch eine Verstärkung der Harnabflußstörung bewirken kann.

6. Ein Prostatakropf *ohne Harnstau* bis in die *Harnleiter* und die *Nierenbecken* bedarf keiner Behandlung mit rezeptpflichtigen Medikamenten und erst recht keiner Operation.

7. Jede Prostataoperation ist eine *Verstümmelungsoperation* der männlichen Liebesorgane: Sie führt nicht nur zum trockenen Orgasmus, sondern auch zu Störungen der geistigen Aktivitäten, öfters zu starker (Härte-)Potenzschwäche.

8. Mindestens zwei Drittel der zur Zeit praktizierten Prostataoperationen durch Hobelung oder Ausschälung *schaden* mehr, als daß sie nützen.

9. Die unangenehmste Komplikation der prostatabedingten Harnröhrenenge plus Blasenmuskelschwäche ist die *akute Harnverhaltung.* Sie entsteht häufig durch eine (im Alkoholrausch verschla-

fene) überfüllte Blase und ist für sich allein nie ein Operationsgrund.

10. Aus einem Prostatakropf (der Innendrüse) entsteht *nie* ein Prostatakrebs (der Außendrüse); beides kann kombiniert sein und ist mit zunehmendem Alter häufiger, allermeistens aber nur in Form eines *Haustierkrebses*.

7.6 GELENKÄRGER – ARTHRITIS UND ARTHROSE ANDERS BETRACHTET

Knochen, Knorpel, Kapsel

»Gelenkärger« – dies scheint mir der beste Oberbegriff für alle chronischen Gelenkerkrankungen durch Rheuma, Gicht und Verschleiß zu sein. Arthropathie heißt es auf Medizinbabylonisch – von (griech.) arthron = Gelenk, und pathos = Mißgeschick, Unglück, Leid, Kummer, Ärger. Arthritis nennt man eine Gelenkentzündung, Arthrose eine Gelenkabnutzung. Das Anhängsel -itis steht allgemein für entzündliche Erkrankung, -osis (oder -ose) für Abnutzung, Verschleiß.

Gelenkärger gehört zu den häufigsten Gesundheitsstörungen überhaupt. Keiner bleibt davon verschont.

Gelenk nennt man die Verbindung zwischen zwei Knochen (s. Abb. 6). Gelenke sind die Voraussetzung für die Beweglichkeit unseres Knochengerüstes. Die Knochenenden sind von einer mehrere Millimeter dicken Knorpelschicht überzogen. Aufgabe dieses Gelenkknorpels ist es, ein reibungsloses Gleiten der Gelenkflächen zu gewährleisten und die Druckbelastung elastisch abzufangen. Der Knochen allein wäre dafür zu rauh und zu hart. Zusatzeinrichtungen sind zwischengeschaltete Knorpelscheiben, wie beispielsweise die halbmondförmigen Menisken der Kniegelenke und auch die Zwischenwirbel-Bandscheiben.

Hauptbestandteile des Gelenkknorpels sind die Knorpelzellen, insbesondere die von ihnen produzierte Knorpelmasse, eine hyaline Grundsubstanz, so genannt, weil sie wie Glas aussieht – von (griech.) hyalinos = gläsern, von Glas. Hart wie Glas ist allerdings dieser hyaline Knorpel nicht, sondern im Gegenteil relativ weich. In die Knorpelmasse eingelagert sind Fasern elastischer und fester Art. Falls es nur sehr wenige sind, spricht man von hyalinem Knorpel, im übrigen von elastischem und (Fest-)Faserknorpel.

Ernährt wird der Knorpel einerseits durch die von der Gelenkkapsel abgesonderte »Gelenkschmiere« oder Synovia, die den Knorpel von innen durchsaftet, andererseits vom Knochenmark, dessen Kleinstgefäße Blut als Lymphe abgeben, die dann den Knorpel vom Knochen her ernährt. Die Ernährung der wichtigsten Innenschicht des Gelenkknorpels steht und fällt mit der Qualität der Gelenkschmiere.

Gleitbelastung bzw. Druckbewegung sind die natürlichen Aktivatoren des Knorpelgewebes. Zuwenig davon nach Tempo und Stärke führen zu Qualitätsverlust, zuviel davon verursachten Abnutzung

Abb. 6 Hüftgelenk. 1: Hüftkopf, 2: Gelenkpfanne, 3: Gelenkknorpel mit Spalt, 4: Gelenkkapsel mit Verstärkungsband, 5: Kopfband, 6: Fettkörper.

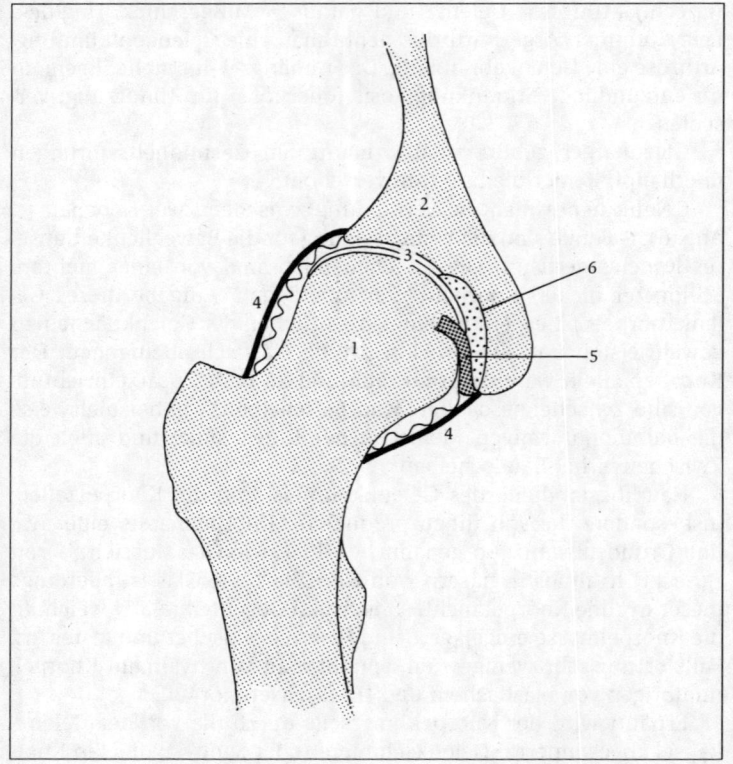

oder gar Risse im Mikro- und auch Makroformat. Durch Gleitbe-
lastungstraining kann die Knorpelqualität bis zu einem Optimum
gesteigert werden.

Wie alle Gewebe altert auch der Gelenkknorpel. Alterung heißt:
Die Knorpelschicht wird dünner, weniger elastisch, rauher, brüchi-
ger. Die Hauptursache der Alterung ist die Inaktivität, mangelndes
Training der Gleitbelastung, weniger der »Zahn der Zeit«. Inaktive
Frühsenioren bekommen früher eine Altersarthrose als aktive
Spätsenioren. Aber auch ein Zuviel beschleunigt den Alterungspro-
zeß. Die Hauptgefahr dafür sind Hochleistungssport und Schwerst-
arbeit.

Alle Gelenke sind in ihrer Form auf eine bestimmte Art der Gleitbelastung ausgerichtet. In der Regel sind sie so konstruiert, daß die
Gleitbelastung gleichmäßig auf die Knorpelflächen verteilt ist, wobei allerdings eine zentrale Haupt-Gleitbelastungszone von der
randständigen Neben-Gleitbelastungszone zu unterscheiden ist.

Durch Fehlformen der gelenkbildenden Knochen werden Fehl-
Gleitbelastungen verursacht, die dann zu verstärkter Abnutzung
von Knorpelfeldern führen können. Beispiele dafür sind das X- und
O-Knie. Beim X-Knie wird die äußere Knorpelschicht mitsamt dem
Außenmeniskus verstärkt abgenutzt. Beim O-Knie ist es umgekehrt.

Grundsätzlich sind die Beingelenke stärker arthrosegefährdet
als die Armgelenke. Deshalb gibt es weit mehr Arthrosen in Hüft-,
Knie- und Fußgelenken als in Schulter-, Ellenbogen- und Handge-
lenken. Eine gewisse Ausnahmestellung hat das Daumensattel-
gelenk, das auch relativ häufig von einer Arthrose befallen ist, insbesondere bei den Handarbeitern, zu denen auch die Hausfrauen
gehören.

Außer den überknorpelten *Gelenkenden* besteht ein Gelenk aus
der *Kapsel.* Diese macht aus dem Gelenk einen in sich geschlossenen Raum: eine Körperhöhle bestehend aus zwei Schichten, einer
inneren, schleimhautartigen, genannt Synovalis – der Produktions-
stätte der Synovia – und einer äußeren Faserschicht. Die Gelenk-
haut ist ähnlich aufgebaut wie die äußere Haut, allerdings fehlen die
abdichtenden Hornzellen. Die innerste Deckzellschicht ist durch-
lässig nach innen und außen. In der äußeren Lage laufen die elasti-
schen Fasern, die Gefäße und Nerven. Die Gelenkinnenhaut ist sehr
gefäßreich, wobei allerdings der Gefäßreichtum von der Gelenkakti-

vität abhängt. Die Kapseln von stark bewegten Gelenken sind gefäßreicher als die der weniger bewegten Gelenke.

Zwischen den beiden überknorpelten Gelenkenden liegt der Gelenkspalt, ausgefüllt von der Gelenkschmiere. Diese ist eine klare, fadenziehende, schleimhaltige Flüssigkeit von eiweißähnlichem Charakter.

Außen wird die Gelenkkapsel durch *Bänder* verstärkt, beispielsweise am Kniegelenk durch ein Innenband und ein Außenband. Außerdem gibt es in den Gelenken auch *Zwischenbänder,* wie beispielsweise die Kreuzbänder der Kniegelenke.

Der wichtigste Halt wird den Gelenken in der Regel von der die Gelenke überziehenden *Muskulatur* gegeben. Sie ist der aktive Teil des Gelenkes.

Insgesamt betrachtet ist das Gelenk eine Einheit von Gelenkflächen, Gelenkkapseln, Bändern und Muskeln, die aufs engste zusammenwirken.

Zwei Arten von Gelenkärger muß man vor allem unterscheiden: Die *Arthritis* und die *Arthrosis.* Die Arthritis betrifft die Gelenkkapsel, die Arthrosis die Knorpelfläche. Ein anderer Name für Arthrosis ist *Chondrosis,* eigentlich die bessere Bezeichnung – von (griech.) chondros = Knorpel. Denn letztlich ist das Wichtigste bei der Arthrose der Knorpelschaden. Allerdings wirkt sich dieser stets auch auf das ganze Gelenk aus.

Arthritis und Arthrosis sind fast immer kombiniert. Es gibt keine Arthrose ohne entzündliche Reizzustände der Gelenkkapsel, die meistens sogar als Hauptursache für die Beschwerden von arthrotischen Gelenken verantwortlich ist. Andererseits gibt es keine Arthritis, die sich nicht auch negativ auf den Gelenkknorpel auswirkt. Denn schließlich wird die Innenschicht des Knorpels in der Hauptsache von der Gelenkkapsel ernährt.

Wenn diese aber entzündet ist, produziert sie eine Gelenkschmiere von mangelhafter Qualität. Außerdem kommt es zur Absonderung von Blutwasser in das Gelenk, genannt Erguß. Dieser Erguß enthält auch aggressive Zellen und Stoffe, die den Knorpel angreifen.

Die häufigste Ursache für die Chondrose sind *Fehlbelastungen* und *Überbelastungen.* Zu Fehlbelastungen führen Veränderungen der Gelenkstatik, wie zum Beispiel im Fall des bereits erwähnten X-

Knies, bei dem der äußere Gelenkteil einschließlich des Außenmeniskus übermäßig belastet wird. Eine andere Ursache ist die *Inkongruenz,* die fehlende Formflüssigkeit der Gelenkflächen, wodurch es zu verstärkten Abreibungen durch vorspringende Gelenkteile kommt.

Statische Fehlbelastungen durch falsche Verteilung des Gelenkdruckes gibt es insbesondere bei angeborenen Fehlformen von Gelenken. Ein typisches Beispiel dafür ist die Fehlform der Hüftgelenke, genannt Hüftdysplasie. Hier ist die Hüftpfanne zu flach. Das führt dazu, daß es zu verstärkten Schiebebelastungen des Gelenkknorpels kommt, wobei vor allem die obere Gelenkhälfte beansprucht wird. Die Folge ist eine Früharthrose.

Eine Sonderstellung bei der Arthrose nehmen die Halbgelenke der Wirbelsäule zwischen zwei Wirbelkörpern ein. Hier ist zwischen die überknorpelten Abschlußplatten der Wirbelkörper die *Bandscheibe* geschaltet. Sie besteht aus Faserknorpel und hat in ihrem Inneren einen gallertigen Kern. Wenn der Faserknorpel reißt, kann der Gallertkern auch nach hinten in Richtung Wirbelkanal ausbrechen und hier auf Ischiasnervenwurzeln drücken. Die sogenannten Bandscheibenerkrankungen sind nur eine spezielle Form der Arthrose.

Die häufigste Ursache für eine *Arthritis* ist eine Erkrankung, die *Rheuma* genannt wird. Worauf die rheumatische Arthritis letztlich beruht, ist weithin unbekannt. Das größte Problem ist hier die rheumatische Vielgelenkentzündung = (med.) Polyarthritis. Es scheint so, daß die rheumatische Arthritis meistens die Folge eines Infektionsherdes irgendwo im Körper ist. Deshalb muß sich eine ursächliche Behandlung in erster Linie gegen solche oft versteckten Infektionsherde richten.

Eine weitere häufige Ursache für Arthritis ist *Gicht,* verursacht durch zuviel Harnsäure im Blut. Kombinationen von rheumatischer und gichtischer Arthritis sind häufig. Deshalb hat sich bei uns eingebürgert, als Anfangsdiagnose für Arthritis die Bezeichnung Rheuma-Gicht-Syndrom zu benutzen, wenn nicht Arthrose der Grund für die Kapsel-Reiz-Entzündung ist.

Noch immer wird vielfach behauptet, Gicht sei eine angeborene Erkrankung, die nur etwa 2 Prozent der Bevölkerung betreffe. Tatsächlich besteht kein Zweifel, daß sie eine der häufigsten Ursachen für Arthritis und in der Spätfolge auch für Arthrose ist. Kürzlich verkündete die ÄRZTEZEITUNG: »Bis zu 20 Prozent der Patienten in der Allgemeinarztpraxis leiden an Gicht.« Das hat der Privatdozent Dr. S. Kolb festgestellt, eine Beobachtung, die sich mit meinen Erfahrungen deckt. Das bedeutet, daß bei etwa der Hälfte aller Arthritiden eine Gicht irgendwie mitbeteiligt ist.

Typisch für Gicht ist der Anstieg des Harnsäurespiegels im Blut. Als oberster Grenzwert gilt 6,5 Milligramm pro Deziliter (mg/dl). Wenn der Harnsäurespiegel höher ist, gelangen auch verstärkt Harnsäurekristalle in die Gelenke, aber nicht nur das: Der »Gichtsand« reizt die Gelenkkapseln und reibt an den Knorpelflächen.

Besonders anfällig ist das Großzehengrundgelenk. Hier kann es zu schweren Schmerzanfällen kommen, verursacht durch eine akute Gelenkentzündung. Man nennt sie auch Podagra. Friedrich der Große soll besonders unter Gicht- und Podagraanfällen gelitten haben.

Meinen Gichtpatienten sage ich zum Trost, daß Intelligenzgrad und Harnsäurespiegel einander entsprechen, Dumme also einen niedrigen Harnsäurespiegel haben. Auch mich tröstet das bei den gelegentlichen Schmerzattacken in den Sprunggelenken. Ich habe übrigens beobachtet, daß diese besonders nach übermäßigem Pralinenverzehr auftreten. Trotzdem kann ich leider nicht ganz davon lassen.

Ein großes Problem bei der Diagnose von Gelenkrheuma oder Gelenkgicht ist der unter Ärzten verbreitete Irrglaube, ohne den Nachweis einer Erhöhung von Rheumafaktoren oder Harnsäure im Blut sei Gelenkärger weder Rheuma noch Gicht. Das ist falsch. Ich habe im Gegenteil beobachtet, daß bei den meisten rheumatischen Ein-Gelenk-Entzündungen – im Gegensatz zu den Viel-Gelenk-Entzündungen – die Rheumafaktoren meistens negativ sind. Auch bei Gicht ist häufig der Blutharnsäurespiegel niedriger als 6,5 mg/dl. Der Harnsäurespiegel unterliegt starken tageszeitlichen Schwankungen. Oft ist er morgens, wenn die Blutproben fürs Labor genommen werden, in nüchternem Zustand also, besonders niedrig.

Was jeder Patient wissen sollte: Die Diagnose »Gelenkrheuma« oder »Gelenkgicht« steht und fällt *nicht* mit den Laboruntersuchungen. Auch bei normalem Laborergebnis kann das eine oder andere vorliegen. Viel wichtiger sind für die Diagnose die Erhebung zur

Vorgeschichte und der Ganzheitsbefund. Ein typisches Frühzeichen für Gicht ist Reiben in den Schultergelenken, das man beim Auflegen der Hand auf das Schultergelenk und bei Schulterbewegungen deutlich fühlen kann.

Die wichtigste Behandlungsmaßnahme bei rheumatischer Arthritis ist die Suche nach versteckten Infektionsherden und eine Behandlung, die auf die Ausschaltung dieses Infektionsherdes gerichtet ist. Chronische Infektionsherde kann man nicht einfach nur dadurch bekämpfen, daß man irgendein Antibiotikum verordnet. In aller Regel liegen die Erreger so versteckt, zumindest viele davon, daß sie von dem Antibiotikum, selbst wenn es gegen die Erreger wirkt, nicht erreicht werden. Deshalb muß die Gabe von Antibiotika immer mit massiv abwehrsteigernden Heilhilfen kombiniert werden. An erster Stelle steht dabei eine Fiebertherapie, wobei nach Möglichkeit Temperaturen bis zu 39° Celsius erreicht werden sollen. Zusätzlich sind Maßnahmen zur intensiven Durchblutungssteigerung des Bereiches notwendig, in dem der Infektionsherd liegt. In unserer Klinik haben wir dafür ein entsprechendes Heilhilfe-Kompaktprogramm.

Mit der antibiotischen Behandlung sollte frühestens nach drei bis fünf Tagen intensiver Abwehraktivierung begonnen werden. Es empfiehlt sich immer eine sehr hoch dosierte, stoßartige Antibiotikumbehandlung. Am meisten bewährt hat sich bei uns das einfache Penicillin G. Wir geben es schußweise in einer täglichen Dosierung von 10 Millionen Einheiten drei bis fünf Tage lang. Da die häufigsten Erreger in Infektionsherden, die zu Rheuma führen, Streptokokken und Staphylokokken sind, trifft man mit dem hochdosierten Penicillin diese Erreger meistens tödlich.

Als Zusatzbehandlung der Arthritis eines einzelnen Gelenkes empfiehlt sich oft eine wiederholte Spülbehandlung, um die im Gelenk vorhandenen Reizstoffe auszuschwemmen. Eine geeignete Spülflüssigkeit ist eine Salzlösung, die Mineralsalze in physiologischer Größenordnung enthält, also in einer Konzentration, wie sie auch im Blutplasma enthalten ist.

Antirheumatische Medikamente verordnen wir fast nicht. Allgemein gehören sie zu den am häufigsten verschriebenen rezeptpflichtigen Arzneien überhaupt. Ich bin sicher, daß damit in aller Regel mehr geschadet als genutzt wird.

Es gab kürzlich einen Bericht aus England, der die bösen Folgen der antirheumatischen Medikamente schlagartig beleuchtet. Durch systematische Befragung von Patienten mit Hüftarthrose wurde festgestellt, daß die Stärke des Knorpelschwundes in direkter Abhängigkeit von der Anzahl der rheumatischen Medikamente stand, die in den Monaten und Jahren vorher eingenommen worden waren. An sich ist das Ergebnis nicht verwunderlich. Die Hauptwirkung der antirheumatischen Medikamente besteht in der Schmerzunterdrückung. Schmerz ist aber der wichtigste Warner bei Organerkrankungen. Wenn der Schmerz unterdrückt wird, wird der Gelenkknorpel schmerzlos kaputtgelaufen. So einfach ist das.

Ich bin mir sicher, daß die verordneten antirheumatischen Medikamente bei 90 Prozent der Patienten mehr schaden als nutzen.

Ähnliches gilt übrigens für die verordneten Mittel zur Senkung des Blutharnsäurespiegels bei Gicht. Auch das ist eine typische Symptom-Totschlag-Behandlung, besser -Mißhandlung. Damit kann man zwar sehr eindrucksvoll den Harnsäurespiegel des Blutes herunterdrücken. Dies geht auf Dauer aber immer nur auf Kosten einer erheblichen Leber- und Nierenschädigung. Im akuten Gichtanfall sind harnsäuresenkende Medikamente zwar häufig eine große Hilfe, sie sollten aber immer nur für wenige Tage bis allerhöchstens wenige Wochen eingenommen werden.

Günstig gegen einen zu hohen Harnsäurespiegel wirkt nach meinen Erfahrungen der Saft einer frisch ausgepreßten Zitrone. Im übrigen muß man auf eine harnsäurearme Ernährung bedacht sein, wenn man zu Gicht neigt. In Fleisch und Innereien steckt besonders viel Harnsäure.

Auch Zuckerprodukte aller Art scheinen sich gichtverstärkend auszuwirken. Ich gehe nicht so weit, Süßigkeiten grundsätzlich zu verteufeln. Das wäre schon deshalb pharisäisch, weil ich selbst auf sie nicht verzichten kann. Neben unserem Ehebett steht rechts und links eine dickbäuchige Gans aus Porzellan. Eine kleine rechts, wo meine Frau schläft, und eine große links. Die Gänse fangen immer laut zu schnattern an, wenn der Bauch leer ist. Meine Frau hört das zwar nicht, ich aber dafür um so lauter. Das Betthupferl aus den Bäuchen der Porzellangänse gehört zu unseren Lebensfreudespendern beim Zubettgehen, die wir nicht missen möchten.

Das Wichtigste bei Arthrosen von Beingelenken ist ein »gelenkbewußtes Leben«. Dies verordne ich unseren Arthrosepatienten vor allen Dingen. Hüft-, knie- oder fußbewußtes Leben heißt: Jeder vermeidbare Schritt ist einer zuviel. Die Gehbelastung muß auf das lebensnotwendige Minimum reduziert werden. Je weicher abgefedert die Gelenkbelastung, um so weniger schädlich wirkt sie. Weichsohlige Schuhe – und dazu noch ein Paar Wollsocken – federn die Stoßbelastung eines jeden Schrittes erheblich ab. Die modernen Tennisschuhe sind für Beinarthrotiker eine wunderbare Erfindung. Hier gibt es allerdings eine paradoxe Situation: Die Älteren, die sie vor allem tragen sollten, ziehen anderes Schuhwerk mit härteren Ledersohlen vor. Die Jungen, bei denen diese Fußpolster weniger wichtig wären, tragen sie sogar zu den festlichsten Anlässen. Da allerdings sähe man sie manchmal lieber in Lederschuhen.

BANDSCHEIBEN

Ein besonderes Problem ist die *Wirbelsäulenarthrose,* auch *Bandscheibenschaden* genannt. Sie ist in allererster Linie eine Überlastungsarthrose, vor allem dadurch bedingt, daß die Wirbelsäule ursprünglich gar nicht für den aufrechten Gang konstruiert war.

Am stärksten betroffen ist die letzte Lendenbandscheibe, weil sie den stärksten Belastungsdruck erleiden muß. Hier kommt es schon relativ rasch zu Knorpelschäden mit winzigen Einrissen, dadurch zu Unregelmäßigkeiten und erhöhtem Verschleiß. Allmählich wird die unterste Bandscheibe dünner und dünner. Damit ist eine Lockerung des Gefüges zwischen erstem Kreuzwirbel und fünftem Lendenwirbel mit der Möglichkeit von kleinen Verschiebungen und Verdrehungen gegeben. Sie wirken sich in diesem Bereich deshalb besonders ungünstig aus, weil hier ein Pferdeschwanz von Nervenwurzeln entlangzieht, medizinisch cauda equina genannt – von (lat.) cauda = Schwanz, Schweif, und equinus = zum Pferd gehörig. Diese Wurzeln ziehen am Hinterrand der Bandscheiben vorbei und können bei Verlagerungen der Bandscheibe gedrückt werden. Es gibt solche Bandscheibenverlagerungen, die hin- und hergehen, genannt »Pendelnder Bandscheibenvorfall«, und es gibt dauerhafte Verlagerungen durch Aussprengung eines Knorpelfaserstücks der Bandscheibe oder ihres gallertigen Kerns. Im letzteren Fall hilft in der Regel nur eine Operation zur Entlastung der Ischiaswurzel mit Entfernung des versprengten Bandscheibenstücks.

Die Diagnosestellung kann schwierig sein. Ich habe mir angewöhnt, nicht zu operieren, bevor nicht ein intensives krankengymnastisches Behandlungsprogramm – mit Aushängen des Patienten an den Füßen und speziellen Heilhilfen zur Entspannung der verkrampften Rückenmuskulatur – mindestens eine Woche lang durchgeführt worden ist. Wenn damit keine Besserung erreicht werden kann, ist die Entlastungsoperation die beste aller Heilhilfen. Man kann fast einen Garantieschein auf Heilung ausstellen. Bei geeigneter Technik gibt es keine Komplikationen in Form von Lähmungen oder dergleichen und auch keine Schäden durch einen Verlust an Stabilität.

Verkrampfungen der Wirbelsäulenmuskulatur sind immer eine wesentliche Mitursache für ein letztlich durch Zwischenwirbel-Arthrose bedingtes Lendenkreuz-Schmerzsyndrom ohne und mit Ischiasschmerz. Sehr häufig sind Muskelverkrampfungen die entscheidenden Auslöser eines solchen Schmerzsyndroms. Weil oft nur die kurzen kleinen Rückenmuskeln in der Tiefe betroffen sind, kann man die Verkrampfungen nicht fühlen oder auf andere Weise entdecken. Deshalb ist ihre Bedeutung noch weithin unbekannt.

Die Behandlung von Schmerzzuständen, die von der Wirbelsäule ausgehen, muß immer auch auf muskelentkrampfende und muskeldehnende Heilhilfen ausgerichtet sein. Auch der gekonnte chiropraktische Eingriff ist meistens nichts anderes als die Entkrampfung eines kleinen wirbelverdrehenden Rückenmuskels durch Dehnung.

Mit Hilfe von Hautüberwärmungen durch heiße Packungen, ABC-Pflaster oder dergleichen kann man ebenfalls eine entkrampfende Wirkung auf die tiefen Rückenmuskeln erzielen. Gleichzeitig wirken solche Überwärmungsreize auf die Haut über eine reflektorische Durchblutungsänderung auch zu Abschwellungen entzündlich gereizter Nervenwurzeln in der Tiefe.

Eine häufige Mitursache für eine Früharthrose des letzten Bandscheibengelenkes ist eine Erschlaffung der Bauchmuskulatur mit einer dadurch bedingten Abkippung des Beckens und einer verstärkten Krümmung der Lendenwirbelsäule nach vorne, genannt Hohlkreuz. Dadurch verkürzen sich die Rückenmuskeln und neigen verstärkt zu Verkrampfungen. Fast jeder hat schon bei sich selbst beobachtet, daß es bei einer starken Kniebeugung zu einem schmerzhaften Krampfanfall der Beugemuskulatur des Oberschenkels oder auch der Wadenmuskulatur kommen kann. Man beseitigt ihn durch gewaltsame Streckung, d. h. Dehnung der verkrampften Muskeln.

Mit Hilfe von Dehnungsübungen der Lendenkreuzmuskulatur durch Vorwärtsbeugen des Rumpfes möglichst bis zur Berührung der Zehen durch die Fingerspitzen kann man Kreuzschmerzen oft schlagartig mildern oder beseitigen.

Ganz besonders wichtig sind solche Dehnungsübungen im Halswirbelsäulenbereich. Dies ist die zweite kritische Stelle der Wirbelsäule, bedingt durch die Bewegungsüberlastung dieses Wirbelsäulenstückes. Wir Menschen haben es ja so an uns, dauernd den Kopf hin- und herzudrehen, tun das viel öfter, als für die Bandscheiben der Halswirbelsäule gut ist. Dadurch kommt es zu einer erhöhten Verschleißneigung, insbesondere auch der unteren Halswirbelsäulen-Bandscheiben, d. h. der Bandscheibe zwischen dem sechsten und dem siebten Halswirbel sowie dem siebten Halswirbel und dem ersten Brustwirbel.

Auch im Halsteil der Wirbelsäule besteht – wie im Lendenteil – eine konvexe Krümmung nach vorne. Diese wird verstärkt, wenn es aus irgendwelchen Gründen zu einem *Rundrücken* kommt, also zu einer verstärkten Krümmung der nach hinten konvexen Ausbiegung der Brustwirbelsäule, wie sie im Wachstumsalter, aber auch ab etwa fünfzig häufig auftritt (Pubertäts- oder Altersrundrücken).

Falls die Halswirbelsäule bei einer solchen Verkrümmung nach vorn nicht nach hinten genommen wird, wäre der Blick ständig nach unten gerichtet. Das Höhernehmen der Nase führt aber dann zu einer Verstärkung der Halswirbelsäulen-Krümmung, zu einem Hohlnacken. Dies wiederum begünstigt Verkrampfungen der Nakkenmuskulatur, die dann durch Druck auf die hier oben entlang der Wirbelsäule laufenden Armnerven Schmerzen in den Schultern und bis hin zu den Fingern verursachen. Durch Dehnungsübungen der Nackenmuskulatur nach vorn sowie nach rechts und links vorn, kann man diesen Schmerzzustand rasch durchbrechen. Solche Dehnungsübungen der Nackenmuskulatur sollten bei älteren Menschen zur Morgentoilette gehören. Eine Minute genügt: Die Hände müssen hinter dem Hinterkopf verschränkt werden. Dann wird der Kopf stark nach vorn gezogen, so stark, daß es zu einem schneidenden Schmerz im Nackenbereich kommt. Anschließend faßt man mit der rechten Hand die linke Kopfseite und zieht den Kopf scharf nach rechts zur Dehnung der linken Nackenmuskulatur. Danach wird das Gleiche in der umgekehrten Richtung wiederholt.

PHYSIOTHERAPIE

Im Vordergrund bei der Behandlung von Gelenkärger muß immer die Physiotherapie stehen, das heißt eine durch flankierende Maßnahmen unterstützte fachgerechte Krankengymnastik.

Ausnahmen gelten für die *akute Gelenkentzündung.* Hier muß in der Regel zuallererst eine Bewegungs- und Belastungspause gemacht werden. Einspritzungen einer Procainlösung ins Gelenk sowie bei hartnäckigeren Fällen auch die bereits zitierte Spülbehandlung sind sehr nützlich. Im übrigen warne ich vor der Einspritzung anderer Substanzen, wie sie zum Teil große Mode sind. In einer Ausnahmesituation kann es zweckmäßig sein, auch einmal ein Cortisonpräparat einzuspritzen. Das Ergebnis sind oft »Wunderheilungen«. Sie treten aber nur dann ein, wenn die Gelenk-Reiz-Entzündung allein die Hauptursache der Beschwerden war. Wiederholen darf man sie in absehbarer Zeit nicht. Peinlichste Sauberkeit bei der Einspritzung von Cortisonen in Gelenke ist ganz besonders wichtig. Zur Zirkusnummer braucht die Reinigungsprozedur aber nicht auszuarten.

Auch Eispackungen und kalte Umschläge lindern Gelenkentzündungen. Aber zur Heilung tragen sie in der Regel nur indirekt bei, weil es anschließend zu einer reaktiven Mehrdurchblutung der Gelenkkapsel kommt, die dadurch entschlackt und entgiftet wird. Da ziehe ich den umgekehrten direkten Weg zur Durchblutungsverbesserung vor, nämlich die Verordnung von heißen Umschlägen, heißen Packungen oder dergleichen. Eine Eisbehandlung ist *nur* bei frischen Verletzungen die beste aller Behandlungsmöglichkeiten, wenn sie *sofort* gemacht wird. Die in der Tiefe zerissenen Gefäße ziehen sich dadurch zusammen und verringern den Bluterguß sowie die begleitenden Schwellungen.

Bei Arthrose gehört die Physiotherapie mit Bewegungsübungen ohne Belastung bis an die Schmerzgrenze – aber nicht darüber hinaus – zu den allerwichtigsten Heilhilfen. Denn dadurch wird vor allem die Absonderung der Gelenkschmiere gefördert, die ja sowohl für die Knorpelernährung wie auch für ein reibungsloses Gleiten verantwortlich ist.

Die Verordnung direkter Gelenkkapselmassagen hat sich bei mir seit Jahrzehnten hervorragend bewährt. Dadurch wird die Durchblutung der Gelenkkapsel besonders intensiv angeregt. Vor allem bei Kniearthrosen ist dies eine Möglichkeit ständig wiederholter Selbsthilfe von betroffenen Patienten. Sie sollten mehrmals am Tag die Partie oberhalb sowie rechts und links der Kniescheibe selbst massieren. Das geht auch vor dem Fernsehgerät. Mit Hilfe kleiner Vibrationsapparate kann man diese Gelenkmassage sehr intensivieren. Sie verbieten sich aber bei Gelenkentzündungen.

OPERATION

Ausdrücklich warnen möchte ich auch an dieser Stelle vor dem nun schon seit drei Jahrzehnten andauernden Umstellungs-Osteotomie-Boom der Orthopädischen Chirurgen. Ausführlich habe ich dieses Thema bereits 1978 in meinem Buch SPRECHSTUNDE behandelt. Jeder Patient, dem eine solche Umstellungs-Operation mit Knochendurchtrennung (Osteotomie) angeraten wird, sollte das entsprechende Kapitel in dem zitierten Buch lesen. Alles, was darin steht, gilt noch heute.

Ich habe auch in den letzten 14 Jahren, seit Erscheinen des Buches, schreckliche Patientenschicksale durch falsche Indikationsstellung zu Umstellungs-Operationen von Gelenken erlebt und entsprechende Gutachten für geschädigte Patienten verfaßt. Vielfach wurde meine Beurteilung, daß die Indikationsstellung ein schuldhafter Arztfehler gewesen sei, von den Gerichten nicht anerkannt. Dies geschah – wie auch sonst häufig – mit der Begründung, in der Schulmedizin sei man anderer Ansicht.

Hier steckt ein allgemeines Problem. Wir müssen endlich so weit kommen, daß die Richter sich nicht weiterhin so stark, wie es immer noch geschieht, von den Gutachten schulmedizinischer Ärzteführer abhängig machen. Ich hoffe, daß in diesem Buch genügend Gründe dafür angeführt wurden, warum dies der Rechtsfindung nicht dienen kann.

Dringend warnen möchte ich auch vor den Gelenkkapsel-Ausschneidungen, medizinisch Synovalektomien genannt, die vor etwa zwei Jahrzehnten groß en vogue waren. Allerdings ist diese Mode bereits wieder im Abklingen, weil sich herausgestellt hat, daß die Erfolgsquote sehr gering ist.

Ein besonderes Wort ist zur Indikationsstellung für künstliche Gelenke erforderlich. Ich habe selbst sehr viele künstliche Gelenke eingesetzt und weiß deshalb, von was ich schreibe. In dem oben zitierten Buch habe ich auch darüber ausführlich geschrieben, ohne daß sich bis heute etwas geändert hätte.

Nach meinen Erfahrungen wird nach wie vor die Indikation zum künstlichen Gelenk allzuoft zu früh gestellt. Schließlich muß man ja immer in Rechnung stellen, daß eine solche Operation mißlingen kann oder daß das künstliche Gelenk öfters nur ein paar Jahre hält. Ein wichtiger Grund für Zuwarten ist deshalb auch die Tatsache, daß die Technik künstlicher Gelenke von Jahr zu Jahr besser wird, also die Chancen für ein lange funktionsfähiges künstliches Gelenk von Jahr zu Jahr steigen.

Anders als in den siebziger Jahren und vorher gibt es inzwischen sehr viele perfekte Gelenkersatz-Operateure. Ich möchte allen Patienten, denen ein künstliches Gelenk empfohlen wurde, dringend raten, lieber eine etwas weitere Reise zu machen, als zum nächstbesten Chirurgen zu laufen, der alle paar Wochen auch mal eine Gelenkersatzplastik macht. Das geht zu oft daneben!

Nach wie vor hängt die Frühkomplikationsrate sehr entscheidend von der Dauer der Operation ab. Noch immer brauchen zu viele Operateure viel zu lange. Das erhöht nicht nur die Infektionsgefahr, sondern auch den Flurschaden während der Operation. Das Einsetzen eines künstlichen Hüftgelenks darf bei der Erstoperation auf keinen Fall länger dauern als eine Stunde.

Bei künstlichen Hüftgelenken sind bislang die Ergebnisse am besten. Für einen Teilersatz im Bereich der Kniegelenke, durch Einpflanzung eines künstlichen Gelenkteils innen oder außen, gilt Ähnliches, während der Totalersatz des Kniegelenkes nach wie vor mit relativ vielen Komplikationen und Spätfolgen verbunden ist.

Ein Wort noch zu den Gelenkversteifungsoperationen. Sie waren, bevor es gute künstliche Gelenke gab, nicht selten ein notwendiges Übel. Aber ähnlich wie Verstümmelungsoperationen haben sie mir immer widerstrebt.

Es gibt nach wie vor ein paar Indikationen für operative Gelenkversteifungen. Aber ich rate allen Patienten, bevor sie zustimmen, mindestens drei Orthopäden zu befragen, von denen keiner weiß, was der andere empfohlen hat.

Versteifungsoperationen der Wirbelsäule durch Knochenspanverpflanzung von hinten sollten weithin der Vergangenheit angehören. Im Lendenteil der Wirbelsäule ist die eleganteste aller Möglichkeiten die Versteifungsoperation von vorn, also vom Bauch her. Da kommt man direkt an die Bandscheiben- und Wirbelkörper heran und kann sich auf die Versteifung eines einzigen Halbgelenkes beschränken. Falls zur Versteifung sowohl Knochenzement wie verpflanzter eigener Knochen benutzt wird, ist der Patient sofort nach der Operation voll bewegungs- und belastungsfähig. Die Technik der Operation ist aber nicht einfach und wird nur von sehr wenigen Chirurgen ausreichend gut beherrscht.

Wirbelsäulenversteifungen werden viel zu oft vorgeschlagen, so beispielsweise bei dem sogenannten Wirbelgleiten nach vorn, medizinisch Spondylolisthesis genannt. Es leuchtet an sich sehr ein, daß man den Gleitprozeß nach vorn nur durch eine Versteifungsoperation beenden kann. Tatsächlich ist sie aber nur in sehr seltenen Fällen überhaupt notwendig. Man muß hier daran erinnern, daß viele »Schlangenmenschen«, die im Zirkus auftreten, nur deshalb eine so bewegliche Wirbelsäule haben, weil eine weit übernormale Beweglichkeit der Zwischenwirbelgelenke – sowohl der vorderen Halbgelenke wie der hinteren Gelenke zwischen den Gelenkfortsätzen – besteht, häufig verbunden mit Spaltbildungen in den Wirbelbögen und Wirbelgleiten. Diese Schlangenmenschen haben eine eher stabilere Wirbelsäule als andere, weil das Muskelkorsett ganz besonders stark ausgebildet ist. Jedenfalls kann die Entdeckung eines Wirbelgleitens im Röntgenbild oder auch die Lockerung eines Zwischenwirbelgelenkes für sich allein niemals ein Grund für eine Versteifungsoperation sein.

Unsere Gelenke bedürfen ein Leben lang sorgfältiger Pflege durch uns selbst. Auch hier gilt der Grundsatz: Gesundheit ist Fleiß.

Alle Gelenke müssen täglich vielfach voll durchbewegt werden, damit sie gesund bleiben. Aber übertreiben darf man es nicht. Wer eine Beinarthrose hat und damit »Beinsport« treibt oder auch nur lange Spaziergänge zum Spaß macht, lebt nicht gelenkbewußt, sondern gelenktöricht. Auch nach künstlichen Gelenken muß man weiterhin gelenkbewußt leben. Dann gibt es sogar die Chance, daß solche Gelenke zwanzig Jahre und länger halten, sonst aber nicht. Hochleistungssport bringt meistens die Gefahr einer Früharthrose, zumindest dann, wenn man nicht früh genug damit aufhört. Das sollten unsere Hochleistungssportler, die ich im übrigen sehr bewundere, nie vergessen.

GELENKÄRGER – LEITSÄTZE VON FREUND ZU FREUND

1. Auch für chronischen Gelenkärger durch Arthritis und Arthrose gelten die 11 Leitsätze für *Chronische Krankheiten.*

2. Die *Arthritis* ist die häufigste örtliche Ursache für Gelenkärger, einerseits durch Rheuma oder Gicht, andererseits durch Überreizung verursacht.

3. Die häufigste vorgeschaltete Ursache für Arthritis an *einem* Gelenk (Monarthritis) oder *vielen* Gelenken (Polyarthritis) ist Rheuma. Dessen häufigste Ursache sind Rheumagifte aus einem oft regionär zugeordneten Infektionsherd, der bekämpft werden muß.

4. Laboruntersuchungen auf *Rheumafaktoren* sprechen bei negativem Befund *nicht gegen* rheumatische Arthritis.

5. *Gicht* durch zuviel Harnsäure im Blut ist nach Rheuma die zweithäufigste Ursache der Arthritis. Ein normaler Harnsäurespiegel im Blut spricht *nicht gegen* Gicht.

6. *Arthrose* ist Gelenkknorpelschaden (Chondrose), meist kombiniert mit Gelenkkapselschrumpfungen und Neigung zur Muskelverkrampfung sowie begleitet von Arthritisschüben durch Überreizung.

7. Die häufigsten Ursachen der Arthrose sind *Überbelastung* durch Arbeit und Sport, *Fehlbelastung* durch angeborene oder erworbene Fehlformen der Gelenke und auch die rheumatische und gichtische *Arthritis.*

8. »*Gelenkbewußtes Leben*« in Verbindung mit Heilhilfen zur

besseren Gelenkschmierproduktion und gegen die Arthritisschübe sind die besten Gesundheitshilfen bei der Arthrose.

9. Die *Wirbelsäulenarthrose* mit dem Bandscheiben-Knorpelschaden ist eine Sonderform der Arthrose, weil eine enge Nachbarschaft zu Nervenkabeln besteht, die beengt werden können.

10. Die *größte Gefahr* für eine dauerhafte Verschlimmerung des Gelenkärgers durch Arthritis und Arthrose sind *rezeptpflichtige Medikamente* zur Entzündungs- und Schmerzbekämpfung, sogenannte Antirheumatica und Analgetica.

7.7 OSTEOPOROSE – DER KNOCHENBRECHER AUF LEISEN SOHLEN

VOLKSKRANKHEIT KNOCHENSCHWUND

Es gab sie schon immer, die *Osteoporose*, aber ihren Namen hat sie erst seit hundert Jahren. 1885 wurde sie von dem deutschen Pathologen Pommer so getauft.

Bis vor zwanzig Jahren war sie ein Mauerblümchen der Schulmedizin. Nicht, was ihre bösen Folgen betrifft: die Knochenbrüche der Rumpfwirbelkörper, der Schenkelhälse, der Hand- und Sprunggelenke; denn diese belebten die Praxen und Kliniken von Jahr zu Jahr mehr, sehr zur Freude von uns operationswilden Unfallchirurgen, zu denen ich eine ganze Weile auch gehörte.

Aber um die Hauptursache der Knochenbrüchigkeit kümmerte sich niemand. Diese blieb unbehandelt und erfreute uns *Chirurgen* bald wieder mit einem neuen Knochenbruch an anderer Stelle. Wir diagnostizierten und behandelten Symptome, anstatt nach den Ursachen zu forschen und sie zu bekämpfen.

Anfang der siebziger Jahre änderte sich das. Die Botschaft kam aus Amerika. Sie lautete:»*Stoffwechselkrankheit* Osteoporose«. Die Internisten hatten sie auf ihre Weise für sich entdeckt: als innere Krankheit, die man mit Laboruntersuchungen entdeckt und mit Rezeptarznei bekämpft. Knochenbrüche wurden zur internistischen Goldgrube.

An der Spitze marschierten die *Endokrinologen* – von (griech.) endon = innen, im Inneren, und krinein = sichten, forschen. Wörtlich heißt Endokrinologie nichts anderes als Innere Medizin, aber der Begriff mauserte sich zum Namen für eine besondere Sparte von Medizinern, nämlich die Stoffwechsel- und Hormonforscher. Eine Reihe raffinierter und teurer Labortests wurde erfunden, die Pharmaindustrie für die Entwicklung neuer rezeptpflichtiger Medikamente mobil gemacht.

Klar, daß die Arzneifabrikanten hoch interessiert waren. Schließlich ist das ja ihr Job: neue, bessere Medikamente herzustellen. Und das ist gut so, sonst hätten wir vieles nicht, was echten Fortschritt gebracht hat. Wenn das andererseits zu einem ungeheuren Mißbrauch führte, so sind allein wir Ärzte schuld. Ohne unser ärztliches Rezept macht jede Chemiemedikamentenfabrik pleite.

Es dauerte jedoch eine Weile, bis sich die Devise »Stoffwechselkrankheit« bei der neuen Erkenntnissen gegenüber etwas schwerfälligen Zunft der Internisten und Allgemeinärzte herumsprach, obwohl bereits Anfang der siebziger Jahre Reklame gemacht wurde: zuerst für Kalzium und Fluorid, natürlich nur künstlich im Pillen- und Ampullengewand. Es ist ja so einleuchtend: Kalk macht den Knochen stabil, also muß Kalzium verordnet werden. Der Rat des Doktors, mehr Milch zu trinken und mehr Käse zu essen, imponiert keinem Patienten, der es nicht gelernt hat, sich zu informieren und kritisch mitzudenken. Fluor gehört zwar nicht in den Knochen – höchstens in Spuren –, aber es macht, so wie Kalk, den Knochen im Röntgenbild heller. Das hatte man bei der Fluorose, der Fluorvergiftung von Arbeitern der Glasindustrie, festgestellt. Also lag es nahe, tierische und menschliche Versuchskaninchen mit Fluor zu füttern. Und siehe da: Im Röntgenbild wurde der Knochen dichter.

Das »Kunstei des Kolumbus« gegen Osteoporose, die Fluor-Tablette, wurde mit ohrgängigen, werbeträchtigen Namen auf den Markt geworfen: Das lateinische Wort os = Knochen bot sich für allerlei knochenstarke Vokabeln an. Es boomte auf dem Fluor-Kalzium-Pharmamarkt von Jahr zu Jahr mehr. Dazu erfand man raffinierte rezeptpflichtige Medikamente hormoneller Art, die entsprechend teurer waren.

Ganz groß in Schwung kam die Osteoporose aber erst vor wenigen Jahren, als sie auch für die *Röntgenologen* entdeckt wurde. Auf dem einfachen Röntgenbild kann man den Knochenkalkschwund erst relativ spät entdecken, nämlich erst dann, wenn der Kalkverlust mindestens 30 Prozent beträgt. Im Zeitalter der Computertomographie tat sich neues Licht am Röntgenhimmel auf: Mit der Densimetrie, der Messung der Knochendichte, entdeckt man den Knochenschwund früher. Seither entrinnt kaum noch eine Frau ab fünfzig dieser riskanten Strahlendiagnostik. Parallel lief die Entwicklung von immer ausgeklügelteren Labormethoden, vor allem ihrer Propagierung als unverzichtbare Osteoporose-Spione.

Inzwischen sind sie zu *der* Modekrankheit der Wende von den achtzigern zu den neunziger Jahren geworden: die »Idiopathische, Praeklimakterische, Postklimakterische, Praesenile und Senile Osteoporose«, und wie sie sonst noch heißen mögen.

Die Zahl der tatsächlichen und andiagnostizierten Osteoporose-fälle steigt und steigt. Die Ohnmacht der Schulmedizin mit ihrer Symptombekämpfungstaktik offenbart sich auch in der Entstehung immer neuer Osteoporose-Selbsthilfevereine.

Außer Krebs eignet sich keine Chronische Krankheit besser, die Irr-lehren und Irrwege der herrschenden Schulmedizin zu beleuchten, als diese neue Modekrankheit. Deshalb wird der Osteoporose in diesem Buch ein längeres Kapitel gewidmet. Dieses richtet sich vor allem auch an meine Arztkollegen. Daß ich von Knochenbrüchen etwas verstehe, haben sie mir nie ernsthaft bestritten. Vielleicht kann ich ihnen gerade am Beispiel der Osteoporose zeigen, wie ge-nau man den medizinischen Dingen auf den Grund gehen muß.

Natura enim simplex – die Natur ist nämlich einfach. Dieser Satz von Newton steht in meinem Buch DAS SUDECKSCHE SYNDROM (1959) – es handelt von einer Sonderform der Osteoporose – als Leitwort ganz am Anfang. Allzu kompliziertes Denken und Handeln war schon immer das größte Hindernis auf dem Weg des medizi-nischen Fortschritts.

Vor dem Hintergrund der stark von Neidgefühlen bestimmten Diskussionen über die Kostenexplosion und ihre bedrohlichen Fol-gen für die Therapiefreiheit der Ärzte sollten sich die Ärzte endlich in der Gesundheitshilfe im allgemeinen und in der Osteoporose-bekämpfung im besonderen auf die *Ganzheitsmedizin* konzentrie-ren, sich von der Rezeptstrategie weg und hin zur naturgemäßen Geist (Psycho)- und Leib (Physio)-Therapie orientieren. Das würde nicht nur der Erfolgssicherheit – und damit der Reputation der Ärzte –, sondern auch ihrem Geldbeutel dienen.

Zur Erkennung, Vorbeugung und Behandlung der Osteoporose braucht man weder einen Röntgenapparat noch ein Labor noch ein rezeptpflichtiges Medikament, höchstens anfangs zur Unterschei-dungsdiagnose ganz einfache (und billige) Tests oder konzentrier-tes Vitamin D. Man muß die Patienten nur fragen, messen und mit ihnen reden, immer wieder und in immer größeren Abständen. Fast kann man dann einen Garantieschein auf Heilung von der Osteoporose ausstellen, so zuverlässig wirkt gegen diese Krankheit die Ganzheitsmedizin mit naturgemäßen Gesund- und Heilhilfen.

Der Patient muß informiert, geschult und motiviert werden. Der Erfolg zeigt sich etwa nach drei Monaten – schneller geht es leider nicht –, und zwar daran, daß der Patient nicht mehr kleiner wird. Das ist ein absolut sicherer Beweis für Stillstand und Stabilisierung der Osteoporose. Keine Knochendichtemessung beweist das so zuverlässig.

Mit diesem Kapitel möchte ich die Patienten von gestern, heute und morgen zum Mitforschen animieren. Wer die Grundlagen bis in den Mikrobereich versteht – jeder mit Hauptschulabschluß ist dazu in der Lage –, hat auch das Zeug zum Weiterforschen durch einfache Beobachtung an sich selbst. Medicina aut simplex – auch die Gesundheitshilfe ist einfach –, was die wichtigsten Dinge zur vorbeugenden und ursächlichen Hilfe und Behandlung betrifft.

Vier Irrlehren und Irrwege sind typisch für die Schulmedizin – auch im Falle der Osteoporose:

1. Vernachlässigung von Patienteninformation und Patientenschulung in der Selbsthilfe.

2. Überbewertung der Apparatediagnostik

3. Rezeptblocktherapie statt Ursachenbekämpfung

4. Unterbewertung rezeptpflichtiger Medikamente als Knochenschädlinge.

»Osteoporose« ist ein Wort der medizinischen Geheimsprache. »Knochenschwund« wäre zu banal, das verstünde ja jeder. Und »Knochenfraß« – die treffendste Bezeichnung – verbietet sich nach akademischen Anstandsregeln.

Wörtlich übersetzt heißt Osteoporose: allzu poröser, löchriger Knochen. Aber als Krankheitsbegriff bedeutet das Wort mehr, doch darüber später!

Jedermann ist bedroht. Nichts tritt im Leben von »Früh- und Spätsenioren« mit größerer Sicherheit ein als das Kreuz mit dem Kreuz. Und fast nichts ist weniger bekannt als der Hauptübeltäter – der Hausschwamm im knochigen Menschengehäuse, der Holzbock im starken Gebälk unseres schwachen Fleisches, der Senioren-Knochenbrecher auf leisen Sohlen.

Senior = (lat.) Älterer war im alten Rom ein Ehrentitel. Man bekam ihn mit fünfundvierzig. So alt wurden die Lateiner damals im Durchschnitt. Für die Hälfte der Römer war also diese Würde nicht erreichbar. Inzwischen hat sich die durchschnittliche Lebenszeit bei uns auf fünfundsiebzig Jahre erhöht. Wann wird man heute Senior? Da möchte sich keiner so recht festlegen. Denn als Ehrentitel ist Senior aus der Mode gekommen. Trotzdem wird man es eines Tages. Da beißt die Maus keinen Faden ab. Die Frühsenioren werden es früher, vor fünfundsiebzig. Manche schon mit fünfundvierzig, wie im alten Rom. Die Spätsenioren erwischt es später, nach fünfundsiebzig. Die Stabilsten erst nach neunzig.

Woran merkt man, daß man – körperlich betrachtet – ein Senior geworden ist? Ganz einfach: Man mißt mit dem Metermaß nach. Die Länge verrät es uns. Genau gesagt: die figürliche Verkürzung in Zentimetern, das Minus an Gesamtlänge vom Scheitel bis zur Sohle im Vergleich zum persönlichen Höchstmaß als Junior.

Im Zweifelsfall steht es im Personalausweis oder im Paß, zu welcher Länge man es einmal gebracht hatte. Schon ein paar Zentimeter weniger bringen es an den Tag.

Und wer ist schuld an der Verkürzung? Vor allem das Morschwerden der Rumpfwirbelkörper. Es gibt hier Einbrüche der Kleinstbausteine in Vielzahl. Die Wirbelkörper sintern zusammen, verformen sich zu doppeltkonkaven »Fischwirbeln« und zu »Keilwirbeln« – letzteres vor allem im Bereich der Brustwirbelsäule. Das macht den Seniorenbuckel, auch Witwenbuckel genannt. Alles zusammen kostet Rumpf- und Körperlänge (s. Abb. 7).

Die abnorme Knochenbrüchigkeit ist es, welche die Osteoporose zur Gesundheitsstörung macht. Solange die Knochen allen Belastungen standhalten, ohne zu brechen, ist eine Osteoporose nur von akademischem Interesse. Erst durch die Brüche, die Frakturen im Kleinstformat und/oder (später) auch im Großen wird die Osteoporose zu einer Gesundheitsstörung, die als Krankheit empfunden wird. Deshalb hat der verdienstvolle Hannoveraner Knochenforscher Prof. Dr. Rolf D. Hesch die zutreffende Bezeichnung »Osteofraktose« vorgeschlagen. Aber es ist hoffnungslos, für schlechte alte Namen bessere neue Namen in die Köpfe zu bringen!

Die Ganzskelett-Osteoporose ist eine Volkskrankheit. Sie gehört zu den häufigsten Chronischen Krankheiten, nicht nur bei uns, sondern in ganz Mitteleuropa, in Nordamerika und in Japan. Bevorzugt sind offensichtlich die Industrienationen mit weiß- oder gelbhäutiger Bevölkerung, weitgehend verschont dagegen sind Menschen mit brauner und schwarzer Hautfarbe. Warum? Weil von den Ursachen der Osteoporose Sonnenmangel an der zweiten Stelle steht.

Die verläßlichsten Zahlen über Häufigkeit und Folgen der Osteoporose stammen aus den USA. Nach den neuesten Schätzungen soll es dort 24 Millionen Osteoporosekranke mit 1,5 Millionen Großknochenbrüchen geben. Nach Hochrechnungen, vor allem von Prof. Dr. med. Johann D. Ringe, gab es in der Bundesrepublik 1986 knapp fünf Millionen Osteoporosekranke. Davon waren rund 1,6 Millionen jünger als siebzig Jahre und 3,2 Millionen siebzig und älter. Unter siebzig betrug das Verhältnis von Frauen zu Männern 8:1, ab siebzig 3:1.

Abb. 7 Kleiner- und Krummwerden bei Ganzskelett-Osteoporose durch Kleinstbrüche der Rumpfwirbelkörper mit Fischwirbel- und Keilwirbelbildung (Witwenbuckel). 1: Normalhaltung, 2: Kleinerwerden durch Einsinken der Grund- und Deckplatten (Fischwirbel), vorn stärker als hinten (Keilwirbel), 3: Zwanglose gebückte Haltung, 4: Aufgerichtete Haltung mit Verstärkung des Hohlkreuzes und des Hohlnackens.

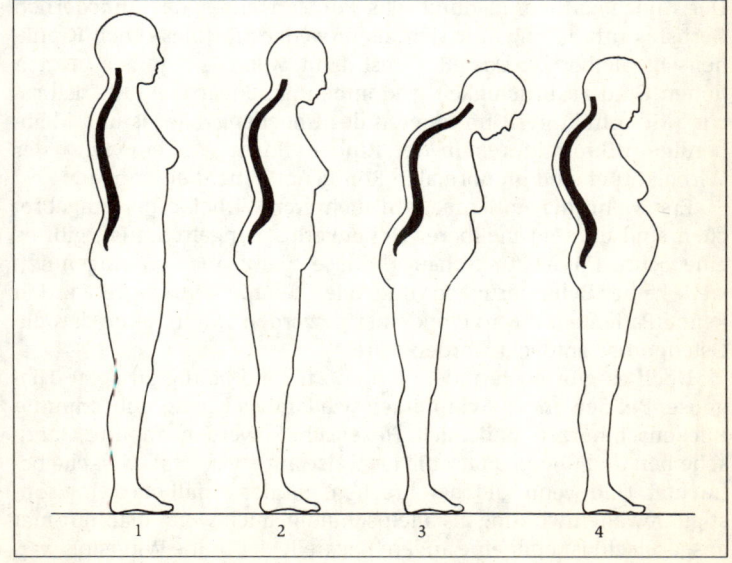

Etwa 50000 hüftnahe Oberschenkelbrüche – vor allem am Schenkelhals – ereignen sich bei uns jährlich infolge von Ganzskelett-Osteoporose. Fast 10000 Kranke sterben an den Folgen. Ein Drittel bleibt schwer invalide und kann sich in der verbleibenden Lebensspanne nicht mehr allein versorgen.

Auch für die Bundesrepublik gilt, daß die Dunkelziffer sehr hoch ist. Die Gründe dafür liegen im »Untergrundcharakter« dieser Gesundheitsstörung, in ihrem symptomatischen Versteckspiel. Das macht sie zur großen Unbekannten, nicht nur für die Patienten, sondern auch für die Ärzte.

Nach den Herz-Kreislauf-Erkrankungen scheint die Osteoporose die häufigste Gesundheitsstörung zu sein. Man errechnete vier bis fünf Milliarden DM Kosten jährlich, wovon 600 Millionen auf das Konto von Schenkelhalsbrüchen gehen.

Das Problem der Entdeckung

Der Knochenschwund durch das Poröserwerden des knöchernen Gerüstes ruft anfangs für sich allein weder Störungs- noch Krankheitssignale hervor. Das gilt selbst dann, wenn es bereits zu einem hohen Grad an Brüchigkeit gekommen ist. Sogar viele Kleinstbrüche (Mikrofrakturen) im Inneren des Knochengehäuses und kleinherdige Mikrofrakturen in der Rindenschicht (Außenmauer) der Wirbelkörper sind im normalen Röntgenbild nicht erkennbar.

Erst wenn die Außenmauern mehrerer Wirbelkörper eingebrochen sind und ein meßbarer Höhenverlust eingetreten ist, gibt es eine echte Entdeckungschance. Diese bleibt aber oft ungenutzt, weil keine Behinderungen und/oder Schmerzen auftreten. Ich kenne Patienten, die 10 cm kleiner geworden waren, ohne daß die Osteoporose entdeckt worden wäre.

Doch es gibt noch andere Gründe für die häufig zu späte Diagnose: Bei den ersten Symptomen wie lahmes Kreuz, unbestimmte Rückenschmerzen und auch Hexenschuß werden kaputte Bandscheiben und Rheuma fälschlicherweise am meisten als Ursache betrachtet. Und wenn Knochen brechen, gilt der Unfall oder eine sonstige Gewalteinwirkung als alleinschuldig, auch wenn man nur mal ausgerutscht ist oder eine andere Bagatelle der milde Windstoß war, der den morschen Ast oder Stamm gebrochen hat. Tatsächlich ist aber bei den Früh- und Spätsenioren für beides der Hauptübeltäter die Osteoporose.

Es ist sicher nicht übertrieben, alle Frauen ab fünfzig und alle Männer ab sechzig als stark osteoporosegefährdet zu betrachten. Es sollte sich also jeder rechtzeitig für die Osteoporose interessieren, am besten schon in relativ jungen Jahren. Denn je früher man etwas zur Vorbeugung tut, um so später ereilt einen diese Krankheit. »Jeder ist so alt wie seine Gefäße«, sagt man. Ich möchte es anders formulieren: Jeder ist so jung wie seine Knochen und so alt wie seine Adern. Beides altert weitgehend gemeinsam.

Der zerbrochene Traum

Sie erinnern sich? Zu Beginn des letzten Jahrzehnts unseres Jahrhunderts, Anfang 1990, brachen in unseren Laub- und Nadelwäldern unzählige Bäume mit zu schwachem Rückgrat. Obendrein zerbrach mit schlechten Nachrichten im medizinischen Blätterwald über den Schiffbruch der Rezeptstrategie gegen Osteoporose ein Wunschtraum von Ärzten und Patienten.

Wovon träumen denn fast alle seit Beginn des Hochtechnik- und Hochchemiezeitalters der Medizin? Daß man allein mit Pillen und Spritzen gesund gehalten oder doch gemacht werden kann, notfalls zusätzlich durch Operationen – total schmerzlos, versteht sich. Daß also alle nach Herzenslust und ohne böse Folgen weiter ihre »Gesundheitssünden« begehen dürfen.

Es wäre so schön gewesen:

Man nehme als *Arzt* einen Rezeptblock und verschreibe Fluor, Kalzium, Vitamin D, Nebenschilddrüsenhormone, Calcitonin oder Biphosphonate und Liebeshormone für Frau oder Mann. Dann spart man lange Gespräche und Erklärungen über notwendige Verhaltensänderungen des Patienten.

Man nehme als *Patient* ein- bis dreimal täglich von jeder Pillensorte und lebe im alten Trott unbeschwert weiter. Daß es viel kostet, stört nicht, die Kasse bezahlt's ja. Und das Wichtigste: keinerlei persönliche Anstrengung, weder mit dem Kopf, noch mit den Muskeln und erst recht nicht durch Verzicht auf liebgewonnene Sünden.

Ein bißchen erinnern solche Wunschträume an die »Annonce«, die Johann Wolfgang von Goethe 1811 in den ZAHMEN XENIEN aufgegeben hat:

»Ein Hündchen wird gesucht,
Das weder murrt noch beißt,
Zerbrochne Gläser frißt
Und Diamanten ...«

Auf solches Wunderhündchen werden wir in der Medizin wohl ewig warten müssen.

Der Traum mußte zusammenbrechen! Denn es war eine Utopie, zu glauben, man könne eine Zivilisationskrankheit, eine aus unserer weiten Entfernung von der Urnatur gewachsene Chronische Krankheit mit Pillen und Spritzen kurieren.

Auch die Ganzskelett-Osteoporose ist ein Preis für unser bequemes Luxusleben in einer Welt von Kunstprodukten, die in allen Bereichen des Lebens immer mehr an die Stelle natürlicher Stoffe und Kraftquellen treten. Wunderbar, phantastisch, was es da alles gibt – und ich möchte deshalb zu keiner früheren Zeit gelebt haben! Aber wir können nicht völlig aus unserer Urnatur aussteigen, dürfen nicht ohne böse Folgen diesen unersetzlichen Gesundheitsquell ungenutzt lassen. Unserer Herkunft nach sind wir nackte, naturmischkostverzehrende – auch fleischfressende – Pflanzen, pardon, »Denktiere«, die sich in der großen Urnatur aus Erde, Wasser, Luft und Sonne in Wind und Wetter abhärten und angestrengt bewegen müssen, um gesund und überlebensfähig zu bleiben. Wer zu weich wird, schmilzt! Wer rastet, der rostet! Sich zu Lasten der aus der Urnatur wachsenden Kräfte allzusehr verwöhnen lassen bringt Chronische Krankheit! Büromenschen bekommen sie zuerst.

A propos Natur: Die Vorfrühlingsstürme konnten den der Witterung am stärksten ausgelieferten allein stehenden Bäumen nichts anhaben. Aber viele der im Wind- und Sonnenschutz des Waldes wachsenden Bäume überstanden sie nicht. Das konnten wir auch rings um unsere Klinik beobachten. Die vier im Abstand von fünf Metern auf der weiten Flur des windigen Achentales frei stehenden, bis zu dreißig Meter hohen, zweihundert Jahre alten Eichen des Gutsparks sind unversehrt geblieben. Den weniger hohen, alten dickstämmigen Buchen im nahen Waldstück, besonders am sonnenärmeren Nordrand, hat der Sturm serienweise das Rückgrat ebenso gebrochen wie den beiden etwa zwanzig Meter hohen dickstämmigen Tannen im Wind- und Sonnenschatten der Gutshofmauern. Fazit: *Ohne ausreichendes Stabilitätstraining und ohne viel Sonne bricht das Achsenskelett von Bäumen und Menschen!* Diese später noch zu begründende Binsenweisheit möchte ich mit an den Anfang unserer Überlegungen stellen.

EIN EINGESTÄNDNIS DER SCHULMEDIZIN

Zum Jahresbeginn 1990 gab es die erste Hiobsbotschaft. Eine Hauptsäule des Strategiegebäudes gegen Ganzskelett-Osteoporose war morsch geworden: die seit gut zwanzig Jahren als Knochenstabilisator »wissenschaftlich allgemein anerkannte« Fluoridbehandlung.

»Fluoride sollten zur Behandlung der Osteoporose in der täglichen Praxis nicht mehr angewandt werden«, hieß es im DEUTSCHEN ÄRZTEBLATT vom 18. Januar 1990. Dieser warnende Hinweis stammt von einem der international führenden Osteoporoseforscher, von Prof. Dr. Rolf Dieter Hesch, dem Chef-Endokrinologen der Medizinischen Hochschule Hannover. Hesch hat aus alarmierenden Veröffentlichungen von zwei prominenten amerikanischen Osteologen – denen zufolge Knochenbrüche nach Fluorbehandlung häufiger statt seltener geworden waren – die ehrenwerte Konsequenz gezogen, zur Vorsicht zu mahnen, getreu der wichtigsten Arztpflicht, vor allem nicht zu schaden.

Ein anderer führender Wissenschaftler, Prof. Dr. Reinhard Ziegler, Hormon- und Stoffwechselordinarius der Universität Heidelberg, zog nach, allerdings mit ganz anderen Schlußfolgerungen als Hesch. Ich zitiere aus seinem Artikel im DEUTSCHEN ÄRZTEBLATT mit dem Titel »Das Dilemma der Osteoporose-Therapie«: »Zum einen bekunden die Forscher des Gebiets, daß das Problem einer zielgerichteten und adäquaten Therapie noch keineswegs gelöst sei, zum anderen erweckt eine in ihrer Gegensätzlichkeit verwirrende Flut von Publikationen den Eindruck, daß offenbar zahlreiche Therapeutika geeignet sind: Östrogene, Fluoride, Parathormonfragmente,

Vitamin-D-Metaboliten, Anabolika und Biphosphonate. Eine direkte Vergleichbarkeit ist kaum je gegeben, da unter Osteoporose etwas Unterschiedliches verstanden wird ...« Anschließend faßt Ziegler die Ergebnisse der Behandlung mit diesen Medikamenten zusammen: Für kein einziges dieser bis dahin »wissenschaftlich allgemein anerkannten« Medikamente sei eine positive Wirksamkeit gegen Osteoporose tatsächlich wissenschaftlich begründet.

Das i-Tüpfelchen auf die »Konkursmeldung« der Rezeptstrategie bei Knochenschwund setzte schließlich Prof. Dr. Günter Delling: Auch der »letzte Schrei«, ein sündhaft teures Modekonzept gegen die Osteoporose, nämlich die »ADFR-Therapie« tauge nichts. »Keine Änderung der Knochenstruktur bei der ADFR-Therapie« steht über einem Bericht der ÄRZTEZEITUNG vom 6. April 1990, in dem das Ergebnis von Dellings Kontrollforschung bekanntgegeben wird.

ADFR ist das Kürzel für eine aus den USA stammende Schaukeltourmethode zur Formation (F) von Knochengewebe, deren erste Tour die Aktivierung (A) der knochenaufbauenden Osteoklasten mit Parathormon, deren zweite Tour die Depression (D) bzw. Hemmung der knochenabbauenden Osteoklasten ist – und das alles mit mehrfacher Wiederholung = Repeat (R) der Schaukelei. Über einige dieser Begriffe später mehr.

Die Anfang des Jahres veröffentlichten Warnungen verdienen eine Tapferkeitsmedaille, denn man vergreift sich nicht ungestraft an einem der geheiligten Dogmen der Medizinwissenschaft.

Die Osteoporosebehandlung mit Fluorpräparaten war in der Bundesrepublik von führenden Osteologen »zur bewährten Therapie der manifesten Osteoporose« erklärt worden und wurde deshalb vor zwanzig Jahren vom Bundesgesundheitsamt zugelassen. Dies geschah »im Gegensatz zu den meisten anderen Ländern« (R.D. Hesch), die wegen der unbewiesenen Nützlichkeit und Gefahrlosigkeit die notwendige Zurückhaltung übten.

1961 hatten Lawrence Riggs und seine Mitarbeiter an der berühmten Mayo-Klinik (Rochester/USA) ihre Entdeckung veröffentlicht, daß Fluor die Tätigkeit der Knochenbildungszellen, der Osteoblasten, steigert. Nach Verfütterung von Fluorsalzen kam es im Tierversuch zu einer Verdichtung des Knochenfeingerüstes durch verstärkte Einlagerung von Kalk und Fluor.

Die Richtigkeit dieser Entdeckung ist nach wie vor unbestritten.

Riggs und seine Mitarbeiter hofften, daß sich Fluorsalze in der Behandlung der menschlichen Osteoporose als nützlich und ungefährlich erweisen würden. Erste Beobachtungen sprachen dafür. Aber die Forscher verzichteten ausdrücklich auf eine abschließende Aussage über die positive Wirksamkeit.

Es kam, wie es in der Schulmedizin eher die Regel als die Ausnahme ist: Was im Tierversuch an Kaninchen und anderen Vielbeinern angeblich als hilfreich und ungefährlich bewiesen wurde, erwies sich beim Menschen als gefährlich und unnütz. Zur Ehre der Mayo-Klinik-Forscher soll jedoch nicht verschwiegen werden, daß sie selbst im September 1989 in Montréal die unbefriedigenden Ergebnisse ihrer »Doppelblindstudie« bekanntgaben.

Hesch hatte schon im Juni 1989 vor der Fluorbehandlung gewarnt – ebenfalls im DEUTSCHEN ÄRZTEBLATT. Er berichtete über Patienten mit »höchstgradigen Skelettfluorosen als Folge einer Osteoporosetherapie mit Fluoriden«. Diese Fluorosen äußern sich in Knochenschmerzen mit Behinderungen bis zur Gehunfähigkeit, in vermehrter Knochenbrüchigkeit und anderen Fluorvergiftungszeichen wie allgemeinem Unwohlsein, anhaltender Übelkeit, Gewichtsabnahme, Schlappheit, Blutarmut usw. Dauerhafte Nierenschädigungen sind besonders unangenehm und gefährlich.

Heschs eindringliche Warnung von Anfang 1990 stützt sich nicht nur auf die Veröffentlichung von Riggs, sondern auch auf die von M. Kleerekoper und seinen Mitarbeitern am Henry-Ford-Hospital in Detroit (Journal of Bone Mineral Research 4, Suppl. 1/1989). Auch nach deren Studie war es bei den mit Fluorpräparaten behandelten Patienten zu einer erheblichen Zunahme der Knochenbrüche im Bereich von Wirbelsäule, Armen und Beinen gekommen, und zwar *bis zum Dreifachen.*

Hesch kommt zu folgender zusammenfassenden Beurteilung: »Angesichts der Eindeutigkeit der Ergebnisse der beiden amerikanischen Studien ist aber keine der gegenwärtig zugelassenen Behandlungsindikationen zur Prävention oder Therapie der Osteoporose mit Fluoriden mehr zu halten. Man kann den Ärzten in der Bundesrepublik Deutschland nur dringend raten, Fluoride bis zum Vorliegen neuer Studienergebnisse nicht mehr zu verwenden und begonnene Therapien nach Abwägung von Schaden und Nutzen – nil nocere – zu beenden.«

Die bitteren Erkenntnisse von Hesch wurden bald auch in Tageszeitungen verbreitet. So in DIE WELT unter der Überschrift »Einwände gegen Fluorid-Therapie bei Osteoporose«. Man kann sich denken, welche Sorgen dies bei den Herstellern der Fluorpräparate ausgelöst hat. Immerhin sollen 1988 von den drei am häufigsten verschriebenen Fluoridpräparaten mehr als 76 Millionen Tagesdosen verordnet worden sein (ÄRZTEZEITUNG 36/1990). Sie kosteten etwa 46 Millionen DM.

Aus diesen Sorgen heraus mögen sich die Hersteller bei denen beschwert haben, die in ihrem Auftrag die kostspieligen Versuchsstudien zum Antrag auf Zulassung des Präparates beim Bundesgesundheitsamt durchgeführt hatten. Das kostet ja sehr viel Geld, meist eine halbe Million DM und mehr, alles in allem. Wen wundert es da, daß für naturgemäße Gesundheitshilfen schlichter Art à la Kneipp – ohne Aussicht auf Patent- oder Warenschutz und auf stattliche Verkaufserlöse – noch niemand die Zulassung als wissenschaftlich anerkannte Heilhilfe oder Arznei beantragt hat?! So sind aus jahrhundertealter Erfahrung gewachsene Gesundheitshilfen ins schulmedizinische Abseits geraten – darunter auch Heilhilfen bei Osteoporose.

Immerhin dauerte es nach der ersten kritischen Veröffentlichung von Hesch noch neun Monate, bis sein Artikel vom Frühjahr 1990 erschien. Danach ging es dann Schlag auf Schlag. Auch die Tageszeitungen beteiligten sich mit Schlagzeilen wie: »USA warnt vor Fluor bei Osteoporose. Deutsche Experten: Therapie nicht abbrechen!«

Im wissenschaftlichen Boxkampf zwischen Gegnern und Befürwortern der Fluorbehandlung – mit den Hauptmatadoren Hesch und Ziegler – siegten ... na, wer wohl? Die Fluoristen natürlich! Sie repräsentieren die Mehrheit der führenden Knochenforscher und mochten wohl ihren früheren Gutachten für die Arzneifabrikanten nicht untreu werden.

Zitat: »Prof. Ringe: Nicht auf deutsche Verhältnisse übertragbar!« Und: »Prof. Ziegler: Wir behandeln weiter mit Fluoriden!« Es ist nicht zu fassen, wie hier – »koste-es-was-es-wolle« – mit der Gesundheit der Patienten umgesprungen wird.

»Wie soll es weitergehen?« Diese Frage stellte Reinhard Ziegler nach seiner Bankrotterklärung der Rezeptarznei und beantwortete sie selbst wie folgt (man höre bitte gut zu): »Die Chance eines Auswegs aus dem Dickicht bietet eine jetzt zu planende national multizentrische Therapiestudie der Osteoporose.« Eine Russisch-Tripel-Blind-Studie versteht sich! Seine Begründung für dieses Projekt: »Wenn die Durchführung der Studie gelingt, hätten die Ärzte vielleicht in sechs bis acht Jahren eine Aussage an der Hand, welche Wertigkeit die jetzt diskutierten Behandlungsprinzipien besitzen ...«

Das soll ein Ausweg aus dem Dilemma sein? Ein Siebenjähriger Krieg auf breiter Front mit den alten Chemiekanonen ohne Rücksicht auf Verluste und dann die große Blindenbilanz?! In Büchern, Zeitschriften und Vorträgen habe ich – wie auch in diesem Buch (s. S. 199 ff.) – seit vielen Jahren immer wieder auf Inhumanität, Wertlosigkeit und Gefahren der »prospektiven randomisierten Doppelblindstudien« hingewiesen und die Verantwortlichen um Abhilfe gebeten. Nichts ist geschehen!

Soll es damit nun nach den Vorschlägen von Reinhard Ziegler bei der Osteoporose mit staatlicher Unterstützung wieder und in noch größerem Maßstab losgehen? Bitte nicht!

Von Beginn meiner ärztlichen Tätigkeit im Jahre 1945 an gehörte die Versorgung von Knochenbrüchen zu meinem täglichen Brot. Viele Frakturen waren Folgen der Osteoporose, darunter Wirbelbrüche, Beckenbrüche, Rippen-, Schenkelhals-, Oberarmhals-, Handgelenk- und Sprunggelenkbrüche. Ab 1951 machte ich eine besondere Form der Osteoporose zu einem Schwerpunkt meines wissenschaftlichen Interesses: die von dem Hamburger Chirurgen Sudeck entdeckte Regionale Osteoporose. Viele Kaninchen und mehrere Hunde wurden Opfer meiner – auch karriereorientierten – Forschungswut, was ich rückblickend schuldbewußt bekenne und bereue. Das Ergebnis war das bereits erwähnte Buch mit dem Titel DAS SUDECKSCHE SYNDROM.

Danach ging es weiter mit dem Osteoporose-Alltag. Ich kam immer mehr zu der Überzeugung, daß man anders vorgehen müsse, als es von der Schulmedizin empfohlen wurde. Als Anfang der siebziger Jahre der Fluortherapieboom in der Bundesrepublik einsetzte, habe ich zunächst auch mitgemacht. Mir schien, daß die veröffentlichten Behandlungsergebnisse Hand und Fuß hatten.

Meine Fluorbegeisterung verflog jedoch bereits 1974/75, als ich bei meinen Patienten beobachtete, daß nach der Verordnung von Fluor viele über Schmerzen in den Sprunggelenken, Kopfschmerzen und Übelkeitsattacken klagten und daß es auch zu Blutarmut sowie Anzeichen von Abwehrschwäche kam. Richtig wachgemacht durch die Diskussion um die Kariesprophylaxe durch Fluorpräparate und kritische Publikationen dazu, habe ich später viele Gelegenheiten genutzt, um selbst vor Fluorpräparaten zu warnen.

BEGRIFFSBESTIMMUNG MIT WORTERKLÄRUNG

Jeder Knochen ist in seiner *Grundstruktur*, in seinem Innenaufbau, löcherig bzw. porös. Auf seiner Querschnittsfläche liegt Loch an Loch, gebildet durch angeschnittene Höhlen und Kanäle im Mikrometer-, Millimeter- und (bei den Röhrenknochen) sogar Zentimeterformat, von einem tausendstel Millimeter bis etwa drei Zentimetern Durchmesser. Bei der Osteoporose sind diese Löcher im Knochen größer, weil die tragenden Wände des Feingerüsts durch Abbau verdünnt werden oder sogar ganz verschwinden.

Das vor allem auch im Röntgenbild erkennbare Merkmal der Überporosität – nach Art eines Schweizer Käses mit zu vielen Löchern – hat der Krankheit ihren Namen gegeben. Er leitet sich ab von osteon = Knochen, und poros = Loch, Pore. Die Überporosität ist jedoch nur eine Teilursache der »knochenbrecherischen Wesensart« der Osteoporose.

Senior-Osteoporose scheint mir die beste Bezeichnung für jene Form der Ganzskelett-Osteoporose zu sein, die schleichend mit dem *Kleinerwerden* durch Mikrofrakturen der Rumpfwirbelkörper beginnt und ihre Hauptursachen in *alterstypischen Gesundheitssünden* hat. Im medizinischen Sprachgebrauch gibt es für diese weitaus häufigste Art der Osteoporose folgende Bezeichnungen:

Idiopathische Osteoporose – von (griech.) idios, und pathos = (frei übersetzt) Krankheit eigener Art. Das Adjektiv »idiopathisch« wird immer dann benutzt, wenn die Ursachen unbekannt sind, was für die Senior-Osteoporose nicht mehr zutrifft.

Senile Osteoporose und *Präsenile Osteoporose* – von (lat.) senilis = alt bis uralt, und prae = vor. Das Adjektiv »senil« hat einen abwertenden Beigeschmack und sollte schon deshalb vermieden werden.

Postmenopausale Osteoporose und *Klimakterische Osteoporose.* Diese Bezeichnung bezieht sich auf den Zeitpunkt des Auftretens, nämlich die Zeit nach den Wechseljahren der Frau. Sie stellt allerdings das Ende des monatlichen Eisprungs allzu einseitig in den

Abb. 8 Die Wirbelsäule.
Kürzel: BWS: Brustwirbelsäule, LWS: Lendenwirbelsäule, K: Kreuzwirbel.

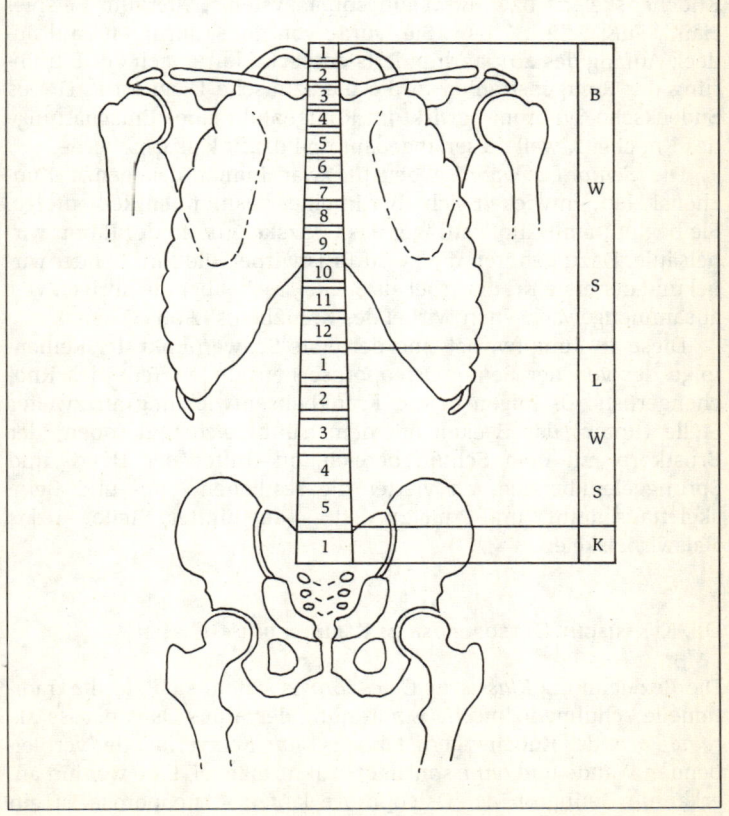

ursächlichen Vordergrund. Tatsächlich ist dies nur die letzte der drei typischen Kardinalursachen.

Andere Arten als die Senior-Osteoporose sind die *Regionäre Osteoporose* und seltenere Formen der Ganzskelett-Osteoporose, bei denen eine Einzelursache absolut im Vordergrund steht. Hier ist es aus praktischen Gründen zweckmäßig, diese Einzelursachen zur Kennzeichnung zu benutzen, wie zum Beispiel Cortison-Osteoporose, Cushing-Osteoporose etc.

Die Regionäre Osteoporose betrifft nur einen Teilbereich des Knochenskeletts bzw. Bewegungsorgansystems, wie zum Beispiel Hand, Fuß, Schulter usw. Sie wurde von dem Chirurgen Paul Sudeck Anfang des 20. Jahrhunderts entdeckt, kurz nach der Einführung der Röntgenstrahlen in die medizinische Diagnostik. Dieses Sudecksche Syndrom bewirkt im Röntgenbild eine »Entschattung« des Knochens, weil dieser abgebaut und damit kalkarm wurde.

Die *Senior-Osteoporose* betrifft zwar immer das ganze Knochenskelett, entwickelt sich aber in einer bestimmten Reihenfolge. Sie beginnt am Hauptlastträger des Ganzskeletts, an der Rumpfwirbelsäule. Dazu gehören die zwölf Brustwirbel, die fünf Lendenwirbel und der erste Kreuzwirbel als Sockel, nicht aber die übrigen vier zusammengewachsenen Wirbel des Kreuzbeins (Abb. 8).

Diese 18 Rumpfwirbel sind der erste Schwerpunkt der Reihenfolge der von der Senior-Osteoporose betroffenen Teile des Knochengerüsts. Es folgen in der Krankheitsentwicklung an zweiter Stelle (unten) das Becken mit dem Hüftbereich und (oben) der Brustkorb mit dem Schulterbereich, an dritter der Hand- und Sprunggelenkbereich, an vierter die restlichen Arm- und Beinskelettabschnitte und zuletzt erst – an fünfter Stelle – das Halswirbelskelett.

Die Klassische Osteoporose im Kleinen und Grossen

Die Bezeichnung *Klassische Osteoporose* bezieht sich auf die traditionelle schulmedizinische Einordnung der Alters-Osteoporose als *reine Form* des Knochengerüstabbaus *ohne* Kalkverlust der verbleibenden Wände und *ohne* sonstige Strukturmängel. Eine weithin anerkannte Definition der Osteoporose lautet: »Osteoporose ist ein durch Verlust entstandener Mangel an Knochengewebe in knöchernen Organen« (H. Jesserer in H.A. Kühn und J. Schirrmeister: INNERE MEDIZIN).

Aus didaktischen Gründen wird diese reine Form der Osteoporose der folgenden Beschreibung zugrunde gelegt, obwohl die Volkskrankheit Ganzskelett-Osteoporose tatsächlich mehr ist als nur ein Gerüstabbau, wie später erklärt wird.

Erstmals hat Pommer die (klassische) Osteoporose 1890 als eigenes Krankheitsbild von der Osteomalazie bzw. Rachitis unterschieden. In ihrem Kern ist die klassische Osteoporose eine Störung der Knochenmauserung, jenes ständigen Umbauprozesses der »Pizzascheiben« (s. S. 377) des lamellären Knochenmauerwerks, bei dem normalerweise ein Gleichgewicht zwischen den Anbau- und Abbaukräften besteht. Osteoklasten, Killer-Osteoklasten und Halbentzündung sind gemeinsam am Mauer-Abbau beteiligt.

Wo das Mauerwerk aus Lamellen*röhren* (Havers-Osteonen) besteht, kommen die Angreifer aus dem Innenkanal und zerstören von innen nach außen Lamelle um Lamelle. Die Havers-Kanäle werden größer und größer (porotisch).

Dort, wo die Wände und Balken aus Lamellen*platten* gebildet werden – also im weitaus größten Teil der Spongiosa (s. S. 381) –, erfolgt der Angriff der Lamellenkiller von beiden Seiten. Deshalb schreitet der Abbauprozeß an den spongiösen Knochenabschnitten rascher fort als an den kompakten.

So aktiv die Knochenabbaukräfte auch sind, zur Osteoporose kommt es erst, wenn die Knochenerzeuger (Osteoblasten) weniger Knochensubstanz produzieren, als die Lamellenkiller zerstören. Im Einzelfall gibt es drei Möglichkeiten: zuwenig Knochenaufbau bei normaler Abbauleistung, zuviel Knochenabbau bei normaler Aufbauleistung und zuwenig Aufbau mit zuviel Abbau im Verbund.

Im Mikroskop sieht man »Howshipsche Lakunen«, d.h. Einbuchtungen in den Lamellen – mit und ohne osteoklastische Riesenzellen – und Totalverlust von Lamellen in ganzer Dicke sowie Zeichen der Halbentzündung in Form von erweiterten Kleinstgefäßen und von zuviel Gewebswasser mit Freßzellen verschiedener Art.

Im Röntgenbild stellt sich eine Verminderung der Knochendichte infolge des Verlustes an kalkhaltigem Knochengewebe dar. Nur die Kalksalze widerstehen den Röntgenstrahlen, nicht das

Osteoid. Deshalb kann man im Röntgenbild nicht unterscheiden, ob die verminderte Knochendichte durch Knochenschwund und/oder nur durch Entkalkung des Knochengewebes bedingt ist.

Bei der Ganzskelett-Osteoporose ist die röntgenologische Osteoporose, auch Knochenatrophie genannt – im Gegensatz zur vielfach fleckigen Entschattung bei der Regionären (Sudeckschen) Osteoporose – immer gleichmäßig bzw. diffus.

Bei weiterem Fortschreiten der Osteoporose bricht die Knochenrinde schließlich ein. Zunächst gibt es ohne grobe Gewalteinwirkung nur Mikrofrakturen, meist in Vielzahl nebeneinander, weil der verkalkte Faserfilz gleichzeitig an mehreren Stellen einreißt. Später werden daraus Millifrakturen, die dann auch im Röntgenbild zu erkennen sind, anfangs nur mit Lupe und bei genauer Ausmessung. Immer muß die Außenmauer des jeweiligen Knochens, seine Rinde, zuerst oder zeitgleich brechen, bevor im Inneren etwas brechen kann.

Im Mikroskop erkennt man die Mikrobrüche auch am Mikrokallus, d.h. an dem narbigen Knochenreparaturprozeß. Röntgenologisch ist der Mikrokallus nicht erkennbar. Hier sieht man erst etwas, wenn verkalkter Kallus mindestens in millimeterdicker Schicht gebildet wurde.

Bei größerer – aber immer noch begrenzter – Gewalteinwirkung kann ein Knochen auch schon brechen, bevor im Röntgenbild eine Osteoporose leichten Grades erkennbar ist. Das gilt vor allem bei Wirbelbrüchen und bei Brüchen im Schenkelhalswurzelbereich. Dann ist der Großknochenbruch der erste und öfters auch einzige Ersthinweis auf die Osteoporose.

Die Osteoporose kann bis zum bitteren Ende fortschreiten, über viele Jahre bis Jahrzehnte, mit vielen kleinen und großen Knochenbrüchen, immer an der Rumpfwirbelsäule, meistens an mehreren Rippen oder im Schambeinbereich, oft an mehreren Bein- und Armknochen nacheinander. Meistens sterben die Patienten mit weit fortgeschrittener Osteoporose an den Komplikationen eines Großknochenbruchs, manchmal aber auch an den Folgen der Unbeweglichkeit durch die hochgradige Instabilität des Knochenskeletts. Thrombosen und Embolien sowie Lungenentzündungen sind die typischen Todesursachen bei extremer Osteoporose.

Osteomalazie (Rachitis) – die Schwester der Osteoporose

Die Osteomalazie ist weit länger als Knochenerkrankung bekannt als die Osteoporose. Sie wurde vor 150 Jahren zuerst bei Kindern entdeckt und *Rachitis* genannt – von (griech.) rhachis = Wirbelsäule, und (lat.) itis = der Wortendung für Entzündung –, weil Wirbelsäulenverkrümmungen dafür typisch waren und man eine Entzündung als Ursache vermutete. Eine schulmedizinische Definition lautet: »Die Osteomalazie ist eine generalisierte Skeletterkrankung, bei der infolge einer Mineralisationshemmung unmineralisiertes Osteoid in abnorm großen Mengen auftritt. Dadurch verlieren die Knochen an Festigkeit und erleiden Deformierungen. Die Gesamtskelettmasse kann vermindert, normal oder erhöht sein« (H. Schmidt-Gayk, E. Ritz und J. Bommer in Schettler: Innere Medizin).

Im Mikroskopbild sieht man eine Entkalkung der Ringzonen des »Pizzateigs«, die im Kindesalter oft sogar verbreitert, im Erwachsenenalter meist verschmälert sind.

Bei Überschreitung eines bestimmten Weichheitsgrades kommt es an den Hauptbelastungsstellen zunächst zu Überdehnungsverbiegungen (Nanofrakturen), dann zu Mikro- und Millibrüchen ohne vollständigen Bruch des Grobgerüstes. Im Röntgenbild erkennt man diese »Looserschen Umbauzonen« erst, wenn sich zur Reparatur Mikrokallus gebildet hat. Es entsteht eine strichartige Verkalkungszone.

Die Bildung von Mikrokallus spielt nach den Forschungen von Günter Delling auch als Reparaturprozeß bei Osteoporose eine wichtige Rolle. Nicht nur nach Mikrofrakturen, sondern schon vorher soll es im Feingerüst im Bereich von Spannungsspitzen zu stabilisierendem Mikrokallus kommen. Vielleicht wäre die Erzeugung von Mikrokallus eine Behandlungsmöglichkeit zur Stabilisierung des osteoporotischen Knochens, gibt Delling zu bedenken.

Als Hauptursache der Osteomalazie gilt Vitamin-D-Mangel, meistens durch zuwenig Sonne bzw. Ultraviolettstrahlen, seltener durch Malabsorption (ungenügende Aufnahme der Nahrung aus dem Darm ins Blut), Nierenschäden und Vergiftungen hervorgerufen. Unterernährung und auch Mangelernährung mit ungenügender Zufuhr der Vorstufe des Vitamin D sind bei uns und in anderen Industrieländern selten.

Bemerkenswerterweise haben die Ärzte des 17. Jahrhunderts gegen die auch »Englische Krankheit« genannte Rachitis Ammenmilch, Lebertran, Fleischbrühe mit Eidotter sowie Luft- und Sonnenbäder verordnet. Gleiches haben sie als Mittel gegen den heute als C-Avitaminose definierten Skorbut empfohlen, der im Stadium III auch zur Knochenweiche führt. Das war lange vor der Entdeckung von Vitamin D und C.

Im Gegensatz zur klassischen Osteoporose mit weitgehend normalen Laborbefunden findet man bei der Osteomalazie einen Anstieg der Alkalischen Phosphatase (infolge gesteigerter Osteoblastentätigkeit), eine Verminderung des Serumphosphors und der Kalkausscheidung im Harn.

Als Hauptursache der Rachitis ist die »ungenügende Sonnenbelichtung« auch von der Schulmedizin wissenschaftlich anerkannt, sowohl für die »Kellerkinder« wie auch für »alte Mütterchen« und »Nonnen«, wie Lehrbüchern zu entnehmen ist. Eingeordnet wird diese Ursache jedoch nicht als »Sonnenmangel«, sondern als »Vitamin-D-Mangel«.

Die Schulmedizin tut sich arg schwer, die klassischen vier Elemente Erde, Wasser, Luft und Sonne als Ganzes in den Katalog ihrer Gesundheitshilfen aufzunehmen. Nur im Kleinsten und Allerkleinsten wird heute Wirkungsforschung betrieben. Das wissenschaftliche Interesse für die Verbundwirkung im großen und ganzen ist minimal.

Bei der Rachitis bescheidet man sich nicht damit, sie schlicht als Sonnenmangelkrankheit zu verstehen, sondern man konstruiert komplizierte Theorien über Vorstufen und Endstufen der Vitamin-D-Synthese und die Aktivierung durch UV-Strahlen bestimmter Wellenlänge.

Sicher ist es gut zu wissen, daß außer der Sonne auch ein Stoff beteiligt ist, der zum Beispiel im Lebertran steckt und dem man den Namen Vitamin D gegeben hat. Wenn aber mit einer solchen analytischen Forschung im Allerkleinsten und ihrer Auswertung die Sicht auf die Ganzheit derart verbaut wird, wie es heute der Fall ist, gibt es große Probleme bei der konkreten Heilhilfe für die Patienten.

SENIOR-OSTEOPOROSE ALS RACHITISCHER MISCHLING

Wie wir gesehen haben, zieht die Schulmedizin eine scharfe Trennungslinie zwischen der Ganzskelett-Osteoporose und der Osteomalazie. Sie ordnet die Osteoporose als Stoffwechsel-, die Osteomalazie aber als Vitaminmangelkrankheit ein und sieht für beide eine unterschiedliche Bekämpfungsstrategie vor.

Die Erfahrungen der Praxis sprechen dafür – von Ausnahmefällen abgesehen –, nicht an dieser grundsätzlichen Trennung festzuhalten, sondern die Osteomalazie leichten bis mittelstarken Grades der Senior-Osteoporose zuzuordnen. Man könnte auch umgekehrt vorgehen und die Alters-Osteoporose als harten Typ der Altersrachitis werten. Aber der Begriff Osteoporose hat sich im allgemeinen Sprachgebrauch so stark durchgesetzt, daß man ihn als Oberbegriff für beides nehmen sollte.

Bei mir hat es sich jedenfalls seit Jahrzehnten bewährt, jede aus dem Röntgenbild diagnostizierbare Osteoporose mit oder ohne Frakturzeichen nur als Senior-Osteoporose zu betrachten. Da gibt es ja in der Regel keine erkennbaren Unterschiede.

Man weiß inzwischen, daß Knochenschwund und Kalkmangel des Restskeletts sehr häufig miteinander kombiniert sind. Prof. Dr. Schmid-Gayk schreibt in dem erwähnten Lehrbuch: »Die Alters-Osteomalazie ist häufiger, als allgemein vermutet wird … Bei Sezierten werden im Serum in über der Hälfte der Fälle schwere Vitamin-D-Mangelzustände nachgewiesen … Besonders oft sind ans Haus gebundene Alte betroffen.« Alle diese Patienten wiesen immer auch einen Knochenabbau im ganzen auf.

Es gibt weitere Gemeinsamkeiten zwischen Knochenschwund und Entkalkung, die für eine Einordnung von Osteoporose und Osteomalazie unter ein gemeinsames Dach sprechen. Das gilt zum Beispiel für die Verbundwirkung der für den Knochenumbau zuständigen Hormone. Das Parathormon aktiviert nicht nur die Osteoklasten, entkalkt den Faserfilzkitt und hemmt die Osteoblasten, sondern es hemmt auch die Rückresorption der Kalziumionen in den Nierenröhrchen. Beim Calcitonin ist es umgekehrt.

Eine sichere Unterscheidung von Osteoporose und Osteomalazie wäre nur durch die mikroskopische Untersuchung einer Knochengewebsprobe möglich und auch das nicht immer, weil die Probe nur etwa den millionsten Teil des ganzen Skeletts erfaßt. Außerdem wird die Probe meist aus dem Beckenkamm entnommen, weil dies dort am ungefährlichsten ist. Hier sind aber die Veränderungen oft anders als an der Wirbelsäule. Schlußfolgerung: Die Knochenbiopsie hilft in der praktischen Osteoporosebehandlung kaum weiter.

Alters-Osteoporose und Altersrachitis sind nicht nur Schwestern, sondern aus therapeutischer Sicht sogar siamesische Zwillinge. Jede Alters-Osteoporose hat eine Begleitrachitis und umgekehrt. Daran kann man aufgrund zahlreicher Hinweise aus der Literatur nicht mehr zweifeln.

DAS KNOCHENSKELETT ALS 3-ZWECK-VERBUND: KÖRPERGERÜST, BLUTMARK-WOHNHAUS UND KALZIUM-TANKSTELLE

Das Knochenskelett ist weit mehr als nur ein Stützgerüst für unseren Körper. Gemessen an seiner Bedeutung für die Lebensfähigkeit des menschlichen Organismus, sind seine Funktionen als Sitz des blutbildenden Knochenmarks und als jederzeit verfügbares Reservoir für das Mineral Kalzium sogar höher zu bewerten.

Jedenfalls kann an einem innigen Zusammenwirken aller drei Funktionen kein Zweifel bestehen. Sie spielen in alle Knochenerkrankungen hinein, selbstverständlich auch in die Osteoporose.

Trotzdem ist dieser Gesichtspunkt bislang in der Osteoporose-Forschung weithin zu kurz gekommen. Dies gilt sowohl für die Ursachenforschung wie vor allem für die Abwägung von Behandlungsrisiken.

Wie könnte man sonst auf die Idee kommen, das Knochengerüst mit Fluor anzureichern, mit einem hochgiftigen Mineral – jedenfalls in der Konzentration, die sich nach einer längeren Fluorbehandlung in üblicher Dosierung einstellt. Hier gibt es doch eine direkte Berührung mit den »Embryonalen Mesenchymzellen«, den Mutterzellen des Blutes und auch der Knochenbildungszellen.

Man lese nur den Waschzettel von Fluorpräparaten, auf denen vor einer Einnahme während der Schwangerschaft gewarnt wird. Embryonale Mesenchymzellen sind Zell-Embryos! Ihre Verkrüppelung durch Medikamente zeigt sich nicht so markant wie die bekannten Conterganschäden.

Aber darf man sie deshalb unterschätzen?! Ähnliche Bedenken gelten beispielsweise für die Verordnung von Kalzium-Antagonisten (Gegenspieler des Kalziums), die bei der Behandlung von Herzaderenge groß in Mode sind. Ist es nicht zu befürchten, daß sie die Baustoffharmonie im Knochengerüst zwischen Osteoid, Kalksalzen und Wasser stören und dadurch seine Zerbrechlichkeit erhöhen?

Sind vielleicht 5 Prozent der Osteoporose-Knochenbrüche durch Kalzium-Antagonisten verursacht? Oder gar 10 Prozent? Selbst wenn es 20 Prozent wären, hätte es noch niemand bemerkt. Denn es gibt keine Unterscheidungsmöglichkeit gegenüber den typischen Ursachen der Senior-Osteoporose.

Der Knochen als Körpergerüst

Das Knochenskelett ist der passive Teil des dreiteiligen *Bewegungsorgansystems* mit der Skelettmuskulatur als ausführendem Teil und der Bewegungszentrale im Gehirn als steuerndem Teil.

Aufgabe des Bewegungsorgansystems ist die Bewegung im Großen, die Makrobewegung in ihren verschiedenen Arten: als schnelle und langsame Fortbewegung, als gegliederte Bewegung mit teils bewegten und teils festgehaltenen Gelenken, als Betriebsbewegung für Atmung und Kreislauf und auch als ruhende (fixierte = verhinderte = stabile) Bewegung.

Das Körpergerüst besteht aus rund 200 Einzelknochen, die durch Gelenke miteinander verbunden sind. Diese gelenkige Vielknochigkeit verleiht dem System seinen großen Beweglichkeitsgrad. Andererseits erfordert sie aber auch eine über die Eigenstabilität des Einzelknochens hinausgehende Stabilisierung der Gelenke durch Bänder und Muskeln, um eine Bewegungsvielfalt zwischen fließender und stabiler Bewegung zu ermöglichen. Fließende Bewegung mit und ohne Fortbewegung ist Bewegung schlechthin. Stabile Bewegung nennt man üblicherweise Haltung.

Wegen der beiden Aufgaben des Bewegungsorgansystems, sowohl fließende wie stabile Bewegung zu gewährleisten, nennen es die Mediziner auch »Bewegungs- und Haltungsapparat«.

Jedenfalls sind Knochen, Muskulatur und Bewegungszentrale eine untrennbare Einheit. Dabei besteht eine hierarchische Ordnung: Die Bewegungszentrale in der Großhirnrinde (der »Bewe-

gungsgeist«) kontrolliert und kommandiert die Skelettmuskulatur,
und diese wiederum bestimmt Bewegung bzw. Stabilisierung der
Gelenke.

Dieses Ordnungsprinzip beeinflußt über die biomechanischen
Gesetze die architektonische Qualität des Bewegungsorgansystems
entscheidend. Der Bewegungsgeist formt die Muskulatur, die Muskulatur die Knochen der zugehörigen Bewegungseinheit.

Am Knochengerüst sind sechs Bewegungsgroßeinheiten zu unterscheiden: 1. Rumpfskelett mit Lendenwirbelsäule und Becken
unten sowie Brustwirbelsäule und Brustkorb oben, 2. Hals-Kopf-
Skelett mit Halswirbelsäule und Schädel, 3. und 4. rechtes und linkes Armskelett, 5. und 6. rechtes und linkes Beinskelett. Die Rumpfwirbelsäule mit den 12 Brust- und den 5 Lendenwirbeln sowie dem
1. Kreuzbeinwirbel als Fundament hat als Achsenskelett des den-
kenden Wirbeltieres Mensch eine Sonderstellung. Sie ist Zentrum
und Hauptlastträger des Knochengerüstes und deshalb Schwerpunkt der Ganzskelett-Osteoporose.

Konstruktionsmodell Fachwerkhaus

Jeder der zirka 200 Einzelknochen ist – wie der Chirurg K. von Bar-
deleben als erster zeigte – nach Bau und Funktion einem Fachwerkhaus vergleichbar. Sein knöchernes Mauerwerk besteht aus Außenmauern und Innenwänden mit Säulen, Pfeilern und Balken, mit
Decken, Böden, Seitenwänden, Türen und Fenstern sowie Verputz
und Tapeten als Stütz-, Trenn- und Leitgerüst für Kammern, Flure,
Schächte und Kanäle. Alles zusammen dient als stabile Wohnung
für die lebenslange Geburtsstätte unseres Blutes und als Vorratslager und Tankstelle für den Super-Mineralstoff Kalzium.

Die Außenmauern des knöchernen Gebäudes heißen in Medizi-
nersprache Kortikalis = (knöcherne) Rinde. Die Innenwände werden Trabekel genannt – von (lat.) trabeculum = Kleiner Balken,
auch kleine Zwischenwand.

Ich denke, es wird den Einblick in die Geheimnisse der Kno-
chenlehre erleichtern, wenn das Fachwerkhaus für meine Erklärungen Pate steht.

Knochenerzeuger Osteoblast und Baustein Pizzascheibe

Im Gegensatz zu den meisten anderen Gewebsarten besteht das *Knochengewebe* nicht in der Hauptsache aus Zellen – wie das Deck-, Muskel- und Nervengewebe –, sondern aus den Produkten lebender Knochenfabriken im Zellformat, aus Zellerzeugnissen, medizinisch *Extrazellulargewebe* genannt.

Erzeuger des Faserfilzgerüstes des Knochengewebes sind spinnenartige Einzeller mit einem Körper in der Form eines Zwetschenkernes, einer Durchschnittsgröße von $22 \times 10 \times 7\,\mu$ und vielen langen dünnen Beinen, mit denen sie sich an ihren benachbarten Artgenossen festhalten (s. Abb. 9a). Diese Knochenbildungszellen oder *Osteoblasten* – von (griech.) osteon = Knochen, und blastein = bilden, erzeugen, fabrizieren – entstammen den auch im Knochenmark angesiedelten Keimzellen aller Zellarten des *körperlichen* Bewegungsorgansystems – im Gegensatz zum (nerval-)*geistigen* –, d.h. sowohl der Binde- und Stützgewebszellen wie der Muskelzellen. Es sind Abkömmlinge der »Embryonalen Mesenchymzellen«.

Die äußerst fleißigen osteoblastischen Arbeitsbienen scheiden eine Art zähflüssigen »Knochenhonig« aus, besser noch einem Pizzateig vergleichbar, genannt *Osteoid*, und zwar Tag für Tag das Dreifache ihres Körpervolumens, rund $500\,\mu^3$.

Ursprünglich randständig, mauern sich die Osteoblasten im selbstproduzierten Knochengewebe regelrecht ein und werden damit zu *Osteozyten* (Knochenzellen). Es entsteht ein Gebilde ähnlich einer ovalen Pizzascheibe mit der Osteoblasten-Spinne im Zentrum, die langen Spinnenbeine in alle Richtungen ausgestreckt. Rings um den Osteoblasten liegt der Pizzateig, angeordnet in Ringzonen nach Art von Jahresringen mit unterschiedlichem Baustoffgemisch. Außen finden sich die verkalkten Ringzonen. Diese Knochen-Pizzascheiben sind die Bausteine des knochigen Mauerwerks.

Der Osteoid-Pizzateig besteht zu 93 Prozent aus Fasern und zu 7 Prozent aus Kitt, der die Fasern zusammenleimt. Die einzelnen Fasern messen im Querschnitt $1{-}20\,\mu$ (s. Abb. 9b). Sie bestehen aus feinstgesponnenen spiraligen Fibrillen (Fäserchen im Nanometerformat) mit einem Querschnittsdurchmesser von $20{-}150$ nm. Beim Kochen werden sie zu Leim – (lat.) colla – und heißen deshalb Kollagenfasern und Kollagenfibrillen.

Kollagenfibrillen sind – wie die Skelett-Muskelfasern – querge-
streift und dienen im gesamten Binde- und Stützgewebe als Zug-
stabilisatoren. Es gibt sie in verschiedenster Dicke. Typ I (45–180
nm) findet sich vor allem in Knochen, Sehnen und Bändern, Typ II
(10–80 nm) in Knorpel und Bandscheibenkernen, Typ III (5–40 nm)
in Haut und Schleimhäuten, Gefäßwänden und im lockeren Zwischengewebe allgemein. Die Typen IV bis X sind noch feiner ge-
sponnen, finden sich, dünn gestreut, in fast allen Gewebsarten.

Die Zugfestigkeit der Kollagenfasern ist – verglichen mit toten
Fäden gleicher Stärke sonst – überproportional groß. Bei Überschreitung ihres spiraligen Elastizitätsspielraums und ihrer »Viskoelastizität« von zusammen rund 10 Prozent der Gesamtlänge
kommt es zu dauerhafter Verlängerung durch Überdehnung mit
Rissen im Pikoformat und erst danach zu Nano-, Mikro- und Makro-
zerreißungen.

Faserfilz und Kitt rechnen zu den *organischen Baustoffen* des
Knochens. So nennt man die Produkte lebender Organe und Organ-
zellen. Ihr Anteil am Knochengewebe beträgt 25 Prozent. Davon
sind – wie erwähnt – 93 Prozent Kollagenfasern und 7 Prozent Kitt
aus Proteoglykanen und Glykoproteinen. Im Osteoid stecken zahlreiche organische Winzlinge mit großer Potenz: Enzyme wie Alka-
lische und Saure Phosphatase, Hormone wie Parathormon und Calcitonin, weibliche und männliche Geschlechtshormone, Cortison,
Vitamine, wie vor allem D, aber auch C und A.

Kalksalze als Hartmacher

In den Osteoid-Pizzateig eingelagert werden Mineralien, insbesondere Kalksalze, die aus den Pizzateigscheiben die *Knochenscheiben*
machen. Diese *Anorganischen Baustoffe* machen den Hauptteil des
Knochengewebes aus, nämlich 55 Prozent. Sie geben dem gesunden
Knochen seinen großen Härtegrad. Zuwenig davon macht die Knochenscheiben weich und biegsam, zuviel davon macht sie spröde.
Beides erhöht die Knochenbruchgefahr.

Der Baustoffanteil gesunden Knochengewebes an Mineralien beträgt: 90 Prozent Phosphorkalk, 10 Prozent Kohlekalk, und in Spuren: Fluorkalk, Magnesium und andere Spurenelemente.

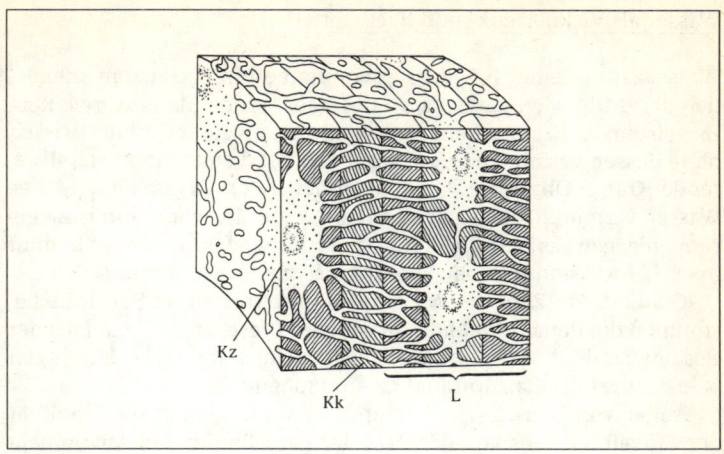

Abb. 9a Knochen-Faserfilzkitt-Fabrikant Osteoblast. *Kürzel:* Kz: Knochenzelle, Kk: Knochenkanälchen, L: Lamelle.

Abb. 9b Knochenfaser als vielfädiges Bündel von Fibrillen aus Bündeln spiraliger Subfibrillen, stückweise zusammengesetzt aus Kollagenmolekülen (nach: Rauber-Kopsch, ANATOMIE DES MENSCHEN, Stuttgart 1987).

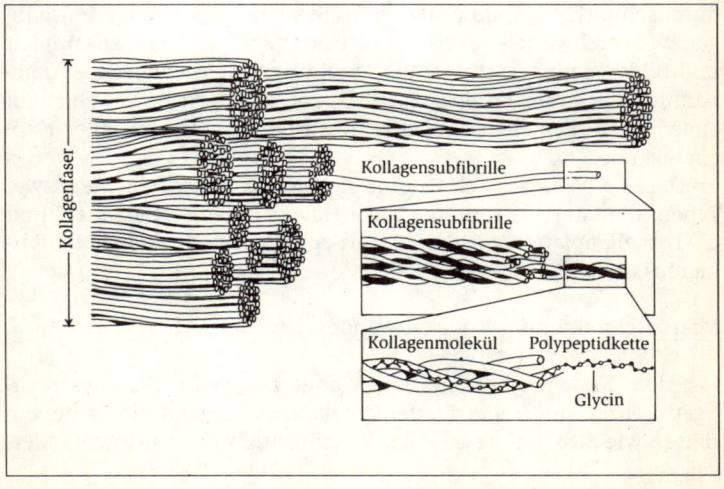

Wasser als Viskoelastik- und Fließstoff

Wasser ist mit einer Beteiligung von immerhin 20 Prozent schließlich der dritte wichtige Baustoff des knöchernen Mauerwerks. Kein Ziegelstein und auch kein Knochenbaustein halten ohne Wasser, ohne dessen verbindende, vermischende und auch direkt stabilisierende Kräfte. Ohne Wasser fließt im lebenden Organismus nichts. Wasser vermittelt die Viskoelastizität, eine der wichtigsten Sicherungen gegen Zerbrechlichkeit. Der Stabilitätsfaktor Wasser kommt in der Diskussion über die Osteoporose weithin zu kurz.

Qualität, Art, Zahl und Mischungsverhältnis dieser Baustoffe bestimmen die Baustoffqualität im ganzen. Diese ist ein Teilfaktor der Gesamtstabilität des Einzelknochens. Unzählig viele Störungen oder Mängel der Baustoffqualität sind möglich.

Außer von Baustoffqualität und -harmonie hängt die Stabilität des Einzelknochens von der Zahl der Lamellen in den Außenmauern und Innenwänden ab, von der Stärke dieses Mauerwerks.

Knochenwandbauteil Spanplatte = Lamelle

Die einzelnen Knochenscheiben mit einem Durchmesser von durchschnittlich 30–40 μ und einer Scheibendicke von 3–7 μ hängen wie Patchwork – bayerisch: »Fleckerlteppich« – fest zusammen und bilden so eine Art Spanplatte, die Haversche *Lamelle* – so genannt nach ihrem Entdecker C. Havers. In Lagen bzw. Schichten angeordnete Lamellen sind die Konstruktionseinheiten aller Knochenwände.

Dabei gibt es je nach Anordnung der Lamellenschichten zwei Typen: die Lamellenröhren – auch Havers-Osteone genannt – und die Lamellenplatten, die den hölzernen Blättern von Sperrholz (Furnieren) ähneln.

Mikroarchitektur der Knochenwände

In jedem Knochen bestehen die Wände aus mehr- bis vielschichtigen Röhren- und/oder Plattenlamellen. Dabei sind die Lamellenröhren wie Strohhalme zu einer knochigen Strohmatte aneinandergelagert.

Jede dieser Osteonen-Matten ist an den Enden mit anderen Matten verkittet. In den Mattenwänden gibt es Querbalken und auch Löcher für quer verlaufende Kanäle zur Blut- und Nervenversorgung, die sogenannten Volkmann-Kanäle.

Die Osteonen-Röhren können dichtgepackt liegen. Dann nennt man das Knochengewebe Kompakta – von (lat.) compactus = dicht, festgepackt. Die Außenmauern der Knochen, auch Rinde = Kortikalis genannt, sind aus Kompakta. Diese ist jeweils so dick, daß sie den normalen Belastungsspannungen standhält. An den Schäften der großen Röhrenknochen mißt sie 10000 μ (= 1 cm) und mehr, bei einer Lamellendicke von 3–7 μ.

Der größte Teil des menschlichen Knochengebäudes besteht nicht aus Kompakta, sondern aus lockerem Mauerwerk. Alle Innenwände haben größere Zwischenräume und bestehen aus wenigen Schichten von Plattenlamellen, zum Teil auch aus Röhrenlamellen.

Dadurch entstehen größere Kammern für das lebenswichtige Knochenmark. Quergeschnitten und mit bloßem Auge betrachtet, sieht dieses lockere Knochengewebe aus wie eine gegen das Licht gehaltene Brotscheibe oder wie die Schnittfläche eines Schwammes. Darum nennt man es *Spongiosa* – von (lat.) spongium = Schwamm.

Alle kleineren Knochen bestehen fast nur aus Spongiosa, haben lediglich eine dünne Kompaktaschicht als Rinde. Dies gilt vor allem für die Wirbelkörper – nicht die Wirbelbögen – sowie für die Hand- und Fußwurzelknochen. Es gilt aber auch für die Endstücke aller Röhrenknochen, die Gelenkenden.

Die Spongiosa ist allgemein der Haupttummelplatz der Osteoporosemacher, was nicht verwundern kann; denn die Angreifer der Knochenwände dieses Mikrobaues gehören zu den Bewohnern der Mikrokammern und Mikrokanäle. Es sind zu Knochenzerstörern umfunktionierte Embryonale Bindegewebszellen in Form von *Osteoklasten* – von (griech.) osteon = Knochen, und klastein = zerstören – und auch knochenfressenden Blutzellen. Und es ist außerdem der demineralisierende Spülstrom von Blut und Lymphe.

Die Osteoporose *verrät* sich nicht nur durch die vergrößerten Knochenporen, sie hat in den Poren ihren zerstörerischen *Ursprung*. Deshalb trifft die von Pommer 1885 vorgeschlagene Bezeichnung in einem doppelten Sinne zu.

Knochenmauserung – das ewige Auf und Ab

Das knöcherne Mauerwerk des Bewegungsorgansystems ist im Gegensatz zu dem eines Fachwerkhauses ein äußerst lebendiges Gebilde. Der Pizzascheiben-Fleckerlteppich, die Knochenlamellen, mausern sich im Gegensatz zu den »Wechselbalg«-Tieren nicht im Jahres- oder Halbjahresrhythmus, sondern Tag für Tag – mehr oder weniger. Da ist ein ewiges Auf und Ab.

Ganz flott geht es mit dem fließenden Mineralwechsel im Pizzateig. Aber auch die Knochenscheiben im ganzen werden – immer beginnend mit der der Knocheninnenhaut anliegenden Lamelle – ständig umgebaut, in einem Teilbereich von 5 Prozent mit hoher Geschwindigkeit. In einem menschlichen Durchschnittsleben wird das gesamte Knochengerüst einmal vollständig erneuert.

Am Lamellenumbau sind Aufbau- und Abbaukräfte im Wechselspiel beteiligt. Die Aufbauarbeiten leisten allein die Osteoblasten durch Produktion von Faserfilz und Kitt. Den Abbau leisten beim Gesunden vor allem die Osteoklasten. Dies sind vielkernige Riesenzellen, die einen knochenauflösenden Stoff, ein Enzym, produzieren, das auf die Kalkteigpizza, die Knochenscheibe, wie Salzsäure wirkt. Ein einziger dieser Zerstörungsriesen vernichtet in der gleichen Zeit so viel Knochenmasse, wie 120 Osteoblasten aufbauen. Die weitaus größere Zahl der Osteoblasten und ihre längere Lebenszeit – die Zerstörer werden nur zwei Tage alt – sorgen für das Gleichgewicht im Auf- und Abbau. Sind die einzelnen Osteoklasten fleißiger als ein ganzer Osteoblasten-Bautrupp, kommt es zur Osteoporose.

In jüngster Zeit haben der Hamburger Pathologe Prof. Dr. Günter Delling und seine Mitarbeiter die »Killer-Osteoklasten« entdeckt, d.h. Knochenzerstörer, die sich in die Knochenscheiben einbohren wie der Holzbock ins Fachwerk eines Hauses, und zwar mit großer Geschwindigkeit. Sie höhlen Bohrzylinder mit einer Länge von 0,1 bis 0,15 mm aus. Das führt dann zu vollständigen Durchbohrungen der rund 0,2 bis 0,3 mm dicken Feingerüstmauern, wenn zwei Killerbohrer von beiden Seiten angreifen.

Eine wichtige Rolle für die Regulation des lebenslangen Umbaus vom Knochenfeingerüst, des Wechselspiels zwischen Osteoblasten und Osteoklasten also, spielen Hormone jener Drüsen, die zusammen vor dem Kehlkopf liegen: die der Schilddrüse und der Nebenschilddrüse. Das C-Hormon der Schilddrüse, das Calcitonin, aktiviert die Osteoblasten, fördert also den Knochenanbau. Das Parathormon der Nebenschilddrüsen treibt die Osteoklasten an.

Überfunktion der Nebenschilddrüsen führt zu verstärktem Knochenabbau mit Kalküberschwemmung des Blutes. Unterfunktion bewirkt das Gegenteil. Dadurch verursachter Blutkalkverlust kann zu Krämpfen führen, zur sogenannten Tetanie.

Es dürfte kein Zufall sein, daß die »Knochenumbaudrüsen« so dicht beieinanderliegen. Dies legt es nahe, durch gleichzeitige Aktivierungsreize im Behandlungsprogramm einen harmonischen leistungssteigernden Effekt auf die Knochenumbaudrüsen auszuüben.

Die Einzelwirkungen von Parathormon und Calcitonin sind erforscht. Eine ungenügende Ganzheitssicht hat dann allerdings zu dem gravierenden Irrtum geführt, man könne durch Zufuhr von entsprechenden Hormon-Chemikalien wirksam und ungefährlich in den Auf- und Abbau des Knochengewebes eingreifen. Das klappt aber nicht.

Eine wichtige Rolle für den Knochenumbau spielen die Liebes- bzw. Geschlechtshormone. Der wichtigste Beweis dafür ist die große Häufung der Senior-Osteoporose nach dem Klimakterium, nach Kastrationsoperationen und auch nach einer vielmonatigen Geschlechtshormonblockade durch LH-RH-Agonisten vom Typ des Buserelins. Sowohl der Mangel an weiblichem Liebeshormon Östrogen wie der an männlichem Sexualhormon Testosteron aktivieren den Knochenabbau. Umgekehrt haben wir wenig gesicherte Erkenntnisse über die Wirkung von Liebeshormongaben zum Knochenaufbau, d.h. zur Aktivierung von Osteoblasten durch Beseitigung des abbaufördernden Hormonmangels.

Außer den Osteoklasten gibt es eine zweite knochenabbauende Kraft, die allerdings »unter gesunden Verhältnissen« nur eine untergeordnete Rolle spielt. Dies ist ein Abbauprozeß, für den ich die Bezeichnung »*Halbentzündung*« vorschlagen möchte.

Halbentzündung heißt: Aktivierung des Kleinstgefäßnetzes mit verlängerten und verstärkten Erweiterungsphasen. Dies führt zu einer Vergrößerung der Poren und zu einer Überschwemmung des Zwischenzellgewebes mit Blutplasma und den im Randstrom schwimmenden weißen Blutzellen sowie zu einer Aktivierung auch der Embryonalen Mesenchymzellen des Zwischenzellgewebes, die zu Knochenfreßzellen werden.

Die Halbentzündung ist die Vorstufe des von Paul Sudeck erstmals als Ursache für die Regionäre Osteoporose erkannten »Entzündungsvorganges«, der im Vollbild auch aussprossende Gefäßschlingen enthält, sogenannte Granulationsgewebe – von (lat.) granulum = Körnchen –, weil die Oberfläche ein feingekörntes Aussehen hat. Hier gibt es Parallelen zu der Knorpelzerstörung durch »Gefäßknospen« beim Umbau des knorpeligen Urskeletts zu Knochen.

Neben dem Umbau der Lamellen im ganzen ist die zweite Form des Knochenumbaus der Mineralumbau in Form des Hin- und Herfließens der Kalksalze zwischen Blut und Lymphe und den Knochenscheiben, die ja ständig im Blut- und Lymphstrom baden.

Der Kalziumwechsel ist am Außenrand dieser Scheiben am intensivsten, raschfließend, während er sich in zentraler Richtung, zur Knochenzelle hin, zunehmend verlangsamt.

In hohem Grade mitentscheidend für den Kalkgehalt ist die kalziumbindende Kraft des Osteoids. Für diese wiederum nimmt das Vitamin D3 eine Schlüsselrolle ein. Bei einem Mangel an diesem »Sonnenvitamin« kommt es zur Entkalkung.

Der Knochen als Gehäuse des Blutmarks

Dieses Stiefkind der Osteoporose-Forschung bedarf größerer Beachtung. Das Knochenskelett ist kein leeres Gebäude, dessen Aufgabe sich in seiner Stabilitätsfunktion erschöpft, sondern ein lebendiges Haus mit einem starken Innenleben. In seinen abermillionen Kammern, Fluren und Schächten im Mikro- und Makroformat beherbergt es ein für das Lebenkönnen außerordentlich wichtiges Firstclass-Gewebe, eher noch wichtiger, als es das Mauerwerk ist: das *Knochenmark* oder kurz Mark – (griech.) myelon, (lat.) medulla. Es ist vor allem gekennzeichnet durch einen hohen Weichheitsgrad. Insoweit ist es geradezu das Gegenteil vom harten Mauerwerk des Knochens.

Wenn die Wände eines Wohnhauses als verschaltes oder verputztes Mauerwerk in ihrer Qualität als Stütz- und Trennwände unter anderem vom lebendigen Inhalt, d.h. von den Hausbewohnern und ihren pflegenden bis reparierenden oder abnützenden bis zerstörerischen Aktivitäten abhängen, so gilt das auch für das lebendige Knochenhaus und seine zelligen Bewohner, die Markzellen und ihre Produkte. Dies sind:

1. die *Ur-Keimzellen der »Körperzellen«* (im Gegensatz zu den »Geistzellen«, d.h. den Nervenzellen) und ihre Kinder. »Embryonale Mesenchymzellen« heißen sie in der Sprache der Mediziner. Sie sind die »Allmutterzellen« der Deck-, Binde- und Muskelzellen. Als Markzellen haben sie aber ihre Allmutterpotenz für das Muskelgewebe verloren. Hier werden aus ihnen die Mutterzellen für alle Bindezellen und ihre Kinder bzw. Nachwuchsmütter auch für die Osteoblasten und ihre Gegenspieler, die Osteoklasten und andere Knochenfresser.

2. die *Mutterzellen der Roten und Weißen Blutzellen* und ihre Kinder, die freischwimmenden »Erys« und »Leukos«.

3. die *Fettzellen* als Ersatzgewebe des (roten) Zellnachwuchs-Knochenmarks, vor allem in den Schäften der Röhrenknochen Erwachsener.

4. die *Blut- und Lymphadern*, vor allem im Kleinstformat, mit einem Netzwerk von Haargefäßen bzw. Kapillaren, aber auch aus dickeren Versorgungsadern.

5. der *Knochenmarksaft*, der alles umspült. Er stammt teils aus dem Blut, teils ist er das Produkt all der vielen Markzellen, die im Meer des Knochenmarksaftes ein Dauerbad nehmen.

Das Knochenmark ist sowohl durch Beteiligung am ständigen Umbau des Mauerwerks wie auch – zu einem geringen Teil – durch eine zusätzliche elastische Stützfunktion mitverantwortlich für die Stabilität oder Instabilität des Knochenskeletts. Vor allem spielt sein »Durchsaftungsgrad« eine wichtige ergänzende Rolle bei der Stabilisierung.

Der Knochen als Kalziumspeicher

Kalzium – von (lat.) calcium = Kalk – ist der wichtigste Druckstabilisator des Knochengewebes, aber teilweise auch für die Zug- und Schubstabilität mitursächlich. Letzteres zeigt sich eindrucksvoll an der Festigkeit eines durch Ausglühen der Organischen Substanz hergestellten Knochenskeletts für Lehrzwecke.

Das Ganzskelett enthält 1,5 kg Kalzium, nicht weniger also als 1500 g = 1,5 Millionen Milligramm. Dieser Skelettkalk dient nicht nur als Stabilisator, sondern außerdem als riesiges Vorratslager für den großen Kalziumbedarf des Gesamtorganismus. 100 g davon gibt es in freier ionisierter Form. Der Rest ist an andere Moleküle gebunden, sitzt mehr oder weniger locker und ist leicht oder auch schwieriger als Bau- oder Fließstoff verfügbar.

Die rund 200 Knochenhäuser sind quasi im Blutmeer versenkt. Das Meerwasser steht in allen Kammern, Schächten, Fluren und Kanälen und umspült das Mauerwerk. Die Kontaktfläche zwischen den Wandlamellen und dem Blut ist riesig groß. Sie beträgt 250 m² = 250000 mm² = 250 Millionen µ². Dies ermöglicht und bewirkt ein großflächiges Hin- und Herfließen der Mineralien zwischen Blut und Knochengerüst entsprechend dem osmotischen Gefälle und anderen Kräften.

Der tägliche Kalziumbedarf des gesunden Erwachsenen wird unterschiedlich angegeben. Er dürfte rund 1000 mg betragen, so viel, wie vom Erwachsenen durchschnittlich pro Tag ausgeschieden werden: im Stuhl 900 mg, im Urin 100 mg und im Schweiß 40 mg. Durch Kalzium wird der Knochen im Röntgenbild sichtbar gemacht. Dabei kann man nicht erkennen, ob nur der Kalk fehlt, vom Osteoid aber nichts, oder ob der Knochen im Ganzen abgebaut wurde. Bei Osteomalazie oder der weichen Form der Osteoporose wird im Röntgenbild ein osteoporotischer Knochenschwund in einer Größenordnung vorgetäuscht, die in Wahrheit nicht gegeben ist.

Mit der üblichen Röntgentechnik wird der Kalkmangel erst ab 30 Prozent Kalziumverlust als verminderte Knochendichte sichtbar. Das hat zu der Entwicklung von Spezialmethoden geführt, mit denen die Knochendichte in Prozenten meßbar ist und schon kleine Unterschiede der Dichte erfaßbar sind. Solche Geräte kommen gerade groß in Mode. Mir scheint zweifelhaft, daß dies im Hinblick auf das Nutzen-Schaden/Risiko/Unkosten-Verhältnis insgesamt ein Gewinn ist.

Kalk ist als lebenswichtiges Mineral für die Ganzheitsgesundheit von großer Bedeutung. Wir wissen sehr viel über Einzelwirkungen bei zuwenig oder zuviel Kalk im Blut und anderswo, über Gegenspieler, Regelkreise, Rückkoppelungen und was auch immer. Wir wissen, daß im Alter die Gefäßwände bei sehr vielen Menschen verkalken, in hohem Alter bei jedem, daß totes Gewebe Kalk anzieht, daß Entzündungsherde in Lymphknoten und anderswo oft unter Verkalkung ausheilen. Es ist außerdem bekannt, daß bei der Rachitis das Knochenskelett entkalkt und der Kalziumspiegel im Blut und Urin ansteigt, daß aber andererseits beim harten Typ der Osteoporose trotz großen Kalziumverlustes im Skelett kaum je ein erhöhter Kalkgehalt in Blut und Urin nachweisbar ist.

Das ist aber schon fast alles. Über die Einordnung des Kalziumstoffwechsels in das große Ganze gibt es reichlich wenig gesicherte Erkenntnisse. Und das macht den Einsatz von konzentrierten, rasch bioverfügbaren Kalziumpräparaten so problematisch, weil man nie weiß, ob nicht der Teufel mit dem Beelzebub ausgetrieben wird.

Das gilt sicher weniger für die einmalige Gabe von Kalzium als Nothilfe bei Krampfanfällen durch Tetanie – einer Folge von Kalkmangel im Blut – oder bei starken allergischen Reaktionen. Aber sobald der Blutkalkspiegel langfristig mit Medikamenten in Form von präpariertem Kalzium gewaltsam erhöht oder in Form von Gegenspielern, sogenannten Kalziumantagonisten heruntergezwungen wird, beginnt diese therapeutische Maßnahme zweischneidig zu werden.

Es liegt nahe, bei Entkalkungsprozessen auch Kalkpräparate zu verordnen. Aber ist das wirklich vernünftig?

Das Kalzium des Organismus befindet sich im fließenden Gleichgewicht. Stellen wir uns die im Körper vorhandene Menge an Kalzium, also das im Gewebs-, Lymph- und Blutwasser gelöste Kalzium, als einen Stausee vor, dessen Spiegelhöhe durch die Höhe einer Stauwand reguliert wird. Über diese Stauwand fließt dann täglich 1 g des 1500 g schweren Kalkdepots, in Wasser gelöst, ab, normalerweise nicht mehr, als täglich mit der Nahrung aufgenommen wird. Kann es da möglich sein, durch vermehrte Kalkzufuhr, d.h. größeren Kalkwasserzufluß, den Spiegel des Stausees anzuheben?

Oft stehen wir vor der paradox anmutenden Situation, daß einerseits die Gefäße stark verkalkt sind und andererseits das Knochensystem stark entkalkt ist – beides existiert also nebeneinander. Womit ist man besser dran? Wie reguliert sich das? Fragen über Fragen, die uns zur Vorsicht mahnen.

Mir scheint, daß man am wenigsten für die Ganzheitsgesundheit riskiert, wenn man auf die ordnende Kraft des Organismus vertraut,

darauf hofft, daß er sich aus dem Angebot einer abwechslungsrei-
chen »Naturmischkost-plus« (s. S. 296 ff.), die auch reich an Milch
und Milchprodukten ist, so viel Kalk herausholt, wie er braucht. Unser Darmsystem ist seit Urzeiten darauf programmiert. Die Deckzellschicht der Darmschleimhaut ist als Blutschranke in ihrer
Durchlässigkeit für Kalzium – weitgehend bedarfsgerecht – hormo-
nell und nervös gesteuert.

Die Architektur-Qualität des Knochengerüsts und ihre biomecha-nischen Kraftquellen

Die Hauptaufgabe des Knochenskeletts als Körpergerüst ist, das Bewegungsorgansystem zu stabilisieren und gleichzeitig dem Knochenmark ein geschütztes Gehäuse zu bieten. Dies erfordert einen
bestimmten Grad an Druck-, Zug- und Schubfestigkeit im harmonischen Verbund. Auf diese Stabilitätsanforderungen ist das Knochenskelett ausgerichtet, und zwar sowohl in seinen Baustoffen wie
auch in der Architektonik seiner Kleinstbausteine bzw. Osteone,
seiner Einzelknochen, seiner Skelett-Gelenkbereiche, seiner Ske-
lett-Großbereiche und des Skeletts als Ganzem.

Vorausgesetzt, daß das Angebot an Baustoffen ausreicht und
Störfaktoren fehlen, wird der Stabilitätsgrad des jeweiligen Knochens durch die *Qualität der Architektur* bestimmt. Diese wiederum
reguliert sich nach den Gesetzen der *Biomechanik*.

Die Entdeckung dieser Gesetze verdanken wir dem Anatomen
Prof. Dr. Wilhelm Roux. Er hat erkannt, daß lebendes Gewebe aktiv
auf Belastung reagiert und sich der mechanischen Beanspruchung
gesetzmäßig anpaßt. Nach seinem »Maximum-Minimum-Gesetz«
arbeitet die Natur höchst ökonomisch, und zwar so, daß mit einem
Minimum an Baustoffen ein Maximum an Leistung erreicht wird.
Das hat bei Mensch und Tier eine Leichtbauweise des Skeletts bei
überproportional großer Stabilität hervorgebracht.

Der Orthopäde Prof. Dr. Friedrich Pauwels hat die Rouxsche Entdeckung vertieft und die »Theorie der kausalen Histogenese« aufgestellt, nach der die Verformung eines Gewebes in Gestalt und Volumen und die daraus resultierenden »Spannungen« bestimmen,
welche Gewebsart sich entwickelt und wie sie sich architektonisch
anordnet.

Für den Knochen sind dies die aus der Schwerkraft einerseits und aus den »Tauwerk-Kräften« von Muskeln und Bändern und den Preßdruck-Kräften von Bandscheiben andererseits entspringenden Druck-, Zug- und Schubkräfte bzw. Belastungsspannungen (s. Abb. 10). Diese bestimmen:

1. die Qualität der Kleinstbausteine (Osteone) nach Art und Zahl von Faserfilz und Kitt, nach Art und Zahl der Mineralsalze und nach ihrem Mischungsverhältnis in der Summe die Baustoff-Vielfaktoren-Verbundqualität.

2. die Stärke bzw. Dicke und Zahl der Außenmauern und Innenwände sowie der Pfeiler und Balken des knöchernen Fachwerkbaus als Lastträger.

3. die Anordnung und den Verlauf der Trajektorien des Mauerwerks als Hauptlastträger.

Diese Architekturqualität ist bei den einzelnen Knochen und Skelettbereichen sehr unterschiedlich: am Schaft der Röhrenknochen anders als an den Endstücken, am Wirbelkörper anders als am Wirbelbogen, an der Wirbelsäule anders als an Armen und Beinen.

Am Beispiel der *Rumpfwirbelsäule* demonstriert, ergibt sich Folgendes: Drei Belastungsarten bestimmen deren architektonische Qualität: Schwerkraftlast, Zuggurtung und Bandscheiben-Preßdruck.

Als *Schwerkraftlast* wirken Körpergewicht und Zusatzbelastungen durch Heben und Tragen zusammen. Je schwerer der Körper und je schwerer und länger die zusätzliche Gewichtsbelastung, um so größer die tägliche Schwerkraftlast.

Was *Zuggurtung* ist, läßt sich am besten am Mast eines Segelschiffes erklären. Ohne seine Vertäuung, d. h. ein verankertes Tauwerk von vielen dicken Stricken und Gegenstricken, würde der Mast unter dem Biegungsdruck des auf die Segel treffenden Windes brechen. Der Belastungsdruck der Rumpfwirbelsäule durch die Zuggurtungslast ist vergleichsweise viel größer als der eines Schiffmastes, weil die Wirbelsäule ein vielgliedriger Stab ist, bei dem nicht nur der »Mast« im ganzen, sondern jedes Einzelglied zusätzlich gegeneinander stabilisiert werden muß.

Als dritte Belastungsart der Rumpfwirbelsäule spielt der *Bandscheiben-Preßdruck* eine wichtige Rolle. Dieser entspricht dem ständigen Bestreben der diskusartigen Zwischenwirbelscheiben, sich

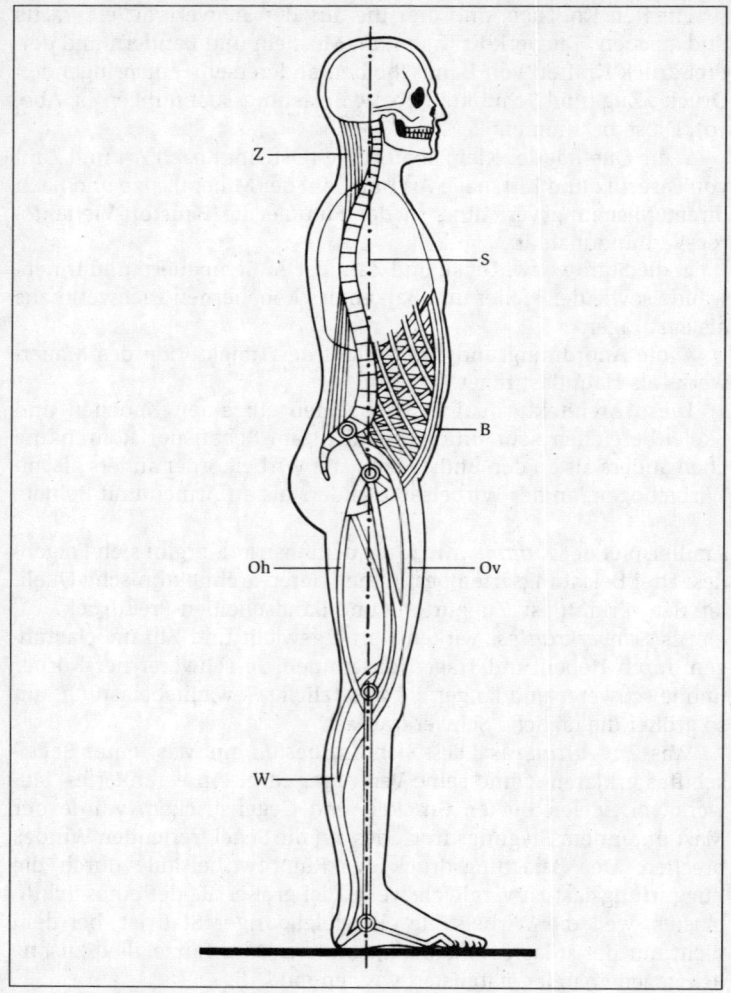

Abb. 10 Muskuläre Zuggurtung als bildende Kraft der Architekturqualität (nach Rauber-Kopsch, ANATOMIE DES MENSCHEN, Stuttgart 1987). *Kürzel:* Z: Zuggurtung hinten, S: Schwerpunkt, B: Bauchdeckenmuskeln, Oh: Oberschenkelmuskel hinten, Ov: Oberschenkelmuskel vorn, W: Wadenmuskel.

kugelig zu verformen. Die Bandscheibe verhält sich wie ein von den beiden benachbarten Wirbelkörpern zusammengedrückter wassergefüllter Gummiball. Dieser Bandscheiben-Preßdruck bewirkt bei einer Schwächung der Decken- und Boden-Rinde der Wirbelkörper durch Osteoporose deren bogigen Einbruch mit einer Verformung nach Art der bikonkaven Fischwirbel.

Was nun tatsächlich »vor Ort« im Knochen aufgrund bestimmter Belastungen vor sich geht, versucht die Theorie der »Piezoelektrischen Kräfte« zu erklären. Danach kommt es durch die mechanische Beanspruchung zu winzigen Elektrostößen, die einen Transport von Kalziumionen zu druckbelasteten Knochenpartien bewirken. Für Leser mit besonderem physikalischen Interesse zitiere ich aus der ALLGEMEINEN PATHOLOGIE von Sandritter und Denecke: »Positive und negative Ladungen an der Oberfläche der Hydroxylapatkristalle führen bei der Kristallverbiegung durch Druck und Zug zur elektrischen Polarisation. Dadurch entsteht zwischen Kristallspitzen und Kristallmitte ein Spannungsgefälle von Millivolt und 10^{-15} Ampere. Die unter Druck stehenden Kristallanteile werden zur Kathode, die unter Zug stehenden zur Anode. In diesem Spannungsgefälle wandern die Kalziumionen von der Anode zur Kathode und werden dort in die von den Osteoblasten neugebildete Matrix eingebaut. Solange das Spannungsgefälle andauert, werden Ionenwanderung und Knochenbau an der Seite der Kathode fortgesetzt.«

Die Stabilität, d.h. die Bruchfestigkeit der Einzelknochen und des Ganzskeletts, hängt entscheidend von der Architekturqualität ab, diese wiederum vom Rouxschen »Kraft-macht-Form-Gesetz«. Dabei spielen Schwerkraft und Muskelkraft die entscheidende Rolle.

Wie wichtig die Schwerkraft ist, zeigt die Astronauten-Osteoporose, die sich trotz des athletischen Körperbaus der Weltraumflieger sehr rasch und stark entwickelt. Allerdings dürfte auch der Sonnenmangel eine wesentliche Teilursache sein.

Die Schlüsselrolle »auf Erden« für die Architektur-Qualität der Knochen haben indes unzweifelhaft die Muskelkräfte. Hier besteht eine direkte Beziehung zwischen Muskelstärke und Gerüststruktur. Diese geht so weit, daß man aus bestimmten Umfangsmaßen der Beine und Arme weitgehend auf den Schweregrad einer Regionären

Osteoporose schließen kann, wobei allerdings ein Verspätungsfaktor zu berücksichtigen ist, weil der Knochenschwund sehr viel langsamer erfolgt als der Muskelschwund.

Leider lassen sich die Umfangsmaße der Rumpfwirbelsäulen-Muskulatur, d.h. der Rückenstrecker hinten und der Bauchmuskeln vorn, nicht messen. Denn dies eröffnete einfache Möglichkeiten der Frühdiagnose noch vor der Verkürzung der Wirbelsäule durch Mikrofrakturen.

Es ist wahrscheinlich, daß die Regulatoren der Architektur-Qualität auch auf die von vielen Faktoren bestimmte Baustoff-Qualität der Lamellen einwirken. Insoweit muß bezweifelt werden, daß es gelingen kann, durch Überschwemmung des Blutes mit Fluorpräparaten die Stabilität zu verbessern. Die dadurch bewirkte Produktion von minderwertigem Osteoid mit Einlagerung von Fluorkalk und anderen Kalksalzen, macht den Knochen nicht bruchfester, sondern im Gegenteil brüchiger, weil spröder.

Die Rumpfwirbelsäule als Haupt-Lastträger des Körpergerüsts

Die Rumpfwirbelsäule trägt vom gesamten Körpergerüst – bezogen auf die tägliche Durchschnittsbelastung – die Hauptlast, weil sie am wenigsten zur Ruhe kommt. Zwar trifft der größte Belastungsdruck beim Gehen den jeweils belasteten Fuß, weil dieser in der Belastungsphase die ganze Körperlast zu tragen hat. Aber dies ist durch den Schrittwechsel immer nur eine kurzfristige Belastung, jeweils um so kürzer und kleiner, je kürzer und schneller der Schritt ist. Im übrigen kommt es beim Sitzen zu einer totalen Entlastung, und es sitzen die Menschen – wiederum gemessen an der Durchschnittsbelastung – tagsüber mindestens so lange, wie sie gehen und stehen. Spätestens von der zweiten Hälfte des Durchschnittslebensalters an verschiebt sich das Verhältnis der täglichen Belastungsdauer immer mehr in Richtung Sitzbelastung.

Für die Wirbelsäule gibt es tagsüber in der Regel keine Befreiung von den Belastungskräften – ausgenommen bei den Mittagsschläfern. Nur nachts im Bett kann sie sich ausruhen, bei den Kurzschläfern auch nicht lange.

Da die Halswirbelsäule nur den Kopf zu tragen hat, spielt sie als Lastträger nur eine untergeordnete Rolle.

Aufgabe und Beanspruchung als Haupt-Lastträger des Körpergerüsts weisen der Rumpfwirbelsäule die Schlüsselrolle für die Ganzskelett-Stabilität und damit auch für die Osteoporose zu. Deshalb bedarf es einer Vertiefung des Grundwissens über diesen Skelettbereich, der außerdem als Modell für ergänzende Erläuterungen über Knochenbau und -funktion dient.

Die 18 Rumpfwirbel von B1 bis S1

Zu den Rumpfwirbeln rechnen wir außer den 12 Wirbeln der BWS (Brust-Wirbel-Säule) von B1 bis B12 und den 5 Wirbeln der LWS (Lenden-Wirbel-Säule) von L1-L5 auch das Fundament, nämlich den 1. Kreuzbein- bzw. Sakralwirbel (S1). Dadurch werden insbesondere die unterste Bandscheibe L5/S1 – zwischen 5. Lenden- und 1. Sakralwirbelkörper – und das zugehörige Bewegungssegment voll in die Betrachtung einbezogen. Durch die entwicklungsgeschichtliche Aufrichtung des Menschen zum Fußgänger wurde der L5/S1-Übergangsbereich zur Schwerlastzone und damit zum kritischen Punkt für Überlastungsschäden. Die Bandscheibe L5/S1 zwischen den Wirbelkörper-Mühlsteinen L5 und S1 hat es am schwersten. Sie ist von den meisten und folgenschwersten Bandscheiben-Rißbrüchen betroffen.

Anatomisch gehört der S1-Wirbel bereits zum Becken. Hier ist er der Lastesel Nr. 1 im Tragreifen des Beckenrings, während die übrigen Teile dieses Tragreifens durch Lastverteilung entlastet werden. Diese Tatsache ordnet den S1-Wirbel funktionell der Rumpfwirbelsäule zu, zumal sein (Wirbel-)Körper – im Gegensatz zu den restlichen vier Sakralwirbelkörpern – auch formal ein Rumpfwirbelkörper ist.

Bau und Funktion der Rumpfwirbel

Jeder *Rumpfwirbel* besteht aus zwei unterschiedlich konstruierten Teilen: vorn aus dem Wirbelkörper und hinten aus dem Wirbelbogen, einem gebogenen Knochenrohr mit sieben zapfenartigen Fortsätzen. Die Wirbelkörper und ihre Zwischenbandscheiben haben in der Regel die größere Last zu tragen, vor allem weil der Vorwärtsgang eine Vorderlastigkeit verursacht (s. Abb. 11a und 11b).

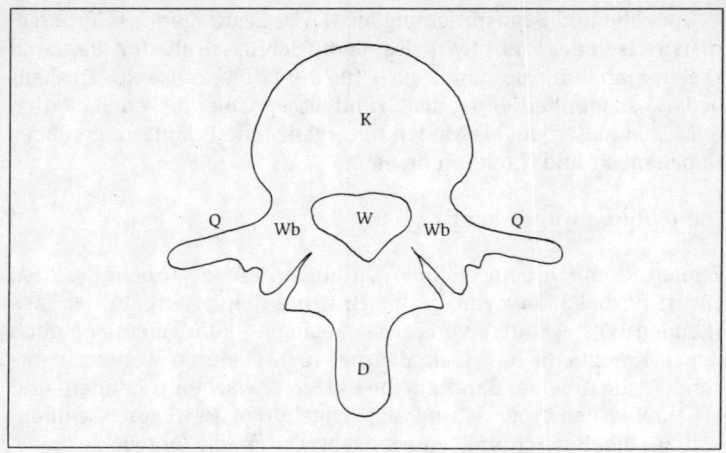

Abb. 11 a Lendenwirbel in Aufsicht.
Abb. 11 b Gelenkverbindung von zwei Lendenwirbeln in Seitenansicht.
Kürzel: Go: Gelenkfortsatz oben, Gu: Gelenkfortsatz unten, D: Dornfortsatz, K: Körper,
Q: Querfortsatz, W: Wirbelloch für das Rückenmark, Wb: Wirbelbogen, B: Bandscheibe,
Z: Zwischenwirbelgelenk.

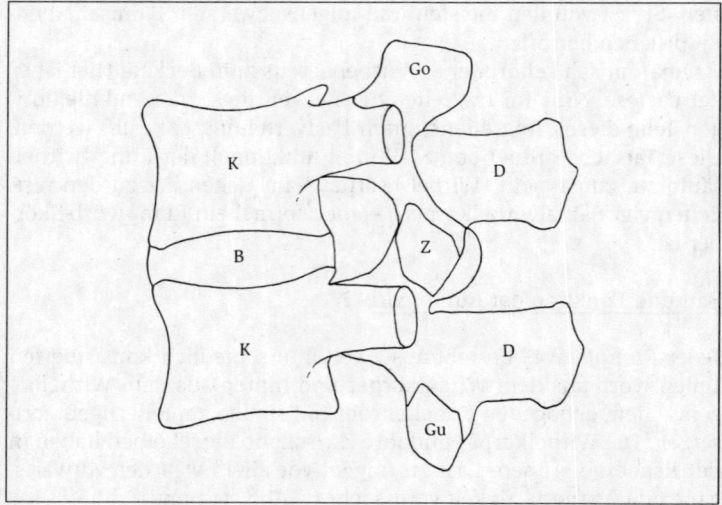

Wirbelkörper und -bogen unterscheiden sich nicht nur in der äußeren Form, sondern auch im Bau ihres Feingerüsts.

Der *Wirbelkörper* ist ein vielstöckiges Haus in der Form eines Halbrundbaus. Es hat eine fast gradflächige Außenmauer als Rückwand, nach vorne eine halbkreisförmige Außenmauer mit Rechtswand-, Vorderwand- und Linkswandteil, einen Bogen und eine Decke mit Flachdach. Außenmauer, Decke und Boden sind zirka 3 mm dick. Sie umschließen unzählig viele winzige Kammern, abgeteilt durch Innenwände, durchzogen von Fluren, Schächten und Kanälen nach Art eines mit zahlreichen Versorgungsleitungen versehenen Wohngebäudes.

Im Röntgenbild sieht man nur Außenmauern, Decke und Boden als 2–3 mm starke Rindenkontur, und zwar oben und unten als Decken- und Bodenrinde, vorn und hinten als Vorder- und Hinterrinde sowie seitlich als Rechts- und Linksrinde. Die Rindenkonturen sind normalerweise weitgehend gradlinig.

Bei Mikrofrakturen des Feingerüsts und lotrechter Belastung – wie im LWS-Bereich – werden die Decken- und Bodenrinden konkav-bogig eingebuchtet, weil die Bandscheiben das Bestreben haben, sich kugelartig auszudehnen. Bei mehr vorderlastiger Einwirkung der Schwerkräfte – wie im BWS-Bereich – brechen die Wirbel meist zuerst vorn ein, d.h., die Vorderrinde wird verkürzt.

Der *Wirbelbogen* ist kein Rundbau, sondern eine Röhrenkonstruktion in der Form einer gebogenen Röhre, deren Außenwand besonders dick und fest ist. Sie besteht aus Kompakta, d.h. aus dicht zusammengepackten Schalenwänden. Die Wirbelbögen sind stabiler als die spongiosen Körper und brechen bei Unfällen viel seltener. Auch werden sie von der Osteoporose weit weniger betroffen als die Wirbelkörper. Deshalb eignen sie sich gut als Ersatzstütze, wenn die Wirbelkörper instabil geworden sind. Die Verlagerung der Traglast von vorn nach hinten ist eine gute Möglichkeit, um weitere Mikrofrakturen der Wirbelkörper-Spongiosa zu verhindern. Osteoporosepatienten müssen darum lernen, hinterlastig zu gehen, zu stehen und zu sitzen: hochnäsig und überstreckt, als ob sie einen Spazierstock verschluckt hätten. Notfalls muß die Umverteilung der Last durch ein 3-Punkte-Streckkorselett gesichert werden.

ENTWICKLUNG UND SCHWEREGRAD

Die Osteoporose gehört zu den Primär-Chronischen Erkrankungen, d.h., sie ist von Anfang an chronisch. In kaum merklichen kleinen Schritten entwickelt sie sich über Jahre und Jahrzehnte, oft bis zum Lebensende. *Nie* beginnt sie *akut* – von (lat.) acutus = scharf, spitz –, also mit einem deutlich sichtbaren Krankheitssignal gleich zu Anfang. Das gilt auch für jene Ausnahmefälle, in denen sie die Folge einer akuten Gesundheitsstörung wie einer Infektion oder Verletzung ist, also eine Sekundär-Chronische Erkrankung.

Ihr äußerst langsamer Verlauf macht die Früherkennung der Osteoporose so schwierig. Nur in winzigen Schritten werden Innenwände und Außenmauern des knöchernen Gehäuses abgebaut, d.h. verdünnt. Lange Zeit sind die Veränderungen nur durch eine Untersuchung einer Knochengewebsprobe entdeckbar. Diese aber unterbleibt in der Regel, weil sie aus mehreren Gründen kein für die Praxis geeignetes Diagnoseverfahren ist.

Es gibt keine einheitliche Einteilung der Schweregrade der Osteoporose. Das behindert die Verständigung und vor allem die vergleichende Beurteilung der Ergebnisse praktizierter Methoden zur Vorbeugung und Behandlung.

Der folgenden Beschreibung der Osteoporose-Entwicklung ist unsere EUBIOS-Schweregrad-Wertung zugrunde gelegt (s. Tab. 11). Sie macht den Erkrankungsgrad der Rumpfwirbelsäule (RWS) zum Maßstab für die Ganzskelett-Osteoporose, weil hier in aller Regel der Schwerpunkt liegt. Der Hauptgrund dafür wiederum ist höchstwahrscheinlich die Tatsache, daß die RWS nach Grad und Dauer der stärksten Stabilitätsbelastung ausgesetzt ist.

Nach dem Rouxschen Gesetz wirkt sich ein Stabilitätstrainings-Mangel des ganzen Organismus zuerst am stärksten an der RWS aus, denn beim gesunden, bewegungsaktiven Menschen zeigen sich gerade hier die stabilisierenden Kräfte muskel- und knochenstärkend. Die Einschränkung der Bewegungsbelastung mit zunehmendem Alter macht deshalb die RWS zum Schwerpunkt der Osteoporose.

Der nur mikroskopisch diagnostizierbare Schweregrad < 1 (kleiner als 1) dauert viele Monate bis Jahre. In diesem Stadium verursacht die Ganzskelett-Osteoporose weder Schmerzen noch Behin-

a	b	c	d	e	f	g
Mikro-Ar-chitektur-Qualitäts-Verlust	Grad	Kar-nowski-Index	Schmerz-grad	Gesamt-längen Minus	BWS-Kyphose-Plus-Winkel	Atem-breite	Röntgen-befund
(-)	< 1	100	0	< 1–2 cm	0°	> 7 cm	0
-	1	> 90	0	2–3 cm	0°	> 7 cm	(+)
--	2	um 75	+	4–6 cm	10°	6–4 cm	+
---	3	um 50	++	> 7 cm	20°	3–1 cm	++
----	4	< 50	+++	> 7 cm	30°	< 2 cm	+++
-----	> 4	< 25	++++	> 7 cm	>30°	< 2 cm	++++

Erläuterungen:

Maßstab für den Gesamt-Schweregrad der Ganzskelett-Osteoporose ist der Zustand der Rumpfwirbelsäule (RWS). Die einzelnen Wertungsstufen von a bis g beziehen sich nur auf den Rumpf. Bei Brüchen an anderen Körperstellen müssen die dadurch gegebenen Auswirkungen auf den Gesamt-Schweregrad gesondert angegeben werden.

a. *Mikro-Architektur-Qualitäts-Verlust:* Dieser ist die anatomische (Nah-)Ursache für den Schweregrad. Je stärker der Abbau der Mikro-Bausteine von schwammigem (spongiösem) und festgepacktem (kompaktem) Knochen, d. h. der »mikroskopische Knochenfraß«, um so brüchiger der Knochen. Der von (-) bis ---- bewertete Abbau-Grad beruht auf einer Gesamtbewertung von Knochenschwund, Entkalkung und Zahl der Mikrofrakturen.

b. *Karnowski-Index:* An erster Stelle der Schweregrad-Wertung rangieren Leistungsgrad und Hilfsbedürftigkeit, bestimmt nach dem »Karnowski-Index« und nur bezogen auf die Rumpfwirbelsäule.

c. *Schmerzgrad:* 0 = Keine wesentlichen Schmerzen, + = Nur leichte Schmerzen, ++ = Wechselnde bis mittelstarke Schmerzen, +++ = Starke und ++++ = Sehr starke Dauerschmerzen.

d. *Gesamtlängen-Minus:* Differenz zwischen größter Länge (als Junior) und Ist-Länge.

e. *Brustwirbelsäulen-Kyphose:* Maßstab ist der Kyphose-Plus-Winkel.

f. *Atembreite:* Gemessen wird der Brustkorbumfang in maximaler Einatmungs- und maximaler Ausatmungsstellung in Höhe der Xiphoid-Spitze.

g. *Röntgenbefund:* Ausgemessen wird jeweils die größte Höhe aller Zwischenwirbelräume und die Länge der Vorderkanten aller Rumpfwirbel. Wertungsmaßstab ist die Summe der Zwischenwirbelraumhöhen und der Vorderkantenlängen. Grundlage der Berechnung sind Fernaufnahmen der Rumpfwirbelsäule in seitlicher Richtung, und zwar der oberen RWS-Hälfte mit Zentralstrahl auf den 5. Brustwirbelkörper und der unteren RWS-Hälfte mit Zentralstrahl auf den 2. Lendenwirbelkörper.

Kürzel: > = größer als, < = kleiner als

Tab. 11: Schweregrad-Wertung der Osteoporose

derungen. Auch im Röntgenbild sieht man nichts, weil der Knochen mindestens 30 Prozent seines Kalkgehaltes verloren haben muß, bevor dies zu einer sichtbaren Veränderung der Knochendichte führt, und weil es noch zu keinem Einbruch der Knochenrinde durch Mikrofrakturen mit Verbiegungen oder Verkürzungen der Rindenkonturen gekommen ist. Dies gilt jedenfalls für normale Röntgenaufnahmen.

Nur mit komplizierter, riskanter und teurer Szintigraphie und einer speziellen Röntgentechnik zur »Knochendichtemessung« könnte man die Ganzskelett-Osteoporose im Stadium < 1 entdekken. Im Gebrauch sind »Photonenabsorptions-Photometrie«, »Röntgenenergie-Absorptionsmessung« und die »Quantitative Computertomographie«. Letztere bringt die vergleichsweise präsisesten Meßzahlen, ist aber mit einer Irrtumsrate von 15–25 Prozent und einer Strahlenbelastung von 1000 mrem verbunden. Der entscheidende Nachteil: Die Knochendichte ist kein verläßlicher Maßstab für Knochenbruchgefährdung.

Der nächste Entwicklungsschritt ist das erste Auftreten von Mikrofrakturen an Rumpfwirbelkörpern. Bei Überschreitung der kritischen Belastbarkeitsgrenze der geschwächten Lamellenröhren und -platten bricht die Außenmauer der Wirbelkörper ein. In der Regel brechen zuerst die Decken und Böden der Wirbelkörper, weil auf sie zusätzlich zur Schwerkraft- und Zuggurtungslast der Bandscheiben-Preßdruck wirkt. Es kommt zu kugelsegmentartigen Eindellungen, zunächst nur in Mikrometer-, später in Millimeterhöhe. In der Fläche sind es immer viele Mikrofrakturen.

Das Einbrechen der Bandscheiben in die Wirbelkörper führt zu einem Höhenverlust des Zwischenwirbelraumes in der Randzone ringsum. Anfangs ist er vorn und hinten, innen und außen gleich, weil die Gelenkfortsätze der Zwischenwirbelgelenke einen kleinen Verschiebe-Spielraum bieten, der um so größer ist, je vertikaler sie verlaufen.

Falls aber die Höhenverminderung des Bandscheibenraumes mehr als 4 mm beträgt, blockieren die Gelenkfortsätze eine weitere Höhenminderung hinten. Dann verschmälert sich der Zwischenwirbelraum nur nach vorn, und es kommt zu den ersten Verbiegungen der Wirbelsäulenachse nach vorn. Dabei flacht sich die normale Lendenlordose (vornkonvexe Biegung) ab, und die normale Brust-

kyphose (hintenkonvexe Biegung) nimmt zu. Es entsteht ein flach-
runder Rücken, im Lendenteil flacher, im Brustteil runder als zuvor.
Eigentlich käme die Körperachse dadurch nach vorn aus dem Lot.
Zur Korrektur nutzt die Lendenwirbelsäule aber ihren Streckspiel-
raum nach hinten. Das wiederum schwächt ihre Kyphosierung ab,
führt sogar häufig zu einer Überlordose und damit zum hohlrunden
Rücken.

Bei weiterem Fortschreiten verformen sich die Wirbelkörper immer mehr. Im Bereich der Lendenwirbelsäule mit einem vor allem
um die Mittelachse herum verteilten Belastungsdruck und einem
starken Expansionsdruck der Bandscheiben brechen die Decken
und Böden bis hin zur »Fischwirbel-Verformung« ein. Im Bereich
der vornkonkaven Brustwirbelsäule brechen die Vorderrinden ein,
und es kommt zu »Keilwirbeln«.

Fisch- und Keilwirbel in großer Häufung führen schon dann,
wenn sie am Einzelwirbel nur minimal ausgeprägt sind, zu Verkürzungen der Rumpfwirbelsäule um mehrere Zentimeter. Je mehr die
Osteoporose fortschreitet, um so kürzer wird die Rumpfwirbelsäule.
Die Längenmessung der RWS wird damit zum wichtigsten Signal für
die Frühdiagnose und neben dem Leistungs- und dem Schmerzgrad
zum wichtigsten Schweregrad-Maßstab.

Den ersten Hinweis auf eine Ganzskelett-Osteoporose gibt deshalb meistens die Messung der Körperlänge im aufrechten Stand,
von den Fußsohlen bis zum Scheitel und der Vergleich mit einer
früher gemessenen Länge.

Auch im Röntgenbild kann man bei gezielten Fernaufnahmen
der oberen und der unteren RWS-Hälfte und millimetergenauer Ausmessung von Zwischenwirbelraumhöhe und Vorderkantenlänge
den Schweregrad 1 bereits erkennen.

Wir sprechen vom Schweregrad 1, wenn die Rumpflänge um
zwei bis drei Zentimeter abgenommen hat und keine andere Ursache der Verkürzung feststellbar ist. In aller Regel sind damit weder
Leistungsminderung noch Schmerzen verbunden.

Wünschenswert wäre, daß man die Messung der RWS-Länge
zum entscheidenden Gradmesser des Schweregrades machen
könnte. Das brächte erhebliche Vorteile für die Einheitlichkeit der
Bewertung und die Vergleichbarkeit. Dem entgegen steht aber die
Tatsache, daß es keine zwingende Beziehung zwischen Größenord-

nung der Mikrofrakturen bzw. dem Rumpflängen-Minus und dem »Krankheitsgrad« gibt, d. h. jenem Grad an Leistungsminderung und/oder Unwohlsein, insbesondere Schmerzen, der krank macht. Selbst ein Rumpflängen-Minus von mehr als sieben Zentimetern ist öfters eine »Zufallsentdeckung«, die zumindest keine als wesentlich empfundenen Beschwerden verursacht hat. Bis zu einem gewissen Grad werden wirbelsäulenbedingte Behinderungen und Beschwerden von alten Menschen als normale Alterserscheinungen ohne Krankheitswert empfunden.

Hinzu kommt die Tatsache, daß sich bei einem Stillstand der Osteoporose, gekennzeichnet durch Ausheilung der alten Mikrofrakturen und dem Ausbleiben von neuen, am Rumpflängenminus nichts ändert.

Aus diesen Gründen ist es notwendig, dem »Krankheitsgrad« einen höheren Rang in der Schweregrad-Wertung zuzuordnen als dem Rumpflängen-Minus und den anderen Kriterien für die Größenordnung von Mikrofrakturen.

Diesen Krankheitsgrad bewerten wir nach dem Karnowski-Index, der weltweit gebräuchlichsten Skala von Krankheitsgraden. Sie bemißt sich nach der Minderung der Leistungsfähigkeit und der Hilfsbedürftigkeit durch Krankheitsfolgen und hat sich bei uns seit Jahrzehnten als eines der wichtigsten Mittel zur Kontrolle der Krankheitsentwicklung bewährt.

Als Schweregrad 2 werten wir die Osteoporose mit kleinen Behinderungen, vor allem bedingt durch Schmerzen nach etwas anstrengenderen Alltagsbelastungen, nach längerem Tragen vollgepackter Einkaufstaschen oder kleinerer Koffer, nach dem Anheben eines größeren Koffers, eines Tisches oder eines Bierkastens. Diese schmerzhaften Behinderungen verschwinden nach Ruhepausen rasch. Nach dem Karnowski-Index entsprechen sie einer Minderung des Leistungsgrades auf durchschnittlich 75. Typisch für den Schweregrad 2 sind auch hexenschußartige Schmerzattacken nach ungeschickten Bewegungen. Sie sind die Folge von Verdrehungen in den gelockerten Halbgelenken und dadurch verursachten Muskelverkrampfungen, die ihrerseits zur Gelenkblockade in der Verdrehungsstellung führen und zu deren entscheidenden Dauerursache werden können. Den Maßnahmen zur Entkrampfung der betroffenen Muskelstränge kommt eine weit höhere Bedeutung zu als chiropraktischen Einrenkungsmanövern, die wegen der erhöhten Zerbrechlichkeit der Wirbel nicht ungefährlich sind.

Schon ab Grad 2 häufen sich die Makrofrakturen, die großen Knochenbrüche sowohl der Rumpfwirbelsäule wie anderswo. Es bedarf dazu aber noch echter Unfälle mit markanten Gewalteinwirkungen.

Schweregrad 3 bereitet erhebliche Behinderungen und Beschwerden. Der Karnowski-Index liegt bei 50. Es bestehen Dauerschmerzen in wechselnder Stärke. Das Rumpflängen-Minus beträgt meistens über sieben Zentimeter. Es genügen bereits kleine Unfälle, um große Knochenbrüche zu erzeugen.

Bei Schweregrad 4 ist der Patient schwer krank, weitgehend oder dauernd bettlägerig und bedarf ständiger Fremdhilfe. Das entspricht einem Karnowski-Index unter 50. Mit Schweregraden über 4 sinkt der Karnowski-Index unter 25.

Aus praktischen Gründen ist es nicht sinnvoll, mehr als sechs Schweregrade bei der Osteoporose zu unterscheiden.

Zur Schweregrad-Tabelle wäre noch zu vermerken, daß die für die einzelnen Stufen angegebenen Längenminderungen Durchschnittswerte sind, von denen es im Einzelfall starke Abweichungen geben kann. Gleiches gilt für die Einschränkung der Brustkorb-Atembreite.

EUBIOS-BEHANDLUNGSPROGRAMM

Ich habe dem Leser auf den vorangehenden Seiten ganz bewußt die Grundlagen des inneren und äußeren Knochenbaus und die zerstörenden Mechanismen der Osteoporose bis in physiologische und pathologische Einzelheiten hinein erläutert, damit ihm Sinn und Wirksamkeit von Gegenmaßnahmen, vor allem aber auch ihre Notwendigkeit besonders einleuchten. Ich denke, daß nach der etwas schwierigen Materie sich ihm die möglichen Vorbeuge- und Heilhilfen um so leichter darstellen.

Unser Behandlungsprogramm orientiert sich an der These, daß die Senior-Osteoporose *drei Kardinalursachen* hat, auf deren Bekämpfung Vorsorge und Behandlung in erster Linie ausgerichtet sein müssen, wenn man Erfolg haben will. Zu diesen Kardinalursachen kommen bei der Senior-Osteoporose noch vier weitere Ursachen, die teils mehr, teils weniger beteiligt und entsprechend zu berücksichtigen sind.

Die drei Kardinalursachen sind:
1. zuwenig Krafttraining, d. h. zuwenig Stabilitätstraining
2. zuwenig Sonnenbäder der Haut
3. zuwenig Liebeshormone

Bewegungsfaulheit ist die Hauptursache. Ohne Druck kein Knochen. Druck auf das Knochengerüst aber üben Schwerkraft und Muskelkraft aus. Wie wichtig die Schwerkraft ist, beweist die Astronauten-Osteoporose, die unter den Bedingungen der Schwerelosigkeit rasch einsetzt und schnell verläuft – und das bei athletisch trainierten Weltraumfliegern, die am Boden nicht osteoporosegefährdet sind. Innerhalb weniger Wochen treten Mikrofrakturen der Rumpfwirbelkörper auf. Aber es geht sicher nur deshalb so schnell, weil auch ein Mangel an Hautbesonnung und Liebeshormonen mitspielt und weil es zusätzlich an ausreichendem Muskelkrafttraining, vielleicht auch an Naturkost fehlt.

»Regelmäßig und vernünftig Sport – und das vom ersten bis zum letzten Tag«, heißt der wichtigste Ratschlag. Wer regelmäßig und vernünftig Sport treibt, bekommt keine Osteoporose, wenn er kein Sonnenmuffel ist und seinen Liebeshormonhaushalt schützt und pflegt.

Wer aber »no sports« als Gesundheitsdevise praktiziert wie Winston Churchill, bekommt wie er früh einen Altersbuckel. Der stets braungebrannte Sportsmann Luis Trenker, bei dem auch die Liebe bis zuletzt nicht zu kurz gekommen sein soll, hatte mit knapp hundert Jahren noch keinen »Witwerbuckel«.

Was an Sport »regelmäßig und vernünftig« ist, richtet sich nach dem Lebensabschnitt. Bis fünfundvierzig ist fast alles erlaubt, sogar Hochleistungssport für ein paar Jahre – außer Hirnboxen.

Je kräftiger das Bewegungsorgansystem in der ersten Lebenshälfte durchtrainiert wird, um so schwerer hat es der Hausbock in der zweiten, das Knochengerüst brüchig zu machen. Ein kluger Knochenforscher hat sinngemäß gesagt: Die Senior-Osteoporose ist eine Kinderkrankheit!

Wer ein knochenbiologischer »Spätest-Senior« werden will – also

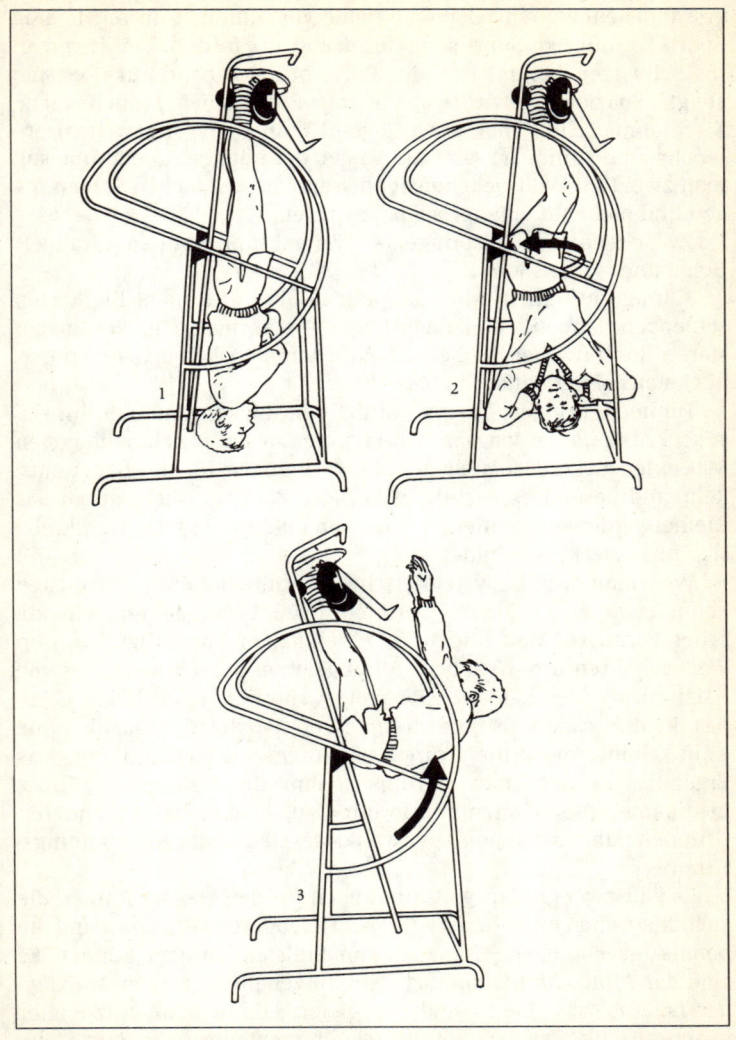

Abb. 12 M-Extender zum Aushängen der Wirbelsäule (1), zum sanften Einrenken (2) und zum Bauchmuskeltraining (3).

erst mit neunzig ein »Ospo« –, treibe von Kindheit an regelmäßig
Sport. Es muß ein Sport sein, der das Kreuz fordert, bei dem man
ins Schwitzen kommt und der Puls vorübergehend auf über 120
steigt. Spazierengehen reicht nicht, Billardspielen auch nicht,
Tischtennis schon eher, auch Kegeln. Tennis ein- bis zweimal pro
Woche eine Stunde ist sehr gut. Wegen der nötigen Abfederung soll
man zwei Paar Wollsocken in Tennisschuhen mit dicken Sohlen tragen und nicht auf einem Hartplatz spielen.

Zwischendurch Seilspringen – zweimal fünf Minuten – trainiert
Beine und Wirbelsäule.

Hüpfen auf einem Minitrampolin, Koffer stemmen, Bierkästen
schleppen, Frauen auf Händen tragen – mehrmals täglich – macht
starke Rumpfwirbel. Möbelpacker bekommen keine Osteoporose,
höchstens einen Bandscheibenschaden.

Hüpfen, Springen, Tragen kräftigt den Rücken und hält ihn elastisch. Aber immer langsam auftrainieren. Nicht gleich beim ersten
Mal einen Rekord aufstellen wollen! Übungen für die Bauchmuskeln sind besonders wichtig, weil diese Bauchmuskeln durch das
Kleinerwerden erschlaffen, das Becken abkippt und das Hohlkreuz
sich noch stärker ausbildet.

Was man durch systematisches Stabilitätstraining erreichen
kann, zeigt eine kürzlich veröffentlichte Untersuchung kanadi-
scher Forscher. Man bildete aus weiblichen Freiwilligen in den
Wechseljahren drei Gruppen: Alle bekamen täglich 500–1000 mg
Kalzium als Medikament. Die erste Gruppe machte keine Gym-
nastik, die zweite Gruppe dreimal pro Woche Gymnastik ohne
Krafttraining, die dritte Gruppe ein intensives Krafttraining. Das
Ergebnis: In der ersten Gruppe nahm die Osteoporose trotz
medikamentöser »Kalziumfütterung« zu, in den beiden anderen
Gruppen nahm sie ab, und zwar am stärksten in der Krafttrainings-
Gruppe.

Es gibt zwei großartige Erfindungen für den Hausgebrauch, die
auch Menschen im höheren Alter vor Osteoporose schützen und die
bereits ausgebrochene Krankheit zum Stillstand bringen können. Es
sind das *Mini-Trampolin,* auch Trimlin genannt, und der *M-Extender* (s. Abb. 12). Beide sind seit vielen Jahren Standardzubehör
unserer Klinik. Es gibt auch für daheim nichts Besseres zum Stabilitätstraining der osteoporotischen Wirbelsäule.

Auf dem Mini-Trampolin hüpft man dreimal täglich drei Minuten im Vorbeigehen. Es macht Spaß, weil man ohne Anstrengung hohe Sprünge machen kann. Der M-Extender zum Auseinanderziehen der verkrampften und verblockten Wirbelsäule durch Aufhängen an den Füßen macht Chiropraktiker und Wirbelsäulen-Orthopäden beinahe brotlos – beinahe, nicht ganz! – und läßt auch manches Klinikbett leer, in dem sonst Schlaganfallkranke liegen, weil auch das Blut »in den Kopf steigt« und damit die Gefäßelastizität trainiert wird. Im M-Extender kann jeder selbst in den verschiedensten Lagen – von horizontal bis senkrecht – seine Bauch- und Rückenstreckmuskeln üben. Zwanzig Minuten pro Tag wirken halbe Wunder.

Die zweite Kardinalursache ist *Mangel an Sonne.* Mein dringender Rat heißt: Baden Sie regelmäßig in der Sonne mit dem Ziel, richtig braun zu werden. Ein leichter Sonnenbrand auf dem Weg dorthin schadet nicht. Wichtiger als Sonnenschutzcreme ist ein gründliches Einfetten der Haut nach dem Sonnenbad! Wir Menschen sind keine Nachtschatten- oder Halbschattengewächse, sondern Sonnenkinder. Ich erinnere, wie schon öfter in diesem Buch, an unsere Herkunft aus natürlichen Lebensbedingungen. Auch wir lebten einmal wie die sogenannten Naturvölker nackt unter der Sonne – wenn sie schien und wir uns nicht mit Fellen vor der Kälte schützten.

Für unsere Patienten haben wir ständig Liegen aufgestellt, damit sie keinen Sonnenstrahl verpassen. Bei Regen bekommen sie Sonnenersatz durch UV-Strahler mit der richtigen Bandbreite.

Die Senior-Osteoporose ist nicht nur Knochenfraß, sondern zusätzlich immer – mal weniger, mal mehr – eine rachitische Entkalkung des Restknochen-Gerüsts: Das Weniger an Knochengewebe ist auch noch kalkärmer und dadurch weicher, brüchiger. Es ist also bei der Senior-Osteoporose immer auch eine Rachitis-Komponente einzukalkulieren. Die Sonne aber aktiviert das Provitamin D aus der Nahrung zum wirksamen Vitamin D_3. Rachitis heilt man durch Sonne. Das wußten die Ärzte schon vor zweihundert Jahren. Es wäre ein lohnendes Forschungsvorhaben für unsere schulmedizinische Wissenschaft, die Wirkung der Sonne auf die Ganzheitsgesundheit wesentlich eingehender zu erforschen als bisher geschehen.

Nun zum *Mangel an Liebeshormonen,* der dritten Kardinalursache. Die Parole heißt: Liebeshormonschutz und -aktivierung. Das Wichtigste ist der *Schutz!* Einer der schlimmsten Auswüchse der Schulmedizin ist ihre Verstümmelungsstrategie, mit der sie allzu schnell und vor allem allzu oft unnötig zur Organamputation schreitet. Bei der »Organräuberei« marschieren die Frauenärzte gemeinsam mit den Urologen an der Spitze. Ich habe das an anderer Stelle in diesem Buch ausführlich gezeigt und gegeißelt. Um unsere Sexual- und Geschlechtsorgane etwas mehr in der allgemeinen Achtung und Zuneigung aufzuwerten, möchte ich vorschlagen, sie künftig nur noch »Liebesorgane« zu nennen. Das Herausschälen, Herausoperieren oder Kaputtbestrahlen von Liebesorganen sollte prinzipiell strafbar sein. Wer ein Liebesorgan amputiert oder zerstört, ohne daß erstens eine gründliche Beratung des Patienten durch einen Ganzheitsarzt und zweitens dazu durch einen nichtärztlichen Lebensberater mit gesundem Menschenverstand vorausgegangen ist, muß bestraft werden. Unsere Liebesorgane garantieren uns Glück und Gesundheit bis ins hohe Alter.

Die Aktivierung der Liebeshormone ist eine Sache von Seele, Geist und Körper. Liebesorgane sind Empfänger, Produzenten, Speicher und Sender von Liebe. Sie nehmen die Liebesreize auf. Sie produzieren Liebeshormone und Liebesströme, stapeln und/oder verschicken sie auf dem Blutweg überallhin, auch in die Knochen. Und sie geben die Liebe weiter auf vielfältige Art und Weise.

Ein paar unserer Liebeshormone kennen wir inzwischen, aber es ist höchstens ein Drittel. Zwei Drittel sind noch unentdeckt. Und von den Liebesströmen weiß die Schulmedizin gar nichts.

Bestimmte weibliche und männliche Keimdrüsenhormone sind am bekanntesten: zum Beispiel Östrogene und Gestagene sowie Androgene. Aber es gibt noch viel, was wir nicht wissen: über die von der Haut produzierten Liebeshormone zum Beispiel. Vielleicht ist das Vitamin D vor allem ein Liebeshormon. Das wird ja erst in der Haut von seiner Vorstufe in das aktive Vitamin D umgewandelt. Und auch die Haut ist ein Liebesorgan, wahrscheinlich sogar das wichtigste, und zwar noch ein kleines Stück in die Körperöffnungen hinein, oben und unten. Zur Steigerung der knochenstabilisierenden Liebeshormonproduktion bedarf es einer intensiven Pflege des natürlichen Liebeslebens, einer gründlichen Aktivierung der Liebesorgane und vor allem des Liebesorgans Haut. Liebevolle Hautkontakte sind das A und O. Dabei gibt es – wie jeder weiß – einige Bevorzugungen, was die Berührungsfelder anbetrifft. Aber grundsätzlich kommt es weniger darauf an, welcher Art die Hautkontakte sind, als darauf, daß sie innig, häufig, lange und *liebevoll* sind.

Intensive Pflege des natürlichen Liebeslebens heißt einfach und auf bayerisch: »Hautimachen«. Dabei gibt es keine Scham- und keine Altersgrenze. Liebesfaulheit, ein Mangel an natürlichem Liebesleben, ist eine Hauptursache für viele Senior-Osteoporosen. Dafür gibt es einen Hauptschuldigen: das seit vielen Generationen gezüchtete Tabu des Themas »Sex im Alter«. Dieses Tabu muß endlich durchbrochen werden. Das Bundesgesundheitsministerium propagiert öffentlich für viel Geld auf so unverhüllte Weise die Benutzung von Kondomen, daß dies jeden anderen noch vor zehn Jahren wegen Erregung öffentlichen Ärgernisses hinter Gitter gebracht hätte. Sollte es sich nicht auch dafür stark machen, daß der Gesundbrunnen »Sex im Alter« aus der Tabuzone herauskommt?!

Innige Hautkontakte üben eine stark aktivierende Wirkung auf viele Körperkräfte, -säfte und -ströme und damit auf den seelisch-geistig-körperlichen Gesundheitsgrad aus. Sie sind wahrscheinlich der wichtigste Jungbrunnen überhaupt, auch für unser Knochenskelett. Deshalb mein Rat an alle, die jung bleiben wollen: Werfen Sie alle falsche Scham über Bord. Aktivieren Sie Ihr natürliches Liebesleben und pflegen Sie es bis zum allerletzten Tag. Denn jedes natürlich produzierte Liebeshormon ist tausendmal besser als die – gefährliche – Einnahme von synthetischen Sexualhormonen.

Neben den drei Kardinalursachen gibt es noch *vier weitere Ursachen* der Senior-Osteoporose, und zwar *Rezeptarzneivergiftung, Fehlernährung, Genußmittelmißbrauch* und *Mangel an Lebensfreude.*

Rezeptarzneivergiftung: Fast alle rezeptpflichtigen Dauermedikamente sind Knochenschädlinge, insbesondere die meisten Medikamente gegen Bluthochdruck wie Betablocker, Kalzium-Antagonisten und auch die nicht-steroidalen Antirheumatika. Hier ist strenge Einstellung unverzichtbarer Rezeptarzneien nach Dosis und Zeit mit regelmäßigen Wirkungskontrollen und Therapiepausen gebo-

ten. Parathormon, Anabole Hormone und Thiazide sollten nicht eingenommen werden. Gegenüber angeblichen Medikamenten gegen
Knochenfraß wie Calzitonin und Biphosphonaten ist größte Vorsicht angebracht. Vor allem sind auch Kalziumpräparate zu vermeiden. Kalknachschub holt man sich nicht aus der Apotheke, sondern
aus Speisen und Getränken. Lebertran und Vitamin D-Präparate
können vorübergehend nützlich sein. Rezeptpflichtige Betäubungs-
und Schlafmittel lähmen die Selbstheilungskräfte.

Fehlernährung: Um Ernährungsfehler und -mängel zu vermeiden,
empfehlen wir die *Lebendige Naturkost-plus:*
    Essen: Lebendige Kost, das heißt so frisch und unkonserviert wie
möglich, so naturbelassen wie vernünftig, und *plus* steht für die Extras, die das Essen zur Freude machen.
    Viel: Vollkornbrot, Kartoffeln, frisches Obst und Gemüse, ins-
besondere Salate. Saure Nahrung (Sauerkraut, Dickmilch), Milch-
produkte (Käse usw.). Zweimal pro Woche Kaltwasserfisch (Lachs,
Hering, Makrele, Sardinen).
    Mäßig: Butter, gute Margarine, Honig, Fruchtzucker, frisches,
leicht fettes Fleisch, Kokos- und Palmkernöl, Eier.
    Selten oder gar nicht: Industriezucker (Pralinen, Schokolade,
Bonbons), Salz (Kochsalz), statt dessen Gewürze.
    Trinken: 2 Glas Milch täglich. 1–2 Tassen Knochenbrühe mit
Gelbei täglich, Kalzium- und magnesiumreiches Mineralwasser, 1
frisch ausgepreßte Zitrone mit Mineralwasser.
    Mäßig: Bohnenkaffee oder Schwarzer Tee, das heißt 2 Tassen
(mittelstark) täglich. Alkohol: nicht mehr als 2 Glas (à 0,3 l) oder
1–2 Glas (à 0,2 l) Weißwein/Sekt/Champagner, möglichst trocken
(nicht süß) oder 2 Minigläser (0,03 = 30 ml) Klaren, Wodka, Co-
gnac, Whisky usw. auf den Tag verteilt.
    Wenig: Colahaltige Getränke.

Genußmittelmißbrauch: Genußmittel in vernünftiger Dosierung
sind gesund, auch für die Knochen. Aber zuviel davon macht den
Knochen brüchig. Das gilt vor allem für zuviel Alkohol, zuviel Tabak, zuviel Kaffee, aber auch für zuviel Essen und Trinken allgemein. Vorschläge dazu finden sich unter dem voranstehenden
Stichwort »Fehlernährung«.

Mangel an Lebensfreude: Hierüber könnte man endlos schreiben, aber das wäre ein anderes Buch. Jeder braucht ein tägliches Mindestmaß an Lebensfreude, sonst wird er krank an Seele, Geist und Leib, auch knochenkrank. Wir sollten das Leben genießen. Neben Liebe und Genuß gibt es viele Möglichkeiten: Musik hören, entspannen, schlafen, träumen. Lache oft, meide den negativen Streß, denke positiv.

Wann muss man, wann darf man röntgen?

Auf jeden Fall sollte viel weniger geröntgt werden, als es zur Zeit Mode ist. 20000 Menschen sterben jedes Jahr in der Bundesrepublik an Röntgen-Untersuchungen, hat Anfang Juni 1990 die Gesellschaft für Strahlenschutz öffentlich bekanntgemacht. Wohlgemerkt an der Röntgendiagnostik! Bei der Strahlentherapie liegen die Zahlen weit höher. Ich hege schlimme Befürchtungen gegenüber den Spezialgeräten zur Knochendichtemessung, die ganz groß im Kommen sind. Wir brauchen sie überhaupt nicht.

Röntgengeräte gehören zu den segensreichen Erfindungen, aber auch zu den gefährlichsten. Wir geizen immer mit jeder einzelnen Röntgenaufnahme. Die Röntgen-Reihen-Untersuchungen mit quer durch die Lande fahrenden Röntgen-Bussen – genannt Osteomobil – halte ich für groben Unfug. Man hat ein »Osteoporose-Screening« aller gesunden Frauen nach den Wechseljahren vorgeschlagen – eine Horrorvision. Prof. Dr. Christian Reiners aus Essen bezeichnete sie laut Ärztezeitung schlichtweg als »Unsinn«. Sie verursache nur immense Kosten und eine hohe Strahlenexposition!

Osteoporose – Leitsätze von Freund zu Freund

1. Auch für die Osteoporose gelten die 11 Basis-Leitsätze für *Chronische Krankheiten.*

2. Osteoporose = Senior-Ganzskelett-Osteoporose ist eine *Vielursachen-Krankheit,* hervorgerufen durch zu geringen Gesundheitsfleiß, mit der Folge, daß es zu einem »Knochenfraß« mit Schwerpunkt im Bereich der *Rumpfwirbelsäule* kommt.

3. Die Osteoporose erkennt man durch *Messung der Körperlänge* am zuverlässigsten. Ab 1 bis 2 cm Längenminus – im Vergleich zum persönlichen Höchstmaß in jungen Jahren (Personalausweis) – besteht starker Osteoporoseverdacht. Stillstand des Kleinerwerdens bedeutet Stillstand der Osteoporose.

4. Es gibt *drei Kardinalursachen* der Osteoporose: 1. Zuwenig Kraft-(Stabilitäts-)Training, 2. zuwenig Sonne, 3. zuwenig Liebeshormone.

5. *Weitere Ursachen* sind: Rezeptarzneivergiftung, Fehlernährung, Genußmittelmißbrauch, Mangel an Lebensfreude.

6. Zur *ursächlichen* Vorbeugung und Behandlung der Osteoporose gehören immer: 1. Planmäßiges Krafttraining: Arbeit, Sport, Spiel, Gymnastik, 2. Regelmäßiges Sonnenbaden: Braune Haut schützt am besten; künstliche Vitalsonnen sind ein guter Sonnenersatz, 3. Liebeshormonschutz und -aktivierung: Vorsicht vor Liebesorgan-Verstümmelungsoperationen, viel Hautkontakt bis ins höchste Alter.

7. Zur *mitursächlichen* Vorbeugung und Behandlung der Osteoporose können notwendig sein: Absetzen rezeptpflichtiger Dauermedikamente, Ernährung mit lebendiger Naturmischkost, Schluß mit Genußmittelmißbrauch, Mobilisation der Lebensfreude.

8. *Rezeptpflichtige Liebeshormone* sind zur Heilung bzw. zum Stillstand der Osteoporose *nicht* notwendig; sie bedeuten Krebsgefahr.

9. *Fluorpräparate* vermindern die Knochenbruchgefahr *nicht,* sondern sie verstärken sie und sind für die Ganzheitsgesundheit schädlich.

10. Größte Vorsicht mit *Röntgenuntersuchungen.* Außer zur Erstdiagnose und bei Bruchverdacht schaden sie mehr, als sie nützen.

8 PRIVATEIGENTUM GESUNDHEIT

8.1 GESUNDHEITSFREIHEIT ALS MENSCHENRECHT

Menschenrechte sind jene Rechte, die jedem Menschen unabhängig von seiner Stellung in Staat, Gesellschaft, Familie, Beruf, Religion und Kultur bereits dadurch zustehen, daß er als Mensch geboren ist. Sie finden in den modernen Demokratien weitgehend als verfassungsmäßige Grundrechte ihren gesetzlichen Ausdruck. Die Grundrechte haben ihren Ursprung im Naturrechtsgedanken der Antike, in den germanischen »Volksrechten« und in den Rechten der mittelalterlichen Stände gegenüber der staatlichen Obrigkeit.

Sie wurden weiterentwickelt über die britische »Bill of rights« (1689) zur französischen »Déclaration des droits de l'homme et du citoyen« (1789) und der nordamerikanischen »Federal bill of rights« (1791). Diese gelten als klassische Dokumente der Grundrechte.

In Deutschland wurden die Grundrechte vor allem durch die Frankfurter Nationalversammlung in der Paulskirche (1848) festgelegt. Nachdem sie von den Nationalsozialisten weitgehend außer Kraft gesetzt worden waren, folgte in der Bundesrepublik Deutschland die Festschreibung von Grundrechten durch das Grundgesetz im Jahre 1949.

Auf die völkerrechtliche Ebene konnten die Menschenrechte erst im 20. Jahrhundert vordringen. Ein Markstein ist die »Allgemeine Erklärung der Menschenrechte«, die von der Generalversammlung der Vereinten Nationen am 10. Dezember 1948 verkündet wurde.

An der Spitze des völkerrechtlichen Menschenrechtsschutzes steht die »Europäische Menschenrechtskonvention« als »Konvention zum Schutz der Menschenrechte und Grundfreiheiten« vom 4. November 1950, ergänzt im Jahre 1965. Dieser gehört auch die Bundesrepublik Deutschland an. Überwacht werden die darin festgelegten Menschenrechte durch die »Europäische Menschenrechtskommission«, den »Europäischen Gerichtshof für Menschenrechte« und das »Ministerkomitee des Europarates«.

Die amerikanische Parallele zu der Europäischen Menschenrechtskonvention ist die »Amerikanische Menschenrechtskonvention«, seit 1978 in Kraft, der bis 1989 neunzehn Staaten beigetreten sind. Auch dafür gibt es Kontrollorgane, und zwar die »Interamerikanische Menschenrechtskommission« und den »Interamerikanischen Gerichtshof für Menschenrechte«.

Der gesamte völkerrechtliche Menschenrechtsschutz leidet noch immer darunter, daß er in erster Linie innerstaatlichen Organen übertragen ist.

Die Grundrechte orientieren sich letztlich an den Grundwerten, die man einfach auch als »Anstandspflichten« definieren kann. Über die Grundwerte steht im BROCKHAUS: »Die Verbindlichkeit von Grundwerten als Fundament politischer Kultur gründet in der Autorität der Freiheit ...: Die Freiheit, wie sie in der Würde des Menschen als oberster Grundwert immer schon repräsentiert ist, ist selbst die Substanz aller an Grundwerten orientierten Kultur. In diesem Sinne gelten Leben, der Schutz von Eigen- und Mitverantwortung, Gleichbehandlung im Recht sowie auch Frieden als elementare Verbindlichkeiten einer politischen Kultur der Freiheit. Grundwerte dieser Art sind ohne die Freiheit nicht wahrheitsfähig, Freiheit ohne die Grundwerte jedoch ist nicht legitimationskräftig zum Aufbau einer sittlich politischen Lebensform, wie sie die Demokratie als der der politischen Kultur der Freiheit gemäße Handlungsraum ihrer Idee nach wenigstens darstellt.«

In der politischen Diskussion gibt es in der Bewertung der einzelnen Grundwerte unterschiedliche Auffassungen. Übereinstimmung besteht aber darin, daß die Freiheit an der ersten Stelle der klassischen Dreiheit steht: Freiheit, Gleichheit (Gerechtigkeit) und Solidarität (Brüderlichkeit).

Philosophisch betrachtet ist »Freiheit die Möglichkeit, so zu handeln, wie man will. Freiheit ist Willensfreiheit. Der Wille ist seinem Wesen nach stets freier Wille. Das Problem der Freiheit hat sich im Laufe der abendländischen Geschichte dadurch kompliziert, daß von vielen Denkern versucht wurde, aus dem Wesen der Freiheit auf die Pflicht des Menschen zu schließen, von seiner Freiheit keinen oder nur einen in bestimmter Weise eingeschränkten Gebrauch zu machen. Eine solche Pflicht kann sich aber nie aus der Freiheit selbst, sondern nur aus ethischen Erwägungen ergeben. Eine dem Wesen nach unbeschränkte Freiheit muß gerade die Ethik voraussetzen, um den Menschen für sein Tun und Lassen uneingeschränkt

verantwortlich machen zu können« (Schmidt-Schischkoff, PHILOSO-
PHISCHES WÖRTERBUCH).

Die Geschichte des Freiheitsbegriffs seit dem Altertum bezieht
sich vor allem auf die Freiheit – das Freisein – von Behinderung
durch Zwang. Aristoteles und Epikur streiten für die Freiheit vom
Despotismus und von den Übeln des Daseins. Im Mittelalter geht es
um die Freiheit von Sünde und Verdammnis durch die Kirche. Seit
der Renaissance versteht man darunter die unbehinderte Entfaltung
der menschlichen Persönlichkeit.

In der deutschen philosophischen Tradition von Meister Ekke-
hart über Leibniz, Kant, Goethe und Schiller, den deutschen Idea-
lismus bis zu Schopenhauer und Nietzsche gilt die Freiheit als
die Grundvoraussetzung der sittlich-schöpferischen Entfaltung des
Menschen.

Das Recht des Menschen, über seine Gesundheit und damit über
sein leiblich-seelisches Leben als *höchstpersönliches Privateigentum* frei zu bestimmen, steht als *Naturrecht* an der ersten Stelle der
Menschenrechte. Ich möchte es das Recht auf *Gesundheitsfreiheit*
nennen.

Dieses Naturrecht auf Gesundheitsfreiheit ist als Menschenrecht
international anerkannt und geschützt. Es ist eine der Selbstverständlichkeiten einer humanen Gesellschaftsordnung, die das Ziel
hat, allen Menschen ein würdiges, von Gewalt, Demütigung,
Schmerz und Not freies Leben zu sichern und deshalb unter Geset-
zesschutz zu stellen. Insofern zielt auch das Recht auf Gesundheitsfreiheit – wie andere Rechte – auf das Glück des einzelnen (»pursuit
of happiness«). Das Glücklich- oder Unglücklichsein des einzelnen
ist immer eine höchstpersönliche Sache, allein dem eigenen Le-
benswertmaßstab unterworfen. Es hängt darum nicht vom leiblich-
geistigen Gesundheitsgrad ab, denn ein eingeschränkter Gesundheitsgrad macht nicht zwangsläufig unglücklich.

Gesundheitsfreiheit ist Willensfreiheit in einem doppelten
Sinne: nämlich die Freiheit, überhaupt etwas zu wollen und etwas
ganz Bestimmtes zu wollen, was der Gesundheit dient; d.h., die
souveräne Entscheidung des einzelnen über Anwendung oder Unterlassung medizinischer Maßnahmen an seiner Person zu treffen.

Es gehört zu den Merkwürdigkeiten der Menschheitsgeschichte, daß der Freiheitsbegriff nie auf die Gesundheit angewandt wurde. Dabei kann es keinen vernünftigen Zweifel geben, daß es ohne Gesundheitsfreiheit, ohne das Recht, über all das selbst zu bestimmen, was mit der eigenen Gesundheit zu tun hat, keine wahre Freiheit gibt.

Indirekt ist in der Bundesrepublik Deutschland die Gesundheitsfreiheit durch das Grundrecht auf »Unantastbarkeit der Würde« (Art. 1) und auf »Freie Entfaltung der Persönlichkeit« (Art. 2) garantiert. Ohne jede Frage läßt sich aus diesen beiden Artikeln des Grundgesetzes das Recht auf Gesundheitsfreiheit ableiten. Aber bei einer eingehenderen Beschäftigung mit diesen Artikeln bleiben sie – auf die Gesundheitsfreiheit bezogen – doch reichlich vage.

Artikel 2 des Grundgesetzes lautet:

»(1) Jeder hat das Recht auf die freie Entfaltung seiner Persönlichkeit, soweit er nicht die Rechte anderer verletzt und nicht gegen die verfassungsgemäße Ordnung oder das Sittengesetz verstößt.

(2) Jeder hat das Recht auf Leben und körperliche Unversehrtheit. Die Freiheit der Person ist unverletzlich. In diese Rechte darf nur aufgrund eines Gesetzes eingegriffen werden.«

Im 2. Absatz des Artikels 2 wird das Recht auf Leben und körperliche Unversehrtheit garantiert. Damit soll der einzelne vor Tötung, Gewalt und Folter geschützt werden. Aber zweifellos läßt sich hieraus auch ein allgemeines Recht auf Gesundheit ableiten, denn »körperliche Unversehrtheit« übersetzt man wohl am besten mit »Gesundheit«. Gemeint ist also, daß der Gesundheitszustand des einzelnen nicht in die Gewalt eines anderen gegeben ist.

Das muß selbstverständlich auch für das Patient-Arzt-Verhältnis gelten. Der Arzt darf nichts an Gesundheitshilfe tun oder unterlassen, was der Patient *nicht will.* Das Recht des Patienten auf Unverletzlichkeit läßt uns Ärzten keinen Ermessensspielraum ohne Einwilligung des Patienten.

Gegenstand der Gesundheitsfreiheit ist das Privateigentum Gesundheit. »Privat« von (lat.) privatus heißt im ureigensten Sinne »abgesondert vom Staat«, frei von staatlicher Bevormundung, frei von staatlichen Zwängen.

Privat ist insoweit der Freiheitsbegriff schlechthin, bezogen auf die Freiheit des einzelnen. Die durch die Staatsverfassungen garantierten Menschenrechte bzw. Grundrechte wurden zum Schutz des einzelnen gegen die Allmacht und Willkür des Staates entwickelt. Sie sollten und sollen dem einzelnen Menschen letztlich den privaten Lebensbereich, das Private als solches schützen.

Eigentum ist laut BROCKHAUS »die umfassende Besitz-, Verfügungs- und Nutzungsmacht über Gebäude, Grund und Boden (unbewegliche Sachen) und sonstige Habe (bewegliche Sachen, Rechte u. a). Privateigentum ist der Gegensatz von Staatseigentum, das niemandem ganz oder teilweise persönlich gehört.«

Privates Eigentum an etwas bedeutet: Dieses Ding gehört mir ganz allein. Das darf mir niemand ohne mein Einverständnis ganz oder teilweise nehmen. Kein anderer hat das Recht, sich in meinen Umgang damit einzumischen. Mein Eigentum darf ich pflegen oder vernachlässigen, zusammenhalten oder verschwenden, verteidigen oder wegwerfen.

Für alles Privateigentum gibt es jedoch eine Freiheitsgrenze: die Verletzung der Rechte anderer.

Der Drang nach Privateigentum ist angeboren. Verhaltensforscher nennen ihn »Aneignungstrieb«, als wesentlichen Teil des Selbsterhaltungstriebes. Er dient dem Aneignen überlebenssichernder Dinge wie Nahrung, Kleidung und Wohnung. Deshalb mußten und müssen alle Versuche, die Bildung von Privateigentum zu verhindern und Privateigentum zu enteignen, an der Natur des Menschen scheitern. Dies kann nur unter inhumanen Bedingungen gelingen, letztlich nur unter Mißbrauch der Staatsmacht.

In Artikel 14, Absatz 2 des Grundgesetzes heißt es: »Eigentum verpflichtet. Sein Gebrauch soll zugleich dem Wohle der Allgemeinheit dienen.«

Das gilt ohne Frage auch für das Privateigentum Gesundheit. Im Rahmen der freiheitlich-demokratischen Grundordnung mit angemessener Sozialbindung, in der die Gesellschaft als Nothelfer in Anspruch genommen werden darf, muß jeder mit seinem Privateigentum Gesundheit pfleglich umgehen. Andernfalls wird er zur gesundheitlichen Soziallast. Das Recht auf Gesundheitsfreiheit endet dort, wo die Rechte anderer verletzt werden. Deshalb dienen gesetzliche Bestimmungen wie etwa zum Schutz vor ansteckenden Erkrankungen auch der Gesundheitsfreiheit. Gleiches gilt für Gesetze gegen Drogenmißbrauch.

Der Schutz des Privateigentums Gesundheit fordert von jedem einzelnen Wissen und die Initiative, dieses Wissen anzuwenden. Das ist mit Mühe verbunden, und ich spreche darum von *Gesundfleiß*. Die Menschen dürfen nicht länger in dem Irrglauben gelassen werden, dank Hochtechnik und Hochchemie sei der höchste Gesundheitsgrad von der Gesundheitsindustrie *fabrizierbar* und alle Ärzte seien Engel. Fast alle Älteren glauben immer noch, was ihnen in der medizinischen Fortschrittseuphorie der fünfziger und sechziger Jahre prophezeit und versprochen wurde. Auch die meisten Jüngeren sind schlecht informierte, der Medizin blind vertrauende Patienten.

Nicht auf die Ärzte und die Medizin allgemein darf man sich in erster Linie verlassen, wenn es um das Privateigentum Gesundheit geht, sondern nur auf sich selbst. Selbstaufpassen und Selbsthilfe sind das A und O zur Sicherung eines hohen Gesundheitsgrades.

Jeder mit einem Auto als Privateigentum weiß, daß er sein Lieblingsspielzeug und Statussymbol hegen, pflegen und hüten muß, um sich diesen seinen Lebenswertverbesserer in aller Kraft und Schönheit zum Neid der Nachbarn zu erhalten. Der gelackte Liebling wird fast täglich gewaschen, eingeölt und gewienert. Kein Fleck, kein Kratzer darf bleiben. Man studiert die Bedienungsanleitung von vorn nach hinten und von hinten nach vorn, damit man den vierrädrigen Schatz nur ja richtig bedient und jedes Störsignal sofort erkennt und richtig einordnet.

Selbstverständlich wird eine Autozeitschrift gehalten, und ebenso selbstverständlich wird man Mitglied des ADAC, des Selbsthilfe-Vereins zum Wohle des Privateigentums Automobil und seines Besitzers. Auch am Stammtisch gibt es außer Fußball kein anderes Thema.

Die Krönung von Pflege und Schutz des heißgeliebten Privateigentums PKW kommt, wenn das Herzblatt in die Werkstatt muß. Da wird aufgepaßt wie der Deubel! Wehe, das teuerste der Haustiere kommt kränker nach Hause, als es abgeliefert wurde! Wehe, die Rechnung stimmt nicht auf Heller und Pfennig!

Wenn jeder mit seinem Privateigentum Gesundheit so pflegsam und wachsam umgehen würde, wie mit seinem Lieblingsspielzeug, gäbe es keine Inflation von chronisch Kranken und Medizingeschädigten, und erst recht keine Kostenexplosion im Gesundheitswesen.

8.2 GESUNDHEIT IST FLEISS

Über alle in diesem Buch beschriebenen Meinungsverschiedenheiten zwischen der modernen Schulmedizin und mir hinweg besteht in einem wesentlichen Punkt Einigkeit: *Gesundheit ist Fleiß, Krankheit weithin Faulheit, Ausnahmen bestätigen die Regel.*

Deshalb haben die Ärzteführer in den letzten Jahren mit zunehmender Lautstärke Risikozuschläge für Krankenkassenmitglieder gefordert, die Mißbrauch mit ihrer Gesundheit treiben oder bewußt ein hohes Verletzungsrisiko auf sich nehmen (s.S. 435). Nicht erwähnt werden allerdings die größten Gefahrenquellen Arztpraxis und Krankenhaus und der Rat an die Patienten, sich darüber zu informieren und selbst aufzupassen.

Der Gesundfleiß bestimmt sich nach dem Umfang der geistigkörperlichen Aktivität zur Erreichung eines möglichst hohen Gesundheitsgrades und hat zwei Säulen: *Wissen* und *Tun.*

Daraus ergeben sich zwei Eigentumspflichten:

1. *Wissen* über Gesundheit und Gesundheitshilfe-Möglichkeiten nach dem neuesten Erkenntnisstand sammeln. Lernen, was für den gewünschten bestmöglichen Gesundheitsgrad gut oder schlecht ist.

2. *Tun*, was aus diesem Wissen heraus für die Gesundheit gut ist, und das andere lassen.

Der Grundthese, daß der Gesundheitsgrad weitgehend vom Gesundheitsfleiß abhängig ist, mag mancher Leser mit Skepsis begegnen. Sind nicht fast alle Erkrankungen schicksalhaft, vom persönlichen Gesundheitsfleiß unbeeinflußbare Gesundheitsschäden? Nein, sie sind es nicht!

Das möchte ich im folgenden bei den Hauptarten von Gesundheitsschäden kurz erläutern.

Angeborene Gesundheitsmängel

Es gibt zwei verschiedene Ursachen für angeborene Gesundheitsmängel: Erb*fehler* und Erb*sünden.*

Bei den von Eltern, Großeltern, Urgroßeltern und Ururahnen ins Erbgut eingebrachten Gesundheitsmängeln muß unterschieden werden zwischen angeborenen Gesundheitsschäden wie beispielsweise einer Hüftmißbildung mit Verrenkung (Erb*fehlern*) und vererbten Unarten (Erb*sünden*). Bei vielen Chronischen Krankheiten nimmt man einen Erbfehler als Teilursache an, so auch bei bestimmten Krebsarten, weil bereits die Eltern oder Großeltern die gleiche Krebsart hatten. Was man in vielen Fällen nicht weiß, ist, ob beispielsweise der Erbfehler »Neigung zu Dickdarmkrebs« oder die ererbte Unart »Ungesunde Lebensweise« mit der Spätfolge »Neigung zu Dickdarmkrebs« ausschlaggebend waren. Es besteht viel Grund zu der Annahme, daß alle oder doch fast alle ererbten Gesundheitsschäden auf Erbsünden beruhen.

Muttersünden ereignen sich während der Schwangerschaft und sind sehr viel häufiger, als bekannt wird. Da sie als schwer verzeihbar gelten, auch aus Familienschande, ist die Grauzone sehr groß.

Wir wissen inzwischen sehr viel über typische Entwicklungsstörungen bei Einwirkung bestimmter Gifte – seien es Rezeptarzneien oder Genußgifte – während der einzelnen Schwangerschaftswochen, und jeder kann sich weitgehend danach richten. Die Frauen haben das *schwerere Los* gezogen, was die Verantwortlichkeit für den Gesundheitsgrad betrifft, mit dem ihre Kinder auf die Welt kommen. Das sollte in den Staatsordnungen der humanen Welt angemessener als heute berücksichtigt werden.

Verletzungen

Auch die weitaus meisten Verletzungen sind die Folge vermeidbarer Sünden. Dies gilt nicht nur für Verletzungen durch gefährliche Sportarten oder im Hochleistungssport, sondern auch für die Verletzungen durch die Haushaltsunfälle sowie Verkehrs- und Berufsunfälle.

Sogar die Art von Unfallverletzungen, die als Massenunfälle anscheinend nur auf Fremdverschulden oder höherer Gewalt beruhen, haben nicht selten mindestens eine persönlich zu verantwortende *Teil*ursache. Wesentlich heißt: Ohne sie wäre das Ereignis nicht eingetreten. Ich verweise hier auf Flugzeugunglücke in Afrika, auf Eisenbahnunfälle in Indien und Massenkarambolagen im Nebel – selbst bei vorsichtigster Fahrweise. Auch wer sich bei Gewitter unter eine alleinstehende Eiche stellt, ist mitschuldig an seiner Verletzung.

Infektionskrankheiten

Auch ansteckende Krankheiten sind oft selbst verschuldet, wie im Fall der gefährlichsten Infektionskrankheit von heute: AIDS. Die häufigsten Ursachen dafür sind der ungeschützte Geschlechtsverkehr und die Selbstinfektion Drogensüchtiger durch Spritzen.

Eine andere häufige Ursache fällt unter die Medizinschäden. Sie betrifft die aidsinfizierten Bluter. Vor 15 Jahren habe ich öffentlich vor Blutübertragungen gewarnt. Mit Sicherheit waren es viel zu viele, die danach durch Bluttransfusionen infiziert wurden; manche Patienten oder ihre Erziehungsberechtigten hätten durch Wachsamkeit und kritisches Nachfragen die Infektion verhindern können.

Viele infektiöse Magen-Darm-Erkrankungen, die man sich im Tropenurlaub holt, hätten bei entsprechender Vorsicht vermieden werden können.

Bei Infektionskrankheiten von Kindern trifft oft die Eltern die Hauptverantwortung, zum Beispiel bei einer Kinderlähmung wegen unterlassener Impfung. Die am wenigsten durch entsprechende Vorsorge verhütbaren Kinderkrankheiten sind Gott sei Dank in der Regel die ungefährlichsten, wie Masern, Windpocken, Keuchhusten usw.

Chronische Gesundheitsmängel

Sie werden auch als Chronische Krankheiten eingeordnet, viele davon als Volkskrankheiten. Ich zähle die wichtigsten und häufigsten auf: Aderenge als Ursache für Herzinfarkt, Hirnschlag, Bein-Mangeldurchblutung und Bluthochdruck; Krebs; Rheuma; Gicht; Arthrose; Osteoporose. Für alle sind Gesundheitssünden der Betroffenen zumindest eine wesentliche Teilursache.

Arztverursachte Gesundheitsschäden

Sie werden höflich auch »Medizinschäden« genannt. Das hat den Nachteil, daß die Verursacher sich oft nicht direkt angesprochen fühlen.

Die Zahl der bekannten Medizinschäden ist riesig groß, die Dunkelziffer um ein Vielfaches größer. Der gutinformierte, mitdenkende Patient kann sich weitgehend vor Medizinschäden schützen. In diesem Buch habe ich auf zahlreiche Gefahren hingewiesen; der Leser findet sie am schnellsten in den »Leitsätzen von Freund zu Freund« des siebten Kapitels.

Umweltbedingte Gesundheitsschäden

Dazu gehört alles, was in der näheren und weiteren Umwelt gesundheitsschädlich ist, beginnend am Arbeitsplatz und endend bei den Luftverpestungen aller Art. Auch hierfür gilt: Wer aufpaßt, nimmt weniger Schaden!

Zusammenfassung und Schlußfolgerung

Jeder ist seines Glückes Schmied. Für das Privateigentum Gesundheit gelten dieselben Regeln wie für Privateigentum an Gut und Geld: Je fleißiger man von Kindheit an ist, sowohl geistig wie körperlich, je zielstrebiger man sein Wissen und Können vermehrt, um so mehr Eigentum wächst einem zu. Und je mehr man dies dann pflegt und je sparsamer man damit umgeht, um so wertvoller und mehr wird das Privateigentum werden.

Das Menschenrecht auf freie Entfaltung der Persönlichkeit schließt das Recht ein, fleißig oder faul, sparsam oder verschwenderisch zu sein, dies in allen Größenordnungen und auch bezogen auf das Privateigentum Gesundheit. Der Fleißige und Sparsame erwirbt sich einen höheren Gesundheitsgrad, wird seltener und weniger schwer krank. Aber auch er ist vor Gesundheits-Unfällen im weitesten Sinne, vor unverschuldeten Schicksalsschlägen und Gesundheitshilfekosten dadurch, nicht sicher. Deshalb sollte sich jeder gegen Krankheitskosten versichern, wobei eine Pflichtversicherung aller für Notversorgungen – zum Ausschluß staatlicher Soziallast für Unversicherte – bei wirklich freier Arzt- und Krankenhauswahl im allgemeinen Interesse wäre. Aber es ist unsozial, d.h. gegen die Interessen der staatstragenden Bürger eines humanen Rechtsstaates, die Faulen und Fleißigen, die Verschwenderischen und Sparsamen einkommensbezogen in Solidargemeinschaft füreinander haften zu lassen. Näheres im nächsten Kapitel.

8.3 »KRANKENVERSICHERUNG« ZU LASTEN DER GESUNDHEITSFREIHEIT

Krankenversicherung im richtig verstandenen Wortsinne ist ein Unternehmen mit dem Zweck, das Risiko von Krankheitskosten durch vorsorgliche Zahlung einer Versicherungsprämie auf den Versicherer als Träger einer Versichertengemeinschaft zu übertragen.

Versicherungen leisten *Kostenersatz*. Bei Brand zum Beispiel betätigen sie sich *nicht* als Feuerwehr oder Baufirma und bei Unfallschäden nicht als Kfz-Reparaturunternehmen, sondern sie zahlen. Der zugrunde liegende Vertrag ist ein Geld-für-Geld-Vertrag, wobei sich die Höhe der Versicherungsprämie nur an Art und Umfang der Versicherungsleistung unter Einrechnung des Risikos orientieren kann.

Bei uns gibt es zwei große Systeme, die sich Krankenversicherung nennen: die Gesetzliche Kranken-Versicherung (GKV) und die Private Krankenversicherung (PKV). Wie unterscheiden sie sich? Ganz kraß formuliert: Die GKV ist gar keine Krankenversicherung, sie heißt nur so. Tatsächlich hat sie den Charakter eines staatlichen Unternehmens – genannt »Körperschaft öffentlichen Rechts mit Selbstverwaltung« – für die »Sach- und Dienstleistung« Gesundheitshilfe.

Wenn ich von der GKV hier trotzdem unter dem Oberbegriff der »Krankenversicherung« spreche, so deshalb, weil sie allgemein nur als solche bezeichnet wird.

Das getarnte Staatsunternehmen Krankenkasse wäre vergleichbar einem Staatsunternehmen Bundesbahn, das Freifahrtscheine gegen eine Monatsgebühr anbietet, allerdings nur dritter Klasse, mit den zweifelhaften Qualitätsmerkmalen »ausreichend, zweckmäßig, wirtschaftlich«, begrenzt auf das »Maß des Notwendigen« und beschränkt auf bestimmte Personenzüge – all das zu unterschiedlichen Pflichtfahrpreisen für die gleiche Einheitsleistung.

Kassenmedizin ist Medizinsozialismus.

Der Paradiesvogel Sozialismus ist mit seinem Welterlösungslied nach der Melodie »Alles gehört allen – Fleiß ist Dummheit« Gott sei Dank endlich dem uralten Drang nach Eigentum erlegen. Die Diktatur der Sozialistenführer konnte nur so lange dauern, bis das vorher angesammelte Privateigentum vieler und die daraus gewachsenen Güter aller Art, der Reichtum der Allgemeinheit also, aufgebraucht waren.

Der Paradiesvogel Medizinsozialismus dagegen mit seinem Lied nach der Melodie »Kranksein kostet nichts – Bedient euch – Gesundheitsfleiß ist Schwachsinn« zwitschert noch lustig im Goldenen Käfig der Freien Marktwirtschaft. Und die vom Volk wegen ihres marktwirtschaftlichen Programms gewählten Politiker hätscheln und tätscheln ihn als soziales Alibi. Verschwiegen wird, daß die Zeche oder – um im Bild zu bleiben – das Futter für den Paradiesvogel von den Fleißigen des Volkes aller Schichten, d. h. weitgehend vom fleißigen kleinen Mann – nicht zu vergessen die noch fleißigere kleine Frau – bezahlt werden muß.

Die Kassenmedizin mag einmal im Zeitalter des frühindustriellen Sklaventums das kleinere Übel gewesen sein. Ganz sicher bin ich auch da nicht. Für die Ärzte war sie jedenfalls die größte Verführung zu schlechter Arbeit in der Medizingeschichte überhaupt.

Bismarck hat gegen Ende des 19. Jahrhunderts die Reichs-Versicherungs-Ordnung (RVO) geschaffen und als deren besonderen Teil im Jahre 1883 die Gesetzliche Krankenversicherung. Inzwischen sind über einhundert Jahre vergangen. Aus einer Gesellschaft der Armen wurde bei uns eine Wohlstandsgesellschaft. Im Jahre 1990 hatte jeder Bundesbürger vom Baby bis zum Greis im Durchschnitt ein Einkommen von mehr als 23 000 DM pro Jahr und ein Vermögen von mehr als 100 000 DM. 90 Prozent der Bevölkerung sind heute pflichtversicherte Kassenpatienten, früher waren es nur 20 Prozent.

Ist die Kassenmedizin noch zeitgemäß? Nein, und zwar in vielerlei Beziehung nicht.

Unternehmensleiter des staatlichen Sach- und Dienstleistungsunternehmens sind die Leiter der Krankenkassen, viele Jahre unter dem Oberkommando der Beamten des Bundesministers für Arbeit und Soziales, heute des Bundesgesundheitsministeriums.

Pflichtbezieher der Sach- und Dienstleistung Gesundheitshilfe sind alle Arbeitnehmer mit einem Monatseinkommen bis zu 5100 DM.

Die *Einheitsleistung* für alle muß für einen Monatsbeitrag ge-
kauft werden, der sich am Einkommen orientiert. Die Besserverdie-
nenden zahlen für die Schlechterverdienenden, die wenig Kranken
für die öfter Kranken mit.

Die Krankenkassen gewähren dem Versicherten die Sach- und
Dienstleistung Gesundheitshilfe durch Verträge mit *Leistungser-
bringern*. So werden sie tatsächlich genannt, die Kassenärzte, Kas-
senzahnärzte und Kassenkrankenhäuser: »Leistungserbringer«!

Welche Leistungen sie zu erbringen haben, steht erstens im Sozialgesetzbuch (SGB), zweitens in den Statuten der Krankenkassen
und der Kassenärztlichen Vereinigungen und drittens in den Lehrbüchern der wissenschaftlichen Ärzteführer entsprechend dem gerade aktuellen Stand der Schulmedizinmode.

Für diese Heilsarmee der Leistungserbringer unter dem Kommando der Krankenkassen und dem ministeriellen Oberkommando
gibt es zahllose Vorschriften mit vielerlei *Freiheitsbeschränkungen*
in der Ausübung der Wissenschaft »Arzthilfe«, deren Freiheit nach
Artikel 5 des Grundgesetzes angeblich garantiert wird.

Eine große Zahl von Gesundheitshilfen wird von der Leistungspflicht der Krankenkassen ausgeschlossen. Die entsprechenden
Ausschlußformeln sind beliebig auslegbare Generalklauseln. Ich
nenne hier nur: »Nicht nach den Regeln der ärztlichen Kunst« (§ 28
des SGB V), »nicht dem allgemein anerkannten Stand der medizinischen Erkenntnisse entsprechend« (§ 18) und »ausgeschlossene
Arznei-, Heil- und Hilfsmittel« (§ 34).

Die gerade genannten Ausschlußformeln sollen Mißbrauch verhindern, schlechte Medizin möglichst ausschließen, nämlich das,
was »Scharlatanerie«, »Hokuspokus-Medizin« und »Dreckapotheke«
genannt wird. Nur gibt es dabei ein Dilemma: Die Schulmedizinmode vor gut hundert Jahren ist die Scharlatanerie, die Hokuspokus-Medizin und die Dreckapotheke von heute. Und vieles von
dem, was heute noch Medizinmode ist, wird in weit weniger als
hundert Jahren mit Recht als unwissenschaftlich abqualifiziert
werden.

Die verschiedensten Behandlungsmethoden bei ein und derselben Ausgangslage stehen auch heute einander gegenüber. Was die
einen eingipsen, nageln die anderen. Bei Gelenksteife sagen die einen: Unbedingt in Narkose gewaltsam durchbewegen, die anderen:

Bloß nicht! Kunstfehler! Und beim Sudeckschen Syndrom, einer Gelenkentzündung besonderer Art, steht in dem einen Lehrbuch als Behandlungsvorschlag: Heiße Handbäder! In einem anderen: Grundfalsch! Kälte ist richtig.

Es gibt Internisten – internistische Kassenärzte –, die sehr zurückhaltend sind mit der Verordnung von Digitalis als Herzmittel, von Antibiotika als Medikamenten gegen Infektionen, andere aber, die das eine bei der kleinsten Herzschwäche und das andere bei jeder minimalen Erkältung verordnen.

Und als letztes Beispiel: Während die Internisten Patienten mit Magengeschwüren, Gallensteinen und Hämmorrhoiden oft jahrzehntelang konservativ, d.h. ohne Operation, behandeln, fackeln die Chirurgen nicht lange, wenn ihnen so einer vors Messer kommt. Ein wildes Durcheinander in der Schulmedizin mit extremsten Gegensätzen – aber alles steht in den Lehrbüchern der Ordinarien. Damit ist es Schulmedizin und bekommt das Edelprädikat »wissenschaftlich allgemein anerkannt«. Was mit »allgemein« gemeint ist, weiß niemand so recht. Was damit bezweckt wird, scheint jedoch klar: Wenn man nur »wissenschaftlich anerkannt« sagen würde, müßte man alles anerkennen, was Medizinwissenschaftler – auch Außenseiter – als Heilhilfe nachgewiesen haben. Der Zusatz »allgemein« bringt einen unermeßlichen Ermessensspielraum für die Ärzteführer. »Nach den Regeln der ärztlichen Kunst« heißt also: Nach dem, was Schulmedizin-Ärzteführer mit »wissenschaftlich allgemein anerkannt« prämieren – warum, spielt keine Rolle.

Daraus folgt die Notwendigkeit der Forderung: Es darf keine Begriffe wie »Regeln der ärztlichen Kunst« oder »allgemein anerkannter Stand der medizinischen Erkenntnisse« als ausschließender Gradmesser für qualifizierte Gesundheitshilfen geben, die unter die Leistungspflicht der Kassen fallen, verbindlich für heute und morgen.

Nur ein einziges mißachtetes Gebot ist *zeitlos*: die Pflicht, das Arzt-Patient-Verhältnis mit einem *Höchstmaß an kontrollierter Vertrauenswürdigkeit*, zu praktizieren. Arzthilfe ist Wissenschaft. Ohne Freiheit ist Wissenschaft nichts wert. Allerdings ist Arzthilfe keine *Naturwissenschaft,* in der alles meßbar ist. Der Kernphysiker und Nobelpreisträger Wolfgang Paul – ausgezeichnet für eine verbesserte Meßtechnik im atomaren Bereich – soll gesagt haben: »Jeden

Dreck kann man messen – und ich bin daran mitschuldig.« Schön
wär's, wenn das auch für Gesundheitshilfen gelten würde.

Ich war einmal einer der Wegbereiter der Meßtechnik in der Medizin des Bewegungssystems. Das in der Unfallbegutachtung vorge-
schriebene Meßblatt ist auf meinem Mist gewachsen, und ich bin
ein Meßsüchtiger geblieben. Mein Problem: In der ganzheitsmedizinischen Wissenschaft, der ich mich seit 10 Jahren total verschrieben
habe – nach knapp 35 Lehr- und Wanderjahren endlich! –, ist leider
sehr vieles nicht meßbar.

Durch die genannten Ausschlußformeln wird das Privateigentum
Gesundheit enteignet, und zwar in doppelter Weise: Weder Patient
noch Arzt – wenn er sie denn überhaupt verantwortlich wahrnehmen will – haben noch die Freiheit der Therapiewahl.

Maßstab für die Sachleistung ist der genormte Kassenpatient.
Nichts gegen Durchschnittswerte, gegen Normalwerte zum Vergleich. Man braucht sie ohne Frage. Aber den Blick für das Individuum, die Einzigartigkeit des einzelnen, jedes Krankenschicksal
haben sie getrübt. Kassenmedizin wurde zur Massenmedizin. Die
Leistungserbringer erfanden die Fließbandverarztung und hier insbesondere auch das Kassenrezept.

Normalwerte eignen sich für Massen-Vergleiche, aber für Einzel-
bewertungen doch nur mit großen Einschränkungen.

Mitte der achtziger Jahre gab es für die Kassenpatienten Hoffnung. Angekündigt wurde ein »Gesundheits-Reform-Gesetz« der
Bundesregierung. Reformgesetz klingt immer gut, selbst wenn man
Gesundheit nicht reformieren kann, sondern nur die Gesundheitshilfe.

Beauftragt mit der Kassenmedizin-Reform war der Bundesminister für Arbeit und Soziales, Dr. Norbert Blüm. Es gab in den Jahren 1986 bis 1988 einen häufigen Schriftwechsel zwischen Blüm
und mir. Ich hoffte mithelfen zu können, daß eine mögliche Sternstunde für die Gesundheit der Bevölkerung wirklich genutzt werde.

Meine Bittschriften an Norbert Blüm klangen etwa so: »Versuchen Sie es bitte nicht mit der Flickschusterei an Kostenexplosions-
Symptomen. Packen Sie das Übel an der Wurzel an. Die Medizin
darf nicht weiter eine Geheimwissenschaft sein – mit Medizin-Ba-
bylonisch als Geheimsprache. Sorgen Sie dafür, daß in den Fernseh-

programmen die Schulmedizin nicht nur einseitig gelobt, sondern daß offen und ehrlich über gute und schlechte Medizin berichtet wird. Öffentliche Streitgespräche zwischen Schulmedizinern und Andersdenkenden muß es geben.

Wir brauchen eine umfassende Gesundheitsaufklärung der Bevölkerung, eine Volks-Privatversicherung mit sanfter Selbstbeteiligung und die Möglichkeit, daß die Patienten ihre Arzt- und Klinikrechnungen selbst kontrollieren können.

Dann ist es vorbei mit der schlechten Qualität unserer Medizin und der Kostenexplosion! Denn dann werden sich die aufgeklärten Patienten der Maßlosigkeit der Schulmedizin, ihrer Überdiagnostik und Übertherapie verweigern. Die Krankenversicherungsbeiträge werden rapide sinken, bei weit besserer Versorgungsqualität.«

Doch von einer zu schlechten Versorgungsqualität der Kassenmedizin wollte der Minister nichts wissen. Im Gegenteil: Er sang es im Chor mit, das Hohelied von dem – ganz besonders dank der Gesetzlichen Krankenversicherung von 1883 und ihren Nachfolgern – angeblich fortschrittlichsten Arzt- und Gesundheitssystem der Welt, das es den Kassenpatienten zu erhalten gelte. Nur zu teuer wäre es, klagte der Minister. Und deshalb müsse es reformiert werden.

Für die Schuldigen hatte er griffige Vokabeln: »Plünderung« nannte er die Selbstbedienung der Kassenarztführer. Nicht an *falscher Berufsausübung* liege es, daß es zu einer Kostenexplosion gekommen sei, sondern an der *Begehrlichkeit* der Kassenärzte.

Zu der dringend notwendigen Reform der Qualität der medizinischen Versorgung kam es nicht. Es blieb bei der Leistungsnote »ausreichend« zur Billigqualitätssicherung und bei dem Verbot, das (Mittel-)Maß des Notwendigen zu überschreiten. Nur die *bestmögliche Gesundheitshilfe* kann in einer humanen Welt als Versorgungsstandard akzeptabel sein, und zwar für jeden Patienten ohne Ausnahme. Soll das für Kassenpatienten nicht gelten?

Weitere Einschränkungen der Leistungspflicht wurden festgeschrieben wie Negativlisten insbesondere für ungiftige Naturarzneien und Kostenersatzverbote bei Flucht vor der schulmedizinischen Verstümmelungsstrategie.

Gewiß: Überzogene Medikamentenpreise kappte man auch und erreichte für kurze Zeit einen Stillstand des Pflichtbeitrags, aber die Zündschnur zur nächsten Beitragserhöhung brennt schon.

Für mich gab und gibt es keinen Zweifel, daß die gesetzliche Zwangsversicherung und das daraus entwickelte hierarchisch gegliederte Kassenarztsystem hauptverantwortlich für die herrschenden Übelstände sind. Das Nebeneinander von zu *hohem* Aufwand an Diagnostik und Therapie einerseits und zu *geringem* Aufwand an Zeit für den einzelnen Patienten andererseits ist nur scheinbar ein Paradox. Die Kassengebührenordnungen zwingen förmlich dazu.

Nach dem Bewertungsmaßstab für Kassenärztliche Leistungen (BMÄ vom 1. April 1989) gibt es für die gründliche Untersuchung eines Neupatienten, abzurechnen nach Ziffer 4 + 60, 440 Punkte = maximal 44 Mark. Zehn Pfennig wurden ursprünglich als Punktwert angesetzt. Inzwischen ist er bei einzelnen Krankenkassen auf beinahe sieben Pfennig gesunken.

Der durchschnittliche Arzt-Zeitaufwand dafür beträgt *bei uns*, in unserer Klinik für Ganzheitsmedizin, knapp 30 Minuten. Der notwendige Untersuchungsaufwand ist also dem eines Allgemeinarztes und Internisten etwa gleich. Das bedeutete für einen Kassenarzt einen Stundenlohn von maximal 88 Mark. Damit müßte alles abgegolten sein – der gesamte Praxisaufwand einschließlich Personal. Bei – niedrig gerechnet – 40 Prozent Praxisunkosten blieben 53 Mark pro Stunde vor Steuern. Und das für das Kernstück ärztlicher Tätigkeit, die Untersuchung in der Sprechstunde. Zum Vergleich: Als Meisterlohn eines Elektrikers werden bei uns in Oberbayern auf dem Lande zur Zeit 55 Mark pro Stunde berechnet, mit vollem Stundenlohn für An- und Abfahrt.

Ein anderes Beispiel: Ein niedergelassener Chirurg kann für die Versorgung einer großen Wunde einschließlich Wundverschluß 300 Punkte abrechnen. Mit maximal 30 Mark muß also alles abgegolten sein: die Bereithaltung der OP-Abteilung mit allem Instrumentarium, der Wundverband, die Sterilisation der OP-Wäsche, die Einmal-Handschuhe, die Assistenz der OP-Schwestern und Arzthelferinnen usw. Ein guter Chirurg, der diese Wundversorgung sorgfältig macht, braucht dazu einschließlich Vorbereitung und Verband 20 Minuten im Schnitt. Stundenlohn 90 Mark!

Zwar gibt es seit kurzem für die Operationen von Kassenchirurgen Zuschläge. Die aber reichen bei weitem nicht für eine Kostendeckung, wenn die Versorgung sorgfältig durchgeführt wird. Bei den Operationen sind sämtliche Grundleistungen, insbesondere die

Vorhaltung einer Operationsabteilung in der Gebühr ohne weitere Entschädigung enthalten.

Eine solche Gebührenordnung ist auf Fließbandversorgung und Massenabfertigung programmiert, nicht aber auf sorgfältige freundschaftliche Einzelbehandlung. Ein Kassenarzt, der nicht betrügt, macht pleite.

Ich behaupte wohlgemerkt *nicht,* daß alle oder die meisten Kassenärzte grob falsch abrechnen oder Leistungen in Rechnung stellen, die sie gar nicht erbracht haben. Nein, es geht nicht um Betrug im Sinne des § 263 des Strafgesetzbuches. Was ich meine, möchte ich an einem Beispiel klarzumachen versuchen und fragen: Ist es nicht betrügerisch, wenn der Automechaniker, dem man sein Auto zur Inspektion bringt, die Zündkerzen auswechselt, obwohl sie gut funktionieren, eine neue Batterie einbaut, obwohl die alte es noch lange täte, oder gar einen Austauschmotor einsetzt, ohne daß es nötig ist, dann die Spuren beseitigt und behauptet, das alles hätte sein müssen, und eine dicke Rechnung dafür schreibt?

Das ist doch ebenso Überversorgung unter Vortäuschung falscher Tatsachen zum eigenen Vorteil wie unnötige Diagnostik und Behandlung unter Ausnutzung des medizinischen Unwissens von Patienten oder deren Fehlinformation.

Es ist betrügerisch, wenn die Sprechstunden-Untersuchung eines Neupatienten drei Minuten dauert und dann massenhaft Labor- und andere technische Untersuchungen angeordnet und abgerechnet werden, die bei sorgfältiger Untersuchung überflüssig wären. Bei gründlicher Untersuchung von Neupatienten braucht man oft überhaupt keine, höchstens ein paar einfache und billige technische Zusatzuntersuchungen. Wenn es Vorschrift würde, ärztliche Leistung nach dem *Arztzeitaufwand* abzurechnen, bräche das ganze Kassenarztsystem sofort in sich zusammen.

Dann würde sich herausstellen, daß auch die Kassenarztwoche maximal nur 60 bis 70 Stunden hat und daß es oft nicht einmal möglich ist, auch nur ein Viertel der abgerechneten Leistungen in der vorhandenen Zeit mit Sorgfalt zu erbringen.

Ich wollte mit gutem Beispiel vorangehen, habe jahrelang den Arztzeitaufwand in der Sprechstunde – nicht in der Klinik – nach Minuten abgerechnet. Vorher wurde dazu das »informierte Einverständnis« des Patienten eingeholt. Auf dem Sprechstundenbericht,

den seit vierzehn Jahren jeder Patient bekommt – nur er –, wurde
dann die Uhrzeit von Anfang bis Ende auf die Minute genau eingetragen. Der Minutenpreis betrug für meine Mitärzte 5,– DM, für
mich 7,– DM. Billiger wäre nicht kostendeckend gewesen. Eine ge-
rechtere und besser kontrollierbare Abrechnung gibt es nicht. Ich
wurde u. a. auch deshalb beim Berufsgericht angeklagt, mit dem
Antrag, mir die Approbation zu entziehen. Die Regierung von Oberbayern machte meine weitere Zulassung als Arzt auch davon abhängig, daß ich versprach, diese Abrechnungsart zu unterlassen.
Wenn's ans Eingemachte geht, nämlich an die *Unkontrollierbarkeit*,
schlagen die Ärzteführer gnadenlos zu. Die am Fachgruppendurch-
schnitt orientierten Kassenarztgebühren mit entsprechenden Kür-
zungsmöglichkeiten bestrafen im übrigen besonders tüchtige Ärzte
für überdurchschnittliches Können und überdurchschnittlichen
Fleiß und drücken damit zwangsläufig das Versorgungsniveau nach
unten.

Am 12. Oktober 1988 stand in der ÄRZTEZEITUNG eine hochinter-
essante Meldung: Schlagzeile:»Kasseneigenes Ambulatorium tief in
roten Zahlen«. Untertitel: »Das Ambulatorium der Berliner Orts-
krankenkasse hat Geldsorgen: 3,5 Mio DM Verlust« – und das in einem einzigen Jahr: 1988. Warum rote Zahlen des AOK-Ambulato-
riums Berlin, obwohl es mit 60000 Patienten im Jahr (= 15000 pro
Quartal) gut ausgelastet war?

Ganz einfach: Weil die angestellten Ärzte mit festem Gehalt kein
Interesse an einer Überversorgung der Patienten und sonstigen
Tricks haben – und sauber nach dem Kassenarzttarif abrechnen.

Was anderes ist es als eine Enteignung des Privateigentums Gesundheit, wenn 90 Prozent der Bevölkerung zwangsversichert sind,
hohe Versicherungsbeiträge abgezogen bekommen – einschließlich
Arbeitgeberanteil, den jeder Arbeitgeber lieber mit dem Lohn aus-
zahlen würde –, dann aber *nicht* das Recht einer wirklich *freien*
Arzt- und Krankenhauswahl haben.

Was nützt es den gut informierten mitdenkenden Patienten – ich
schätze ihre Zahl inzwischen auf ein Viertel aller Kassenpatienten –, wenn sie die freie Wahl unter Kassenärzten und Vertrags-
krankenhäusern der Gesetzlichen Krankenkassen haben, dort aber
nach einer schematischen Routine versorgt werden, d. h. nicht nur
nach den Regeln der dogmatischen Schulmedizin, sondern nach

einer Katalogmedizin, ausgearbeitet vom Ministerium für Arbeit und Soziales, die festlegt, für welche Heilhilfen die Kosten erstattet werden.

Ich weiß, daß viele Leiter und Angestellte der Krankenkassen gemeinsam mit den von ihnen verwalteten Kassenpatienten unter den gesetzlichen Zwängen leiden, weil sie oft gerade denen laut Vorschrift nicht helfen dürfen, bei denen es am nötigsten wäre. Sie geraten immer wieder in schwere Gewissenskonflikte.

Aber zu viele bleiben ungerührt. Kürzlich erschien ein Patient mit Prostatakrebs bei mir. Sein Kassenurologe hatte ihn zur Kastrationsoperation kraft SGB V *verurteilt*. Nichts anderes als eine Strafurteil stellt die Einweisung durch den Kassenarzt in ein Vertragskrankenhaus mit der Diagnose »Krebs« und schließlich einer meist verstümmelnden Behandlung dar. Kassenärzte werden durch das System zum Staatsanwalt und Richter zugleich gemacht, in einem Sondergericht, bei dem Anklage (die Diagnose), Urteil (die Verordnung) und Vollstreckung (die Behandlung) den Patienten einem unentrinnbaren Prozeß unterwerfen wie einen Delinquenten.

Es ist keine Übertreibung, wenn ich diesen Vergleich ziehe. Man denke bitte an die Hilflosigkeit von drei Viertel der Kassenpatienten, an ihr Unwissen in Gesundheitsfragen und an ihre Geldnöte. Sie können es sich nicht leisten, den Quasi-Befehl, die Verordnung des Kassenarztes, zu verweigern, gegen sein Urteil »Widerspruch« einzulegen, in die »Berufung« bei einem andersdenkenden Nichtkassenarzt zu gehen.

Das war schon immer so, seit es die Zwangsversicherung gibt. Doch früher gab es Ausnahmeregelungen, vor allem bei Ersatzkassen, aber auch bei RVO-Kassen – also AOKs, Innungs-Krankenkassen, Betriebskrankenkassen usw. Das »*Gesundheits-Reform-Gesetz*« von 1988/89 hat diese Ausnahmen verboten.

Der zitierte Patient mit Prostatakrebs wollte sich nicht seiner Mannesorgane berauben lassen. Schließlich sei er zum zweiten Mal verheiratet, mit einer jungen Frau, und selbst erst 55 Jahre alt. Das habe er dem Leiter seiner Krankenkasse gesagt und dazu: Er wolle zu mir, denn er habe gehört, daß ich gegen die Kastrationsoperation sei, daß ich etwas anderes zur Behandlung hätte, was sogar bessere Überlebenschancen brächte. Seine Bitte: Die Kasse möge die Kosten in Höhe der Sätze des Vertragskrankenhauses übernehmen, nicht mehr. Die Antwort des Kassenleiters: Die Kastrationsoperation bezahlen wir, für die Behandlung bei Hackethal gibt's keinen Pfennig.

Noch ein Beispiel: Eine junge Frau mit kirschgroßem, also kleinem Brustkrebs war von ihrem Gynäkologen zur Brustamputation mit Lymphknotenausräumung aller Achselknoten – egal, ob gesund oder krank – verurteilt worden. Sie wolle zu mir, erklärte sie der Kasse, weil ich ein brusterhaltendes Programm hätte. Abgelehnt, kein Pfennig!

Derartige schwere Verstöße gegen die Gesundheitsfreiheit kraft gesetzlicher Zwangsversicherung verstoßen ohne jeden Zweifel gegen den Art. 2 unseres Grundgesetzes.

Dieser Tatsache haben inzwischen mehrere Sozialgerichtsurteile Rechnung getragen. Es wurde entschieden, daß bei Krankheiten wie Krebs auch bei Inanspruchnahme von Nichtkassenärzten und Nichtvertragskrankenhäusern der Kassen von der GKV Kostenersatz geleistet werden muß. Die Krankenkassenleiter hätten also das Recht zu angemessenem Kostenersatz. Leider machen davon zu wenige Gebrauch.

8.4 FREIHEITLICHE GESUNDHEITSHILFE-VERSICHERUNG FÜR ALLE

Wir brauchen dringend ein *Gesundheits-Freiheits-Gesetz,* das jedem Staatsbürger seine Gesundheit und sein Leben als Privateigentum sichert und ihn nicht einer Gesundheitsbürokratie und einer bis zur Lustlosigkeit gegängelten Ärzteschaft auf Gedeih und Verderb ausliefert.

Jeder Mensch bestimmt in einem sehr großem Maße seinen Gesundheitsgrad selbst. Daran gibt es nicht den geringsten Zweifel. Für selbstverschuldete Krankheiten des einzelnen darf man aber vernünftigerweise nicht nahezu die ganze Bevölkerung in »Solidargemeinschaft« haften lassen, wie es geschieht.

Man kann die Gesundheitshilfe nicht aus der Marktwirtschaft ausgliedern, wie es in der Kassenmedizin geschieht. Darin bin ich übrigens mit den Krankenkassenleitern, mit denen ich gesprochen habe, einig.

Darüber hinaus brauchen wir
– Wissenschaftsfreiheit des ärztlichen Berufes, nicht eingeengt durch schulmedizinischen Dogmatismus und Ausschlußlisten von undogmatischen Ärzten der Gesundheitshilfe,
– eine Gesundheits-Pflichtversicherung für alle, in der jeder Patient Privatpatient ist, seine Rechnung selbst kontrolliert, sie dann bei seiner Versicherung einreicht, die zur Kostenerstattung verpflichtet ist. Das ist nur möglich mit spürbarer Selbstbeteiligung.

Ohne Zweifel hat die Private Krankenversicherung (PKV) im Vergleich zur sogenannten Gesetzlichen Krankenversicherung (GKV) eine Vielzahl von positiven Inhalten.

Ich nenne die fünf wichtigsten:

1. Freie Wahl unter allen niedergelassenen Ärzten und Heilpraktikern – nicht aber nur unter Kassenärzten.

2. Volle Kostenübernahme für verordnete Heilhilfen – nicht aber eingeschränkt durch Negativlisten oder durch Festlegung einer Zuzahlungsquote.

3. Freie Wahl unter allen zugelassenen öffentlichen und privaten Krankenhäusern – nicht aber nur unter »zugelassenen Krankenhäusern« der Krankenkassen.

4. Versorgung als Privatpatient 2. oder 1. Klasse im Krankenhaus – nicht aber nur als Patient der Allgemeinen Pflegeklasse mit »Treppaufversorgung« (vom weniger erfahrenen zum erfahrenen Arzt).

5. Vergütung der ärztlichen Leistungen nach GOÄ – nicht aber nur nach BMÄ oder E-GO.

Das ist eine große Menge an Positivem im Vergleich zur sogenannten GKV. Allein schon deshalb ist ihr die PKV weit überlegen.

Aber es gibt aus der Sicht eines Ganzheitsarztes mit fast fünfzigjähriger Erfahrung in Praxis und Klinik Schwachpunkte, änderbare Dinge, welche die Verlockung, Privatpatient zu werden und zu bleiben, dämpfen.

Es geschieht zu oft, daß auch Privatversicherer Kostenersatz für Gesundheitshilfeleistungen mit den Verweigerungsvokabeln der sogenannten GKV ablehnen, insbesondere mit den Formeln »nicht wissenschaftlich allgemein anerkannt« und »nicht notwendig«.

Ohne spürbare Selbstbeteiligung kann es keine Möglichkeit einer wirklich freien Arzt- und Krankenhauswahl geben und damit auch kein Ende der Bevormundung der Patienten und der Kostenersatzverweigerung mit der Willkürfloskel »nicht wissenschaftlich allgemein anerkannt«. Spürbare Selbstbeteiligung bestraft gleichzeitig die notorischen Gesundheitssünder.

Die Vorschläge des Präsidenten der Bundesärztekammer, Risikozuschläge für Fettleibige, Alkoholiker, Raucher, Sportextremisten usw. zu erheben, wären allerdings nur Schrittmacher für einen »Schnüffelstaat« und sind deshalb indiskutabel.

Eine spürbare Selbstbeteiligung ist unverzichtbar zur Aktivierung des Gesundheitsfleißes, zur Sparsamkeit im Umgang mit teuren Medizinleistungen und zur peniblen Selbstkontrolle der Arzt-, Arznei- und Klinikrechnungen.

Die angebliche Gefahr einer medizinischen Unterversorgung durch eine Selbstbeteiligung an den Gesundheitshilfekosten entbehrt jeder Erfahrungsgrundlage. Sogar bei einer Selbstbeteiligung des Patienten aus eigener Tasche sehe ich diese Gefahr nicht. Als

erstes würden Überdiagnostik und Übertherapie aufhören. Und an
einem Blinddarmdurchbruch würde nicht ein Mensch mehr sterben
als heute.

Zur jetzigen Kassenmedizin gibt es nur eine vernünftige Alternative: Privatversicherung des Privateigentums Gesundheit mit angemessener Selbstbeteiligung für alle.

Die beste Lösung im beginnenden Zeitalter des gutinformierten, mitdenkenden Patienten wäre meines Erachtens eine *Private
Gesundheitshilfe-Spar-Versicherung,* bei der ein Teil der Prämie von
der Versicherung auf einem Sparkonto angesammelt und verzinst
wird. 25 % Spar- und später Selbstbeteiligungs-Prämie scheinen mir
eine diskutable Größe. Das Guthaben dient zur Selbstbeteiligung
an den Krankheitskosten im gleichen Prozentsatz oder entsprechend angepaßt. Das Sparguthaben wird eines Tages – bis auf einen einbehaltenen Sicherheitsbetrag – ratenweise ausbezahlt, der
Rest fällt ins Erbe.

Diese Lösung gäbe den allerstärksten Anreiz zu Gesundheitsfleiß, Heilhilfesparsamkeit und Rechnungskontrolle. Der Patient
hätte die alleinige Therapiehoheit. Mißbrauch in wesentlichem Umfange wäre wegen der hohen Selbstbeteiligung des Patienten nicht
zu befürchten. Andererseits belastet diese Art der Selbstbeteiligung
den Patienten nicht plötzlich und direkt.

Allein mit den jetzigen Krankenkassenbeiträgen ließe sich wahrscheinlich eine solche Sparversicherung bereits weitgehend finanzieren, falls die Patientenversorgung nach den Grundsätzen der
EUBIOS-Gesundheitshilfe geschähe.

Wichtig wäre eine noch stärkere Differenzierung im Versiche-
rungsangebot als heute. Man sollte bestimmte Leistungen als Extras
mit Aufschlag anbieten, zum Beispiel – ich übertreibe einmal –
»Geistheilung«. Andererseits sollte jeder Versicherte die Möglichkeit
haben, auf bestimmte Leistungen gegen Prämienermäßigung zu
verzichten.

Ein Beispiel aus eigener Sicht: Ich wünsche keinesfalls als Versicherungsleistung die Kostenübernahme für eine Organverpflan-
zung irgendeiner Art – vom Herzen über die Leber bis zur Groß-
zehe – oder für Radikaloperation, massive Röntgenbestrahlung oder
Zellkiller-Chemotherapie bei Krebs. Ähnlich dürfte es vielen kriti-

schen Menschen schon heute und nach entsprechender Aufklärung bald allen gehen.

Diese Gesundheitshilfe-Spar-Versicherung müßte als Grundversicherung allen zur gesetzlichen Pflicht gemacht werden, wobei aber die freie Wahl unter sämtlichen Krankenversicherern einschließlich der privatisierten GKV unbedingt gewährleistet sein sollte. Freier Wettbewerb unter vielen muß sich preisdämpfend auswirken!

Die Zeitschrift WIRTSCHAFTSWOCHE vom 17. Januar 1992 veröffentlichte einen Artikel mit der Überschrift »Gesundheitspolitik: Reformbedarf in Europa und den USA – Tiefes Unbehagen – Den Industrienationen drohen die Gesundheitskosten über den Kopf zu wachsen. Gibt es ein Rezept gegen die Medizin-Krise?«

Die Wirtschaftswissenschaftler Dieter Cassel und Klaus-Dirk Henke analysieren die deutsche Medizinbranche wie folgt: Sie »sei ein typischer Nicht-Markt, geprägt von kollektiver Irrationalität und technokratischer Flickschusterei«.

Der US-Mediziner und langjähriger Chefredakteur der renommierten NEW ENGLAND JOURNAL OF MEDICINE, Arnold S. Relman, stellt zum amerikanischen System fest: »Überdies leidet das System am Übermaß der aufwendigen und in vielen Fällen überflüssigen Spezialuntersuchungen.« Bis zu 30 Prozent der in den USA ärztlich angeordneten Tests, so schätzt Relman, seien aus medizinischer Sicht überflüssig. Zu dem britischen System schreibt er: »Ein tiefes Unbehagen am Medizinbetrieb kennzeichnet auch die staatlichen Gesundheitssysteme Europas, allen voran den National Health Service (NHS) Großbritanniens, das planwirtschaftliche Spiegelbild des liberalen US-Systems. Die Krankenversicherung des Königreichs … ist ein durch und durch sozialistisches System.« Nach dem Labour-Politiker Robin Cook drohe sich das NHS zu einem Zweiklassensystem zu entwickeln: »Hier medizinische Bestleistungen für wenig Privilegierte, dort ein unzulänglicher schäbiger Basisdienst für Millionen.«

Die Zusammenfassung lautet: »Die Erfahrungen in Deutschland, Großbritannien oder den USA zeigen, daß die gesundheitspolitischen Prototypen der Vergangenheit den Herausforderungen des modernen Gesundheitsbetriebes nicht mehr gewachsen sind. Statt dessen denken Gesundheitsökonomen und -politiker jetzt über ein neues Konzept nach, das für die besonderen Probleme der Gesundheitsbranche eine ganz eigene Mischung aus Staats- und Marktelementen vorsieht, eine Art Dritter Weg zwischen medizinischem Kapitalismus und Sozialismus.« Als wichtigste Bestandteile werden angeführt: Gesetzliche Pflichtversicherung für alle, welche die Basisversorgung sicherstellt, Anreize zur Kosteneinsparung und private Finanzierung von Sonderleistungen.

Diese Veröffentlichung bestätigt meine Kritik weithin. Aber die wichtigsten Schlußfolgerungen für Reformen werden nicht gezogen, nämlich erstens die Notwendigkeit, die Moral- und Standesgesetze der Ärzteschaft zu ändern, und zweitens eine spürbare Selbstbeteiligung der Patienten an allen Krankheitskosten in sanfter Form.

NACHWORT

In den ersten Monaten des Jahres 1992, in denen ich die Arbeit am Manuskript dieses Buches abschloß, erreichten mich fast täglich ermutigende Stimmen, seien es persönliche Hinweise oder Berichte und Kommentare in den medizinischen Fachjournalen. Ich fühle mich längst nicht mehr als »Einzelkämpfer«, als den man mich manchmal abgestempelt hat, um mich auszugrenzen.

Die Notwendigkeit eines radikalen Umdenkens der Medizin, d.h. eines Umdenkens »von der Wurzel her«, wird von vielen Menschen erkannt, und vielerorts gibt es Anzeichen ärztlicher Selbstkritik. Bis zu ihrer Umsetzung in eine neue medizinische Wirklichkeit scheint der Weg noch lang zu sein, zumal mit dem sogenannten »Gesundheitsreformgesetz« eine große Chance vertan wurde.

Im DEUTSCHEN ÄRZTEBLATT vom 23. Januar 1992 steht ein Leitartikel zum Thema »Gesundheitspolitik« mit der Überschrift »Wir brauchen ein Gesamtkonzept«. Der Leitartikel stammt von Prof. Dr. Fritz Beske, einem führenden Gesundheitspolitiker der CDU, der im Norden ein Medizinsoziologisches Institut leitet und einmal Gesundheitsminister von Schleswig-Holstein war.

Seine Forderung deckt sich mit der, die ich an den Bundesminister Norbert Blüm gerichtet habe, nämlich das Übel an der Wurzel zu packen. Fritz Beske geht einleitend auf die Berechtigung einzelner Kritikpunkte und Vorschläge im gesundheitlichen Kostenwesen ein, bevor er zu folgendem Schluß kommt: »Alle diese Vorschläge mögen für sich genommen richtig sein, sie haben ihren Wert. Was ihnen fehlt, ist der innere Zusammenhang, ist die Einordnung in ein gesundheitspolitisches Zielkonzept, ist die Orientierung an einer gesundheitspolitischen Grundkonzeption. Das jedoch ist es, was wir brauchen: ein gesundheitspolitisches Gesamtkonzept, ein Konzept, das gesellschafts- und gesundheitspolitische Zielvorgaben enthält, das gesamte Gesundheitswesen umfaßt und nicht nur die gesetzliche Krankenversicherung und das den Bürger als selbständig und eigenverantwortlich denkendes Individuum einbezieht.

Ein solches Konzept wird Zustimmung und Ablehnung hervor-
rufen, im Ganzen und in seinen Teilen. Es wird vor allen Dingen auf
Schwierigkeiten bei der politischen Umsetzung stoßen. Aber nur
auf diesem Wege werden wir den Weg in die Zukunft finden. Es
lohnt sich, an einem solchen Konzept zu arbeiten.«

Ich habe in allen Teilen dieses Buches meiner Kritik der herrschenden schulmedizinischen Wissenschaft und Praxis immer wieder den Appell an die Patienten von heute und morgen »als selb-
ständige und eigenverantwortliche Individuen« gerichtet, sich nicht
nur gegen schlechte Medizin, insbesondere gegen unnötige und
schädliche Überdiagnostik und Übertherapie zu wehren, sondern
durch Lernen und Vorbeugen, d. h. durch Gesundheitsfleiß dafür zu
sorgen, möglichst wenig krank zu werden. Es gehören auch hier
beide Seiten dazu. Viele Menschen haben einen ganz natürlichen
Sinn dafür, wann die – oft lebensrettende Apparate- und Intensivmedizin – einem humanen Verzicht auf sie weichen muß.

Es hat mich sehr bewegt zu lesen, was Dr. Norbert Blüm – von
mir gesundheitspolitisch oft kritisiert – in einer überregionalen Ta-
geszeitung (DIE WELT vom 1. Februar 1992) zu sagen hatte. Der
Minister und seine Familie hatten es abgelehnt, den mit Lungenkrebs todkranken Papa bei einem Erstickungsanfall mit dem vor der
Tür stehenden Rettungswagen auf die Intensivstation bringen zu
lassen. Er starb zu Hause. Unter der Überschrift »Am Ende eines
Hexentanzes – Maschinen, Schläuche, Stethoskope und das Recht
auf einen würdigen Tod« schrieb Blüm in Erinnerung an seine Erlebnisse als Hilfspfleger: »Mein Gott, ihr weißen Götter mit euren
Schläuchen, Stethoskopen und bedeutenden Gesichtern, hättet ihr
Frau Meyer, Schmidt, Schulze, oder wie immer sie hieß, nicht am
Bett ihres Mannes lassen können? Ihre Hand wäre in der entscheidenden Sekunde seines Lebens wichtiger gewesen als alle eure ge-
haltsschweren Mienen und teuren Geräte.«

Man mag zu Norbert Blüm und seiner Gesundheitspolitik stehen, wie man will, eines kann ihm wohl niemand absprechen: Er
hat viel Verstand und ein großes Herz. Von welchem Politiker sonst
kann man das sagen?

Die ÄRZTE-ZEITUNG vom Januar 1992 berichtet unter der Überschrift
»Internationale Kritik an nationalen Krebsprogrammen: Industrie-

staaten haben keine vernünftigen Krebsbekämpfungspläne« über das Ergebnis eines Treffens von 35 internationalen Krebsexperten in Genf.

Auch die Bundesrepublik Deutschland zählt zu den Industriestaaten, die danach keine »vernünftigen« Krebsbekämpfungspläne haben, und zwar gemessen an den drei Säulen Prävention, Früherkennung/Therapie und Schmerzlinderung. Die USA stehen an der ersten Stelle derer, die über ein solches vernünftiges Krebsbekämpfungskonzept verfügen.

Dazu ist zu bemerken, daß es dort keine systematische gesetzliche Früherkennungsuntersuchung gibt wie bei uns, nachdem schon 1980 die Ärztevereinigung AMA (American Medical Association) und die Krebsgesellschaft American Cancer Society ihre Forderungen nach jährlicher Vorsorgeuntersuchung aufgaben. »Die Beweise häuften sich, daß diese Methoden wirklich gefährlich sind – nicht nur nutzlos« schrieb Dr. Robert Mendelsohn in seinem Buch MÄNNERMACHT MEDIZIN – WIE ÄRZTE DIE FRAUEN BEHERRSCHEN.

Wenn die amerikanischen Krebsbekämpfungspläne trotzdem als positiv bezeichnet werden und Früherkennung plus effizienter Therapie gefordert wird, so kann damit nur gemeint sein, daß die jetzigen Systeme der Früherkennung plus Therapie bei uns nicht effizient sind.

Bei der Krebskrankheit gilt ebenso wie bei vielen anderen Krankheiten, daß die Lösung nicht in der äußerst kostspieligen und – wie ich gesagt habe – oft schädlichen Krankenhaus-(Radikal-)Therapie liegen kann, sondern in einer ganzheitsmedizinischen Prävention auf lange Sicht. Auch diese ist eine Frage der Gesundheitspolitik *und* der Lebensweise der Menschen. Wenn als Dritte im Bunde die Ärzte dabei helfen, mit Zeit, Verständnis, Zuwendung und ihrem besten Rat von Freund zu Freund, werden sie vielleicht etwas von ihrem Allmachtsmythos einbüßen, dafür aber auf die Dauer etwas Gutes bewirken und deshalb in ihrem Beruf glücklicher sein.

Genau das, »mehr Zeit und mehr Verständnis«, wünschen sich viele Patienten. Das teilte jüngst die Beschwerdestelle der Ärztekammer Berlin mit (ÄRZTE-ZEITUNG vom 23. Januar 1992). »Von einem Gespräch«, so berichtete ein Patient, »konnte keine Rede sein, da der Arzt sich während des Abtastens des Gelenks fast ununterbrochen mit einer Schwester oder über die Organisation von Röntgenaufnahmen anderer Patienten unterhielt.«

Es ist ein gutes Zeichen, daß solche alltäglichen Auswüchse der Fließbandversorgung heute unter Ärzten wenigstens zur Kenntnis genommen, kritisiert und sogar veröffentlicht werden. Sollte die vom Eid des Hippokrates seit ewigen Zeiten sanktionierte Mauer des Schweigens hier und dort Risse bekommen? Ermutigende Signale aus Kollegenreihen.

Ebenfalls in der ÄRZTE-ZEITUNG (24./25. Januar 1992) rezensiert Dr. Jochen Kubitschek ein medizinkritisches Buch des Philosophen und Anthropologen Professor Dieter Lenzen mit dem Titel KRANKHEIT ALS ERFINDUNG. Als »schmerzlich, aber gleichzeitig erhellend« empfiehlt der Rezensent Ärzten die Lektüre des Buches, dessen Hauptthema die Behauptung ist, »daß die etablierte Medizin ständig bestrebt ist, neue ärztliche Betätigungsfelder zu etablieren, deren Sinn wissenschaftlich ungesichert und oft zweifelhaft ist. Per definitionem werden von Experten wie Cholesterinforschern, den Perinatologen und den Kieferorthopäden weltweit in die Millionen zählende Bevölkerungsgruppen von einem Tag zum anderen zu Kranken erklärt, ohne daß die dafür herangezogenen wissenschaftlichen Daten einer wissenschaftlichen Überprüfung standhalten.«

Jochen Kubitschek fährt fort: »Diese mit kaum anfechtbaren Fakten untermauerte Analyse der von der modernen Medizin verursachten Eingriffe in unsere mitteleuropäische Kultur wird vom Autor anhand einiger geschickt ausgewählter Problemfelder verdeutlicht.

Die kritische Analyse von Entstehungsgeschichte und Resultaten etwa der Perinatalmedizin oder der Kieferorthopädie dürfte geeignet sein, dem Leser zu einer relativierten, völlig neuen Sicht seiner Berufswirklichkeit zu verhelfen. Besonders der Anspruch der Perinatologen erinnert an die Spruchweisheit, daß der Erfolg viele Väter hat. Diese nehmen nämlich nach Lage der wissenschaftlichen Fakten wohl völlig zu Unrecht für sich in Anspruch, den Rückgang der Säuglingssterblichkeit verursacht zu haben. Die Zusammenstellung der bekannten Tatsachen legt nach Meinung des Autors eher den Verdacht nahe, daß es sich bei der Schaffung neuer Fachgebiete in so manchem Fall – möglicherweise unbewußt und im Einzelfall aus durchaus altruistischen Motiven – eher um eine großangelegte Arbeitsbeschaffungsmaßnahme handelte, bei der im Fall der Perinatologie die große Gruppe der Schwangeren per definitionem zu potentiellen oder tatsächlichen Patienten umgewidmet wurde.«

Zu Dank verpflichtet bin ich Dr. Kubitscheck auch für seinen ausführlichen Hinweis in derselben Ausgabe der ÄRZTE-ZEITUNG auf einen Bericht des Fachblatts THE QUARTERLY REVIEW OF BIOLOGY über die Thesen von Vertretern einer Darwinschen Medizin.

»Dr. George C. Williams, Evolutionsbiologe an der State University von New York, und Dr. Randolph M. Nesse, Psychiater an der University von Michigan, vertreten in einem Artikel die Auffassung, daß die Schulmedizin auf vielen Gebieten gegen die dem menschlichen Körper eigenen natürlichen Selbstheilungskräfte antherapiert und somit zwangsläufig kontraproduktive Ergebnisse erzielt.

Als besonders prägnante Beispiele haben die Autoren die Therapie des Fiebers und die Behandlung des Schwangerschaftserbrechens ausgewählt. Nach ihrer Auffassung sollte man weder Fieber noch Schwangerschaftserbrechen medikamentös unterdrücken. Beide Symptome stellen nach Meinung der Darwin-Anhänger bewährte Abwehrmechanismen dar, die es therapeutisch eher zu unterstützen gilt. Die Biologen erklären in ihrem Beitrag, daß es sich bei beiden Phänomenen nicht etwa um behandlungsbedürftige Fehler des Körpers handele, sondern vielmehr um hochspezialisierte Schutzmechanismen des menschlichen Organismus. Diese förderten die Selbstheilungstendenz und hätten sich aufgrund der natürlichen Auslese im Laufe vieler hunderttausend Jahre herausgebildet.«

Leser dieses Buches, die meine Ausführungen im Kapitel unter Erkältungskrankheiten in Erinnerung haben, werden sich vorstellen können, wie dankbar ich über diese »Schützenhilfe« bin. Die Anti-Symptom-Strategie der Schulmedizin lähmt die Selbstheilungskräfte und ist der Hauptgrund für die Zunahme der Chronischen Krankheiten in den Industrienationen. Hier muß ein Umdenken stattfinden – bei Ärzten und Patienten. Wir brauchen ein regelmäßiges Abwehrtraining, um gesund zu bleiben. Hauptaufgabe der Schulmedizin darf es nicht sein, Krankheiten zu bekämpfen, sondern sie mit Rat und Tat zu verhindern. Das entsprechende Wissen darf nicht vor den Patienten geheimgehalten, sondern muß ihnen schon im »Hauptfach Gesundheitslehre« auf der Schule vermittelt werden.

Eine wahrhafte Schreckensmeldung über die Gefahren typischer *Symptom-Totschlag-Medikamente* stammt vom 12. März 1992. Leider steht die Warnung wieder nicht in einer ärztlichen Zeitschrift, sondern in der Zeitung DIE WELT. Es ist immer dasselbe: Nicht die Ärzteführer warnen die Ärzteschaft zuerst vor der Gefahr von Medikamenten und anderen angeblichen Gesundheitshilfen, sondern die Tagespresse muß es tun. Dabei kann man stets davon ausgehen, daß den tonangebenden Wissenschaftlern solche schwerwiegenden Nebenwirkungen oder andersartige Gefahren sehr lange vor der Veröffentlichung in der allgemeinen Presse bekannt sind.

Ich zitiere: »Nachdem die Fachwelt erste Ergebnisse schon seit Juli letzten Jahres erfuhr, wurde die abschließende Untersuchung des ›Saskatchewan-Projekts‹« – die Untersuchungen fanden im kanadischen Bundesstaat Saskatchewan statt – »jetzt in der international führenden medizinischen Fachzeitschrift THE NEW ENGLAND JOURNAL OF MEDICINE (Band 326, S. 501) vorgestellt. Darin versuchte Walter O. Spitzer vom Montreal General Hospital *die Ursache für den sprunghaften Anstieg der Asthmasterblichkeit in vielen Teilen der Welt* zu finden. In den Vereinigten Staaten etwa hat sich die Zahl der Asthmatodesfälle von 2322 in 1970 auf 4868 in 1989 mehr als verdoppelt. Die Erklärung, die der Epidemiologe dann gab, war geeignet, Asthmatiker, Ärzte und Hersteller von Asthmamedikamenten gleichermaßen zu erschrecken. Denn unter den 129 Todes- oder Beinahe-Todesfällen, die es in Saskatchewan zwischen 1978 und 1987 gegeben hatte, waren besonders viele Asthmatiker, die sich auf Medikamente einer bestimmten Wirkstoffgruppe verlassen hatten. Es handelte sich dabei um sogenannte *Beta-2-Mimetika*. Sie bessern die Atemnot des Asthmatikers besonders schnell und erfreuten sich deshalb in den letzten Jahren steigender Beliebtheit bei Ärzten und Patienten. Die Zahl der in der Bundesrepublik verordneten Tagesdosen stieg in den achtziger Jahren von 233 (1980) auf 553 Millionen Tagesdosen (1990). Sie sind heute die mit Abstand am häufigsten verordneten Asthmamittel.«

Die kanadische Forschungsgruppe stellte fest: »Mit jedem zusätzlichen Dosier-Aerosol« – also mit jeder zusätzlichen Asthma-

Spray-Packung – »verdoppelte sich das Risiko auf einen tödlichen oder einen beinah tödlichen Anfall. Am höchsten war das Risiko, wenn die Patienten den Wirkstoff Fenoterol benutzten. Jede zusätzliche monatliche ›Asthma-Pfeife‹ verfünffachte das Todesrisiko.«

Mich hat dies deshalb furchtbar erschreckt, weil meine Frau unter Asthma leidet und ein solches Fenoterol-Präparat seit vielen Jahren benutzt, um die vor allen Dingen nachts auftretenden Anfälle schwerer Atemnot zu unterbrechen. Die anfallösende Wirkung tritt in der Regel auch prompt ein. Aber die Asthmaerkrankung meiner Frau hat sich von Jahr zu Jahr verschlimmert. Nun weiß ich, wer schuld daran ist. Ab sofort wird meine Frau den Asthma-Spray nicht mehr benutzen.

Hier muß ich bekennen, daß ich mich zuwenig um eine ursächliche Behandlung der Asthma-Bronchitis meiner Frau gekümmert habe. Angehörige von Ärzten sollen ja in der Regel deshalb länger leben, weil sie nicht wie die anderen Patienten behandelt werden. Sie beschweren sich zwar öfters über eine Vernachlässigung, ohne zu wissen, daß das für sie vielfach lebensrettend ist. Ich hoffe nicht, daß dies auch für meine Frau in gleichem Umfang zutrifft. Meine Ausrede: Eine Mitschuld an der von mir versäumten Ursachenforschung und ursächlichen Behandlung trägt die prompte Wirkung der Spraybehandlung.

In dem Artikel ist auch der Grund für die Ursachen der tödlichen Nebenwirkungen von Asthma-Sprays genannt: »Das Beta-2-Mimetika beeinflußt die Entzündung höchstwahrscheinlich nicht. Weil es die Atemwege erweitert, sorgt es dafür, daß der Asthmatiker trotz einer plötzlichen entzündlichen Schwellung der Atemwegs-Schleimhaut noch genügend Luft bekommt.«

In Deutschland hat man die Zunahme der Todesfälle durch »Asthma-Pfeifen« nicht beobachtet. Die Begründung: »Jedenfalls sind sie niemals in den Todesstatistiken aufgetreten.« Das ist natürlich nicht stichhaltig. Es gibt nichts Unzuverlässigeres als die ärztliche Todesbescheinigung. Die in Deutschland üblichen Formulare reichen auf keinen Fall für eine verläßliche Todesursachen-Statistik aus.

Es ist das alte Lied wie bei der Fluorbehandlung der Osteoporose und in vielen anderen Bereichen: Aus dem Ausland kommen massive Warnungen aufgrund kaum bezweifelbarer Beweisführung.

Deutsche Experten bagatellisieren, finden irgendwelche fadenscheinigen Ausreden, wie etwa die, daß es an einer andersartigen Dosierung gelegen habe usw.

Seit vielen Jahren habe ich immer wieder vor bestimmten Dingen gewarnt, teilweise sogar Anzeige erstattet. Kein Staatsanwalt hat es für nötig gehalten, solchen Warnungen nachzugehen oder zu prüfen, ob ich ein Schwindler bin. Dadurch ist ungeheurer Schaden an Leib und Leben unendlich vieler Patienten entstanden. Wieso eigentlich kann man die Staatsanwälte nicht zur Rechenschaft ziehen? Sonst werden bei dem kleinsten Verdacht wilde Ermittlungsaktionen eingeleitet, bei denen dann vielfach nichts herauskommt. Aber wenn es um Leben und Tod von Patienten geht und vor allem unter Beteiligung akademischer Kollegen, dann geschieht nichts. Sind wir nun ein demokratischer Rechtsstaat oder nur eine autoritäre Bürokratie unter dem Kommando von Parteiführern?

Wenn wir etwas ändern wollen, müssen wir bei uns anfangen – mit einem ganz neuen Verständnis von Gesundheit und Krankheit als ganzheitlichen Wirkungszusammenhängen. Das ist das eine. Allem übergeordnet aber muß die Ablösung des sogenannten Hippokrates-Eides sein, der sich in der Wirklichkeit des ärztlichen Handelns nicht als Schwur zum Segen der uns anvertrauten Kranken, sondern als Meineid gegen sie erwiesen hat. Es kann keine andere Maxime für das Arzt-Patient-Verhältnis der Jahrtausendwende geben als das Gelöbnis des parazelsischen Patientenarztes aus Liebe, jeden Patienten wie den besten Freund zu behandeln oder gar nicht.

Meinen Kolleginnen und Kollegen möchte ich abschließend noch einmal sagen: Ich habe dieses Buch vor allem auch für Sie geschrieben, weil ich wünsche, daß unser verantwortungsvoller Beruf höchstes Vertrauen verdient. Bitte denken Sie kritisch über meine hier publizierten Gedanken, Thesen und Vorschläge nach, und lassen Sie uns offen und fair darüber diskutieren. Ich bin ganz sicher: Sie werden als Patientenarzt aus Liebe glücklicher, und es wird Schluß sein mit der staatlichen und halbstaatlichen Gängelei des Patient-Arzt-Verhältnisses, die das Maß des Erträglichen wohl für jeden Arzt längst weit überschritten hat.

Bei dieser Gelegenheit möchte ich etwas nachholen, nämlich einen rühmenden Hinweis auf Dr. med. Max Otto Bruker. Dieser zwölf

Jahre ältere und zwölf Jahre klügere Kollege gehört zu den verdienstvollsten Ärzten meiner Generation. Er ist ein wahrer Patientenarzt aus Liebe, der sich aus dem Herzen heraus für eine bessere Patientenversorgung und damit zwangsläufig gegen die herrschende Schulmedizin engagiert hat. In die EUBIOS-Gesundheitshilfe – und damit auch in dieses Buch – ist vieles von dem eingeflossen, was Dr. Bruker an Empfehlungen für eine gesunde Ernährung, an Warnungen vor Gift-Arzneien und vielem anderen veröffentlicht hat.

Bleibt am Schluß das Bedürfnis, mich zu bedanken:
Hier stehen am Anfang meine Patienten, insbesondere jene, die mir seit vielen Jahren ihr Vertrauen schenken. Ohne sie gäbe es dieses Buch nicht. Und dank ihrer Gegenliebe bin ich weiterhin glücklich in meinem Beruf. An zweiter Stelle stehen die Mitarbeiter des EUBIOS-Zentrum im Gut Spreng, die mir beim Aufbau einer eigenen Klinik treu zur Seite gestanden haben und unsere Patienten Tag für Tag fürsorglich und liebevoll betreuen.

Weiter gilt mein Dank denen, die mir bei diesem Buch geholfen haben: Erika und Norbert Assmann-Schmitt fürs Mitlektorieren und für die Rechenarbeiten sowie meinen Sekretärinnen Petra Rudroff und Ingrid Hiebl für die geduldige Schreibarbeit.

Ohne den Fleiß, das Verständnis und die Liebe meiner Bett-, Haus- und Klinik-Frau schließlich wäre weder meine Traumklinik noch dieses Buch entstanden. Dafür umarme ich sie in herzlicher Verbundenheit.

BIBLIOGRAPHIE

Altwein, J. E. und G. H. Jacobi: UROLOGIE. Enke Verlag, Stuttgart 1986.

Baier, H.: EINE KOMMUNIKATIVE ETHIK DES ARZNEIMITTELS. Klinisch-pharmakologisches Kolloquium IV, 17./18. Oktober 1989, Titisee.

Baier, H.: EHRLICHKEIT IM SOZIALSTAAT. Gesundheit zwischen Medizin und Manipulation. Fromm Verlag, Osnabrück/Zürich 1989.

Bailor und Smith, zit. nach R. Doll, in: American Journal of Cancer 26, 1990.

Bailor, J., zit. nach: KAMPF DEM FLORETT. Der Spiegel 25, 1991.

Bauer, K. H.: APHORISMEN UND ZITATE FÜR DIE CHIRURGEN. Julius Springer Verlag, Heidelberg 1972.

BROCKHAUS ENZYKLOPÄDIE IN VIERUNDZWANZIG BÄNDEN. F. A. Brockhaus Verlag, Mannheim 1988.

Cairns, J.: Das Krebsproblem. In: KREBS. Tumoren, Zellen, Gene. Spektrum der Wissenschaft, Heidelberg 1986.

Deichgräber, K.: DER HIPPOKRATISCHE EID. Hippokrates Verlag, Stuttgart 1983.

Emons, G. u.a.: GNRH-BINDING SITES IN HUMAN EPITHELIAL OVARIAN CARCINOMA. 3. Internationaler Kongreß für Hormone und Krebs, 9/87.

Frick, H.: Zur Frage der Stammzellen als Arbeitszellen. Persönliche Mitteilung 1/92.

Folkmann, J.: Die Gefäßversorgung von Tumoren. In: KREBS. Tumoren, Zellen, Gene. Spektrum der Wissenschaft, Heidelberg 1986.

Gonzales-Barcena, S. u.a.: RESPONSE TO D-TRP-6-LH-RH IN ADVANCED ADENORCARCINOMA OF PANCREAS. The Lancet, 19. Juli 1986.

Gullino, P. M., zit. nach G. L. Nicolson: Krebsmetastasen. In: KREBS. Tumoren, Zellen, Gene. Spektrum der Wissenschaft, Heidelberg 1986.

Hackethal, C.-A.: Krebszellenbildung bei Gesunden nach

Krebszelleneinspritzung im Selbstversuch. Persönliche Mitteilung 1/92.

Hackethal, J.: DAS SUDECKSCHE SYNDROM. Hüthig Verlag, Heidelberg 1959.

Hackethal, J.: AUF MESSERS SCHNEIDE. Kunst und Fehler der Chirurgen. Rowohlt Verlag, Reinbek 1976. Taschenbuch: Ullstein Verlag, Berlin 1989.

Hackethal, J.: KEINE ANGST VOR KREBS. Molden Verlag, Wien 1976. Taschenbuch: Ullstein Verlag, Berlin 1989.

Hackethal, J.: OPERATION – JA ODER NEIN? Goldmann Verlag, München 1980. Taschenbuch: Ullstein Verlag, Berlin 1989.

Hackethal, J.: HUMANES STERBEN. Herbig Verlag, München 1988. Taschenbuch: HUMANES LEBEN BIS ZULETZT. Ullstein Verlag, Berlin 1989.

Heberer, G., W. Köle, H. Tscherne: CHIRURGIE. Lehrbuch für Studierende der Medizin und Ärzte. Springer Verlag, Berlin/Heidelberg 1986.

HERDERS KONVERSATIONSLEXIKON. Herder Verlag, Freiburg 1902.

Illich, J.: DIE ENTEIGNUNG DER GESUNDHEIT. Rowohlt Verlag, Reinbek 1975.

Jäger, W. H.: GNRH-ANALOGUES IN TREATMENT OF OVARIAN CARCINOMA. Internationales Symposium über GNRH-Analoga bei Krebs 2/88, Genf.

Jesserer, H., in: H. A. Kühn und J. Schirrmeister: INNERE MEDIZIN. Springer Verlag, Heidelberg 1982.

Johnson, P. J.: STEROID RECEPTORS AND ANTISTEROIDAL AGENTS IN THE TREATMENT OF (HUMAN) PANCREATIC CARCINOMA. International symposium on hormonal manipulation of cancer 6/86, Rotterdam.

Kleerekoper, M. u. a. in: Journal of Bone Mineral Research 4, Suppl. 1/1989.

Körner, O., zit. nach W. v. Brunn: KURZE GESCHICHTE DER CHIRURGIE. Springer Verlag, Heidelberg 1928.

Kullander, S.: LHRH-AGONIST TREATMENT IN OVARIAN CANCER. International symposium on hormonal manipulation of cancer 6/86, Rotterdam.

Kothari, M. L. und L. A. Metha: IST KREBS EINE KRANKHEIT? Rowohlt Verlag, Reinbek 1979.

Krämer, W.: DIE KRANKHEIT DES GESUNDHEITSWESENS. Die Fortschrittsfalle der modernen Medizin. Fischer Verlag, Frankfurt/Main 1989.

Lenzen, D.: KRANKHEIT ALS ER-
FINDUNG. Fischer Taschen-
buch Verlag, Frankfurt 1991.

Leibholz, G. / H. J. Rinck / D.
Hesselberger: GRUNDGESETZ
FÜR DIE BUNDESREPUBLIK
DEUTSCHLAND. Dr. Otto
Schmidt Verlag, Köln 1979.

Leonhard, H. u. a. in: Rauber-
Kopsch: ANATOMIE DES MEN-
SCHEN. Thieme Verlag, Stutt-
gart 1987.

Mendelsohn, R. S.: TRAU KEINEM
DOKTOR. Bekenntnisse eines
medizinischen Ketzers über
die enormen Gefahren der
modernen Medizin und wie
man sich davor schützen
kann. Mahajiva Verlag, Holthausen über Münster 1988.

Mendelsohn, R. S.: MÄNNER-
MACHT MEDIZIN. Wie Ärzte
Frauen beherrschen. Maha-
jiva Verlag, Holthausen über
Münster 1979.

Ohoven, M.: DIE MAGIE DES
POWER-SELLING. Verlag Mo-
derne Industrie, Landsberg
1990.

Ringe, J. D.: Zeitschrift für Ger-
iatrie 2, 1989.

Sandritter, W. und G. Denecke:
ALLGEMEINE PATHOLOGIE.
Schattauer Verlag, Stuttgart
1974.

Schally, A. V. u. a.: USE OF ANA-
LOGS OF HYPOTHALAMIC HOR-
MONES FOR THE TREATMENT OF
HORMONE DEPENDENT CANCERS.
14. Internationaler Krebskon-
greß 1986, Budapest.

Scherr, G. H.: JOURNAL DER UN-
WIEDERHOLBAREN EXPERI-
MENTE. Unwahrscheinliche
Untersuchungen und uner-
findliche Funde. Krüger Ver-
lag, Frankfurt/Main 1986.

Schmidt, H. und G. Schischkoff:
PHILOSOPHISCHES WÖRTER-
BUCH. Kröner Verlag, Stuttgart
1991.

Schmidt-Gayk, H., E. Ritz und
J. Bommer in: G. Schettler:
INNERE MEDIZIN. Thieme Ver-
lag, Stuttgart 1987.

Skrabanek, P. und J. McCor-
mick: TORHEITEN UND TRUG-
SCHLÜSSE IN DER MEDIZIN.
Kirchheim Verlag, Mainz
1991.

REGISTER

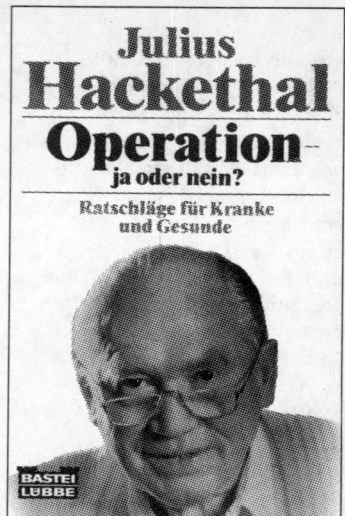

Band 60363

Julius Hackethal

**Operation - Ja oder
Nein?**

Angst ist die spontane Reaktion des Patienten, wenn der
Arzt ihm mitteilt, daß er sich einer Operation unterziehen
muß. Und diese Angst ist nur allzu verständlich.
Umso wichtiger ist es für den Patienten, gut informiert zu
sein und das Für und Wider selbst abwägen zu können.
Julius Hackethal gibt in diesem Buch Hinweise, welche
der häufigsten Krebs-, Schönheits- und Bauchoperationen
wirklich notwendig sind. Er bringt Fallbeispiele, untersucht
Chancen und Risiken, Notwendigkeiten und Mißbräuche.
Zu jeder Operation gibt es eine übersichtliche Tabelle mit
Patienten-Merksätzen: Hier finden Sie all die Punkte zu-
sammengefaßt, die Sie beachten müssen, wenn ihnen eine
Operation bevorsteht.

Erscheint im Februar 1994

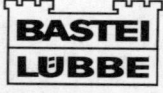